U0341273

中医经典自学百日通系列

温 病
自学百日通

颜正华 张湖德○主审

张 勋○主编

中国科学技术出版社
·北京·

图书在版编目（CIP）数据

温病自学百日通 / 张勋主编 . — 北京：中国科学技术出版社，2021.1（2024.6 重印）
（中医经典自学百日通系列）

ISBN 978-7-5046-8834-7

Ⅰ . ①温… Ⅱ . ①张… Ⅲ . ①温病学说—研究 Ⅳ . ① R254.2

中国版本图书馆 CIP 数据核字 (2020) 第 210865 号

策划编辑	焦健姿　王久红
责任编辑	焦健姿
装帧设计	佳木水轩
责任印制	徐　飞

出　　版	中国科学技术出版社
发　　行	中国科学技术出版社有限公司
地　　址	北京市海淀区中关村南大街 16 号
邮　　编	100081
发行电话	010-62173865
传　　真	010-62179148
网　　址	http://www.cspbooks.com.cn

开　　本	710mm×1000mm　1/16
字　　数	443 千字
印　　张	23.25
版　　次	2021 年 1 月第 1 版
印　　次	2024 年 6 月第 2 次印刷
印　　刷	河北环京美印刷有限公司
书　　号	ISBN 978-7-5046-8834-7 / R·2635
定　　价	62.00 元

（凡购买本社图书，如有缺页、倒页、脱页者，本社销售中心负责调换）

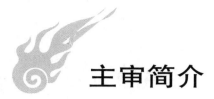

主审简介

　　颜正华，北京中医药大学终身教授，中医学家，中药学家。国医大师，全国老中医药专家学术经验继承工作指导老师，"首都国医名师"，国家级非物质文化遗产传统医药项目代表性传承人。出版著作丰富，其代表著作有《药性赋、药性歌括四百味白话解》《颜正华中药学讲稿》《中药歌诀400首》《临床实用中药学》及高等中医药院校教学参考丛书《中药学》等。

　　张湖德，毕业于北京中医药大学，医学科普作家。现任中央人民广播电台医学顾问、中国民间中医研究会副会长等职，曾在北京中医药大学从事教育与科研工作40年。已出版著作200余部，其代表著作有《中华养生宝典》《实用美容大全》《〈黄帝内经〉饮食养生宝典》《〈黄帝内经〉抗衰老秘诀》《〈黄帝内经〉补法治疗宝典》《〈黄帝内经〉通释》等。

主编简介

　　张勋，毕业于北京中医药大学，中医药学家，中西医结合养生学者。中华中医药学会养生分会理事，中华中医药学会李时珍分会副秘书长，中华中医药学会医古文分会副主任委员，中国医学气功学会副秘书长。一直从事中医药文化的推广及中药现代化的研究工作，深得当代国医大师王绵之、颜正华赏识，在中医药学文化推广工作中贡献卓越，曾先后出版《汉方食疗养生智慧》等著作十余部。

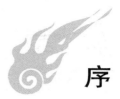

序

　　温病学是中医学的重要组成部分，是研究温病发生发展及预防治疗的一门临床学科。长期以来，温病学一直有效地指导着临床实践，是学习中医必修的基础课程之一，也是中医科研工作的重要课题。也就是说，要继承和发展中医学，必须重视温病学的学习。现在以张勋为首的国内著名中医专家、教授们经过共同努力，终于完成了本书的编写，我感到无比兴奋。作为北京中医药大学的教授，作为一名资深的中医爱好者和学习者，我对他们的辛勤劳动表示感谢，希望他们在研究和发扬中医学的工作上更上一层楼。

北京中医药大学终身教授　　颜正华

国医大师

前　言

众所周知，温病学蕴含着历代医家丰富的学术理论和防治经验，因此，从中吸收精华并广泛用于临床，是我们这代中医人士的责任，我深感非常有必要把中医温病学的理论与知识深入浅出、明明白白地讲解给喜欢中医及从事中医工作的人们。要继承与发扬中医药学，不能不懂中医温病学。

当前感染性疾病的发生和流行给人类健康带来极大的危害，感染性疾病与温病密切相关，而温病学蕴含着历代医家防治感染性疾病的丰富学术理论与临床防治经验，发掘并学习温病学理论，可以服务于现代感染性疾病防治。

有鉴于此，遂成此书，以期对后世学习和爱好中医之人，有所启发和帮助。

张　勋
于北京中医药大学

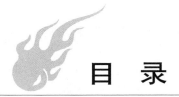

目 录

总　论

第1章　绪　论

第一节　温病学的形成和发展

【学习要求】

1. 了解温病学发展的四个阶段的主要内容；重点了解《内经》对温病学的贡献。

2. 掌握吴又可、叶天士、吴鞠通、薛生白、王孟英五大家对温病学的贡献。

中医学是人类与疾病斗争的经验总结。温病学也不例外，是广大劳动人民与温病做斗争，经温病学家们总结而成的。它是中医学中的一个重要组成部分，经过长期的临床实践证明，温病的理论是科学的，有价值的，能有效地指导临床工作。它在病因病机、诊断治疗上有自己特有的规律。通过实践—认识—再实践—再认识，基本理论日臻完整，认识不断深化，从而形成了温病学。

一、温病的概念

温病是感受四时不同温热病毒所引起的多种急性热病的总称。它们有共同的临床特点，一般多发病急速，初起即见热象偏盛，而且易于化燥伤阴。由于四时气候变化不同，所产生的病毒有异，故发生的病证各具特点，因此温病也就有着很多类型，如风温、春温、暑温、湿温、伏暑、秋燥、冬温、温毒、温疫等。这些不同类型的温病，有以四时季节定名的，如春温、冬温；有以四时主气定名的，如风温、暑温、湿温；有以季节与主气结合定名的，如秋燥；更有以发病或流行特点而定名的，如温毒、温疫等。尽管类型很多，但就其病变性质而论，可分为温热与湿热两大类。属温热者如风温、春温、暑温、秋燥、冬温等；属湿热者，如湿温、伏暑等。如从其发病初起的特点而言，又可分为表热证与里热证两大类。属表热证的如风温、秋燥等；属里热证的如春温、伏暑等。

各种不同类型的温病，虽各具特点，但它们之间，也存在着共同性。如病因方面，均为温热病毒，以温为阳邪，必从火化，因此在病机方面，易于化燥伤阴。证候方面，初起即见热象偏盛而多有口渴；在病变过程中，易于出现神昏谵语、斑疹、吐衄；在病的后期，易动风痉厥。正因为它们有许多共同点，所以这些不同类型的温热病总称为温病。

二、温病学的形成和发展

温病学是随着中医学的发展逐渐形成的，了解它的学术源流，研究它每一阶段的学术水平和特点，对于温病学的发展和提高有着深刻的现实意义。现分四个阶段进行论述。

（一）孕育阶段（春秋至后汉）

在这一阶段主要的特点是提出了温病的病名、简单的病因病机、临床特点和治疗原则，没有系统地形成理论，也没有论述温病的专著，尤其是在治疗方药上，没有形成自己的独特风格，故把这一阶段称为孕育阶段。其代表作主要是《内经》《难经》《伤寒论》，下面分述之。

1.《内经》对温病的贡献

《黄帝内经》是我国现存医学文献中最早的一部典籍，成书年代大致在春秋战国时期，经过多人补充、修订、增益而成。它较全面地阐述了中医的基本理论和学术思想，为后世许多著名的医学家和学术流派奠定了基础。直至今天仍不失为中医的理论源导和后世医家之宗，因此《内经》也给温病学的理论打下了基础，在病名、病因、病机、诊法、治则方面都提出了一系列的原则。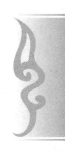

《内经》首先提出了温病这个病名。《素问·六元正纪大论》说："初之气，地气迁，气乃大温，草乃早荣，民乃厉，温病乃作"，又说"有民厉温病，其病温……温病乃起，温厉大行，远近咸若"。初之气是指少阳相火元气，地气迁是指少阴君火之气，但移位于少阳相火，两火相遇，以致气候大热，万物草木提前萌芽，人民多得疫疠病，温病也随之发生。这段文字明确地告诉我们温病是热病，是由于天气过暖而形成的。第二段文字中"温厉大行"，说明了温疠病（后世称温疫）有传染性和流行性，以致会出现远近都得一样的病的现象。《素问·热论》说："今夫热病者，皆伤寒之类也""凡病伤寒而成温者，先夏至日者为病温，后夏至日者为病暑"。温病未成一独立体系时，是属于伤寒之中的，后世很多医家认为温病不能脱离伤寒的理论依据，也是根据这段文字记载而来。其实在明清以后温病独树一帜，自成体系是医学发展的结果，并非是否定伤寒。同时这段文字也给温病和暑病在发病时间上作了鉴别，即夏至以前发的热病称为温病，夏至以后发的热病就称为暑病。这不仅给后世提出了不同的病名，同时也给后世的诊断提出了理论依据。

《内经》明确地提出了温病产生的内外因。《素问·生气通天论》说："冬伤于寒，春必温病。"《素问·金匮真言论》又说："夫精者，身之本也，故藏于精者，春不病温。"第一段说明温病的产生与寒有密切的关系。由于冬天感受寒邪，寒邪伏藏于体内，日久化热，待到春阳外发时，邪气随阳气外出，发生了温病。可见寒邪的侵犯是温病产生的直接外因。第二段文字说明温病的产生与精有密切的关系。精是人体生命活动的根本，阴精充足，封藏得固，能化生卫气以护外，滋生阴血以固本。外来的寒邪和温邪就不能侵犯人体，故不得温病。相反，如果阴精损伤，卫外不固，就会导致温病的产生。柳宝诒曾推论出："冬不藏精，春必病温"，就是根据《内经》的原理推导出来的。这是内因。这种内因外因的确立，为世后温病的病因学和发病学打下了基础。现在虽然在病因学上分得很细、很具体，然而从根本上看仍然不出《内经》的观点。

《内经》简单地阐述了温病的主要病机。温病即热病，在《内经》中对热病的病机论述颇多，例如病机十九条中，就有九条讲火热病。《素问·至真要大论》"诸热瞀瘛，皆属于火""诸禁鼓栗，如丧神守，皆属于火""诸逆冲上，皆属于火""诸胀腹大，皆属于热""诸躁狂越，皆属于火""诸病有声，鼓之如鼓，皆属于热""诸病胕肿，疼酸惊骇，皆属于火""诸转反戾，水液浑浊，皆属于热""诸呕吐酸，暴注下迫，皆属于热"。这九条中很多证候都归纳在火热之中，都要按照火热病论治，至今仍指导着临床实践。

《内经》把温病隶属于伤寒之中，虽然现在已不用六经辨温病，但是六经传变和所提出的证候，已为温病病机传变提供了一定的内容。所以叶天士曾说："辨卫气营血虽与伤寒同，若论治法则与伤寒大异也。"

《内经》在证候方面给温病奠定了基础。《内经》虽然没有提出卫气营血各阶段的证候，但是基本内容已散在各篇中，如对手太阴肺经证是"肺胀满，膨膨而喘咳"；对足阳明胃经证是"上高而歌，弃衣而走……狂疟、温淫、汗出、飙衄……身以前皆热，……消谷善饥，溺色黄"；对手厥阴心包经证是"心中憺憺大动"（《灵枢·经脉篇》）。在病因症候方面论述较全面，如"因于暑，汗、烦则喘喝，静则多言""因于湿，首如裹，湿热不攘，大筋软短，小筋弛长，软短为拘，弛长为痿"。《素问·生气通天论》对脉的论述突出指出温热病脉数。如《素问·平人气象论》说："人一呼脉三动，一吸脉三动而躁尺热曰病温。"一呼一吸六动而且躁急，是温热病的共性，说明《内经》在脉诊上给温病制定了规范。总之《内经》提出的温热病证候，基本上都归纳在五脏六腑十二经脉中，而温病的卫气营血与三焦也是以脏腑经络为基础的，因而《内经》中某些证候的论述，也恰恰符合卫气营血和三焦辨证的内容，只不过不全面、不完整、不系统罢了。

《难经》在温病治法上，根据邪气的强弱和津液的亏盈，给以不同的治疗。

它说："伤寒有汗出而愈，下之而死者；有汗出而死，下之而愈者，何也？然，阳虚阴盛，汗出而愈，下之即死；阳盛阴虚，汗出而死。"这里的伤寒仍是从广义而言，阳虚是邪热不盛，阴盛是津液不伤，治疗当以汗法，使邪与汗出而愈。不可用下法，因内无热结，下之则津液伤，热邪就有内陷的危险。相反，若阳盛则邪热盛，阴虚则津液伤，就不能用汗法，汗之则更伤津液，而要用下法，因阳盛内结，下之则愈。这些论点给后人治疗温病，处处保存津液提出了范例。

　　2.《伤寒杂病论》对温病的贡献

　　《伤寒杂病论》由东汉张仲景所撰，后经王叔和整理编次分为《伤寒论》和《金匮要略》两部。在这两部书中对温病主要证候及治法方药都提出了原则。如《伤寒论》说："太阳病，发热而渴，不恶寒者为温病。若发汗已，身灼热者为风温。"此条不仅提出了温病的病名及主要证候，还提出了风温的病名及主要证候。太阳病如果不是脉浮，头项强痛而恶寒，而是发热而渴，不恶寒者，就不是狭义的伤寒，而是温病。因为它不符合伤寒太阳病的定义。治疗也不应用辛温发汗法，否则汗出伤津，津伤则无以制火，内热燔炽，故出现身灼热（干烫，津伤无以作汗的结果）的现象。此时又称为风温病，这给后世认为温病是里热盛，禁辛温立下了戒条。《伤寒论》除这一条外，其余都没有温病的明文记载，且这一段中有病无方，于是有人认为《伤寒论》只为伤寒而设，至于温病或有专著已经散佚；也有人认为仲景擅长治伤寒而拙于治温病。其实这些看法，都是揣测推导出来的。柯韵伯在注伤寒论中提的比较正确，他说："寒去而热罢，即伤寒欲解证，寒去而热炽，即温病发现证，如服桂枝汤，大汗出后，大烦渴不解，脉洪大者，即是温病猖獗，宜用白虎人参汤之类"。柯氏的这种推理，可算是一个善读《伤寒论》的名流。《伤寒论》中的阳明病，用清法和下法，创立了白虎汤、承气汤之类方药，为后世治温病打下了基础。

　　温病学中的名著《温病条辨》一书，其结构、形式都模仿了《伤寒论》的写法。《伤寒论》以条文缕析，把理法方药合为一体，开创了辨证论治的先河。《温病条辨》一书，在继承和发扬《伤寒论》的基础上，独树一帜，自成体系，但追本求源，仍未脱离《伤寒论》，从这一点看，其对温病的贡献也是很大的。

　　（二）成长阶段（晋至元）

　　这一阶段的主要特点是在《内经》《难经》《伤寒论》的基础上对温病的病因病机、证候治法、方药预防等有了更多的补充和发展，但仍未成体系，未脱离伤寒的框架，也没有形成完整的理论，故称为成长阶段。

　　王叔和在《伤寒论序例》中说："冬令严寒……中而即病者名曰伤寒，不即病者，寒毒藏于肌肤，至春变为温病，至夏变为暑病。暑病热极重于温也。是以辛苦之人，春夏多温热病，皆由冬时处寒所致，非时行之气也。"从上面记载可以看出，王氏对温热的分析是以《内经》的理论为依据的。王氏从季节上区别伤寒与温病，认为伤寒是新感，温病是伏邪，并且指出伏邪的所在部位，即肌肤。肌属阳明胃，肤属太阴肺，因此病发于肺胃里，符合伏邪温病是里热证的定义。这一点补充了《内经》的不足。此外王氏指出变为温病和变为暑病，这个"变"说的好，冬季感受寒邪，但到春夏时，性质发生变化，而为温病。隋代巢元方《诸病源候论》一书对温热病、时气病、疫疬病等均有专门论述，——与伤寒并列并指出："人感乖戾之气而生病"。唐代孙思邈、王焘制定了许多防治温病的方剂，如孙思邈《备急千金要方》《千金翼方》中载有辟瘟方20多首，其中太乙流金散、雄黄散等至今仍有实用价值。王焘《外台秘要》把天行温病另列一门，其所引《肘后备急方》治温毒发斑的黑膏方，至今仍在临床上使用。

总之，唐代以前对温病虽然已有了一定的认识，但论述比较简单，在概念上将温病隶属于伤寒的范畴，虽有论治温病的一般法则，但方法尚不具体，也不全面。因此，从战国至唐代可以说是温病学的萌芽阶段。

从宋代开始，随着对温病认识的深入和实践经验的积累，有关温病的治法和理论有了新的进展和突破。如宋代朱肱（字翼中）主张灵活运用经方，他在《类证活人书》中说："桂枝汤自西北二方居人，四时行之，无不应验。自江淮间，唯冬及春初可行，自春末及夏至以前，桂枝证可加黄等半两，夏至后有桂枝证，可加知母一两、石膏二两，或加升麻半两。若病人素虚寒者，正用古方，不再加减也。"这对突破当时医家墨守经方、拘泥不变的局面起了一定的作用。郭雍（字子和）在《伤寒补亡论》中说："冬伤于寒，至春发者，谓之温病；冬不伤寒而春自感风寒温气而病者，亦谓之温。"这种观点为后世把温病分为新感和伏邪两类奠定了理论基础。

金元时代，医学领域出现了"百家争鸣"的局面，这对温病学的发展起了有力的推动作用，尤其是金元四大家之一的刘完素（字守真，河北河间人，世人称其为刘河间），其在热性病的治疗方面大胆地创新论、立新法、订新方，对促进温病学的发展做出了重大贡献。他根据《素问·热论》，强调伤寒六经传变俱是热证，非阴寒之证，并创造性地提出"六气皆从火化"的观点，为温病以寒凉清热为主要治疗方法的形成奠定了理论基础，开了先河，进而创制了双解散、凉膈散、防风通圣散等辛散解表、寒凉清里的表里双解剂。元代部分医家还对温热病的证治作了规律性的提示，如王履（字安道）在《医经溯洄集》中从概念、发病机制和治疗原则上把温病与伤寒明确予以区别，他说："夫惟世以温病热病混称伤寒……以用温热之药，若此者，因名乱实，而戕人生，其名可不正乎"，强调

"温病不得混称伤寒"。这样，温病便开始从伤寒体系中分离出来，所以清代温病学家吴瑭评论其为"始能脱却伤寒，辨证温病"。

总之，宋金元时期，温病学在理法方药诸方面都有重大的发展，并渐渐从《伤寒论》体系中摆脱出来，为以后温病学的自成体系打下了基础。因此，这一时期可以说是温病学的成长阶段。

（三）形成阶段（明至清）

明清两代是温病学的鼎盛时期，不但完全脱离了伤寒，而且还提出了一系列的理论，有力地指导了临床，突出地表现在卫气营血辨证和三焦辨证的创立。主要代表家如下。

1. 汪机对温病学的贡献

汪机，明人，撰有《石山医案》《伤寒选录》《医学原理》等书。在汪石山以前对于温病的发病，都依据《内经》理论"冬伤于寒，春必温病"，都认为温病是伏邪，伤寒是新感。汪氏首先提出了温病除有伏邪者外，还有新感。他说："有不因冬月伤寒而病温者，此特春温之气，可名曰春温。如冬之伤寒，秋之伤湿，夏之中暑相同，此新感之温病也。"自汪氏首创新感温病以后，迄今至清代各家，对因四时气候不同而感受即病者都定了病名，如风温、春温、暑温、秋燥、冬温等，这可以说是汪石山的一大功劳。

2. 吴有性对温病的巨大贡献

吴有性，明人，撰有《温疫论》一书。吴有性对温病的病因病机、诊断治疗都有创见，明确地提出温疫病的致病因素是杂气或异气。他说："温疫之为病，非风非寒，非暑、非湿，乃天地间别有一种异气所感。"这个观点，大大地脱开了六淫气候病因学说，是一个伟大的创见。吴氏认为异气在自然界中不是一种，而是多种多样的。不同的异气，可引起不同的温疫病，临床表现也各不相同。他说："众人触之者，各随其气而为诸病。"表明吴氏初步认识到各种不同的传染病是由不同的致病因素引起的。吴氏进一步观察到各种异气的致病力是不同的，同一种异气也有轻重之分，异气轻时发病也轻，疫气重时发病也重，而且可以传染，甚至引起大流行。他说："其年疫气盛行，所患者重，最能传染，即童辈皆知其为疫。"吴氏认为杂气的侵犯是有选择性的，不同的杂气侵犯不同的脏腑经络。他说："盖当其时，适有某气专入某脏腑经络，专发为某病。"他又说："然牛病而羊不病，鸡病而鸭不病，人病而禽兽不病，究其所伤不同，因其气各异耳。"对种属感受性也有了认识。吴氏认为温疫病的发病一是要正气素亏，或感邪过重。他说："凡人口咽之气，通乎天气，本气充满，邪不易入。本气适逢亏欠，呼吸之间，外邪因而乘之。"吴氏认为温疫病，既可大流行，也可散发。并

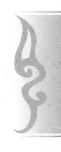

指出散发的也是传染病。他说："其时村落中偶有一二人所患者，虽不与众人等，然考其证甚合某年某处众人所患之病……此即当年之杂气，但目今所钟不厚，所患者稀少耳。此又不可以众人无有，断为非杂气也。"

吴氏在诊断上很重视舌苔的变化。他说："舌上白苔亦薄，热亦不甚，而无数脉，其不传里者，一二剂自解。"又说："感之重者，舌上苔如积粉，满布无隙……""舌根先黄，渐至中央，邪渐入胃""舌上纯黄色……为邪已入胃"等，都说明了吴氏用舌诊来诊断温病的轻重及发展趋势，至今仍很有指导价值。

在治疗上吴氏提出以祛邪为第一要义，认为"客邪贵乎早逐，乘人气血未乱，肌肉未消，津液未耗，病人不至危殆，投剂不至掣肘，愈后亦易平复""邪不去则病不愈"，此精神贯彻在吴氏整个治疗学中。其甚至提出"勿拘于下不厌迟之说"，应早下、急下，表不解有里热就可以下，明确指出"攻下法"本为逐邪而设，"非专为结粪而设""凡下不以数计，有是证则投是药"，实为经验之谈。

吴氏创立了很多名方，至今临床上用之不息。如达原饮、三消饮、三甲散、清燥养荣汤、柴胡养荣汤、养荣承气汤等都是常用方。在用药上除大黄常用外，更注意养阴生津药的使用。

3. 叶桂对温病学的巨大贡献

叶桂，字香岩，号天士，撰《温证论治》。叶氏是温病学派的大师，他勤奋好学，博采诸家，汇以心得，独树一帜，他的主要贡献有三点。

第一，明确地提出了温病发生发展的规律。叶氏说："温邪上受，首先犯肺，逆传心包。肺主气属卫，心主血属营。"又说："之后方言气，营之后方言血。"这些论点都说明了温热病的发生发展规律，即按卫→气→营→血传变。在卫分他提出温病与伤寒不同。伤寒之邪由皮毛而入，温热之邪由口鼻而入；伤寒自外而内，温病自上而下；伤寒先伤足经，温病先伤手经等等。卫分发展有两条途径，一是顺传于气，二是逆传于营（心包）。不论其顺传或逆传，热变都比伤寒快。叶氏指出卫气营血是反映病变的浅深轻重，卫分最浅，病情轻。气分是卫分的发展，比卫分要深一层，病情较重。营分是气分的发展，比气分又深一层，病情重。血分是营分的发展，比营分更深一层，病情最重。可见卫气营血是温病发展的一般规律，是辨证论治的依据。

第二，提出了卫气营血各阶段的治疗大法。他说："在卫汗之可也，到气才可清气，入营犹可透热转气，……入血就恐耗血动血，直须凉血散血"，制订了汗、清、透、凉四法，为后世医家治温热病开辟了途径。吴鞠通就是总结叶氏的经验而创立了很多名方，至今仍有重要的临床意义。

叶氏在这四个基本原则的基础上，又提出很多兼证的治疗大法。如他说："在表初用辛凉轻剂，挟风则加入薄荷、牛蒡之属；挟湿加芦根、滑石之流，或透风于热外，或渗湿于热下，不与热相搏，势必孤矣。"对于湿热留恋气分不解，要用分消走泄法；对于斑出热不解要用甘寒养胃法；对于湿热内结不通，要用通下导滞法等，都对后世有较大的影响。

第三，叶氏在察舌，验齿，辨斑疹、白㾦等方面均有创见。舌诊是中医的一大特色，尤其叶氏在察舌上观察细致入微，他说："黄苔不甚厚而滑者，热未伤津，犹可清热透表；若虽薄而干者，邪虽去而津受伤也，苦重之药当禁，宜甘寒轻剂可也"。可见叶氏对白苔、黄苔、灰苔、红舌、绛舌、水滑黏腻舌等色、形、态、神、津都非常细心分辨，在诊断上起了很大作用。在验齿上叶氏提出自己的独特见解，他说："温热病看舌之后，亦须验齿。齿为肾之余，龈为胃之络，热邪不燥胃津，必耗肾液"，明确地指出了验齿在温病诊断上的意义。

叶氏在辨斑疹时说："若斑色紫，小点者，心包热也；点大而紫，胃中热也。黑斑而光亮者，热胜独盛，虽属不治，若其人气血充者，或依法治之，尚可救；若黑而晦者，必死。"通过辨斑疹的大小、光泽来诊断斑疹的顺逆证，正邪盛衰，并推测预后。在白㾦上他说："有一种白㾦小粒，如水晶色，此湿热伤肺，邪虽出而气液枯也，必得甘药补之"，提出了白㾦的病因为湿热，病位在气分肺，治疗原则是甘药补之，为后世用薏苡竹叶散打下了基础。

叶氏卫气营血辨证的创立，把温病学提高到一个崭新的阶段，使温病学形成了一个完整的体系，是形成时期的代表人物。

4. 吴瑭对温病学的贡献

吴瑭，字鞠通，清人，撰有《温病条辨》《吴氏医案》等书。他历经瘟疫流行，目睹疮痍之苦，激发他专研温病的决心。他好学不倦，喜读《素问·热论》，张仲景《伤寒论》、吴又可《温疫论》、叶天士《临证指南》医案，他认为《热论》是温热病理论的基础，《伤寒论》是温热病辨证的基础。吴又可是"议论宏阔，实有发前人未发"的优点，但又批评其"卸却伤寒，单论温热，而立论不精，立法不纯"的缺点。叶天士"持论平和，立法精细"，但也指出叶氏的不足之处。于是吴鞠通集百家之言，汇以自己心得，以《伤寒论》条文写法，著成《温病条辨》一书。

5. 薛生白对温病学的贡献

薛生白，清人，撰有《湿热病篇》，叶吴二氏对温热病论述颇多，对湿热病论述较少，而对湿热专研者，首推薛氏。

薛氏对湿热病的发病首先提出以内因为主的理论。他说："太阴内伤，湿邪停聚，客邪再至，内外相引，故病湿热。此皆先有内伤，再感客邪，非由腑及脏之谓。"明确地指出了湿热证是太阴内伤于前，外邪客聚于后，内外相合，发为本病。太阴内伤主要指足太阴脾及与脾的表里腑胃。脾为阴土主湿，胃为阳土主燥，脾主运化，胃主受纳。当内伤脾胃，运化受纳失职，水湿停聚不行，所谓"劳倦伤脾为不足，湿饮停聚为有余"。薛氏又曰："湿热病属阳明太阴者居多。"说明薛氏是以脾胃为病变的中心环节。

薛氏辨证精当，论理深刻，首先指出湿热病的主证及兼证。他说："湿热证，始恶寒，后但热不寒，汗出，胸痞，苔白，口渴不引饮。"这是主证，这是其与伤寒证、温热证的明确鉴别依据。在兼证上明确提出"病在二经之表者，多兼少阳三焦，病在二经之里者，每兼厥阴风木。"兼少阳者多见耳聋，干呕；兼厥阴者多见发痉、发厥。

薛氏在对湿热证的治疗上提出宣透、芳化、淡渗、清热四法，并紧抓治湿健脾二环。湿热病病情缠绵，用药棘手，过寒有伤脾之阳气，与湿不利，过温有助于热，容易化燥伤津，故采用芳香化浊，淡渗利湿，宣透湿热，清热燥湿之法。每法薛氏都指出了应用范围，例如透法在不同的病位使用不同，邪在气分，用芳香透化的蜜香、佩兰、荷叶；湿邪化热用泄热透表的薄荷、豆豉、豆卷；邪在膜原，用宣透膜原的厚朴、白果、槟榔；邪入营血的掺以金银花、连翘、菖蒲，以透热转气；浊邪蒙窍的配以菖蒲、郁金、皂角。在立法用药时，薛氏总是以健脾和胃祛湿为主。不论在上焦之湿，或中焦之湿，或下焦之湿，均要加用健脾及通利三焦之药，如苍、朴、夏、苓等。

6. 王孟英对温病学的贡献

王世雄，字孟英，清人，撰有《温热经纬》一书。王氏生于叶、吴、薛之后，所以他已看到叶、吴、薛的作品，但他对温热病学的研究，方法是很客观的，没有什么门户之见，从《温热经纬》的自序里，就可以看出他的指导思想。例如他说："兹雄不揣愚昧，以轩歧之文为经，叶、薛诸家之辨为纬，纂为《温热经纬》五卷，其中注释，择昔贤善者而从之，间附管窥，为加雄按二字以别之。"从节录的短短数语中，可以看出王氏对温热病研究的学术态度，既虚心好学，又博采诸家，并能钻研深理，附以心得，实为后人荟萃诸家的典范。可是在创新和守成上，王氏缺乏创造精神，主要还是以尊古仿古为主，这一点远不如叶、吴、薛诸人，这是他美中不足之处。

7. 雷丰对温病血的贡献

雷丰，字少逸，清人，撰有《时病论》一书。雷之先父亦儒亦医，曾著《医药》四卷，据丰说书中多有发前人之未发者，同人借抄者众，无不称善，可见其父是有一定名望的医生。丰学书于父，常教诲于丰曰："一岁中杂病少而时病多，若不于治时病之法研究于平日，则临证未免茫然无据"。该思想奠定了雷氏《时病论》的基础。他将《阴阳应象大论》"冬伤于寒，春必病温；春伤于风，夏生飧泄；夏伤于署，秋为痎疟；秋伤于湿，冬生咳嗽"，八句经文为全部纲领，兼参先圣后贤之训，成一书以塞责。曾先论病，论其常也；其次治案，治其变化，窃谓能知其常而通其变。《时病论》就是按照这样的结构写成的。

（四）发展提高阶段（中华人民共和国成立前后）

温病学在清代中期得到蓬勃发展，从鸦片战争到中华人民共和国成立，即民国时期，由于当时政府以各种理由、各种手段限制中医学的发展，甚至取缔中医，还有抗生素类药物的发现和应用等多种原因，致使中医学的发展受到一定的影响，温病学的发展也经历了曲折的道路，没有得到应有的发展。当时诸多防治温病的经验多分散在民间，未得到充分地交流和提高。与此同时，西学东渐，尤其是抗生素等药物对急性传染病和感染性疾病的诊疗有很大的提高，对温病学的发展是严峻的挑战。即便如此，仍有大批中医基地成立，如上海、广东等地创办中医学校和中医药期刊，培养了一批温病学科的后继人才，温病学的内容在各种期刊中也纷纷被报道，极大地促进了温病学理论的发展。这期间，不乏对温病做出重大贡献的医家。如中西医汇通派的代表医家张锡纯，他撰写的《医学衷中参西录》中载有很多治疗温病的案例和方剂，丰富了温病学的内容。孟河医派代表医家丁甘仁，其对喉痧的治疗独具匠心，著有《孟河丁氏医案》《喉痧证治概要》等，是学习温病重要的参考资料。再如吴锡璜，其治疗温病重视机制，强调诊断，代表著作有《中西温热串解》《八大传染病讲义》等，对温病学的发展起到积极的推动作用。

中华人民共和国成立后，中医学获得了新生，温病学也显出勃勃生机，在理论和临床上都有了长足的进步。

首先，运用温病学的理论和经验治疗急性传染性疾病、急性感染性疾病取得显著疗效。20世纪50年代，我国部分地区流行性乙型脑炎流行，运用温病学理论和方法进行治疗，取得了显著效果，引起医学界的重视，为中医治疗急性传染病做出了良好的开端。此后，温病学的理论和经验更广泛地应用到多种急性传染性疾病和急性感染性疾病的防治中，如麻疹、小儿麻痹症、流行性乙型脑炎、流行性脑脊髓膜炎、流行性腮腺炎、白喉、流行性出血热、登革热、病毒性肝炎、肠伤寒、钩端螺旋体病、疟疾、细菌性痢疾、肺炎、败血症、急性胆道感染、急性泌尿道感染等，尤其是近些年，对传染性卫气营血病理传变规律、温病舌苔舌质的变化、探寻高热急症速效特效方药和给药途径等方面进行研究，取得了一定的成果。对温病中常用的清热解毒、活血化瘀、攻下通里、益气养阴、开窍固脱等治法及其方药进行研究，生产出一大批疗效确切、质量稳定、使用方便的新药。

<h2 style="text-align:center">小 结</h2>

温病学是一门中医临床学科，主要研究温病的发生发展规律及预防和诊治的理论及方法。学习温病学不仅仅是了解古代医家对温病理论诊治的论述，更是为了有效地指导临床对温病的防治，温病学的理论不仅在历史上为提高外感热病的诊治效果做出了重大的贡献，而且直到现在仍在有效地指导着温病的临床，具有很大的实用价值。温病学成为与各种急性传染病、感染性疾病及许多发热性疾病做斗争的有力武器，引起了医学界的重视，其把温病学的许多理论和方法列为重要的科研课题，并已取得了令人瞩目的成果。温病学包括的病种范围很广，但本书中按传统的学科划分方法，仅以讨论四时温病为主，有许多温病将在内科学、儿科学、五官科学等学科中讨论。

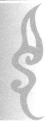

<h3 style="text-align:center">复习思考题</h3>

1. 什么是温病学？为什么说温病学是临床学科？
2. 为什么要学习温病学？
3. 为什么说《黄帝内经》给温病学奠定了理论基础？
4. 王安道、汪石山、吴又可在温病学上有哪些贡献？
5. 清代的温病学家有哪些，他们的主要代表作是什么？有哪些主要贡献？
6. 试举例说明中华人民共和国成立后温病学派的成就。

<h1 style="text-align:center">第二节　温病的特点</h1>

【学习要求】

1. 了解温病的致病因素，掌握各致病因素的致病特点。
2. 重点掌握新感温病与伏气温病的病因病机、临床表现及治疗原则。

温病不同于内科杂病，它包括多种外感热性病，如风温、春温、暑温、湿温、伏暑、秋燥、温疟、温毒、温疫、冬温等，不论哪种温病，在发生发展和临床表现上都有几个共同的特点，这些特点决定了温病不同于伤寒，不同于内伤杂病。下面分述之。

一、温邪是温病特有的致病因素

陈平伯说："外感不外六淫"，指出了外感病是由六淫所引起，但六淫中除寒以外，风、暑、湿、燥、火所引起的都属于外感病中的温病，都具有温热性质。即使是寒邪，入里化热后，寒邪的性质已发生根本变化，变成了温邪、热邪，同样也成了温病的致病因素，有人称之为"伏寒化火"。明代吴又可又指出了疫疠病邪，认为疫疠的产生不是六淫造成，而是"天地间别有一种异气所感"的结果，使温病的病因学扩大了一步，前进了一步。由于戾气的临床表现具有温热性质，所以吴又可、吴鞠通都把它放在温病中。戴北山、杨栗山也认为温病具有传染性，是天地间一种"杂气"造成的。这些都进一步突出了温病致病因素的特异性。这在现代病原微生物学未诞生之前确实是一个重大的发现。总之，不管六气病因学还是戾气病因学，从它们的病机特点、临床证候分析，仍属于温病范畴。故"杂气""戾气"也是温病特有的致病因素。

二、传染性、流行性、季节性、地域性

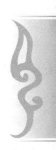

温病具有一定的传染性，有的温病传染性较大，如温疫；有的温病传染性较小，如春温、秋燥。不管哪种温病都可以通过各种方式、途径、部位在人群中传播，有时表现出来大流行，有时仅表现为散发。古代文献中早有记载，如《素问·刺法论》中说："五疫之至，皆相染易，无问大小，病状相似"，说明在春秋战国时代已认识到温疫病有一定的传染性。这种认识主要是来源于实践中，人们观察到有一些病，男女老幼均可罹患，表现出的症状几乎相同，故称为疫病。汉代曹植曾说："建安二十二年，疫气流行，家家有僵死之痛，室室有号泣之哀，或阖门而殪，或复族而丧。"这段文字记载充分地说明了当时疫病流行猖獗。庞安常更进一步提出流行的大小与疫邪传染力的强弱有关，他说："天行之病，大则流毒天下，次则一方，次则一乡，次则偏着一家。"吴又可更提出有的温疫是呼吸传染，有的温疫是接触传染，如他说："邪之所着，有天受，有传染。"陆九芝经过仔细观察发现，疾病传染有个体差异性，有的人受传染，有的人则不受传染。他说："温疫病起病仓促，一发莫制，众人传染。"又说："病只一身，虽同室伺疾之人，亦不传染。"这些卓见，在没有现代科学知识的明、清时代，确实是很不简单的。

温病除了有一定的传染性和流行性，还有明显的季节性和地域性。

季节性体现在温病是感受四时温邪而引起的外感热病。四时是指春夏秋冬四季，四季的气候不同，春温夏热秋凉冬寒。温病是外感病，当然就与外界的寒热温凉有着密切的关系。春天温暖多风，故多见风温、春温。夏季炎热多雨，故

见暑温或暑温夹湿。长夏阴雨连绵，暑夏未尽，故多见湿温。因此，某些温病的发生有特定的季节，在其他季节则很少发生。正如陈平伯所说："春月风邪用事，冬初气暖多风，故风温之病，多见于此"。同时，也应指出，在不同的季节，不同的气候条件下，各人的体质又有差异，这就造成了人体对温邪的反应不完全相同。

温病的发生和流行还常表现出一定的地域性，即在某些地区多发某种温病，而在其他地区则少见，甚至不见。由于地理环境、气候条件的差异，加之不同地域居住的人们具有不同的生活习惯、体质类型，影响了温邪的形成与致病。正如叶桂所说"吾吴湿邪害人最广"，指出东南沿海等地湿热性疾病较多。

总之，温病的以上特点都与特异性致病因素有紧密联系。传染性、流行性主要由邪气的特性和毒力决定，而季节性、地域性则与气候变化和地理环境有关。而气候变化、地理条件影响着温邪的产生和传播，因此，温病的传染性、流行性、季节性、地域性是相互联系的。

三、病程发展具有一定的规律性

因温病属外感病范畴，所以从温病总的发展趋势来看，多数温病具有由表入里、由浅入深、由轻到重、由实至虚的发展趋势。具体病程发展还应根据发病类型而定，如病发于表的新感温病有顺沿卫气营血浅深层次或上中下焦传变者，正如叶桂《温热论》曰："大凡看法，卫之后方言气，营之后方言血。"吴瑭《温病条辨》曰："温病口鼻而入……始上焦，终下焦。"其传变趋势是由表入里，由浅入深，多数从卫分表证开始，病位浅，病情较轻，病程较短，随病程发展，病邪内传入里，病情随之加重，出现里热实证，若病情继续发展则可致邪盛正衰的局面。也有病邪自肺卫而内陷心营者，则病情较重。病发于里的伏邪温病传变趋势则是伏邪由里外达，是病情好转的表现，若里热进一步内陷深入，则病情加重，病程较长。

温病发展过程的病理变化主要表现为人体卫气营血和三焦所属脏腑的功能失调及实质损害。总之，温病初始多以人体功能失调为主，待到病情发展，病情严重时，则出现明显的实质损害，进一步发展可导致阴竭阳脱。

温病发展规律性的另一方面是病程发展具有阶段性，其阶段性是指温病病变过程所出现的证候可用卫分证、气分证、营分证、血分证四大类证候或上焦证、中焦证、下焦证三大类证候来概括，这不仅体现了温病发展的阶段性特点，同时也是温病区别于内伤杂病的主要标志。

以上是温病发生发展的一般规律，由于个人体质差异、邪气性质不同、治疗措施等的影响，不同个体之间的病变也存在一定的差异性。

四、临床表现具有特殊性

温病临床表现的特殊性，主要是由温邪的性质决定的，温邪的性质可分为温热类与湿热类。如温热类温病是由温热性质的邪气所引起的，故起病急、来势猛、变化快、传变多，较突出的是以发热为主，热象偏重，还容易内陷生变，导致动血、动风、闭窍，病变过程中又易化燥伤阴，尤其到后期，伤阴更为明显。湿热类温病是由湿热性质的邪气引起的，故起病较缓、传变较慢、病程较长、病势缠绵，初起热象并不明显，病位比较广泛，多是病邪侵犯卫表的同时困阻脾胃或弥漫三焦，后期有从阳化燥伤阴与寒化伤阳之不同。

温病虽然范围广，病名多，但根据它的共同特点，仍可以进行归类。

按病名归类风温、春温、暑温、湿温、秋燥、伏暑、冬温、温疫、温毒、温疟。根据季节不同、主气不同，所产生的病邪不同，表现出来的临床症状也不同，故可以进行分类。这种分类法有一定的临床意义，根据发病季节及主气，能定出病名诊断来。

以病邪性质分类大致可分为二大类：凡兼有湿邪的为一大类，凡不兼有湿邪的又为一大类。兼湿邪的称湿热病，如湿温、伏暑、湿热疫、暑温夹湿。不兼湿邪的称温热病，如风温、春温、暑温、秋燥、冬温、暑燥疫、温毒等。这种归类法，便于掌握和诊断，去掉了很多各种温病在治疗中的重复，有执简驭繁的作用。

以发病类型分类：有新感温病和伏邪温病。这种分类方法是以发病时初起的临床证候为主要依据。病发于表，初起即见表热证者为新感温病。病发于里，初起即见里热证者为伏邪温病。如新感温病包括风温、冬温、秋燥。伏邪温病包括春温、伏暑。至于暑温、湿温虽然病发于里为主，但由于和主气相同，故也称为新感温病。这种分类方法有一定的临床意义，能及早判断病情轻重、病位深浅、伤津程度，能主动地掌握其发展规律，推测预后，尤其重要的是给治疗确定一个基本原则，是发表，还是清里。

对于新感和伏邪的问题，我们还要专立一节详细论述。

以发病特点分类：温疫和温毒。一般来说，传染性不强的，没有造成大流行的统称为温病。传染性强，能引起大流行的都称为温疫。局部有红肿热痛的统称为温毒。温毒是一个总的名称，其中包括了大头瘟、烂喉痧、白喉等。

总之，从现代医学的观点看，温病包括了一部分以发热为主的内科杂病和一部分传染病，它们都具有温热性质，故从温病论治。

复习思考题

1. 什么是温邪？温邪致病有哪些共同特性？
2. 风热病邪、暑热病邪、湿热病邪、燥热病邪的致病特点如何？
3. 试述新感温病和伏气温病初起的临床表现、病机传变、治疗原则。

第三节　温病与伤寒

【学习要求】
1. 重点掌握温病不同于伤寒，是伤寒的继承、补充和发展。
2. 重点掌握温病与伤寒的不同。

温病和伤寒是两个不同体系的疾病，它们之间既有联系，又有区别。温病学是从《伤寒论》中逐渐分化出来的，这种分化是长期临床实践观察的结果。认识到温病不同于伤寒，用伤寒的办法不适合治温病，故经过医学家辛勤劳动，总结出温病的发展及治疗规律。但其毕竟是脱胎于伤寒，因此，分别论述温病与伤寒的关系，温病是伤寒的继承、补充、发展和温病与伤寒的不同。

一、温病与伤寒的关系

温病与伤寒在明清以前主要是隶属关系，在明清以后主要是并列关系。

隶属关系可追溯到《内经》。《素问·热论》说："今夫热病者，皆伤寒之类也""凡病伤寒而成温者，先夏至日为病温，后夏至日为病暑"。《难经》也提出："伤寒有五，有中风、有伤寒、有湿温、有热病、有温病。"这些概念都说明了温病隶属于伤寒。

伤寒有广、狭之分，广义伤寒包括温病，《内经》和《难经》中很明确地提出了这一点。狭义伤寒不包括温病，和温病是并列的，《内经》和《难经》中也提出了这一点。在明清以前，温病隶属伤寒之中的观点占主导地位，这种思想在明清时仍有很大市场。广义伤寒泛指一切热病，狭义伤寒只指感受寒邪而引起的热病。明清以后，广义伤寒包括温病的隶属关系，逐步让位于狭义伤寒与温病的并列关系。

温病发展到明清时期已独树一帜，另成体系，脱离了伤寒，而和伤寒并列。但在明清时，虽以温病和伤寒的并列关系为主，其时仍有坚持温病属于伤寒者，认为不应另立一门，如陈修园就是一个最突出的代表。

我们认为伤寒与温病在广义上是隶属的，在狭义上是并列的，明清以前以隶属为主，明清以后以并列为主。

二、温病是伤寒的继续、补充和发展

温病是伤寒的继续，主要是指在外感病学上的继续。《伤寒论》讲的是外感病学，温病学也是讲外感病学。《伤寒论》总结了汉代以前的外感病学，温病学总结了明清以前的外感病学。《伤寒论》是外感病学的开端，温病学是外感病学的继续，《伤寒论》加温病学等于全部外感病学。所以说温病学在外感病学上继续了《伤寒论》。

温病学是《伤寒论》的补充。补充是指在《伤寒论》的基础上，在原来的基本内容上的补充，这些补充内容在《伤寒论》中都可以找到它的雏形。比如在辨证论治和理法方药上，《伤寒论》是创造者，温病学仍然继承了这一基本方法，只不过具体加以补充罢了。如《伤寒论》中治阳明经证的主方白虎汤，温病学在理论上、证候上、方药上对白虎汤作了补充。《伤寒论》认为白虎汤主证是胃热，温病学认为是肺胃热，给予了补充。《伤寒论》只讲白虎汤、白虎加苍术汤，在温病学中还补充了阳明热炽、气阴两伤的白虎加人参汤；寒邪化热，流着关节的白虎加桂枝汤；卫气同病的银翘白虎汤；胃肠合邪的白虎承气汤；少阳阳明合病的柴胡白虎汤等，都是在《伤寒论》的基本内容上给予了补充。又如阳明腑实的承气汤，在《伤寒论》中只提了大承气汤、小承气汤、调胃承气汤。温病学在这些内容的基础上，又补充了肺与大肠同病的宣白承气汤；心与大肠同病的牛黄承气汤；小肠大肠同病的导赤承气汤；胸膈大肠同病的陷胸承气汤；三焦大肠同病的解毒承气汤；肝与大肠同病的犀连承气汤；气血同病的桃仁承气汤；阴伤热结的护胃承气汤；津伤肠干的增液承气汤；血伤肠燥的养荣承气汤等，也是在《伤寒论》基础上的补充。又如温病的加减复脉汤，也是在《伤寒论》的炙甘草汤（又名复脉汤）基础上加减而成，提出一甲复脉汤、二甲复脉汤、三甲复脉汤、大定风珠丸等。

以上所举的这些方剂，不仅说明了温病学在《伤寒论》方剂上的补充，还说明温病学在制订这些新方剂时引申了理论，扩大了理论，补充了《伤寒论》理论上的不足。

温病学发展了《伤寒论》。发展是指温病学提出了新的理论，是《伤寒论》中原来没有提出的，它和补充不同。补充是在原来基础上的补充，而发展是在原来基础上提出了新的理论、新的观点。

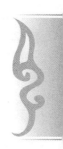

风温与伤寒（狭义）的比较

病 证	风 温	伤寒（狭义）
病因	风热病邪	风寒病邪
感邪途径	自口鼻而入，先犯手太阴肺经	自皮毛而入，先犯足太阳膀胱经
病机特点	初起邪犯肺卫，继则肺胃热盛，甚则热陷心营，后期易伤肺胃阴液	初起寒束于表，郁闭卫阳，继则寒邪化热内传入里，后期易伤脾肾阳气
初起证候	发热重，恶寒经，口渴，咳嗽，咽痛无汗或少汗，苔薄白，舌边尖红，脉浮数	恶寒重，发热经，头痛身痛，无汗，苔薄白，脉浮紧
初起治法	辛凉解表	辛温解表
初起用方	银翘散、桑菊饮等	麻黄汤、桂枝汤等
后期治法	滋养肺胃	温补脾肾
后期用方	沙参麦冬汤	理中汤、四逆汤等

复习思考题

1. 什么是温病？它具有哪些基本特征？
2. 试述温病与伤寒的区别。

第四节 温病与温疫

【学习要求】

1. 重点掌握温疫的概念及特点。
2. 重点掌握温病与温疫的关系及鉴别。

　　温病是感受温邪而引起的外感热性病的总称。它包括了十余种温病，如风温、春温、暑温等，温疫是其中的一种。下面就温疫的概念特点及与温病的关系，分述如下。

一、温疫的概念及特点

　　温疫是感受了疫疠病邪而引起的一种温病。在历代文献中对温疫的认识不完全一致，也有一个逐步演化、深入认识的过程。"疫"《说文解字》释为"民皆病也"。《黄帝内经》已提出此字："五疫之至，皆相染易，无问大小，病状相似"。王叔和虽未提出"疫"字，但也提出"时行之气"。到了明清，这种认识逐渐加深，吴又可专门撰写了《温疫论》，并认为温疫就是温病，温疫是由异气侵犯造成的，并把温疫病的病因病机、临床证候、治法方药一并论述。继吴氏之后，研究温疫的大有人在，都在吴氏的基础上进行了发挥。

温疫病根据病邪的性质，大致分为两类。一类是因暑热疫邪引起的，称为暑燥疫；一类是因湿热疫邪引起的，称为湿热疫。这两种虽然都属温疫病，但诊断治疗不同，临床上必须鉴别。

1. 暑燥疫

病因病机：外感暑燥疫邪，淫热燔炽于胃，外达皮毛经络，内窜五脏六腑，形成十二经火热证。

临床特点：温疫初起，恶寒发热，头痛如劈，烦躁谵妄，甚则吐衄，口干唇焦，舌上片脱，脉沉而数。

治法方药：清瘟解毒，凉血清心，如清瘟败毒饮。

2. 湿热疫

病因病机：外感湿热疫邪，蕴郁膜原，内迫于营，形成半表半里证。

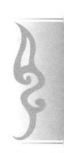

临床特点：憎寒壮热，继之但热不寒，昼夜发热，日晡益甚，头痛身痛，苔白如积粉，舌质深绛，脉不浮不沉而动数。

治法方药：宣透膜原法，如达原饮。

不论暑燥疫或是湿热疫都具有起病急、病情重、证候凶险、传染性强的特点。这和温病是不同的。

二、温病与温疫的区别

上面介绍了温疫的概念、特点，从中可以看出，温病和温疫有区别，主要表现在以下几个方面。

在范围上，温病范围大，温疫范围小，温病包括了温疫，温疫是九种温病中的一种。

在传染性和流行性上，温病不传染或传染性弱，或有散发。温疫传染性强，流行面积大，在人群中蔓延，周扬俊曾说过："一人受之谓之温，一方受之谓之疫。"

温病实质上包括了西医学所说的多种急性传染病、急性感染性疾病，和其他一些发热性疾病，其中有些是有传染性，有些没有传染性，故不能就此认为温病就是温疫，也不能就此认为温病没有传染性。应对两者的概念加以明确，这对于指导温病的防治有十分重要的意义。

三、温病与温毒

在历代中医文献中，温毒有病名和病因两种概念，即温毒既是具有独特临床特征的一类温病，又是一种致病因素，本章主要指的是前一种。

早在《伤寒例》中就有温毒的病名，《肘后备急方》记载有温毒发斑的治疗方药。温毒是指因感受温热毒邪而引起的一类具有独特表现的急性热病，属于温病的范畴。它除了具有一般急性热病的临床表现外，还有局部红肿热痛甚则溃烂，或肌肤密布斑疹等特征。温毒包括有多种温热疾病，如大头瘟、烂喉痧、痄腮等。正如雷丰（字少逸）指出："然有因温毒而疹、发颐、喉肿等，不可不知。"故温毒并非单纯一种疾病，而是包括了多种具有"毒"的特殊表现的温病的统称。

复习思考题

1. 试述温病的主要临床特点。

2. 什么是温疫？与温病有什么区别？

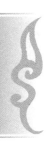

第2章　温病的病因和发病

【学习要求】
1. 必须掌握六淫致病的特点。
2. 重点了解内外因在温病发病中的作用。

第一节　病　因

一、风热病邪

风热病邪主要是冬春两季天气过暖的结果。冬天的主气为寒，当寒不及时，出现冬天应寒反而暖，这就形成了邪气。春天主气为风，气候温，若春天风温过度，天气过暖，也会形成邪气。这两种邪气均发生在冬春两季，故名为风热邪气。正如陈平伯说："春月风邪用事，冬初气暖多风，故风温之病，多见于此。"

风热邪气的主病为冬温、风温。冬温，是冬天感受温热邪气而形成的，主要在冬初或冬末发病。其主要表现与风温相同，唯独在证候中多见咽喉痛。风温是春天感受风热邪气而形成，主要在春季发病。风热病邪致病的主要特点如下。

(1) 易犯肺卫：风为阳邪，温为热邪，风热相争，火性益增。肺为娇脏，在五行属金，火热未有不克金者，故病首先犯肺卫。另外，风热邪气混于空气之中，肺主呼吸，病邪随呼吸而侵犯于肺。基于这些原因，风热病邪最易犯肺卫，肺主皮毛，开窍于鼻，门户为喉，主卫气，属于太阴，所以当肺有病时，皮毛、鼻、喉、卫气均会引起一定的病变。风热侵犯肺卫后，称肺卫证或上焦证。临床表现主要是发热重，恶寒轻，头身痛，汗出不畅，咳嗽，口干微渴，苔薄白，舌边尖红，脉浮数。

(2) 易化燥伤津：风为阳邪，热也为阳邪，风热相合，二阳相争，风热益甚，热甚则耗液，火旺则伤津，故风热邪气易伤津伤液。津液一伤，则燥自内生。所以风热多化燥伤津。一般初起多见肺津伤，中期多见胃津伤，后期多见肾阴伤。

(3) 易逆传心包：风为阳邪，善行而数变，心包主火热为火邪，同气相引，故当风热过甚，或心阴心气素来亏损时，风热邪气就逆窜心包，发生逆陷心包证。这种证候，起病急，传变快，变化多，病情凶险，严重的经常危及生命。

21

(4) 易发红疹：冬春二季，出疹性疾病多见，如麻疹，烂喉痧都多见于冬春。这主要是冬春天气温暖，肺卫宣泄，风主疏散，热主开泄，风热袭于肺卫，肺卫失宣，邪郁于内，直迫于营，营卫同病，由皮肤血络而出疹，所以风温多见发疹。

(5) 易抽风：风热邪气，外不能泄，内窜于肝，外风引起内风，出现动风证。

二、暑热病邪

暑热邪气的形成主要在夏季，天气过暖而形成。夏天的主气为暑，暑为热之极，性同火。当夏天天气过暖时，暑气太盛，人之所吸与暑气息息相关。再加上夏天人体大量出汗，卫气空乏，暑热病邪就会乘虚侵犯而发生暑温病。《素问·热论》说："先夏至日为病温，后夏至日为病暑。"意思是讲在夏至以前，天气虽然暖而未暑热，故病为风温，夏至以后，暑热当令，故病为暑温。雷少逸也说："夏伤于暑者，谓季夏，小暑、大暑之令，伤于暑也。其时天暑地热，人在其中，感之者，皆称暑病。"

暑热邪气的主病为暑温、伏暑。暑温是盛夏之时感受暑热邪气而形成。伏暑是夏天感受暑邪，当时未发病，暑邪潜藏于体内，到了秋末冬初而发病，称为伏暑。暑温和伏暑病情有所差别，其特点也不相同，它们的共同特点如下。

(1) 初病即在气分：暑夏之际，暑热熏蒸，腠理开泄，人体卫气大伤，汗出频频，卫气受伤，无力护固于外，此时暑热之邪正盛，未经卫气奋抗则直入于里，发生了初起即病在气分的特点。

(2) 易闭窍、动风：在暑温病中最易见昏迷、抽风，这与暑热邪气的性质有关。暑为火邪，心为君火，肝为相火，同气相求，故暑最易入心肝，心主神志，肝主风主动，故暑入于心则心窍被闭，出现昏迷。暑入于肝，肝阳暴涨，风火相煽，内风陡起，出现抽风证。

(3) 易耗津伤气：暑为热之极，暑入阳明肌肉，迫津外泄，故多见大汗出，大汗出则津液大伤，这是其一。暑热为阳，阳胜则阴病，阴病则津伤，故津液被灼，这是其二，所以临床暑温病多见汗出津伤现象。同时，壮火食气，气随汗泄，气也大伤，所以暑温多见津气两伤证。

(4) 暑多兼寒夹湿：夏日天暑地热，雨水充足，暑热蒸湿，湿浊弥漫，致使空气中的湿度增高，暑热夹湿，侵犯人体，发生暑温夹湿病。这种暑温夹湿是以暑温为矛盾的主要方面。这与湿温不同，应以区别。暑热之邪还可以兼寒，这是因为夏天天气太热，暑邪内迫，汗出蒸蒸，卫气已丧。人纳凉以自解，尤以晚间乘凉于外，久不归宿，以致夜间阴气盛，乘卫气之虚而侵犯人体，发生了暑热兼寒证。另外夏天炎热，贪食生凉，过伤脾胃，阳气受损，同样也可以出现暑热夹寒证。

三、温热病邪

温热病邪在春季形成或由"伏寒化温"而形成的致病病邪，初起即以里热炽盛为特点，现代有中医认为春季阳热之气上升，气候过暖，容易产生温热病邪，这种温热病邪可直接犯于气分或营分，呈现里热证。古人则认为是由冬季感受寒邪，未即发病，寒邪内郁，日久化热，至春而发病，即所谓"伏寒化温"而形成的温热病邪，正如《素问·生气通天论》说："冬伤于寒，春必病温。"温热病邪引起的温病是春温。温热病邪的致病特点如下。

(1) 初起即见里热证：温热病邪以温热性质为著而不具有六淫中风、暑、湿、燥的特性，初起就可呈现明显的里热证。如春季温热病邪直接犯于气分或营分，或内蕴里热激发，则急起发病，或见灼热、烦渴、尿赤、舌红苔黄等气分证；或见斑疹、神昏、舌绛等营（血）分证。如有新感引发则可兼见表证，若无外邪引发则无表证。

(2) 易闭窍、动风、动血：由于温热病邪的温热特性突出，易化火、化毒，病情较重者，可出现闭窍、动风而致神昏、痉厥。郁热内炽，易损伤血络，迫血妄行，出现出血、斑疹等症状。

(3) 易耗伤阴液：温热病邪病位深且邪热重，阳热燔灼，易劫夺阴津，疾病后期，多耗伤肝肾之阴，出现低热、颧赤、口燥咽干、脉虚、神倦或手指蠕动，舌干绛而痿等症状。

四、温毒病邪

温毒病邪是六淫邪气蕴蓄不解而形成的属性为温热性质的一类致病病邪，正如尤怡（字在泾）说："毒者，邪气蕴蓄不解之谓"。温毒病邪的形成与时令季节气候反常有关，并能引起流行。温毒病邪可分为风热时毒、暑热时毒、湿热时毒、燥热时毒、温热时毒等，感受风热时毒引起的温病是大头瘟；感受温热时毒引起的温病是烂喉痧。温毒病邪的致病特点如下。

(1) 具火热之性：温毒具有火热之性，如余霖说："瘟既曰毒，其为火也明矣。"吴瑭在《温病条辨》中也说："温毒，咽痛喉肿，耳前耳后肿，颊肿，面正赤，或喉不痛但外肿。"温毒病邪致病力强，侵袭人体后能导致高热、耗伤阴津、脏腑功能失调、实质损害等多种病理变化。

(2) 蕴结壅滞：温毒病邪客于脉络，可导致局部血脉壅滞，毒瘀互结，而形成肿毒特征，局部出现红肿疼痛，甚则糜烂破溃等，其病变可发于咽喉、阴部等部位，也可引起肌肤斑疹、皮下结节等。

(3) 攻窜流走：温毒病邪可内攻脏腑，外窜经络、肌腠，上冲头面，下注宗筋、阴器，其病变部位的差异与温毒病邪的性质及感邪轻重有关。如温毒攻肺，可使肺失清肃，或肺气壅滞，甚则化源速绝。其证候轻则咳喘，重则呼吸急促困难。温毒攻心，闭塞机窍，则神昏谵语，或引动肝风而发生痉厥。温毒窜扰肌腠、血络，而致丹痧、斑疹密布等。

五、燥热病邪

燥热邪气的形成主要在秋天。由于秋天天高气热，盛夏之暑未尽，秋凉之气未到，久晴无雨，气候干燥而逐渐形成了燥热邪气。正如俞根初说："若久晴无雨，秋阳以曝，感之者多为温燥，此属燥热"，又说："深秋而凉，西风肃杀，感之者多为风燥，此为燥凉"。这都说明燥热邪气是因天热而又干燥产生的。喻嘉言又进一步指出燥的性质，他说："燥金虽为秋令属阴，然异于寒湿，同于火热"。

燥热邪气的主病为秋燥。秋燥分为二种，一种是温燥，一种是凉燥。温燥是在初秋季节，天气炎热无雨的情况下所产生的。凉燥是深秋季节，近于冬季，燥气已凉，西风已起，此时燥凉邪气侵犯人体形成凉燥。温燥的性质及临床证候类似火热，凉燥的性质及临床证候类似风寒。燥热邪气却是指前者，所以形成的温燥有如下特点。

(1) 全病程都以伤津液为主。燥邪性质虽属阴，但形同火热，易灼人体津液，尤以伤肺与大肠之津最为多见。肺以清润为主，忌火热，大肠以润导为主，忌干结。当温燥之邪，侵入手太阴肺时，肺津受灼，下汲大肠之津以润，结果大肠之津也耗，以致肺与大肠津液日伤，出现肺燥与大肠燥。肺燥以发热、干咳为主，大肠燥以发热、便秘为主。

(2) 本病病位浅，病情轻，容易治，预后好。

六、疫疠病邪

疫疠之邪，又称疫气、戾气、异气、杂气、乖戾之气，名词虽异，但概念相同。异者，不同的意思；戾者，猛烈的意思；乖者，少见的意思。这些名词无非说明这种邪气不同于一般的六淫邪气，是一种少见的、来势凶猛的邪气。这种邪气的形成主要也是天气过热的结果。清代余师愚说："疫疟乃外来之淫热"。吴又可又指出：疫疠之邪是非六淫之邪，而是天地别有一种异气。此种异气从口鼻而入，客于募原，内不在脏腑，外不在经络，舍于伏膂之内，去表不远，附近于胃，乃半表半里之分界，即内经所谓"横连募原也"。据此，吴余二人同称温疫，而原因各不相同。

疫疠病邪的主病为温疫。温疫分二类，湿热疫和暑燥疫，但它们有共同的特点如下。

(1) 起病急剧，病情险恶，传变快，变化多。毒性剧烈，初起常无卫气证候，直犯募原或中焦，表现出高热，寒战，继之但热不寒，日晡益甚，头身剧痛，舌苔白如积粉，脉不浮不沉而动数。在病机传变中，吴又可认为剧则可一日三变，早上疫邪尚在募原，俄而湿邪化燥，苔由白转黄，午后由黄转黑，以致温邪化火与燥屎相结，而成大热大实之证。并提出温疫有九传之说。可见疫邪是传变快而变化多。

(2) 疫邪具有较强的传染性和流行性。

七、时毒病邪

时毒病邪的形成也是天气过暖的结果，一般多见于冬春二季。由于冬季天暖，寒气不及，非时之气出现，形成温毒病邪。唐代孙思邈就有温毒发斑的记载，王焘《外台秘要》有治温毒发斑的方药，但作为一个病名却始于吴鞠通。

八、湿热病邪

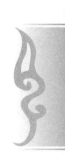

湿为土之气，弥漫于天地之间，流布于四时之内。又湿是长夏的主气，长夏是指夏末初秋或夏秋之交的季节，此时夏暑虽然已经过去，但自然界的气温仍然较高，同时降雨量较多，相对湿度大，自然界湿热交加，人在这种气候中最易感染湿热病邪而发病。故湿热病邪四时均有，而以长夏最甚。湿热病邪引起的温病是湿温，其致病特点如下。

(1) 易伤脾胃，以脾胃病变为中心。薛生白言，"湿热病属阳明太阴经者居多"，故湿热病的病变中心在中焦脾胃。章虚谷云："胃为戊土属阳，脾为己土属阴，湿土之气同类相召，故湿热之邪始虽外受，终归脾胃也。"章氏所云与薛氏所论甚合。又因体质差异，有"中气实则病在阳明，中气虚则病在太阴"的不同转归。脾失健运，胃失和降，出现脘腹痞闷，呕恶，便溏，苔腻等症状。

(2) 易困阻清阳，闭郁气机。湿为阴邪，其性重浊，易损伤阳气，阻遏气机。脾主运化水液，性喜燥而恶湿，故外感湿邪，常易困脾，致脾阳不振，运化无权，从而使水湿内生、停聚，湿邪偏胜，继而衍生为寒湿，发为畏寒肢冷，泄泻，水肿，苔白滑等症。卫气郁遏，即发身热不扬，恶寒，头身重痛，神识呆顿等卫阳受困的表现。

(3) 传变较慢，病势缠绵。湿性黏滞，致病徐缓，化热转化较慢，与阳热之邪相搏，胶着难解，病程较长，缠绵难愈，瘥后易于复发。温病常见病因及致病特点见下表。

温病常见病因及致病特点

常见病因	致病特点
风热病邪	首犯肺卫；易化燥伤阴；易退易陷
暑热病邪	易犯阳明气分；易耗气伤津，甚至津气欲脱；易闭窍动风；易夹湿邪
湿热病邪	易犯脾胃，并以脾胃为病变中心；易困阻清阳，阻滞气机；传变较慢，病程较长
燥热病邪	病变以肺经为主；易伤津液；易从火化
温热病邪	邪气内伏，里热外发；易闭窍、动风、动血；易伤津液，后期可致肝肾阴伤
疠气	致病力强；具有强烈的传染性；多从口鼻而入；侵犯人体有病位的选择性和种属的选择性
温毒病邪	攻窜流走；蕴结壅滞

第二节　发病

温病发病学的内容包括发病因素、感邪途径及发病类型。

一、发病因素

影响温病的发生及流行的因素是多方面的，诸如体质因素、自然因素及社会因素等。

1. 体质因素

体质因素包括人体体质类型、正气盛衰以及是否患有其他慢性疾病等。

2. 自然因素

自然因素包括环境因素、地域因素、气候因素等。

3. 社会因素

社会因素包括经济条件、营养调配、体育锻炼、卫生习惯、卫生设施、防疫制度等。

二、感邪途径

1. 温邪从皮毛入侵

皮毛主一身之表，在卫气的作用下，司开阖而防御外邪的侵袭。一旦卫外功能下降，皮毛失固，外邪则可乘虚而入。

2. 邪从呼吸道入侵

鼻气通于肺，人经过呼吸道吸入被温邪污染的空气就可以感邪发病，古代医家早就认识到："一人病气，足充一室。"从呼吸经口鼻进入人体的温邪，其病位多在上焦手太阴肺，常见的通过呼吸感染的温病有风温、烂喉痧等。

3. 邪从口入侵

口气通于胃，温邪从口腔进入人体，直犯脾胃、肠道而发病。口为人体摄纳饮食的第一道关口，故邪从口入大多因饮食不洁，致邪毒随其侵入人体。如《诸病源候论》说："人有因吉凶坐席饮啖，而有外邪恶毒之气，随食饮入五脏，沉滞在内，流注于外，使人肢体沉重，心腹绞痛，乍瘥乍发，以其因食而得之，故谓之食注。"湿温、霍乱等湿热性质的温病，感邪途径即属于这一类型。

三、发病类型

发病类型是指温病发病后在证候上所表现出的不同类型。根据温病发病后的临床表现，将温病分为病发于表的新感温病和病发于里的伏邪温病两大类。

1. 新感温病

新感温病是指感受当令之邪即时而发的温病。其特点是：初起病多在表，以表热证为主，以发热，恶寒，无汗或少汗，头痛，咳嗽，苔薄白，脉浮数等卫表证候为主要表现。新感温病的传变趋势因体质状态、抗病差异、感邪轻重等不同而表现不同的情况，有不传变而自行消退者，有顺沿卫气营血浅深层次传变者，有自肺卫内陷心营者，总之，其传变趋势是由表入里，由浅入深。一般病情较轻，病程较短。初起治疗以解表透邪为基本法则，若治疗得当，邪自外解，预后较好。代表性的病种如风温、暑温、秋燥、大头瘟、烂喉痧等。

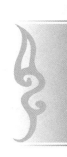

2. 伏邪温病

伏邪温病是指感受外邪伏藏于体内过时而发的温病。素体阴精亏虚者易患伏邪温病。其特点是：初起即出现一派里热证候，无外感激发者多无表证，以灼热、烦躁、口渴、溲赤、舌红、苔黄等里热亢盛证候为主要表现。其传变趋势是，若伏邪由里外达，是病情好转的表现；若里热进一步内陷深入，则病情加重。一般病情较重，病程较长。初起的治疗以清泄里热为主，代表性的病种有春温、伏暑等。

以上两种发病类型，属于一般的发病规律和证候类型。新感温病与伏邪温病的不同发病类型，虽以感邪后是否即时发病为区别，但主要还需通过对临床不同证候的观察，以明确温病初起是病发于表还是病发于里。

新感温病与伏邪温病的比较

病 证	新感温病	伏邪温病
病因	感邪后立即发病	感邪后邪气伏藏，途时而发
病机传变	初起病邪在表，或从表解，或自表入里，由浅至深传变	伏邪自里而发，或由里达表，或进一步内陷深入，若伏邪不能外达，或邪透不尽，则病难速愈
证候特点	初起以表热证为主	初起即出现里热证，若无外感引发，则无表证
治疗	初起以解表透邪为主	初起以直清里热为主
代表病种	风温、秋燥等	春温、伏暑等

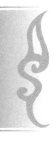

复习思考题

1. 试述六淫温邪的致病特点。

2. 什么叫疬气？其致病特点是什么？

3. 你对温邪的含义是如何理解的？

4. 温病病因学有何实际意义？

5. 新感温病和伏邪温病有何区别？辨新感与伏邪有何临床意义？

第3章 温病的诊断

【学习要求】

1. 重点掌握辨舌及辨斑疹、白㾦的主要内容。

2. 掌握发热、汗出异常、神志异常、痉厥、出血等常见症状的临床表现及其诊断、辨证意义。

3. 了解验齿、辨脉、察神色、查胸腹等诊法内容及其临床意义。

温病有起病急、传变快、变化多、常常危及生命的特点，因此更突出了早期诊断、准确诊断的重要意义。

诊断是治疗的先决条件，治疗的正确与否，往往取决于诊断是否正确。温病大都发病急剧，变化较多，且有传染的可能，因此必须做到早期、正确的诊断，以便进行及时的治疗，控制病势的发展，达到及早治疗和预防的目的。

如何早期诊断呢？关键的一环是早期发现患者，尤其在多发病的季节里，不能轻易下诊断，要根据当时的发病季节、流行情况，给予早期诊断。例如春天遇到发热的患儿，不要轻易诊断为上呼吸道感染，必须要排除流行性脑脊髓膜炎的可能性，否则错误的诊断，会给患者带来巨大的损失。不仅要早期诊断，还要准确诊断。诊断不准确，治疗就没有效果，甚至会治坏。临床上由于种种原因或条件限制，常常不能马上给予明确的诊断，这也是常有的事，但是在没有明确诊断时，更要注意病情的发展，密切地观察，提高医务者的水平和责任感，尽可能地给予早期准确的诊断。华岫云曰："医道在乎识证、立法、用方，此为三大关键，……然三者之中，识证最为重要。"

温病的诊断方法，亦不外望、闻、问、切四诊，但由于其病理变化、证候表现等有一定的特点，因此诊断内容，亦有独特之处。只有掌握了诊断特点，才能正确地辨别卫气营血和三焦所属脏腑的病机所在，从而更有利于临床正确治疗。

在科学发展的今天，现代医学日益被人们广泛认识，因此在诊断时要结合现代病进行诊断。既要用卫气营血辨证或三焦辨证辨别其病因、病位、病机、证候，又要结合现代医学病名、病理，给予诊断。这就更完整，更可靠了。

温病的诊断，除了临床表现外，特别突出季节，同一发热，不同的季节，诊断不同。如在夏至以前的发热为风温，夏至以后的发热就称暑温。温病的病名很多都能体现出季节。雷少逸把温病称时令病，著《时病论》是有一定道理的。他说："时医必识时令，因时令而治时病，治时病而用时方。"

温病临床表现特殊，如病程具有阶段性变化，易出现斑疹白㾦，舌象具有特征性及动态性变化，发热为必见之症，易见动风、动血、痉厥、神昏等重险证候。与之适应的诊断方法，有辨舌、验齿、辨斑疹白㾦、辨常见症状等。不同诊法的使用，所起作用不同，要根据四时温病性质、特点、临床表现，选择相应的诊法。各种诊法在临床上的运用，彼此辅助，相互补充，不可偏废。

治疗能否取得满意疗效，取决于诊断及辨证是否正确，而诊断及辨证的正确，则依赖于诊断方法的正确运用与掌握。熟练而正确地掌握温病常用诊法，具有极为重要的意义。同时，温病具有"急""热""变"等特点，临床医生只有快速、准确地进行诊断和辨证，才能避免贻误治疗。

第一节　舌　诊

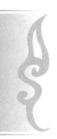

舌诊在温病诊断上，更有特殊价值。对辨别邪气在卫、在气、在营、在血，往往依靠舌诊；辨别津液的多少，湿痰饮是否存在，也往往依靠舌诊。叶天士在《外感温热篇》中论述尤详，三十七条中就有十六条论述舌诊，可见其重要性了。温病以保全津液为治疗的第一要义，要想测知津液的伤失程度，比较可靠的方法也是察舌津。根据舌面的燥湿来判定津液的存亡。因为温病热象偏重，最容易伤阴耗液，而耗失的程度在舌面上最敏感地反映出来。察舌津为治疗方法的确立，提供了可靠的依据。如叶氏说："舌绛而舌中心干者，乃心胃火燔，劫烁津液，即黄连、石膏也可加入。"叶氏经常提到"必验之于舌"，这给用药提出了宝贵的经验。

近代用舌诊来辨病，也取得了一定成果，如上海中医学院附属曙光医院在1957年用舌象来分型流行性乙型脑炎。舌苔白腻或黄腻，舌边尖红赤者，为轻型；舌苔黄或白腻，舌质绛红者，为重型；舌苔黄或白腻而中剥者，为凶型。1980年，南京医学院附属传染科观察了90例流行性出血热的舌象，也得出舌的变化与疾病的发展有关系。现在报道更多了，所以舌诊在温病诊断中占有极重要的位置。

一、温病察舌的意义

1. 确定温邪的性质

温热邪气有风暑湿燥的不同，产生邪气的季节也有春夏秋冬的差异，反映在人体的证候也千差万别，但舌诊却能比较客观地、正确地反映邪气的性质。如风热邪气初起多苔薄白，舌边尖红。暑热邪气初起多苔黄燥，舌红。湿热邪气初起多白腻苔。燥热邪气初起多苔薄白而干，舌红。疫疠邪气初起苔多白如积粉，舌红绛。又舌紫黯少苔，舌面湿润为瘀血；舌尖红赤起刺为心火独亢等。以上都说明舌诊能确定邪气的性质。

2. 反映正气的强弱

人体的正气强弱主要反映在气血津液和五脏六腑的损害程度上。如温病初起，正气不衰，气血津液未明显减少，五脏六腑无实质性损害，则舌象一般只有苔的变化，舌质变化甚微，舌体、舌津、舌神一般无明显变化。当津血大伤时则舌质红绛，干燥少津。当肝肾阴伤时，舌体干瘦苍老，色红绛。当气阴两伤时舌质娇嫩而红。又舌光如镜，干而无津是胃阴大伤；舌卷杂缩是足厥阴肝气欲绝等。舌诊在察津液上意义更大。一般来说舌干而津伤，舌不干而津未伤，舌滑润有痰饮。

3. 判断病位的深浅

卫气营血四个阶段的发展是一层比一层深。舌诊能明确地判断病位的浅深。一般来说，卫分证病位浅，舌苔薄白；气分证病位比卫分深，舌苔黄厚或白厚；营分证比气分又深，舌质红绛；血分证最深，舌质深绛。由此可见，舌苔的变化病变浅，舌质的变化病变深。舌津初伤则病在肺胃，病变浅；舌津大伤舌体干瘦，病在肝肾，病变深。舌体不变则病变浅，舌体明显变化则病变深。舌神不变则病变浅，舌无神气，活动不灵则病变深。

4. 分析病情的进退

疾病的进退，除了临床症状的加重或减轻外，舌诊也是一个非常重要的依据。判断的标准是看舌象的颜色、薄厚、质地、形态、神气。如舌苔由薄变厚则病情加重，反之则变轻；舌苔由白转黄甚则转黑则病情加重，反之则变轻；舌质由红变绛则病情加重，反之则变轻；舌质由光泽变晦暗则病情加重，反之则变轻；舌津由润变干则病情加重，反之则变轻；舌体由无明显变化，变成舌体干瘦胖嫩则病情加重，反之则变轻；舌体由柔软红润变成苍老干瘦则病情加重，反之则变轻；舌神由灵活自如变成强硬短涩则病情加重，反之则变轻，这些都能正确地反映疾病的进退。

5. 推测疾病的预后

舌诊可较好反映疾病的预后。凡临床上见到如下舌象说明预后不良：舌如去膜的猪腰子者；舌如镜面，光滑柔嫩，舌津全无者；舌糙刺如砂皮，干枯燥裂者；舌敛束如荔枝肉而绝无津液者；舌如火红柿子色者；舌如烘糕者；舌起白苔如雪花片者；舌卷李缩者；舌焦干而黑，舌体干瘦晦暗者；舌短卷痿软枯小者；舌口满布白衣如霉苔者；舌强不语昏迷者；舌燥苔黄，中黑通尖，利下臭水者；

舌紫者；舌深蓝色者；舌全黑不见红赤色者。以上均为险象，病情危重，今天中西医结合抢救，预后大大改观。过去认为上述舌象为不治之症，现在大多可以转危为安。

6. 指导用药的依据

辨舌用药，早在《伤寒论》已有记载。如"阳明病，胁下硬满，不大便而呕，舌上白苔者，可与小柴胡汤。"《金匮要略》也讲："舌黄未下之，下之黄自去。"《伤寒金镜录》对辨舌用药有创新和发展。如："中焙舌舌见红舌，内有黑形如小舌者，乃邪热结于里也。君火炽盛，反兼水化，宜凉膈散，大柴胡汤下之也。"又曰："黄心舌，舌有黄心色者，必初白苔而变黄色也。皆表而传里，热已入胃，……宜用调胃承气汤。"清代温病学家叶天士更谈的精细，如："人之体，脘在上腹，按之痛……必验之于舌，或黄或浊，可与小陷胸汤或泻心汤……若白不燥，或黄白相兼，或灰白不渴……如近世之杏、叩、橘、桔等是轻苦微辛，具流动之品可耳。"《医原·温病辨舌心法》也明确地指出："温病初起，舌苔白而少津者，宜杏仁、桔梗、牛蒡之类。"都说明了辨舌对用药有一定的指导意义。

二、病理性舌苔的分类及形成机制

1. 白苔

在温病过程中由于正邪交争，气机紊乱，发热伤津，脾胃失调，痰湿内阻等原因，均可使舌苔发生多种变化，临床上主要观察舌苔的色泽、润燥、厚薄等，以辨别病邪的性质、部位、轻重、深浅。

(1) 苔薄白欠润，舌边尖略红。多见于温病初起，为温热病邪侵袭人体卫分的征象。风寒表证亦可见到苔薄白，但质地润泽，舌色正常，与此不同。

(2) 苔薄白而干，舌边尖红。为温病表邪未解，肺津已伤。常见于以下几种情况：素体津液亏损而又外感风热者；感受风热病邪较重，邪在卫分而津液已伤者；或燥热病邪侵袭肺卫者。

(3) 苔白厚而黏腻。多见于湿温病过程中湿阻气分而湿浊偏盛的病证。多为湿与热相搏，浊邪上犯的征象，如舌苔黏腻而厚，口中发甜，是脾胃湿热，邪聚上泛。

(4) 苔白厚而干燥。为温病脾湿未化，胃津已伤。亦可见于胃燥气伤之证，即胃津不足无以上承，同时肺气受伤，气不化液，故舌苔白厚而干。

(5) 苔白腻而舌质红绛。多见于气分病证，为湿遏热伏之征象，即湿邪遏阻而致热邪内伏不能外达。也可见于热毒入营而湿邪未化者，临床应结合全身症状、体征进行鉴别。

(6) 白苔滑腻厚如积粉而舌质紫绛。为湿热秽浊郁闭膜原之象，其病变虽在气分，但传变甚快而病多凶险，多见于湿热性质的温疫病。

(7) 白苔如碱状。为温病胃中有宿滞而兼夹秽浊郁伏之征象。

(8) 白砂苔。苔白干硬如砂皮，又名水晶苔。为邪热迅速化燥入胃，苔未及转黄而津液已大伤的征象。

(9) 白霉苔。满舌生白衣，甚至弥漫到唇腭，或如霉状，或生糜点，或如饭粒样，或如豆腐渣样。为秽浊之气内郁上泛于舌而胃气衰败之征象，预后多属不良。

总之，白苔薄者主表，厚者主里；润泽者是津液未伤或津伤不甚，干燥者为津液已伤，干硬粗糙者主里热实结津液大伤；厚浊苔白厚而黏腻多夹湿痰秽浊。一般说，白苔主表、主湿，病情较轻，预后较好。但白砂苔、白霉苔均系里证、重证，这是属于白苔中的特殊类型，临证时应予以注意。

2. 黄苔

黄苔多由白苔转变而来，标志邪热已入气分，里热已盛。临床上须区分其厚薄、润燥、黏腻等苔质变化，同时注意是否兼有白苔。

(1) 薄黄苔，有薄黄不燥及薄黄而干两种表现。薄黄不燥为苔薄微黄，润泽多津；薄黄而干为苔薄黄而干。薄黄不燥者，为温邪初传气分，热势不盛，津液未见明显损伤；苔薄黄而干者，为气分邪热已盛，津液受伤。

(2) 黄白相间苔，黄苔与白苔兼见，或黄多白少，或白多黄少，黄白兼见程度不等。为温邪已传气分而卫分之邪尚未尽解的征象，即所谓舌苔带一分白，病亦带一分表，见苔色纯黄无白，方为温邪离卫传气。

(3) 苔黄干燥，苔质不甚厚，舌质较红。为气分邪热炽盛，津液已被灼伤的征象。

(4) 老黄苔，苔色深黄，质地苍老，如沉香色，或金黄色，苔面焦燥起刺，中有裂纹。为热结肠腑，阳明腑实、津液受伤的征象。

(5) 黄腻苔及黄浊苔，黄腻苔为黄苔满布，板贴细腻，润泽多津；黄浊苔为苔垢堆积，厚浊色黄。黄腻苔与黄浊苔皆为气分湿热内蕴的征象，多见于湿温病湿热流连气分的热偏盛或湿热俱盛证。

3. 灰苔

亦系里实热证的反映，多见于由黄苔转黑的过程中。

(1) 灰苔干燥，多为阳明腑实而阴液已伤。

(2) 灰苔黏腻，而见胸痞脘闷，或口吐涎沫而无其他险恶证候的，是为湿痰内阻，多见于温病兼夹痰湿之证。

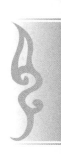

(3) 灰苔滑润，而见吐利脉细的，属阳虚有寒，与上述灰苔截然不同，临床须详加辨别。

总之，灰苔有寒、热及痰、湿等分别，临床须根据舌面润燥及全身证候进行辨察。

4. 黑苔

温病见到黑苔，多属危候。一般是由黄苔、灰苔转变而来。

(1) 黑苔焦燥起刺，质地干涩苍老的，均系大热大毒的证候，在阳明腑实，应下失下，而致热毒炽盛，阴液耗损时，可见此等舌苔。

(2) 温邪深入下焦，肾阴被劫，舌苔也会焦黑，甚则干枯，但苔必薄而不厚，且无起刺现象，与腑实证的黑苔自有区别。

(3) 温病初起，即遍舌色黑而润，症见发热、胸闷、渴喜热饮，而无其他证候，亦系兼痰湿之象，多见于胸膈素有伏痰者。

(4) 湿温后期，湿热化燥，深入营血，灼伤阴络而致大量下血，导致气随血脱，这时舌苔虽干黑，而舌质淡白无华。由于病机转变迅速而黑苔未及转化，此际不当以黑苔干燥为热盛伤津，而实为阳气已虚，故其舌质必淡白无华。此与热盛伤津之黑燥苔、舌质必绛赤的，自有区别。

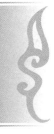

此外，如黑苔颜色不浓，或黑而带灰，润滑不燥，舌质亦不红赤，则又为虚寒之象。王孟英说："凡虚寒证虽见黑苔，其舌必润而不紫赤，识此最为秘诀。"

总之，黑苔所候病变虽有寒、热、虚、实的不同，但在温病当中，毕竟是实热多而虚寒少。一般来说，凡黑苔焦燥的多属热毒极甚，或热劫真阴；润滑的则多系阳虚有寒，或兼夹痰浊。

温病常见舌苔及临床意义

舌苔	种类	临床意义
白苔	薄白而欠润，舌边尖略红	温邪侵袭肺卫
	薄白而干燥，舌边尖红	温病表邪未解，肺液已伤
	厚而黏腻	湿与热搏，浊邪上泛
	白厚干燥	津伤浊结；胃燥气伤，气不化液
	苔腻而红质红绛	湿遏热伏；营分邪热为气分湿邪阻遏
	滑腻如积粉而舌质紫绛	湿热秽浊极甚，郁闭膜原
	白霉苔	秽浊之气太盛上泛而胃气衰败
	白砂苔	邪热迅速化燥入胃
	白苔如碱状	胃中有宿滞夹秽浊郁伏
黄苔	黄白相间	温邪已传气分，表邪未解
	薄黄不燥	温邪初传气分，津液未伤
	苔薄黄而干	气分邪热已盛，津液受伤
	黄腻苔及黄浊苔	气分湿热内蕴，热重湿轻或湿热俱盛
	苔黄干燥	气分热炽，津伤灼伤
	老黄苔	热结肠腑，阳明腑实，津液受伤
灰苔	灰燥苔	热结肠腑，津液受伤
	灰滑苔	阳虚有寒
	灰苔黏腻	温病兼夹痰湿内阻
黑苔	焦燥起刺，质地干涩苍老	热结肠腑，肾阴耗竭
	黑苔薄而干燥甚或焦枯	肾阴耗竭
	遍舌黑润	温病兼夹痰湿
	舌苔干黑，舌质淡白无华	湿热化燥入营血，灼伤阴络，气随血脱
	苔黑如烟煤隐隐	润泽者为中阳虚寒，干燥者为阴津耗伤

三、病理性舌质的分类及形成机制

舌质的变化主要候营血分的病变。察舌质主要在辨别色泽、荣枯等。

1. 红舌

比正常人舌色稍红者称为红舌。为温邪渐入营分的征象，温邪在卫分，舌红局限在边尖部位，罩薄白苔。气分温病舌红，多罩黄苔，皆与邪热传入营分全舌纯红而无苔垢者不同。

(1) 舌尖红赤起刺。本舌质的特点是舌全红唯舌尖部红赤而艳，并生有芒刺，舌面干少津。此种舌质多见于温热邪气初入心营之证。心开窍于舌，舌尖为心主，故心营火热独亢可见此舌。

(2) 舌红中有人字形裂纹或舌面生红点。本舌的特点是舌质鲜红光泽，舌面中部有人字形裂纹，舌面芒刺满布，舌津少。此种舌象多为温热毒邪极盛，心营耗伤之证。

(3) 舌质光红柔嫩，望之似润，扪之却干。本舌质的特点是舌质红嫩如去皮鸡肉，光滑娇嫩，舌面细密光净，看上去似乎有津液，用手摸上去却无津液。此种舌质多见于热邪初退，营液未复的阶段。温病后期，邪热已退，津液大伤，一时未能恢复，故舌光红柔嫩而干。这种舌与营分热炽的红绛舌不同，营分证红绛苍老起刺而干燥。此舌则柔嫩光剥。鉴别的关键在老嫩上。

(4) 舌淡红而干。本舌的特点是舌质淡红趋于正常，既比淡白舌稍红，又比正常舌稍淡，舌面干，舌质不苍老，但缺乏光彩。此种舌多见于气血两虚，津液未复的阶段。温病后期气阴两伤，气伤不能上荣故欠光泽，阴伤不能充盈故淡红而干。

2. 绛舌

绛者深红色，绛舌是舌质深红。这种舌是典型的营分舌。叶天士说："其热传营，舌色必绛。"其临床意义主要反映邪热更盛，病在心营。心主血属营，温热入心则营热内炽，血热蒸腾，故舌色比红舌更深。如《舌苔统志》说："绛色者，火赤也，深红也，为温热之气蒸腾于膻中之候。故绛色者，神必不清，气必不正，为壮火食气，气乱则神昏是也。"《辨舌指南》又说："凡邪热传营，舌色必绛。绛，深红色也。心主营主血，舌苔绛燥，邪已入营中，宜清络中之热，血分之火。"可见绛大多在邪热亢盛时出现。虽然病程中，而阴分已伤，但根本原因在于阳亢热炽。

另一种情况则是绛舌也可反映虚热，矛盾的主要方面是阴分亏损，相对的反呈阳气有余。如《辨舌指南》说："舌色鲜红，无苔点，舌底无津，舌面无液者，阴虚火炎也。舌干红知饥善纳者，水亏阳亢。舌色灼红，无苔点，而有裂纹者，阴虚火炎也。"《舌鉴辨证》又说："红光不活，绛色难明，水涸火炎，阴虚已极也。"由以上可见阴虚阳亢者，也可见红绛舌，和前者要注意鉴别。

(1) 纯绛鲜泽：本舌质的特点是舌红绛光亮，鲜泽如鸡冠花。全舌深红，舌面欠润，但不燥裂，有时舌上起芒刺。此种舌多见于温热邪气逆传心包的阶段。由于温热入心，血热过高，血行加速，气血上盈于舌故舌红绛鲜泽。

(2) 绛而干燥：本舌的特点是舌色深绛，舌面干燥，舌体并不瘦小枯萎。此种舌质多见于温热入于营分，热伤阴营的阶段。这是由于热入阴营，津液被灼，血液浓缩，故舌呈深绛。津伤不能上承于口故舌面干燥少津。叶天士说："舌绛而干燥者，火邪劫营。"

(3) 舌绛兼黄白苔：本舌象的特点是舌质红绛，兼有白苔或黄苔。临床以兼有黄苔者多见。此种舌象多为气营交炽阶段（舌绛苔黄者）或见于卫营合邪阶段（舌绛苔白者）。这是由于气分热邪未罢，营分热邪已起，故气营同病，舌象则苔质同时变化，黄苔气分热，舌绛营分热，所以见气营交炽阶段苔白绛底也是由于卫分之热邪未尽，而营分之热已起，故见卫营同病。

(4) 绛舌上黏腻苔：多见于邪入营血而痰浊未化的湿热性温病中；或绛舌上罩黏腻苔垢，多见于邪热夹痰浊闭阻心包证中，多伴有神昏、谵语等神志异常症状。

(5) 绛舌光亮如镜（镜面舌）：舌面光亮如镜，干燥无津，为胃阴衰亡的征象。《辨舌指南》说："绛而光亮者，胃阴亡也。"

(6) 舌绛不鲜，干枯而痿：为肾阴枯涸的征象，病情多危重，预后较差。《辨舌指南》说："舌虽绛而不鲜，干枯而萎者，肾阴涸也。"

总之，绛舌所反映的病候有虚实之分，纯绛鲜泽及绛而干燥，多属实证；光亮如镜或干枯而痿则为虚证，前者主胃阴衰亡，后者主肾阴枯涸。

3. 紫舌

紫舌比绛舌色更深而且更暗。紫舌多由绛舌发展而成，其所反映的病证更深重，多为营血热毒极甚的征象。此外，亦有阴竭或瘀血形成者。温病中见到的紫舌主要有以下几种。

(1) 焦紫起刺，状如杨梅，又名杨梅舌。多为血分热毒极盛之征象，亦见于热极动风、动血之先兆。

(2) 紫晦而干，色如猪肝，又名猪肝舌。为肝肾阴竭之证，病情危重，预后不良。

(3) 紫而瘀黯，扪之潮湿。为内有瘀血的征象，多伴有胸胁或腹部刺痛等症状，常见于温病患者而兼夹瘀伤宿血。

此外，舌色淡紫而青滑，多为淡白舌转化而成，由阴寒内盛，阳气被遏，或阳气虚衰，气血不畅，终致血脉瘀滞。与温病紫舌属热者不同。

总之，紫舌所反映的病候有虚实之别，焦紫起刺为热毒极盛，属实证；紫而瘀黯为兼瘀血，属实证；紫晦干枯为肝肾阴竭，属虚证。

四、病理性舌体的分类及形成机制

温病舌诊，除了重点辨别舌苔和舌质外，其他如观察舌体形态，也具有一定的临床参考价值。简述如下。

(1) 舌体强硬，运动不能自如，是气液不足，络脉失养，有动风的趋势。

(2) 舌体短缩，系内风扰动，痰浊内阻的征象。

(3) 舌卷而兼见囊缩，是病入厥阴，已属险候。

(4) 舌体痿软，不能伸缩，或伸不过齿者，为肝肾阴液将竭。

(5) 舌斜、舌颤均为肝风发痉之候。

(6) 舌体胀大，舌苔黄腻满布，多系湿热病毒上泛。酒毒冲心者，亦可见到舌体肿大，但其舌色多现紫晦。

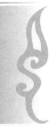

第二节　验齿

验齿是温病诊断方法中的独特内容。叶天士说："温热之病，看舌之后，亦须验齿。齿为肾之余，龈为胃之络，热邪不燥胃津，必耗肾液。"由于温病最易耗损胃津，劫烁肾液，所以验齿亦有一定的诊断价值，临床注意如下几点。

1. 齿燥

牙齿干燥（主要是看门齿），是津液受伤之征，但亦有轻重浅深的不同。

(1) 牙齿光燥如石，为胃热伤津，但肾阴尚未耗竭，病情尚不过重。如齿光燥而见无汗、恶寒等症，则为表气不通，卫阳郁遏之证。

(2) 齿燥色如枯骨，为肾阴已竭，病多难治。

2. 齿垢

齿垢，即齿根部积有垢浊，乃肾热蒸腾，胃中浊气上升所结。

(1) 齿焦有垢，属火盛津伤，但气液未竭。齿焦无垢，齿焦为肾水枯，无垢为胃液竭，病多难治。

(2) 齿垢如灰糕样，为津气俱亡，肾胃两竭，唯有湿浊用事，病多难治。

3. 齿龈结瓣

齿龈结瓣是由于热盛动血，血溢凝结所致。其色泽有紫、黄的不同。

(1) 紫如干漆，为阳血，系阳明热盛动血。

(2) 黄如酱瓣，为阴血，由于肾阴下竭，虚火上浮所致。

4. 齿缝流血

齿缝流血有虚实之分。因于胃者属实，因于肾者属虚。

(1) 齿缝流血兼有齿痛，是胃火冲激，其病属实。

(2) 齿缝流血而不感疼痛，为肾火上浮，其病属虚。

第三节　辨斑疹

温病常在皮肤上出现斑疹，因此斑疹是温病的重要体征之一，斑与疹的形态不同，病变机制不同，临床意义也各异。但因其可以伴随出现，故古代医籍经常举斑以赅疹，或称为疹而实指斑，也有统称为斑疹者，应予以注意。

1. 形态

斑疹形态不同，斑是皮疹点大成片状斑块，平铺于皮肤，有触目之形，而抚之不碍手，压之不退色者；疹是皮疹点小呈琐碎小粒，形如粟米，高出皮肤，抚之碍手，压之退色者。

2. 发生、分布部位

斑与疹的发生和分布部位也有所不同。如斑的发生，多先起于胸腹，继而分布于四肢。疹的发生有多种形式，如麻疹，一般在疹前期口腔内两颊黏膜近臼齿处可见细小白或淡黄点，其周有红晕，并由少增多，称为"黏膜疹"（又称"滑氏斑"），由口腔、上腭而出，继而分布于耳后、头面及背部，再则分布于胸腹、四肢，3～4日内，以手足心见疹为出齐。

3. 病变机制

斑疹的病变多为热邪深入营血的征象，但斑与疹两者发生的病机浅深有所不同。正如章楠所说："热闭营中，故多成斑疹。斑从肌肉而出属胃，疹从血络而出属肺。"如邪热郁阳明，胃热炽盛，内迫营血，血从肌肉外渍，则形成斑；如邪热郁肺，内窜营分，从肌肤血络而出，则形成疹。故有"斑出阳明，疹出太阴"之说，又如陆廷珍说："斑为阳明热毒，疹为太阴风热"。可见斑与疹的形成，在病变上有浅、深不同，在病位上有胃、肺之异。

4. 征兆

斑疹往往在欲透未透时先出现一些先兆症状，如灼热、烦躁、口渴、舌绛苔黄、脉数等，若兼闷瞀、耳聋、脉伏等症状，多为发斑之征兆；若兼胸闷、咳嗽等症状，多为出疹之征兆。同时认真诊察患者口腔、面部、耳后、颈项、胁肋、胸腹、四肢有无斑疹隐现，以及早发现斑疹。

5. 诊察要点

在温病中，如斑疹顺利透发，热退神清者，是邪去正安，为顺；如透发不顺，壮热不退，神志不清，是邪气内陷，为逆。诊察斑疹透发时病情的顺逆，可以从斑疹的色泽、形态、分布疏密以及发出时的脉象等状况加以分析，从而判断病情轻重，预后好坏，为确定治疗原则、方法提供依据。斑与疹的诊察要点主要有以下几个方面。

(1) 观察色泽：斑疹红活荣润者为顺，为血行尚畅，邪热外透的佳象；斑疹色艳红如胭脂，为血热炽盛的表现；斑疹紫赤如鸡冠花，为热毒深重的表现；斑疹色紫黑，多为火毒极盛，属凶险之征象。如果其黑而光壳，属热母虽盛，但气血尚充，尚可救治；如果黑而隐隐，四周赤色，为火郁内伏，但气血尚活，用大量清凉透发药物，也有转红可救者；如果黑而晦暗，属元气衰败而热毒锢结的征象，较难救治，预后不良。总之，斑疹色泽愈深，则病情愈重，正如雷丰所说："红轻，紫重，黑危"。

(2) 辨别形态：斑疹的形态能反映病情的轻重、预后的好坏，正如余霖所说："苟能细心审量，神明于松浮、紧束之间，决生死于临症之顷。"若斑疹松浮，如洒于皮面者，为邪毒外泄之征象，预后大多良好，属顺证；若斑疹紧束有根，从皮里钻出，如履透针，如矢贯的，为热毒深伏，锢结难出之征象，预后大多不良，属逆候。

(3) 注意疏密：斑疹分布的疏密可以反映热毒的轻重情况。若斑疹分布稀疏、均匀，为热毒轻浅之征象，一般预后良好；斑疹分布稠密，甚至融合成片者，为热毒深重之征象，预后多不佳，故叶桂称斑疹"宜见不宜见多"。"宜见"是指斑疹稀疏，为热毒轻浅透发之象，提示邪热外透，病情轻浅；"不宜见多"是指斑疹过于稠密，为热毒深重的表现，提示病情危重。但诊断斑与疹的疏密情况时有所不同：一般来说，疹应透发至全身，而斑不宜过多。

(4) 结合脉证：斑疹的辨别应结合全身的脉证来综合分析。如斑疹透发之后，热势随之下降，神情清爽，提示为邪热得以外达，外解里和之佳象；如斑疹透发不顺，热势不退，神志不清，提示邪热未能向外透达，多因热毒深重，或津液大伤所致；如斑疹甫出即隐，神志昏愦，四肢厥冷，脉微欲绝或深伏者，为正不胜邪，毒火内闭的险象，属逆，预后不良。

(5) 把握演变：从斑疹的演变过程中可以判断出邪正盛衰、病势的进退、病情的顺逆。如斑疹色泽由红变紫，甚为紫黑，提示热毒加重，病势渐进，反之则为病势渐退之象；如斑疹形态由松浮而变得紧束有根，为热毒渐深，毒火内闭，病情属逆，反之则为热毒外达之象；斑疹分布由稀疏明润而转为稠密成团，为热毒深重之象。

此外，还有一种"阴斑"，临床上较罕见，其斑色淡红，隐而不显，分布稀疏，仅在胸背微见数点，多伴四肢厥冷，口不甚渴，面赤足冷，下利清谷，脉不洪数等症。多为温病治疗中过用寒凉，或误用吐下，致中气亏虚，阴寒下伏，则无根失守之火载血上行，溢于肌肤所致。阴斑与温病实火发斑在病因、病机和症状表现等方面不同，应注意鉴别。

第四节　辨白㾦

白㾦是在温病兼有湿邪而出现的临床现象。常见于湿温病、伏暑病、暑温夹湿病。下面就白㾦的成因、形态和临床意义分述之。

1. 成因

白㾦的成因大致有二点：一是湿热之邪留恋气分不解，湿遏于外，热蒸于内，湿热相搏，外发肌肤所致。二是在湿温病中误用滋补药，助湿生热，湿热蒸郁肌肤而成。

2. 形态

白㾦多见于湿温病一周左右，形如粟米，状似水晶，色白明亮，数量不多，几个，十几个，或几十个，偶也有大片出现者。多发于胸腹背部，常常是出一次汗，则透发一次白㾦，白㾦退后，有少量脱屑，但无色素沉着和瘢痕组织，内有浆液渗出，如白㾦内无浆液，平塌凹陷，形如糠皮敷于皮上，则称祜㾦。

3. 临床意义

白㾦的出现说明了邪有外透之机，是好的现象。如出白㾦晶莹饱满，光泽如水珠是为佳象；若见枯㾦是气阴两竭不能存盈的结果。

4. 治疗

治疗白㾦吴鞠通提出很好的原则，他说："湿郁经脉，身热身痛，汗多自利，胸腹白疹，内外合邪，纯辛走表，纯苦清热，皆在所忌，辛凉淡法，薏苡竹叶散主之"。直至今天仍有指导总义。至于枯㾦当以峻补气阴，生脉散主之。这种枯㾦多见于久病之人，气血阴液大耗的情况，避属危证，及时补充水液则是重要一环。

第五节　辨常见症状

由于病邪不同，体质各异，季节差别，因此温病有的症状相同而病机不同，有的病机相同，而症状不同，因此对温病的各种症状要进行比较。有比较才能鉴

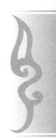

别，有鉴别才能分析出引起不同症状、常见症状的病因病机。兹就温病给予正确地辨证，才能采取针对性治疗。现就温病发展过程中常见的主要的症状辨证如下。

一、发热

发热是温病最主要的症状，同时也是各种温病必有的表现。在温病发展过程中，随着不同的病理机制，而有各种不同的热象表现，因此，掌握各种不同的发热情况，对于临床辨证施治具有很大的意义。

发热有虚实之分，属实的多由于温病初中期，正邪剧争，阳热亢盛；属虚的多由于温病末期，邪热久羁，阴津亏损，以致阴虚而生内热。但也有阴虚而阳热仍炽的虚实互见的证情。

凡温病初起，发热而微恶风寒的，为温热之邪袭于卫分而卫气被郁于表。若恶寒而热势不甚或在午后发热的，为湿邪郁表，湿温证初起常见此种情况。

寒热往来如疟状的，为热郁少阳，枢机不利。

温病但热不寒，为病邪已由表入里，里热渐盛的标志，但其中有多种不同情况，如病机有在气在营（血）的区别，病因亦有温热湿热的差异。凡温病恶寒刚罢，而但发热，热势尚不过甚的，为邪初传气，病情尚浅。若壮热大渴，不恶寒，反恶热，则为气分热炽，耶《伤寒论》所述的阳明经证。若蒸蒸发热或日晡潮热的，是为热结于胃的阳明腑证。如身热不扬的，多为湿邪偏重或湿遏热伏所致。继壮热之后，身热夜甚的，多系热邪深入营血，劫遏营阴的表现。温病后期身热面赤而手足心热尤甚的，为热邪深入下焦，肝肾阴伤使然；如见夜热早凉，是为阴虚而余热留伏阴分。以上是温病发热类型的大致情况。

二、汗出异常

正常人体的汗出大致与下列因素有关：一是汗是津液所化，汗为五液之一，来源于津液，津液外出皮毛则为汗，故津液是汗的物质基础，生化之源。二是出汗必须有气的鼓动，气壮鼓动津液外出，才能有汗；气壮才能闭合皮毛汗孔而无汗。三是卫气，卫气有开阖调节汗孔的作用，卫气正常，开阖适时，当开则开，当闭则闭，从而调节体温。四是心主汗。总之当温热邪气侵入后，造成这 4 个方面中的任何一方失调均可造成汗出异常。

1. 病机

由于卫气开阖失司，毛孔失于正常调节而出现汗出异常；由于里热过盛，迫津外泄而出现汗出异常；由于津液亏损，无以作汗而出现汗出异常；由于阳气衰微，气不固护而出现汗出异常。这种汗出异常，无非是无汗和有汗，多汗和大汗淋漓，战汗等。

2. 辨证

(1) 无汗在温病中大致有两种情况：一种是表不解，肺卫热；一种是营分热，津液伤。

① 表不解：这种无汗的特点是身上灼热干烫，起病短暂，伴有恶寒一证。这种无汗如病机是温热邪气，初袭肺卫，肺不宣发，卫气被郁的结果。

② 营分热：这种无汗的特点也是灼热干烫，但起病缓慢，前面经过一段大汗的气分证，以后逐渐转入营分证。并伴有身热夜甚，烦躁不安，舌质红绛，脉细数等营分证的特点。这种无汗的病机是温热入于心营，津液大伤，汗失生化之源，无以作汗的结果。逆陷心包也无汗，起病急，但昏愦不语。

(2) 有汗分为汗出不畅、多汗、大汗淋漓、战汗、油汗、黄汗等。

① 汗出不畅：这种汗出的特点是时而有汗，时而无汗，上半身有汗，下半身无汗，或头有汗而身无汗。造成这种出汗异常的病机也有二：一是风热入于肺卫，卫气开合失司，卫气被郁则无汗，卫气开泄则有汗。二是湿热病，湿遏于外则无汗，热蒸湿动则有汗，湿为阴邪，阻于下，热为阳邪，蒸于上，故也可见上半身或头有汗而下半身无汗。

② 多汗：这种多汗的特点必全身多汗，汗出而热不退，所出汗液温而不凉。造成这种多汗的原因是温热入于阳明气分，里热过甚，热主开泄，蒸腾津液外出，故多汗，又称大汗。并伴有高热口渴，脉洪大等症。

③ 大汗淋漓：这种多汗的特点也是全身性的，汗多到了淋漓的程度，汗出不温而发凉，并伴有体温骤降，四肢厥冷，脉细欲绝，呼吸微弱等症。造成这种大汗淋漓的原因是轻则气大虚不能固护于外，重则气脱或亡阳。多见于温病气分阶段，由于里热蒸腾，迫津外泄，津随汗泄，气随津脱的结果。

④ 战汗：这种汗的特点是先有寒战，继之则热炽，再继之则大汗出；汗出后则体温骤降，呼吸慢缓，精神疲惫，静卧少语，脉和缓不急。造成这种汗出异常的现象是由于温热入于气分，留恋不解，正气渐耗，人体调动一切机能，与邪气决一死战，故正邪剧烈斗争，出现战汗，正胜邪祛则汗出而脉静。正气由于战汗也大量消耗，故汗出精神疲惫，静卧少语。如果战汗后汗出不止，烦躁不安，脉细促躁急，四肢厥冷是气脱的现象，是邪胜正亡，预后不良。一般来说战汗是好事，不是坏事，是正气抗邪的一种表现。但要注意和脱证的鉴别。

⑤ 黄汗：这种汗出的特点是汗的颜色发黄，如布之染黄色，并且黏腻。造成这种黄汗的病机是湿热病热蒸湿动，湿热外泄的结果，由于脾主湿，其色黄，湿热郁久则发黄，故汗成黄色。

三、口渴

口渴是温病常见的症状之一，其发生原因较多，但不外热邪亢盛，耗伤阴津或湿邪阻滞，气不布津两种情况。一般来说温病初、中期热邪愈重，津伤愈甚，口渴也愈甚，此时可以口渴的程度判断热邪的盛衰；温病恢复期，可以是否口渴判断有无邪气，口渴有余邪，不渴无余邪。在临床上主要通过对口渴程度、喜饮或不喜饮、渴喜热饮或渴喜冷饮等情况的观察，再结合其他症状进行辨察，有助于判断热势盛衰、津伤程度以及津液不能正常敷布的原因。

1. 口渴欲饮

为热盛津伤的表现，按照口渴程度分为口微渴和口大渴两种情况。一般来说，邪在卫表时，伤津不甚，口渴很轻，饮水少；邪入气分，津液受伤较重，口大渴而喜凉饮并见壮热、汗大出等症，多为阳明热盛，胃津受损引起；另外在湿热性温病中可见口虽渴饮，但欲饮热水的情况，往往为湿浊痰饮中阻，津不上承之象，不可与热盛津伤证相混。如在湿热性温病中见口渴而欲冷饮，兼见苔黄燥者，则应考虑湿已化热，形成热重于湿之证。

2. 口渴不欲饮

多为湿郁不化，气不布津，津不上承所致，薛雪说："广热则液不升而口渴，湿则饮内留而不引饮"，主要见于湿温病的湿重热轻阶段。但在温病夹有痰饮时，亦可见口渴而不欲饮，或渴喜热饮，每可伴见胸脘痞满，苔腻。另外，当邪热进入营分时，往往表现为口干而不甚渴饮，是营热炽盛，营阴受灼而上蒸之象，此时多伴有热灼营阴的身热夜甚，心烦，舌绛，脉细数等营分证症状，与湿郁不化引起的口渴不欲饮者明显不同。

3. 口苦而渴

主要见于胆火内炽或里热亢盛而化火，热毒炽盛之证，同时可伴见心烦、尿赤、舌红、脉弦数等症状。

四、呕吐

在温病中也常见恶心呕吐，总的病机不外是胃不和降的结果。

1. 病机

呕吐的病机主要有温热邪气入胃，胃气不降，上逆而为吐，这是其一。湿热邪气，停留脾胃，脾不健运，胃不降浊，浊气停于中焦，上逆而吐，这是其二。痰热内蕴于胃，胃失和降，也可见吐，这是其三。胃气不足，或胃阴不能滋养于胃，胃的和降力弱，以致食物停于胃，而发生呕吐，这是其四。

2. 辨证

卫分呕吐，这种呕吐起病急，呕吐偶作，常伴有发热微恶寒等症。这是因为温热邪气，由口鼻而入，初中于肺胃，肺气内迫，胃气上逆，故可见呕吐。由于病邪不深不重，故呕吐仅仅偶见。

气分呕吐，这种呕吐，量多频繁，吐后则舒，有物有声，酸臭难嗅。多伴有气分的特性，壮热大汗等症。造成这种呕吐是由于温热入胃，火热内迫胃气，胃失和降受纳之力，故可见呕吐。另外，在气分证基本好转后，余邪留于胃腑，胃阴亏损，虚热上逆也可见呕吐。但这种呕吐的特点是以干哕为主，或呕恶，并伴有低热，舌红少苔，脉细等症。若久病温热，胃阴大伤，胃气已败，无权受纳，也可见呕吐，但这呕吐的特点是，呕吐不止，形体消瘦舌光红无苔，脉细弱无力等症。

若呕吐而渴，且伴有大便泄泻，肛门灼热，为胃肠有热；若呕吐清水或痰，或干呕口苦，为湿热内留于胆，胆火上逆所致。多见于湿温病过程中；若呕吐酸臭，嗳腐吞酸，吐后则舒，腹胀满，多为温病兼有食滞内停，胃不得和降所致。若呕恶显著，伴有身热不扬，脘痞不饥，苔白腻是湿热邪气阻于中焦，浊气上逆的结果。以上都是气分的呕吐。

营血分呕吐，这种呕吐的特点是呕吐剧烈，呈喷射性，并伴有高热、昏迷、抽风，甚至见出血点（斑）。造成这种呕吐的原因为温热邪气入于心肝，肝风内动，木火横伐于胃，热毒燔炽阳明，阳明失降，故见呕吐频作，昏迷抽风。

五、胸腹胀痛

胸和腹是两个不同的部位，胸属上焦，腹属中下焦。胀和痛也不同，因两者经常同时出现，故并论之。

温病见胸腹胀痛，多为兼有湿阻、积滞、血瘀等，以致气机不展，通调不利而形成。下面分述之。

1. 胸痛

若兼有发热，咳嗽，痰多不易咳出，甚则咯血者，是热入肺络所致。若咳吐黄臭痰，或咳吐干酪样痰，胸痛固定，针刺样疼痛，是肺痈。

若胸胁痛，两胁作胀，伴口苦、咽干、发热者，为肝胆郁热所致。

若胸腹胀闷不舒，伴有呕吐、苔腻，多为湿阻胃气的结果。若脘腹胀满剧痛，呕吐不止，嗳腐吞酸是食滞中焦，胃气失于通降所致。

2. 腹痛

腹痛阵作，大便溏稀，苔黄腻，多为湿热夹滞，阻滞肠道所致。

少腹硬满急痛，伴有昏迷谵语，甚则昏狂，大便色黑，舌质紫绛多为下焦瘀热，或妇女温病热入血室。这是在温病过程中热与血结的结果。

腹胀硬痛多为热结肠腑，常伴有潮热便秘等。

六、大小便异常

在温病当中大便异常主要与下列因素有关，即病邪的性质、肠道的分泌、大肠的接导、小肠的泌别。临床上表现出来的主要是便秘和腹泻二类。下面分述之。

1. 便秘

(1) 阳明腑实便秘：这种便秘的特点是大便干结，数日不下，伴有潮热、腹满、腹痛、拒按、苔黄燥等症。造成这种便秘的原因是由于温热邪气入于阳明气分，与糟粕相结，以致传导之官不行而形成。

(2) 肠燥便秘：温病后期多见。这种便秘的特点是大便干结如羊粪，难解不堪，常五六天或一周以上才大便一次，便时异常疼苦，不解时则无任何不适感觉，常伴有口干，舌红，低热，脉细等症。造成这种便秘的原因是温病后期津血大伤，津伤不能润之，血伤不能润之，以致大肠津液枯竭，失其传导之力，故见肠燥便秘。

(3) 湿热便秘：这种便秘的特点是大便数日不解，解时所下不干，大便不爽快。并伴有身热不扬，脘腹胀满，食纳不甘，苔白腻等症。造成这种便秘的原因是湿热之邪，阻于肠道，大肠气化不行，传导无力。

2. 腹泻（下利）

(1) 火泻：这种腹泻下利的特点是下利热臭，日行数次，或十数次，肛门灼热，常伴有发热、口渴、苔黄、脉数等症。造成这种火泻的原因主要是温热邪气，入于大肠，迫津下泄的结果。所谓《内经》"暴注下迫，皆属于热"就是这个意思。

(2) 湿泻：这种腹泻的特点是大便不爽，日行数次而所下不多，溏滞不下，黏腻难解。也有的只见大便溏薄濡软，数次不多，每日二三次而已。造成这种腹泻的原因是湿热邪气下注大肠。所谓"湿胜则濡泄"，多见于湿温、伏暑中。

(3) 食泻：这种腹泻的特点是腹泻腐臭，有不消化之物，常与呕吐同见，多有伤食的病史，伴有嗳腐吞酸，腹胀腹痛等症。造成这种腹泻的原因主要是在温病过程中饮食不节，食滞内停，滞热成利。

(4) 热结旁流：这种腹泻的特点是纯利稀水，恶臭异常，虽下而腹胀腹痛不减。常伴有潮热、腹满、腹痛拒按等症。造成这种腹泻的原因是燥屎内结肠道，邪热迫津旁渗下泄，以致出现了热结旁流的现象。

3. 小便短少

在温病过程中小便异常与肺气的宣降、膀胱的气化、三焦的通调、小肠的泌别、津液的多少、肾气的开合等有关。下面分述之。

(1) 卫分小便短少：这种小便短少的特点是：小便略少，呈淡黄色，一般不疼痛。这是由于温热邪气入于肺卫，肺气郁闭，不得宣降，膀胱气化不通故小便略少。

(2) 气分小便短少：气分小便短少主要有两种：一种是温热邪气引起的，一种是湿热邪气引起的。温热邪气引起的小便短少的特点是小便量少，颜色黄赤，尿时有灼热感，甚至疼痛，有的还可见到尿频、尿急的现象。造成这种小便短少的主要原因是气分热盛，津液大伤，津伤无以化尿，尿失生化之源，故小便短少黄赤。津液大耗，无以通利小便，小便不通，故也可见尿痛。

(3) 湿热邪气引起的小便短少：这种小便短少的特点是小便虽少而颜色一般正常，淋沥不畅，便时灼热涩痛。造成这种小便短少的主要原因是湿热邪气内停，三焦气化不行。

七、痉厥

痉和厥也是温病中常见的症状。二者表现不同。痉是指抽风，表现为颈项强直，角弓反张，四肢拘急，抽搐不已，牙关紧闭。厥是指昏厥，厥逆，四肢厥冷。因二者经常同时出现，故一并讨论。

痉厥有温热湿热的区别，有卫气营血的差异，下面分述之。

1. 温热病痉厥

(1) 卫分痉厥：这种痉厥的主要特点是痉厥偶见，多发生于小儿，病变时间不长，抽风时间短暂，不抽时患儿有惊惕现象。常伴有高热、微恶风寒、咳嗽、苔薄白等症。造成这种昏厥的主要原因是温热之邪，入于肺卫，肺气不宣，卫气郁闭，热无出路，内迫于肝，引动肝风。

(2) 气分痉厥：这种痉厥的主要特点是痉厥发作较重，成年人也常见，抽风时有力，颈项强直，角弓反张，常伴有壮热有汗，昏迷谵语，口渴，苔黄燥等症。也可伴有潮热便秘腹满等症。造成这种痉厥的原因是气分热炽，热极生风，肝风内动。

(3) 营分痉厥：这种痉厥的特点是痉厥频繁，抽搐有力，外伴有昏迷谵语，或昏愦不语，身灼热，舌红绛，脉细数等症。造成这种痉厥的主要原因是温热入于心营，心火独亢，引动肝风。

(4) 血分痉厥：血分痉厥有两种。一种是热极生风，属实证；一种是虚风内动，属虚证。

① 热极生风：这种痉厥的特点是，来势急剧，频繁痉厥，四肢抽搐，牙关紧闭，两目上吊，角弓反张，颈项强直。常伴有高热，神昏，舌深绛，脉弦紧而数。造成这种痉厥的主要原因是温热邪气，入于厥阴肝经，肝主风，主动，今邪热燔灼，热极生风，风火相煽，窜扰经脉。

② 虚风内动：这种痉厥的特点是来势缓慢，病程较长，多见于温病后期，抽搐无力，手足蠕动，颤抖，全身摇晃，或见四肢瘈疭，或见寻衣摸床，撮空理线，常伴有低热，神疲，精神恍惚，形体消瘦，五心烦热，舌绛苔少，脉细数等症。造成这种虚风内动的原因是邪热久羁，肝肾阴分大伤，精血俱亏，不能濡养筋脉。水不涵木，故虚风内动。

2. 湿热病痉厥

因湿热邪气作用，也可造成痉厥。《内经》说："因于湿，首如裹，湿热不攘，大筋软短，小筋弛长，软短为拘，弛长为痿"，就是指湿热动风。这种湿热病的痉厥的主要特点是口噤肢急，角弓反张，颈项强直，常伴有身热不扬，胸闷腹痞，苔腻脉满等症。造成这种痉厥的主要原因是湿热邪气，侵入经络，阻塞气血出入之路，筋脉不得气血之养。

第六节　辨常见脉象

切脉是中医诊法的特色之一，也是温病的重要诊法。但由于一脉可主多病，一病可见多脉，因此单纯凭切脉定病证是不完全的，要结合全身其他症状，方能诊断。下面只介绍温病过程中常见脉象。

1. 浮脉

浮脉主表，候卫分病变，温病初起，温热邪气初犯肺卫，脉多浮而数。若湿热邪气侵犯卫气，初起也见浮，多为浮而濡。若壮热大汗，津气大伤，脉也可见浮，但多浮而芤。若素体阴分亏损，近又感温热多见浮而细数。若浮而促者，为热郁于里而有外达之机。

2. 洪脉

洪脉是浮脉的相似脉，拍拍而浮，来盛去衰，多主热证、实证、里证。常见为阳明气分热邪亢盛之证。若脉洪大而见芤象，则又为阳明热盛而津气受伤，如洪大之脉仅见于寸部，则是热伤肺气。

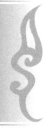

3. 数脉

数脉一般主热证，常与其他脉象兼见。如数而兼浮，则为温邪在表。数而洪大有力，为气分热势亢盛。脉数而躁急，热郁于里之象。脉数而细，多为热入营血，营阴受耗，或热犯下焦，真阴受损。若脉见虚数，则为邪少虚多，内有虚热之候。脉濡数多为湿热之邪，客于卫气。

4. 滑脉

滑脉主痰、主热、主实，是正气充盈之象。若脉滑数多为痰热内壅。若脉滑而兼弦，多属痰热结聚。若脉濡滑而数，多为湿热交蒸。

5. 濡脉

濡脉多为湿阻之征。脉濡而数，为湿热交蒸；濡缓而小，为湿邪偏重。若脉见濡细无力，则为病久正虚，胃气未复之象。

6. 缓脉

缓脉在温病中见到和缓调匀是好的现象，说明热邪已退。若与濡脉同时出现，多见于湿温，气机失于宣畅所致。病久胃气未复，亦可出现缓脉，但多缓而无力。

7. 弦脉

弦脉脉浮弦而细多为阴虚外感。脉弦细而缓，湿温初起，邪阻气分时多见之。

脉弦而数，为热郁少阳，胆热炽盛。若弦而兼滑，多为痰热之象。脉弦劲而数，则主热邪亢盛，肝风内动。

8. 沉脉

沉脉主里证，但有虚实之分，实证多为实邪内结。如脉沉实有力，为阳明腑实，亦可见于下焦蓄血证。若沉弱或沉而无力，多为腑实未除而津液已亏。若沉细而涩，则为真阴耗损的表现。

第七节 辨神色

辨神色包括察神气和肤色，这是通过望诊以了解患者神情、肤色的变化，从而辨别正气的盛衰、邪热的轻重。

1. 察神气

温病察神气的变化，在于区别有神与无神。因神藏于心，外候在目，故察神气着重于眼神的观察，有神者目光明亮有精彩，瞳仁灵转，神思清晰，气息匀静，行动轻捷等。有神为感邪轻，正气未伤，脏腑功能较正常，预后良好。或为温病将愈，正气已复的表现。无神，又称失神，目光晦暗，瞳仁呆滞，或闭目蜷卧，萎靡懒言，或神思不清，闭目即有所见，喃喃自语，撒手遗尿等。无神为感邪重，正气已虚，甚至元气将脱，心神失守的表现。病情严重，预后差。

2. 观肤色

肤色的变化，在一定程度上能反映感邪的性质、病情的轻重等。《灵枢·邪气脏腑病形》言："十二经脉，三百六十五络，其血气皆上于面而走空窍。"故临床上可着重于面部肤色的观察。

(1) 面赤，一般为发热的征象，系火热上炎所致。其满面正赤，为阳明热炽的表现，多伴高热汗出，烦渴，脉洪大，苔黄燥等；两颧潮红，为肾阴虚损虚火上浮的征象，多见于温病后期，多伴形体消瘦，口燥咽干，舌绛不鲜。

(2) 面垢，指面色垢晦，如油腻或烟熏之色，为里热熏蒸所致。如戴北山云："瘟疫主蒸散，散则缓，面色多松缓而垢晦，人受蒸气，则液上溢于面，头目之间多垢滞，或如油腻，或如烟熏，望之可憎者，皆瘟疫之色也。"

(3) 面黄，主湿邪为患。面色淡黄，可见于湿温初起。面目俱黄，鲜明如橘子色者，为湿热蕴蒸发黄，多见于湿热郁蒸胆腑的病变。若黄而晦暗，则为寒湿发黄，于温病少见。

(4) 面白，指面色苍白无华，在急性外感热病中较少见，若出现则标志病情严重，应予以重视。在温病初起，如见面色白而伴寒战鼓颔，皮肤粟起，为感邪极盛，阳气郁闭不能外达所致，不可误作寒邪束表。在邪热深入血分，迫血妄行而致血溢不止，气随血脱时，面色亦可转白。亦有体表虽无明显出血但患者面色骤然转白，并伴心慌气促，此际当注意有无内在出血。在温病过程中因阳气外脱可致面色苍白、四肢厥冷，大汗淋漓，神倦蜷卧，脉微细欲绝。此外，素体阳虚者在感受湿热病邪后，初起亦多面呈白色。

(5) 面唇青紫，为营血受灼，凝滞瘀阻的征象。

(6) 面黑，温病中出现面黑，有火极似水的征象，示预后不良。

(7) 头面红肿，每连及耳颊、颈项，是大头瘟的表现，初起多伴憎寒发热，咽喉肿痛。

(8) 肌肤甲错，指皮肤粗糙甲错，松弛起皱，并见形体消瘦，多见于温病后期，为邪热伤阴不能滋润皮肤所致。如何廉臣说："温病愈后，身体枯瘦，皮肤甲错者，乃热伤其阴，阴液不能滋润皮肤也。"

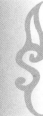

小 结

温病的诊法不出望、闻、问、切四诊范围，望诊包括辨舌验齿，察斑疹白㾦及肤色变化等。其舌苔的变化，反映卫分和气分的病变，主要从色泽、润燥、厚薄等方面进行观察。一般而言，舌苔颜色由白变黄，由黄变灰，由灰变黑，说明病邪由表入里，病情由轻加重；苔薄者病变较浅，苔厚者病位较深；舌苔润泽者是津液未伤，干燥者津液已伤，厚浊黏腻者，多夹湿痰秽浊。舌质的变化主要反映营血分的病变。舌色多随病程的进展而加深，邪在卫气分，舌边尖红赤；初犯营分，全舌红绛面无甚苔垢；营热蒸腾，热灼营阴，全舌变绛；热深动血，血热炽盛，则舌色深绛，甚至紫绛。验齿包括牙齿干燥程度，齿缝是否出血，齿龈有无结瓣，牙齿是否有积垢等。一般而言，齿燥如石，为胃热津伤；燥如枯骨，系肾阴枯涸。龈肿而齿缝溢血为胃火冲激，仅齿缝流血而无齿龈肿痛者，则为肾火上炎。阳血结瓣，其色紫如干漆，为阳明热盛，迫血上溢所致，阴血结瓣，其色黄如酱瓣，为肾阴下竭，阳邪上亢，血从上溢所致。齿焦有垢为火盛而气液未竭，齿焦无垢，为胃肾阴津俱竭。齿垢如灰糕系津气俱亡，湿浊用事。观察皮肤在于诊察斑疹、白㾦、肤色的变化。斑疹是邪气外露的征象，一般而言，色红者轻，紫者重，黑者危。其紧束有根，示热毒深伏，锢结难出；松浮洋溢，示邪毒有外泄之机。凡有白㾦发出，即示湿热为患，其晶莹饱绽者为津气俱足，正能胜邪；枯㾦为津气俱竭，邪气内陷的危险征象。肤色的变化，一般说来，面赤为发热的表现，面垢系里热熏蒸所致，面黄主湿邪为患，面黑多为火极似水。闻诊包括听声音、闻气味。如热结肠腑，其人谵语，语声重浊。口秽喷人，为胃中有热。大便稀溏，奇臭难近，为肠中积热等。问诊，在于辨别温病常见的主要症状，如发热、汗出、口渴、头身痛、大小便等，应注意问其性质、性状、程度、部位，以及在全身征象中所居的地位等。切诊包括切脉象与触扪胸腹、四肢等。总之应用四诊对温病的临床表现进行综合分析，在于为卫气营血辨证、三焦辨证提供客观依据，并结合不同温病的发病时节，确立四时温病的诊断。

复习思考题

1. 辨舌验齿在温病诊断上有何意义？

2. 白苔有薄厚润燥之分，临床上有何意义？

3. 苔薄白欠润、苔薄白而干、苔白厚而腻、苔白厚而干各主何病证？

4. 苔白腻而质红绛，白砂苔主何病证？

5. 白苔有主表的，有主湿的，临床怎样辨别？

6. 黄腻苔和黄燥苔的主候病变有何不同？

7. 阳明腑实的黑苔与水竭液涸的黑苔有何区别？

8. 绛而鲜泽与绛而光亮的舌质，所主病候有何不同？

9. 齿燥有哪几种类型？主候哪些病变？

10. 温病邪热过盛，表现在五官方面有哪些变化？

11. 温病过程中的实证虚证，体现于脉象方面有哪些变化？

12. 试述斑疹的成因及其诊断意义。

13. 温病过程中的发热有哪几种类型？

14. 神昏谵语有因热闭心包，有因痰蒙清窍，临床如何辨别？

15. 怎样辨别动风痉厥之属虚属实？

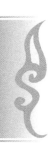

第4章 温病的辨证

【学习要求】

1. 重点掌握卫气营血辨证。

2. 重点掌握三焦辨证与卫气营血辨证的不同。

3. 了解三焦辨证的关系。

温病的辨证主要有两种方法：一种是卫气营血辨证；一种是三焦辨证。由于致病因素有风热暑湿之异，发病季节有春夏秋冬之别，人体素体有阴阳虚实之差，因而表现出来的各种四时温病也千差万别。但它们都有一个共同的规律性，一般都按照这个规律进行传变和发展。在长期的临床实践中，广大医务者逐步总结出了卫气营血的传变规律和上中下三焦的传变规律。并用这种规律进一步认识疾病，诊断疾病，防治疾病。使卫气营血辨证和三焦辨证日臻完善，成为现在诊治温病的主要方法。这个方法归纳了证候类型，分析了病理机转，阐明了正邪盛衰，判断了病位的深浅，提供了治疗依据，指出了病情的轻重。下面分述之。

第一节 卫气营血辨证

一、概念

卫气营血首见于《黄帝内经》，但《黄帝内经》所说的卫气营血与温病中的卫气营血辨证不同。《内经》所讲的卫气营血主要是生理功能和维持脏腑生理功能的营养物质，是生理学概念。温病所讲的卫气营血是指卫气营血的功能失常而引起的病理学概念，是言温病的病理机转和证候归类，是为诊断治疗提供依据的方法。

1. 卫

《素问·痹论》说："卫者，水谷之悍气也，其气慓疾滑利，不能入于脉也，故循皮肤之中，分肉之间，熏于肓膜，散于胸腹。"这段文字说明卫气来源于水谷，其性质流利滑急，行于脉外，不受脉的约束，并指出了循行部位是皮肤之中，分肉之间，熏于肓膜，散于胸腹。其作用在《灵枢·本藏》指出"卫气者，所以温分肉，充皮肤，肥腠理，司开阖者也。……卫气和则分肉解利，皮肤调柔，腠理致密矣"。可见卫气具有充养皮肤，温煦肌腠，保卫人体，调节体温，开合汗孔的作用，是人体抗御外邪的第一道屏障。所以卫气要保证和调，才能完成生理作用。相反，当卫气因某些原因而失其和调，则表现出了卫气的上述生理功能的失职，出现了卫的病变。集中表现出保卫人体、抗御外邪，开合汗孔功能的失常。

2. 气

《灵枢·决气》说："上焦开发，宣五谷味，熏肤，充身、泽毛，若雾露之溉，是谓气。"并在中医理论中提出有肺气、心气、胃气、胆气……五脏之气，六腑之气，经络之气、水谷之气，先天之气等，说明气的概念很广。但归根结底是二点：一是气是维持人体生命活动的基本物质；二是气是人体各脏腑组织器官的生命活动的表现，也是全身各脏腑功能活动的外在反映。所以气是人体的正气。当气受到损害时，脏腑功能也发生了障碍，出现了气的病变。

3. 营

《素问·痹论》说："营者，水谷之精气也，和调于五脏，洒陈于六腑，乃能入于脉也，故循脉上下，贯五脏、络六腑也。"这说明营气是由水谷中的营养物质变成的，具有营养五脏六腑，调节脏腑功能的作用。在《灵枢·邪客篇》又指出营与血的关系。它说："营气者，泌其津液，注之于脉，化以为血，以荣四末，内注五脏六腑。"说明血是由营生化来的。营是血的浅层，血是营的深层而已。总之营是维持人体生命活动的营养物质，来源于食物的生化，运行于脉内，通于心气，是血液的组成部分。如果因某些原因心发生病变，营的生理功能发生了失常，就会造成营气的病变。

4. 血

《灵枢·决气》说："中焦受气取汁，变化而赤，是谓血。"说明血生化于中焦脾胃。"心主血脉"说明血总领于心，意思是指血供的动力在心。《灵枢·本藏》说"人之血气精神者，所以奉生而周于性命者也……是故血和则经脉流利。"又曰："目得血而能视，指得血而能摄。"都说明了血的生理作用。

在正常情况下，卫、气、营、血是相互依存、相互资生、相互促进、相互协调的，维持了人体脏腑的平衡。相反各脏腑功能发生病变时，各脏腑之间的平衡协调也被打破了，这就发生了卫气营血的病变。

温病把卫气营血的病变表现出来的症状叫卫分证、气分证、营分证、血分证（分者界也）。它完全不同于《内经》中的卫气营血。比如一提到《内经》中的卫气则是指行于脉外，保卫人体的一种气（正气）。如果提到卫分证则是指因卫气失常而发生的发热，微恶风寒，咳嗽，口渴，苔薄白，舌边尖红，脉浮数。这说明卫气和卫分证有了截然的区别。

总之，《内经》讲的卫气营血是生理学概念，温病学讲的卫气营血是病理学概念，并且是对温病发展转化诊断治疗的认识论和方法论。

二、卫气营血的证候及病机

卫分布于肌表，即《灵枢·营卫生会》篇说："卫在脉外"。《素问·痹论》进一步说道："故循皮肤之中，分肉之间，熏于肓膜，散于胸腹。"气充养全身，即《灵枢·决气》篇说："上焦开发，宣五谷味，熏肤，充身，泽毛，若雾露之溉，是谓气。"气之轻浮于肌表者即为卫，即《灵枢·卫气》篇说："其浮气之不循经者，为卫气。"由此可见，卫、气本质相同，只是分布层次不同而已。营循行脉中，灌注五脏六腑，即《素问·痹论》篇说："荣者，水谷之精气也，和调于五藏，洒陈于六府，乃能入于脉也，故循脉上下，贯五藏，络六府也。"而血则是营之奉心化赤所形成，即《灵枢·邪客》篇说："营气者，泌其津液，注之于脉，化以为血，以荣四末，内注五藏六府，以应刻数焉。"总之，气浮于表者为卫，营之注脉化赤者为血。卫气营血表里层次差别，代表温病病变层次浅深、病变阶段以及病情轻重程度等。

卫气血各阶段的主要证候，分必有症和兼有症。必有症是必须具备的症状，是本阶段的特殊性，是与其他阶段鉴别的关键。只有掌握了特殊性，才能更好地给予正确的诊断和治疗。下面分述之。

（一）卫分证

卫分证的主要病变在肺与卫，是温热邪气入于肺卫，引起肺卫功能失调的结果。它是温病的初起阶段，基本性质属表热证。它的临床特征是发热，微恶风寒，头痛，咳嗽有汗或无汗，口微渴，舌边尖红，苔薄白，脉浮数。这些症状大致可分为二类：一类是必有症，如发热，微恶风寒，口微渴，苔薄白质边尖红，脉浮数。一类是兼有症如咳嗽，头痛，有汗或无汗。另外还有一些或有或没有的症状，统称或有症，如红疹，咽喉红肿或痛。

1. 必有症

发热，微恶风寒，其特点是发热重而恶风寒轻。发热重一般也只见中度热以下者，高热或超高热不多见，恶风寒轻是指恶风寒时间短暂，须臾而过，轻微。这两个症状都属自觉症，以主观感觉来判断。自己感觉发热要比恶风寒重，而且患者经常是以发热为主诉。它和伤寒形成了显明的对照。伤寒是恶寒重而发热轻，这种恶寒重而发热轻，也是以主观感觉判断，不是以实际体温为标准。因为恶寒越重则体温越高，但患者感觉却是以怕冷为主，而不是以发热为主，所以仍然是属恶寒重而发热轻。

苔薄白舌边尖红是温热邪气刚刚侵入手太阴肺，病程短、病邪轻，未侵犯到足阳明胃，故舌苔呈薄白苔。温为阳邪，舌边尖为上焦心肺所主，故舌边尖红。

脉浮数，浮脉主表，数脉有热，故浮数多为表热证。这是因为风热在卫，里热不盛，气血壅于卫分，正气抗邪在表，故脉来见浮。温为阳邪、鼓动气血、波涌于经脉之中，故脉来加快，称之为数。

口微渴，其特点是初起即见口渴，但这种口渴是口干或口渴不甚，得水则能解其渴。其病机是温邪属阳，耗津伤液，津液受损，上不润口，故见口渴。但由于病变初起，病邪轻浅，伤津不甚，故只呈现口干或口微渴，得水能自补津液，故得水则能解其渴。

2. 兼有症

兼有症是指在必有症的基础上兼见的症状。这种症状虽然是兼见的，但有时却是主要的，如卫分的咳嗽，咳嗽是卫分的主要症状，是肺的主要病变，但它不是卫分的必有症。因为咳嗽在气分中也可以见到，在伤寒中也可以见到，不能作为卫分的特征，不能作为诊断卫分的标准。故咳嗽在卫分是一个重要的症状，但不是必有症。卫分的兼有症主要有下列几点。

(1) 有汗或无汗：外感风热，初起可以见到有汗，也可以见到无汗，其特点是有汗但汗出不畅，常常表现为一种燥汗。遇风则无汗，入室则有汗，时而则有汗，时而则无汗，有汗时则身热不解，无汗时则身微恶寒，寒热与汗，总是相并而见。其病机是风热侵袭肺卫，卫气失于开阖，当开则阖，当阖则开，阖则无汗，开则有汗，开阖失司，有汗无汗均可见到。

(2) 咳嗽：卫分的咳嗽，其特点是干咳，或咳而少痰，呈一种刺激性的咳嗽。其病机是：风热入肺，肺失宣透，不宣则不降，不降则上逆，故肺气上逆则咳。由于病变初起，热邪未能灼热成痰，故多呈干咳或少痰的现象。

(3) 头痛：这种头痛的特点是头痛、头晕、头胀同见。这不像伤寒的头痛，是紧束而痛（寒主收引的结果）。温病的头痛是伴有头晕胀感，其病机是温为火热之邪，头为诸阳之会，火热上炎，气血上冲，壅滞于头，气血不通故头痛、头晕、头胀同时见到。

另外，有一些症状，在卫分时可以见到，也可以见不到，统称为或有症。卫分的或有症主要有咽红肿或疼痛，红疹，鼻塞流涕等。

(1) 咽红肿或疼痛：这种咽痛，其特点是咽喉红肿充血，甚则化脓或溃疡。其病机是咽喉为肺胃之门户，与外界相通，温热邪气，入于肺胃，必经咽喉之要冲，气血与邪气在咽喉部斗争，以致气血壅盛于咽喉，故咽喉红肿，壅盛则瘀滞，瘀滞则不通，不通则痛，故咽喉疼痛。瘀滞于喉，热盛肉腐，肉腐则成脓，故也可见化脓溃疡。

(2) 红疹：红疹是指皮疹，因色红故又称红疹。卫分也可见红疹，其特点是出红疹伴有卫分症状。

3. 主要证候

不同类型的侵犯卫分，其病机也各有不同，症状也各具特点，主要证候类型如下。

(1) 风热伤卫证：病位主要在肺卫，症见发热，微恶风寒，鼻塞流涕，咽痛，咽喉红肿，头痛，咳嗽，口微渴，舌边尖红赤，舌苔薄白，脉浮数等。其中以发热，微恶风寒，鼻塞流涕，头痛，咽痛等为辨证要点。

(2) 燥热犯卫证：病位亦主要在肺卫，症见发热，微恶风寒，咳嗽少痰或无痰，咽干鼻燥，口渴，舌红苔白欠润，脉浮数等。其中咳嗽少痰，或无痰，咽干鼻燥为辨证要点。

(3) 湿热犯卫证：病位主要在卫气，症见恶寒发热，身热不扬，少汗，头重如裹，身重肢倦，胸闷脘痞，舌苔白腻，脉濡缓等。其中以恶寒，身热不扬，头身重着，苔白腻为辨证要点。但单纯的湿热卫分证少见，因为在出现卫分证的同时，已有湿热内郁脾胃，中焦气机失调等气分的病机变化，所以多表现为邪遏卫气，卫气同病。

(4) 发展趋势：邪在卫分为病变之最浅层，一般病变程度较轻，持续时间较短，如治疗准确、及时，邪可从表而解。如感邪较重，或治疗不及时或不恰当，正气不能驱邪外出，温邪可从卫入气；如患者正气极虚，温邪可由卫分直接传入营分甚至血分，或内陷手足厥阴而发生神昏、痉厥等症，此时病情较为重险。

(5) 治则治法：卫分证以宣泄肺卫，透邪外达为主要治疗原则。临床上应辨清卫分证临床类型，区分病邪性质，采用不同的解表法，同时忌用发散风寒之辛温解表剂，也不宜早用苦寒直折之品。

（二）气分证

气分证是指温邪在里，导致人体气分所属脏腑生理功能失常的一类证候，属于外感病里证病变阶段和范畴，同时还包括了半表半里证在内。气分证的病变较广泛，凡温邪不在卫分，又未传入营（血）分，都可属气分证范围，涉及的病变部位主要有肺、胃、脾、肠、胆、膜原、胸膈等。

气分证的形成主要有以下几种途径：一是在卫分的温邪传入气分；二是温邪直接犯于气分，例如暑热病邪可以直犯阳明，湿热病邪则直犯于脾胃等；三是气分伏热外发，如伏寒化温病邪伏于气分而内发；四是由营分邪热转出气分等。

气分证根据病变部位及病邪性质的不同可细分为多个证候类型，临床表现也复杂多样，但都有其共同的特点，如热势壮盛，不恶寒，反恶热，汗多，渴喜凉饮，心烦，尿赤，舌质红，苔黄，脉数有力等。辨证要点是但发热不恶寒，口渴，苔黄。

气分证的转归。邪气既盛，正气抗邪力亦强，邪正相持之际，若正气抗邪有力，或经及时而恰当的治疗，可望邪退而病愈。正气抗邪不力，或有误治、失治，温邪可自气分而陷入营血或血分，病变趋于严重，进而危及病人生命。

（三）营分证

营的功能是营养基体，如《灵枢·营气》篇说："精专者，行于经隧，常营无已，终而复始。"营分证主要病变在心营和心包。表现出来的是营热过高和心神被扰。下面也从必有证和兼有证分析之。

1. 必有证

(1) 身热夜甚：这种发热的特点是白天体温升高，晚上体温增剧，越到夜间，则体温越高，发热越厉害。半夜以后发热开始减轻，但早晨体温也恢复不到正常。这种发热才是身热夜甚。它和夜热早凉，午后低热不同，应予鉴别。身热夜甚的病机有两种说法：一种是从阴说，一种是从阳说。从阴说是从人体的阴气说。从阳说是从邪气的性质说。从阴说认为：感受温热，邪气入营，营阴亏损，夜间自然之阴气增长，人体阴气也随自然之阴而增加，营阴得自然之阴的帮助，与邪气斗争加剧，故夜间发热尤甚。从阳说认为：温热邪气属阳，逗留于营分不解，扰动心营，夜间人之阳气入于阴分，与阴分之邪阳相合，此时二阳相遇，故夜间发热最高。这种发热的第二个特点是灼热不退。灼热是一种干烫，越到夜间，身灼热越甚。灼热的原因主要是由于温热入于营分，阴营大伤，心阴耗损，汗失生化之源，故高热无汗，表现为灼热不退。这和气分的壮热不退，蒸蒸发热，大汗出是有截然区别的。

(2) 夜寐不安：这种夜寐不安的特点是白天比较安静，夜间则烦躁不安。这是由于温热邪气入于营分，营血受损，血少不能守神，阴亏不能敛阳，以致神不内守，阳不入阴，故烦躁不安。

(3) 舌质红绛无苔，脉细数：舌苔主卫气的病变，舌质主营血的病变。温热入营，心主血属营，舌为心之苗，故温热入营在舌上反映最明显，表现为舌质红绛、绛者鲜红也。病不在卫气，故无舌苔。脉细主营血受损，脉数主有热邪，故脉细数为营阴不足，内热偏盛的征兆。

2. 兼有症

营分的兼有症主要是口不甚渴，或口反不渴，昏迷谵语，斑疹隐现等。营分证的另一大类型是温热邪气逆陷心包证，其特点是身热灼手，时时昏迷谵语，或昏愤不语，舌謇肢厥，舌质鲜绛，或有黄苔，脉细数。下面分述之。

(1) 口不甚渴：其特点是口干但不想喝水，或口反不渴，但口腔中津液少，舌面干。这和气分的口大渴截然不同。造成这种口干不想喝水的原因主要是：邪热入营，蒸腾营气上升，上潮于口，故口反不渴。气分证的口渴多伤胃中津液，饮水尚可自救补津，故口大渴引饮。营分的口干则是损伤营阴，即是损伤了血中的津液，饮水无济于事，故口干不欲饮。虽然口渴没有气分证那样重，但病情却是比气分证重。故不能用口渴的轻重来判断病情的轻重。

(2) 昏迷谵语：营分证的昏迷谵语其特点是时而昏迷，昏时谵语，醒则烦躁，白天昏迷较轻，甚至不昏迷，夜间昏迷较重，并伴有说胡话。这种昏迷谵语的病机是心主血藏神，温热入于心营，藏神功能受损。心神被热邪扰动，故昏迷谵语。

(3) 斑疹隐现：点大出血为斑，点小充血为疹（以后详述），斑疹隐现是斑疹刚刚出来，似有若无，此时是属营分证。若斑疹显现则不是单纯的营分证。其病机是温邪入于营分从血络外出的结果。但斑与疹的病机也不相同，在斑疹中详述。

(4) 身热灼手：是一种体温很高的干烫，尤以夜间为甚。这种身热灼手的病机主要是由于温热入于心包，心包代心使令，主血属营，故也是营分证。温邪入营，阴营受损，心阴不足，不能外出为汗，（汗为心液）故身热无汗，干烫灼手。

(5) 时时昏迷谵语，或昏愤不语：此语是说昏迷重者，温热入心，心窍被闭，神志不开，故昏迷重而深，呈现一种深度昏迷状态。

营分病变较气分证为深，较血分证为浅。由于它有外转出气分或内入血分之机，故治之得法，则可外出气分而邪退病减。营分证的进一步发展，一是在营分的邪热进一步深逼血分，出现了动血症状，如斑疹大量透发、腔道出血等，这是病情加重的表现。这两种不同的转归，主要取决于营热阴伤的程度及治疗是否得当。二是营热亢盛而严重影响到脏腑功能，特别是可内陷手足厥阴。因营气通于心，所以营热可进一步发展而形成热闭心包之证，出现神昏谵语等症状，或引起肝风内动而出现痉厥。这些病变有可能引起正气外脱的危重后果。

3. 法则治法

营分证的治疗原则以清营透热为主，选择清除营热药物以清泄营分的热邪，以使热邪转出气分而解，即"入营犹可透热转气"之意。除此之外，还应配以养阴生津之品，若热闭心包，则重点清心开窍。

（四）血分证

血分证指温邪深入血分，引起血热亢盛，动血耗血的一类证候。也属于外感

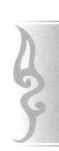

热病里证病变阶段和范畴。温邪深入血分，病变已属极期，亦多昏、痉、厥、脱之变，病情较为危重。

血分证的主要症状是身热灼手，躁扰不安，甚或神昏谵狂，吐血，衄血，便血，尿血，斑疹密布，舌质深绛。

血分证与营分证症状类似，这是因为血分证是营分证病变的进一步加重及发展，对脏腑、经络造成更严重的伤害。血分证与营分证的不同表现为以下几方面。

·急性多部位、多窍道（腔道）出血，斑疹显露。

·舌质由红绛转为深绛。

·神志异常加深加重。

由此可知急性多部位、多窍道（腔道）出血（出血见症），斑疹密布，舌质深绛为血分证的辨证要点。

邪入血分，除具有热入营分的烦扰不寐、身热夜甚、口不甚渴等症外，一般多有吐血、衄血、便血、尿血或蓄血，以及斑疹透露，舌色深绛，或躁扰发狂等症。因为血行脉中，周流全身，邪热入血，迫血妄行，故见吐衄、便血、尿血、斑疹外发等证候。心主血，舌为心之苗，血热炽盛，则舌质深绛；扰乱心神，则躁扰发狂。其中以舌质深绛及出血为热入血分的证候特点。病机在血分，治疗以凉血解毒为主，叶天士说："入血就恐耗血动血，直须凉血散血"，可为治疗热入血分的原则。

卫气营血的证候表现，反映了温病邪入部位的浅深层次。叶天士说："卫之后，方言气；营之后，方言血。"可见病在卫分浅于气分，而病在血分则深于营分。所以邪热在卫的表热证，病势最为轻浅；气分证则邪已入里而里热炽盛，故病势较重；热邪深入营分、血分，不仅营伤血耗，而且心神亦受影响，所以病势最为深重。

至于卫气营血的证候传变，一般温病多从卫分开始，而传入气分，渐次深入营分、血分。但这仅是一般的演变情况，并不是固定不变的。由于温邪类别的差异，以及患者体质强弱等不同，在临床上亦有在发病初起，即从营分或气分开始，以里热偏盛为特点，而无卫分证候的表现。前者为病发于表，后者为病发于里。病发于表的温病，有初起邪在卫分，经治疗后，病即愈而不向里传变的；亦有很快传入营分、血分的；也有邪传营、血分，而卫、气分之邪尚未全罢的。至于病发于里的温病，有初起即见气分证而后又陷入营、血的；亦有先见营、血分证，转出气分后，邪热未得及时清解，又复陷入营、血的；也有营、血分之邪透出气分，由于一时不能透尽，而致气血两燔的。总之，温病过程中证候的相互转化，其形式不是固定不变的。

下面把卫分证、气分证、营分证、血分证作一比较，加以鉴别。

卫气营血辨证鉴别

证型	病理	证候	辨证要点
卫分	温邪初袭肺卫，肺失宣降，卫失开合，病在肺卫	发热，微恶风寒，头痛无汗或少汗，咳嗽、口渴咽红或痛，苔薄白，舌边尖红，脉浮数	发热，微恶风寒，口微渴，苔薄白，舌边尖红，脉浮数
气分	温邪入于气分，里热充斥内外。病在肺、胸、膈、胃、大小肠、膀胱、胆	壮热不退，不恶寒，反恶热，大汗出，口渴冷饮，面赤，苔黄燥质红，脉洪大有力	壮热不恶寒，口大渴，苔黄燥，脉大有力，面赤
营分	温热入营，营阴受损，心神被扰，病在心营、心包	身热夜甚，灼热无汗，口渴或口反不渴，心烦不寐，时有谵语，舌质红绛，脉细数	身热夜甚，夜寐不安，舌质红绛，脉细数
血分	温热入血，血热沸腾，迫血妄行，扰乱心神	身热夜甚，但寐不安，舌质深绛，脉细数，加出血证	身热灼手，躁扰不安，各种出血，舌深绛，脉细数

第二节　三焦辨证

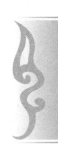

三焦辨证为清代吴瑭所倡。他根据《内经》对三焦部位的论述，在历代医家运用三焦理论进行热性病辨证的基础上，结合自己对温病实践的体会，用三焦阐述温邪在病变过程中由上及下、由浅及深所引起各种病证的发展变化规律，并用以说明病邪所犯脏腑的病理变化及其证候特点，作为指导温病临床辨证论治的依据。为温病的辨证施治开拓了广泛的途径，其既与卫气营血辨证理论有密切的联系，又补充了卫气营血辨证理论的不足，从而使温病的辨证理论趋于系统、完善。

叶桂引入卫、气、营、血的概念来概括温病病变的浅深部位及病情的轻重程度，吴瑭将三焦生理上的概念加以扩展，作为温病的辨证纲领。上焦证、中焦证、下焦证不仅有其生理基础，而且概括了它们的病理、证候等方面的内容。主要有三方面含义，一是划分病位，心肺属上焦，脾、胃、肠属中焦，肝肾属下焦；二是辨别病变的性质，一般来说在上焦为表热证，在中焦为里热实证，在下焦为里虚证；三是辨别病情程度与病势，上焦温病为温病初期，病势轻浅，不愈可传中焦；中焦温病为温病的中期或极期，是正邪剧争阶段，病势较重，不愈可传下焦；下焦温病为温病末期，正邪相争的最后阶段，病势重，正气已虚。由上可知，吴氏将三焦所属脏腑和温病不同阶段归为三焦辨证，强调脏腑定位，不但在指导临床方面，而且在发展辨证论治方面都是很有意义的，下面主要介绍三焦的主要证候及其病机。

一、《内经》的三焦与温病的三焦有何不同

"三焦"一词最早见于《内经》，后人有不少论述，归纳起来大致有下列几方面的内容。

1. 三焦主气化，是人体元气运行通路

胃肠水谷之气，赖三焦而运行于全身，全身气化成水液，赖三焦以运出体外。若从皮毛而出则为汗，若从膀胱而出则为尿，这是三焦主气化的一个概貌。所以《灵枢·五癃津液别篇》说："水谷入于口，输于肠胃……三焦出气，以温肌肉，充皮肤，为其津"。因为三焦有此功能，所以《难经·三十三难》说："三焦者，水谷之道路也，气之所终始也"。这些都指出了三焦之气的来源是水谷之精气，其气通于三焦，经历于五脏六腑，因而《难经·六十六难》又说："三焦者，元气之别使也，主通行三气，经历于五脏六腑"的说法。三焦所以能运行水谷之精气，全赖命门元气。三焦得命门元气，才能运行于脏腑经络肌肤腠理之间，所以《难经·三十八难》又说："所谓府有六者，谓三焦也，有元气之别焉，主持诸气"。以上这些都说明了三焦主气化是人体元气通行的道路。

2. 三焦是水液代谢的道路

由于三焦主气化，是元气的通路，因此它可把水气化而为汗或尿，所以《素问·灵兰秘典论》说："三焦者，决渎之官，水道出焉。"肺属上焦，为水之上源，脾胃为中焦为水之转输，肾膀胱属下焦，为水之排泄。各尽其职，肺脾肾各尽其职，完成水液代谢。

3. 三焦是人体上中下三个部位

一般来说心肺为上焦，上焦出胃上口，故胃上口以上的脏器均属上焦。脾胃为中焦，"中焦亦并胃中，出上焦之后，……大小肠膀胱肾为下焦，下焦者别回肠，注入膀胱"，故胃中到回肠的中间所有脏腑均属中焦。回肠以下则为下焦所属脏腑了。《内经》明确地指出了上中下三焦的生理作用，即"上焦如雾，中焦如沤，下焦如渎"。总之古人用三焦部位把所有脏腑及其功能都包括在里面了。

4. 三焦是六腑中的一腑

《素问·五脏别论》说："夫胃、大肠、小肠、三焦、膀胱，此五者，天气之

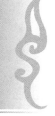

所生也，其气象天，故泻而不藏，此受五脏浊气，名曰传化之腑。"由以上可见《内经》中的三焦主要是言生理功能或脏腑部位的，因此三焦有病就必然会造成生理功能的失调，主要表现为气化失调，水代谢失调。

吴鞠通所创立的三焦辨证所指的三焦，不是一个生理学概念，而是病理学概念，既是温热病病机发展的规律，又是诊断治疗温热病的方法。所以他说："上焦病不治，则传中焦，胃与脾也，中焦病不治，即传下焦，肝与肾也。始上焦，终下焦。"这和《内经》的概念就完全不同了。

二、吴鞠通三焦辨证

吴氏创立三焦辨证不是凭空想出来的，而是从实践和理论两方面总结出来的。他在临床实践中发现温热邪气由口鼻而入，鼻通于肺，故温热邪气首先侵犯肺。肺属上焦，故病始于上焦。正如他说："温病由口鼻而入，自上而下，鼻通于肺，始手太阴。太阴金也，温者火之气，风者火之母，火未有不克金者，故病始于此，必从河间三焦定论。"三焦辨证的方法虽创于吴氏，但刘河间已初具雏形，不过河间的三焦定位不完全同于三焦辨证，但给三焦辨证的确立打下了基础。如河间说："心肺象天，脾肾象地，肝胆象人，不知此者，不可与论人之病也。"说明刘河间已重视在诊察疾病中要用三焦定位了。

1. 上焦温病辨证

上焦温病就其病邪性质来讲有温热、湿热两大类，就其病邪部位来说，有肺与心包两个病所。兹分述之。

(1) 温热初袭肺卫：脉不缓、不紧而动数，或两寸独大，肤热，头痛，微恶风寒，身热自汗，口渴，或不渴而咳，午后热甚，苔薄白，质边尖红。为风热之邪，初袭肺卫，肺失宣降，卫失开合所致，正邪交争则发热，卫气被遏则恶寒，风主开泄则自汗，温邪上壅则头痛，肺失宣降则咳嗽，热伤肺津则口渴，病在卫分则渴不甚，脉不现缓是有别于风，脉不现紧，更有异于寒，动数，即脉来浮数，苔薄白，病卫分，舌边尖红，肺经有热。治以辛凉清解之法。若但咳，身不甚热，口微渴，为风温初犯上焦肺经之最轻者，治宜辛凉宣肺法。若上焦温热兼咳血、衄血者，为温热之邪，损伤肺络，迫血妄行所致，治宜辛凉清解之中，佐以凉血解毒之品。若上焦温热，兼有红疹外发者，是风热之邪，内迫于营，外发皮肤所致，治宜辛凉透疹之法。

(2) 温热逆传心包：灼热夜甚，夜寐不安，甚至昏迷谵语，或昏愦不语，舌謇肢厥，舌质红绛，脉细数。为温热之邪，逆传心包，神志不开，营热壅盛之候。营热燔灼，津液已伤，汗失生化之源则灼伤不退。邪热在里，入夜之后，卫气行于阴经，与邪热相搏，故夜间热甚。邪热内扰，心神不守则昏迷谵语，或昏愦不语。心神不开则舌謇，阴阳不接则肢厥。舌红绛，脉细数均属上焦营热病变。治以清心开窍，佐以透热转气之法。

2. 中焦温病辨证

中焦病候为温病的中期或极期阶段，包括足阳明胃、手阳明大肠和足太阴脾的病变。病位在胃、肠、脾等。邪在上焦不解，进一步向下传至中焦，常见的证候有以下几种。

(1) 阳明热盛证：此证指热入阳明，里热蒸迫而盛于内外的证候，又称阳明热炽证、胃热亢盛证、阳明经（热）证。症见壮热，大汗出，心烦，面赤，口渴引饮，脉洪大而数等。足阳明胃为多气多血之经，被称为十二经之海，故其抗邪时阳热极盛。里热亢盛，蒸津外出，故见大汗出；邪热扰心则心烦，邪热上蒸，则见面红赤；邪热耗伤阴液则口渴而多饮，特别是喜饮凉水；脉洪大而数亦是邪热盛于内外的表现。因熏蒸之热弥漫内外而未里结成实，故称其病理变化为"散漫浮热"或"无形热盛"。本证以壮热，汗多，渴饮，苔黄燥，脉洪大为辨证要点。

(2) 阳明热结证：此证指肠道中邪热与糟粕相结，耗伤阴津，肠道传导失司的证候，又称热结肠腑证，或阳明腑实证。症见日晡潮热，大便秘结或热结旁流，腹部硬满疼痛，或时有谵语舌苔黄黑而燥，脉沉实有力等。由于阳明经气旺于日晡，人身之正气得天气之助，与邪抗争，故日晡热甚；肠道热结津伤，传导失职，故大便秘结，或热迫津液从燥结旁流而表现为下利清水，其气臭秽；邪热与糟粕结于肠中，腑气不通，故腹部胀满，疼痛拒按；胃肠邪热夹杂浊气可上扰心神，故现谵语；燥热内结，津液被劫，则舌苔黄厚干燥，或起芒刺，甚或苔焦黑燥裂。邪热亢盛，有形之邪阻滞，脉道壅滞，故脉沉实有力。热结肠腑日久不愈，消铄津液，耗伤正气，可导致津液大伤或正气欲竭，形成正虚邪实之证，则预后极。本证以潮热，便秘，苔黄黑而燥，脉沉实有力为辨证要点。

另外，还有因邪热损伤肠络，血溢肠间，而致肠腑蓄血者，症见身热夜甚，神志如狂，大便色黑等，如吴有性说"尽因失下，邪热久羁，无由以泄，血为热搏，留于经络，败为紫血，溢于肠胃"。该证病位虽也在肠腑，但属邪热与瘀血相结，与阳明热结之证邪热与燥屎相结不同。

(3) 湿热中阻证：此证指湿热性质的病邪，如湿热病邪、暑湿病邪等困阻于中焦脾胃的证候。湿系土之气，脾胃同属中土，湿土之气同类相从，故易入侵脾胃。章楠（字虚谷）曾指出，胃为戊土属阳，脾为己土属阴，湿土之气同类相招，故始虽外受，终归脾胃。外邪入侵，必随人身之气而变，湿热常随中气盛衰而从

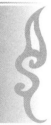

化。湿热中阻证因湿热之偏盛不同而有不同的表现：湿重热轻者，脾气受困，气机郁阻，症见身热不扬，胸脘痞满，泛恶欲呕，舌苔白腻，或白厚，或白苔满布，或白多黄少等。由于热处湿中，热势为湿邪所遏，故身热不扬；湿困太阴，气机不畅，故胸脘痞满；脾失健运，胃失和降，浊气上逆，故泛恶欲呕；舌苔白腻、白苔满布或白多黄少等，均系湿邪偏盛的征象。如湿渐化热，形成湿热并重或热重湿轻者，症见高热持续，不为汗衰，烦躁不安，脘腹痛满，恶心欲呕，舌苔黄腻或黄浊。里热偏盛，故见高热持续；湿热相蒸，故虽汗出而热势不衰；中焦湿热互结，升清降浊受阻，气机失于宣展，则脘腹痞满或疼痛；湿热中阻，胃气上逆，则恶心呕吐。舌苔黄腻或黄浊，亦为湿热互结的征象。湿热中阻证以身热，脘痞呕恶，苔腻为辨证要点。

3. 下焦温病辨证

下焦温病，一般均由中焦温病传变而来。多见于温病后期，病位常在肝肾及大小肠、膀胱。病在肝，多损伤肝藏血的作用，出现肝血大亏，血不养筋的虚风内动证。病在肾，损伤肾藏精的作用，出现真阴大亏，亡阴失水证。肝肾同源，精血互化，故病常互相影响。病在大肠，损伤大肠的传化作用，出现湿热下注，或大便不通。病在小肠、膀胱，损伤泌别与气化作用，出现清浊不分，气化不利的小便不通证。分述如下。

(1) 肾阴耗损：温病久留，低热不退，暮热早凉，手足心热于手背，两颧红赤，口燥咽干，神倦，脉虚，苔少质红干瘦，为温邪传至下焦，真阴受损，阴虚内热所致。阴分亏损，无以制阳，阳浮于外，故低热不退，暮热早凉。阳浮于上则两颧红赤。肾水不足，上不济口故口燥咽干。精不足则神脉倦。阴大亏则苔少质红干瘦。手足少阴经脉起于手足心，故肾阴亏损，上不济心，心肾阴虚，故手足心灼热。治以滋阴清热法。

(2) 虚风内动：病程日久，手足蠕动，甚则瘛疭，神倦肢厥，心中大动，舌绛苔少，脉来虚弱，为温病日久肾阴大亏，水不涵水虚风内动之候。精血耗损，筋脉失养则手足蠕动，甚则瘛疭。肾水不足，不能上济心阴，则心阴不足，心神失守，故心中憺大动。舌绛苔少，脉虚弱均属肝肾阴伤之象。治以育阴潜阳之法。

(3) 下焦湿热：小便不利，渴不多饮，小腹胀满，或大便不通，小腹硬满，头胀昏沉，苔灰白黄腻，脉濡数。乃湿热之邪，传入下焦，阻滞膀胱与大肠所致。膀胱气化不行，则小便不利；大肠传化失司，则大便不避。津不上承则渴不多饮，湿浊上蒙则头胀昏沉。苔灰白黄腻脉濡数，均为湿热郁蒸之象。治以清利湿热法。若大便不通者，尤宜宣清导浊法。

病入下焦，真阴大耗，凡苦寒伤津之品，均不宜使用。汗下之法，尤属禁忌。当温病愈后，更应注意避风寒，节饮食，调情志，远房帏。否则再感风寒，饮食不节，喜恕悲忧，房事过度，均可使温病复发。

三、卫气营血辨证与三焦辨证的关系

为了说明两者的关系及其所属脏腑，请看示意图。

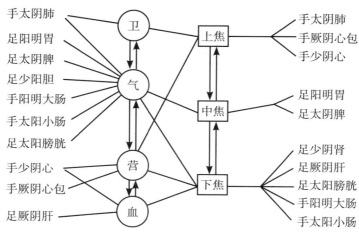

卫气营血、三焦及所属脏腑关系示意图

以上可以看出卫气营血和三焦的关系。上焦包括卫分和营分，中焦包括气分，下焦包括营分和血分，同时也看出了卫气营血和三焦所属的脏腑。这两种辨证都能说明正气的盛衰、邪气的强弱、病情的轻重、病位的深浅、证候的归类、病机的发展、传变的过程、疾病的预后，给辨证和论治提供了理论依据和方法。

另外，三焦辨证是以脏腑为依据，卫气营血辨证也是以脏腑为依据，三焦辨证，穿插了卫气营血辨证；卫气营血辨证也穿插了三焦辨证，两者相补相辅，卫气营血多从脏腑的横向发展看，三焦辨证多从脏腑的纵向发展看，一横一纵，相得益彰。

卫气营血辨证和三焦辨证虽有很多相同之处，但也有不同之点，下面分述之。

1. 上焦病虽包括了肺，但肺卫证属卫分，单纯的肺热证（即表证），不兼有卫分，只有气分。如肺卫证是以发热微恶风寒，苔薄白，脉浮数为特点；而肺热证则是以发热不恶风寒，苔厚，脉洪滑数大为特点，两者不同。

2. 上焦虽包括了心包，但在卫气营血中心包证则属营分证，但又和热入心营

不同。热陷心包多为痰热内闭，热入心营多为热伤营阴。

3. 中焦包括了脾胃，属气分。但气分之病，不限于脾胃，比中焦病大得多。凡病邪已离开卫分，但还没有进入营血者，均属气分病，如胸膈、大肠、小肠、肺、胆、膀胱等都属气分证。

4. 下焦虽包括了肝肾，但不等于血分病。血分主要介绍心血热盛，动血扰神的相对实证；而下焦病主要介绍温病后期肝肾两亏，精血大伤的虚证。同时下焦病还包括了大小肠、膀胱的实证。所以大小肠、膀胱的病变在三焦辨证属下焦，在卫气营血中却属气分。

总之，卫气营血辨证和三焦辨证，既有联系，又有区别，同中求异，异中求同，在应用时要结合起来，根据临床不同情况分别使用。

复习思考题

1. 什么是卫气营血辨证？它和《内经》中的卫气营血有何不同？

2. 叶天士创立卫气营血辨证的依据是什么？

3. 卫气营血各阶段为什么会传变？

4. 卫气证、气分证、营分证、血分证的主要证候有哪些，辨证的要点是什么？

5. 三焦辨证各阶段的主要特点是什么？

6. 卫气营血辨证与三焦辨证有何关系？有何不同？

7. 卫气营血辨证说明了什么问题？

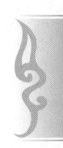

第5章 温病的治疗与预防

第一节 温病的治疗

【学习要求】

1. 明确温病的立法依据。

2. 必须掌握温病主要治法的运用。

3. 必须掌握解表法的分类、适用范围及注意事项。

4. 必须掌握清气法、祛湿法、通下法、清营法、开窍法、息风法的分类及适应证。

5. 必须理解清热保津在温病治疗学中的意义。

6. 熟记每一分类中的典型代表方剂。

7. 一般了解温病常见兼夹证的治疗。

8. 一般掌握和解法、固脱法。

温病的治疗，可以用四个字概括起来，即是祛热保津，这是针对病因病机而言的。由于致病因素和发病季节的不同，由于人体素质的差异，所以表现出来的临床症候也各不相同，采取祛热保津的办法也因之而异。因此在确定治疗原则时，首先要有正确的辨证，正确分析温病的病因类型，正确分析卫气营血与三焦的病理变化，正确分析邪正双方的力量对比，从而为确立治疗原则打下有力的依据。所以温病的治疗，是在温病辨证论治理论指导下，根据辨证的结果，制定相应的治疗方法，选用有效的方药，以祛除病邪，调整机体，从而达到使患者恢复健康的目的。辨证是论治的前提，论治是辨证的结果，也是检验辨证是否正确的方法。

温病的治疗也必须遵循辨证施治的原则，即以"卫气营血"和"三焦"所属脏腑，在病变过程中反映出的证候作为临床辨证的依据，通过辨证求因，然后审因立法而处方用药。叶天士说："在卫汗之可也，到气才可清气，入营犹可透热转气……入血就恐耗血动血，直须凉血散血。"吴鞠通亦说："治上焦如羽（非轻不举），治中焦如衡（非平不安），治下焦如权（非重不沉）。"这就指出了卫气营血和三焦病候的治疗原则。由此可知，温病证候变化虽很复杂，但治疗亦有一定的原则可循。

温病的治疗既是在辨证施治原则的指导下进行，因而也就必然贯穿了"同病异治"和"异病同治"的精神。同一温病，往往由于发病时间、地区以及患者体质因素等的不同，其病机及所反映的证候也就有所差异，根据"同病异治"的精神，就必须针对不同的病机、证候而采取不同的治疗方法。亦有不同类型的温病，在发展过程中，往往因其病机的相同而出现相同的证候，根据"异病同治"的精神，治疗也就可采取同一方法。这实际上就是温病治疗学上证同治亦同、证异治亦异的辨证施治原则。

由此可见，温病的各种治疗方法，都是根据温病整个过程中各种不同的证候变化而制定的，因此只要能正确地掌握温病病机变化的规律，及各种治疗方法的适应范围，则对温病的临证治疗也就往往能收到预期的效果。本章除重点阐明温病治疗方法的运用以外，并适当介绍一些温病兼夹证治及瘥后调理等方法，以求能够全面地掌握温病治疗学的整个内容。

一、几种常用的治疗方法

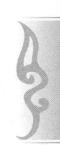

温病的治疗方法主要有解表、清气、和解祛邪、化湿、通下、清营凉血、开窍、息风、滋阴等法。兹分述如下。

（一）解表法

1. 治法分类

(1) 疏风泻热法（辛凉解表法）：辛散凉泻卫表风热的治疗方法，称为疏风泻热法。适用于肺卫风热表证。症见发热，微恶风寒，无汗或少汗，口微渴，或伴有咳嗽、苔薄白、舌边尖红、脉浮数等。代表方剂如银翘散、桑菊饮等。

(2) 透表清暑法：透散表寒，清化在里暑湿的治疗方法，称为透表清暑法。适用于暑湿内伏，寒邪外束证。症见头痛恶寒，身形拘急或酸楚，发热无汗，口渴，心烦脘痞，苔腻等。代表方剂如新加香薷饮。

(3) 宣表化湿法：芳香宣透，疏化肌表湿邪的治疗方法，称为宣表化湿法。适用于湿温初起，湿郁卫气证。症见恶寒发热头昏重如蒙，身体困重，四肢酸楚，微热少汗，胸闷脘痞，苔白腻，脉濡缓等。代表方剂如藿朴夏苓汤。

(4) 疏表润燥法：以辛凉清润之品，疏解肺卫燥热的治疗方法，称为疏表润燥法。适用于肺卫燥热证。症见头痛，咳嗽少痰，咽干喉痛，舌干唇燥，苔薄白欠润，舌边尖红等。代表方剂如桑杏汤。

2. 解表法配合他法

根据病情的需要，解表法常与滋阴、清气、透疹、解毒、凉血等治法配合使用。

(1) 滋阴解表法：本法用于阴虚之体，邪在肺卫的表证。解表剂中配合养阴之品，既可防止因疏散而汗出伤阴，又可滋助汗源，令邪随着解。方如银翘散加麦冬、天花粉，或用加减葳蕤汤。

(2) 解表清里法：本法用于卫分表证未尽解，而胃经邪热已炽者，方如银翘白虎汤、新加白虎汤等。

(3) 解表凉营（血）法：本法用于表邪未解，而又传营（血）分者，方如银翘散加生地、丹皮、赤芍、麦门冬方。

(4) 清热宣肺法：本法用于邪热壅肺，肺气郁闭之证，即清泻气热法与宣畅肺气之品合用，方如麻杏石甘汤。

(5) 清热解毒法：本法是清热泻火与清热解毒消肿合用的治法，方如普济消毒饮。用于热毒壅结、发热不退、局部红肿焮痛等。

(6) 甘苦合化阴气法：本法是苦寒泻火与甘寒养阴合用的方法，用于蕴热化火，阴津已伤之证的治疗。临床应用要权衡邪火与阴伤的程度，或重用苦寒，或重用甘寒。其中以苦寒为主而配用甘寒者，重在清降实火；而甘寒重用配以苦寒者，重在养阴退火。

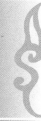

（二）清气法

清气法是用辛寒、苦寒的药物，清泻气分热邪的一种方法。它具有清热泻火，宣畅气机，解热除烦，达热出表的作用，可收到热退存津，除烦止渴的效果。临床上凡病不在表，而又未入营血者，都属气分，但气分有阳明热盛和阳明热结的区别，本法只适应用阳明热炽。至于气分热结和阳明腑实又当用下法，非清气法所宜。由于热在气分有热郁气分、热灼气分、热郁化火的不同；又有热在胸膈、热在肺金、热在胃腑（胃主肌肉，又称热在肌肉）的差别，临床上大致有三种。

1. 治法分类

(1) 轻清宣气法：本法是用微苦微辛之品治疗热郁胸膈的一种方法。它具有透热祛邪，宣展气机的作用。《内经》所谓"火郁发之"，就是这个道理。适用于温热邪气，初入于气，热势不盛，气机不畅之证。由于温热邪气由肺卫传至气分胃时，常经过一段胸膈热的阶段。热郁胸膈，既不在肺，非辛凉宣散可治，又不在胃，非苦寒清热所能。故治胸膈郁热，一方面用微辛轻宣之品使热郁外达，一方面用微苦泻热之品使热邪下泄，所以治胸膈郁热要用微辛微苦之法。临床上胸膈郁热的主要特点是：身热不甚，胸中烦闷，懊恼不舒，坐卧不安，温温欲吐，苔薄黄质红，脉微数。代表方如栀子豉汤。

(2) 辛寒清气法：本法是用辛寒之品清气分热邪的方法。它具有清热生津，宣透肌热，达热出表的作用。适用于温热暑热进入阳明气分，而形成的无形热盛证。由于热邪进入足阳明胃，胃为多气多血之经，十二经气血都禀受于胃，所以胃热则十二经热。又胃主肌肉，热性开泄，故又多以肌热外蒸，表里皆热为特点。既然热在肌肉，蒸越外泄，治疗就要用辛寒之品，因势利导，宣透肌热，达热出表。临床上见症是：壮热不退，大渴冷饮，大汗出，面赤，苔黄燥，脉洪大。代表方是白虎汤。

(3) 清热泻火法：本法是用苦寒之物治疗温病热在气分，热郁化火，火毒内炽之证。它具有直折里热，清泻火毒的作用。适用于气分中的火毒证。在温病中湿、热、暑、火虽性质都属阳，但有程度的差别，温为热之渐，暑为热之甚，火为热之极。热邪郁久，就可化火，火性炎上，炽灼津液。故治疗非辛寒清气所宜，又无阳明燥结，下法也不能用。因此采取苦寒直清里热，使里热清，火毒降，自然热退身凉。临床上以身热不解，烦躁不安，口苦口渴，口舌生疮，小便短赤，舌红苔黄为主要特征。代表方是黄连解毒汤。

2. 清气法配合他法

(1) 宣气透表法：本法是用辛凉之药配合微苦之品治疗卫分之邪未解，气分之热已起，热初传气分的一种方法。它具有辛凉清解，轻清宣气的作用。适用于气分之热初露，但未炽甚，热郁不开，气机不畅，表邪未解之证。故治疗用辛凉以解未尽之表邪，微苦轻降在气之里热。味辛可开热郁，使表邪散，热郁开，气机畅。故本法最切合卫气同病而热不甚者。临床上以发热，微恶风寒，口渴心烦，心中烦乱，懊恼不舒，小便黄，苔薄黄舌红，脉数为特点。代表方是银翘散合栀子豉汤。

(2) 清热养阴法：本法是用甘寒之药辛寒清气、清热泻火，治疗内热炽甚，津液已伤之证。它具有生津养液，清热灭火的作用。适用于气分证热甚津伤者。由于温病是温热邪气引起的，因此最易耗伤人体的津血阴液，津血阴液越伤，则水不制火，邪热越甚，故一方面要用辛寒清热，或苦寒泻火以治淫热；另一方面要用甘寒之品，养阴生津以制其热，双管齐下，相得益彰。临床上的特点是在气分热盛的大热大渴，大汗出，苔黄燥，脉洪大的基础上又见到津液大伤证如大烦渴不解，口干鼻干，小便短赤，舌红绛而干裂等。代表方是白虎汤合沙参、麦冬、玉竹等。

(3) 清热宣肺法：本法是用宣降肺气的药物配合清气泻热法，治疗肺热壅盛的一种方法。它具有清热宣肺，止咳平喘的作用。适用于温热邪气，由卫入气，未入于胃而稽留于肺，以致肺热壅盛，郁遏热升，肺失宣降而形成的咳喘证。临床以发热，汗出，口不甚渴，咳喘，气急，苔黄质红，脉洪数为主要特征。代表

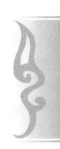

方如麻杏石甘汤。

(4) 清热解毒法：本法是用清热解毒之药配合清热泻火法，治疗火毒肿痛的一种方法。其具有解毒、消肿、止痛、清热、凉血的作用。适用于热郁化火，火毒内壅，气血壅滞，而产生的局部红肿热痛证。清热解毒也经常配合其他各种方法，这是因为温热本身就具有火毒的性质，故应配合清热解毒之品以解其毒。临床上如温疫、温毒等常用此法。代表方如普济消毒饮。

3. 注意事项

(1) 温病卫分未解，不可过早使用清气法，否则寒凉过度，会造成凉遏、湿阻、寒凝、冰伏的副作用。

(2) 湿热流连气分者，不可滥用寒凉清气之品。因湿为阴邪，易伤阳气，若滥用寒凉之品，会损伤阳气，使湿邪不化，故治湿当以苦温，不可多用苦寒。只有在热重于湿时才可适当配合苦寒燥湿药。

(3) 素体阳虚者，使用苦寒清热药，应适可而止，否则会损伤阳气。每每使用时寒凉到十分之六七即可罢手。如一寒再寒就会造成热退而阳气亦衰微的结局。

(4) 素体阴虚内热者，使用清热法要一清再清，直至余热全部退净，方可罢手。否则中途而废，余邪再度蕴郁成热，势必会再形成燎原之势。

（三）和解祛邪法

和解祛邪法是选用和解、分消、疏透之品治疗温病半表半里证的治法。具有清泻少阳，和解表里，分消走泄，清化痰湿，透达秽浊，宣通气机的作用，主治温病半表半里证，如邪郁少阳，兼有痰湿；邪留三焦，痰湿内阻；邪伏膜原，湿热秽浊郁滞等证。

1. 治法分类

(1) 清泻少阳：本法选用清热化痰，祛湿理气之品以清泻少阳半表半里之邪热，祛除痰湿，和降胃气，适用于邪热夹痰湿，郁于少阳之证，症见寒热往来，口苦胁痛，烦渴溲赤，脘痞呕恶，舌红苔黄腻，脉弦数。代表方为蒿芩清胆汤。

(2) 分消走泄：本法选用宣气化湿之品以宣展气机，泄化三焦邪热痰湿，适用于湿阻三焦，气化失司之证，症见寒热起伏，胸痞腹胀，溲短，苔腻等。代表方为温胆汤加减，或以叶桂所说的杏、朴、苓之类为基本药物。

(3) 开达膜原：本法选用疏利透达之品开达膜原（募原）的湿热秽浊之邪，适用于邪伏膜原之证，症见寒甚热微，脘痞腹胀，身痛肢重，苔腻白如积粉而舌质红绛甚或紫绛。代表方为雷氏宣透膜原法。

2. 注意事项

(1) 本法清热之力较弱，里热盛而无湿者不宜。

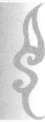

(2) 分消走泄及开达膜原主在疏化湿浊，如湿已化热，热象较著及热盛津伤者不宜用。

(3) 同为半表半里证，但由于病邪性质、具体病位、病机不尽相同，所以治各有别，应区别应用。

(4) 因和解法运用范围较广，所以临床上对于不明原因，顽固性发热患者，只要运用得当，可以取得良好疗效。

（四）化湿法

化湿法是借芳香、淡渗或苦温之剂以祛除湿邪的一种方法。凡温病热与湿合，特别是在湿重于热的情况下，尤须使用本法。化湿法用治湿热证，其作用虽不在发汗、退热，但临床上使用本法，有因气机宣畅、湿浊开透而汗出热退的。化湿法的运用主要有如下几种。

1. 治法分类

(1) 芳香宣化法：本法是用芳香化湿之药治疗湿热邪气停聚上焦的一种方法。它具有宣通气机，透化湿浊，使湿从汗而去的作用，适应于湿温病初期，湿热停于上焦，遏阻卫气证。由于湿温初期，以湿为主，因湿蕴郁生热，湿遏于外，热处湿中，阻滞气机，以致上焦肺气不宣，中焦脾气不健，下焦膀胱不利。故治疗要芳香化湿，宣畅气机。湿邪一去，气机得宣，气机一畅，湿油得运。所谓气行则湿也行。临床上以恶寒发热，身热不扬，午后热甚，有汗不解，胸闷脘痞，不饥不食，小便短少，苔白腻，脉濡缓为主要特征。代表方是藿朴夏苓汤或三仁汤。

(2) 苦温燥湿法：本法是用苦温的药物治疗湿热邪气停聚中焦的一种方法。它具有健脾行气，燥湿化浊的作用。适用于湿温病湿阻中焦证。湿阻中焦又有湿重于热，湿热并重，热重于湿的不同。本法是以湿重于热为宜。由于湿为阴邪，又为矛盾的主要方面，故治疗当用温药。又由于苦味药可以燥湿清热，故又用苦味之品。因此苦与温相配，可以具有苦温燥湿，健脾行气的作用。临床上以发热不解，脘痞腹胀，恶心呕吐，口淡不渴，不饥不食，大便溏薄，小便短少，苔白腻，脉濡缓为主要特征。代表方是加减正气散。

(3) 苦寒燥湿法：本法是用苦寒之品治疗湿热邪气停聚中焦的一种方法。它具有苦寒清热，和胃降逆，燥湿健脾的作用。适用于湿温病中热重于湿和湿热并重者，上法是湿重于热，故用苦温；本法是热重于湿，或湿热并重，故用苦寒。非寒不足以清热，非苦不足以燥湿。故苦寒相配，清热燥湿。临床上以发热不解，烦躁有汗，口渴少饮，脘痞纳少，苔黄腻质红，脉滑数为主要特征。代表方是王氏连朴饮。

(4) 淡渗利湿法：本法是用甘淡的药物治疗湿热邪气停聚下焦的一种方法。它具有淡渗利尿的作用。适用于湿温病下焦证。由于湿热邪气入于下焦，停于大小肠和膀胱，以致小肠泌别清浊不能，大肠传导之官不行，膀胱气化不利，小便短少不通。故用淡渗之品，分利清浊，使湿邪由小便而去。所谓"治湿不利小便非其治也"就是这个道理。淡渗利湿法除了适用于下焦湿热外，还经常配合在其他三法之中。如芳香宣化，佐以淡渗；苦温燥湿，佐以淡渗等。这主要是因为湿为有形之邪，又为水一类物质，故非给去路不可，不是从汗走，便是从尿去，故发汗利尿则是湿祛的一法。临床上以小便短少，或不通，热蒸头胀，苔白口渴，大便溏薄，或大便黏滞不爽为主要特征。代表方是茯苓皮汤。

2. 化湿法配合他法

(1) 宣肺行气法：本法是用宣肺行气的药物配合于祛湿法中，加强了祛湿的作用。因为湿邪有形，阻遏气机，肺主一身之气，为水之上源，肺气得以宣降，则气机得畅，湿邪才可运化。故用辛温之品使湿从汗而走（当然要小汗微汗，不可大汗）。肺气宣发，水道得通，小便得利，使湿又从小便而去。故祛湿一定要配合宣肺行气法。如杏仁、桔梗、豆豉、枇杷叶等。

(2) 健脾和胃、辛开苦降法：本法是用健脾和胃，辛开苦降的药物配合于祛湿法中。因为湿邪内停常与脾不健运，胃失和降有关。由于脾不健运，湿邪内生，又外感湿邪，遏阻脾胃。故健脾和胃成为祛湿的一个重要方法。健脾和胃，是用辛开苦降之法，而不是用甘温补脾之法。辛味药物以醒脾，苦味药物以降胃，脾气得醒得升，胃气得和得降，脾胃调和，运化得力，故有湿浊邪气，也不能停留，因此在湿温中要注意配合健脾和胃，辛开苦降一法。如黄连生姜同用，黄连、半夏同用，苍术、厚朴、陈皮等均有健脾和胃的功能。

(3) 消食导滞法：湿温病常常夹食夹滞，因此在治湿温时配合消食导滞。如焦谷麦芽、焦山楂、焦槟榔等。

3. 注意事项

(1) 湿邪已化燥者忌用。湿温病后期经治疗湿邪已化，或病愈，或化燥而进入营血。此时津液已伤，不能再用祛湿药，否则更伤其津。

(2) 素体阴分亏损的人患湿温病，使用祛湿法要适可而止，不可一用再用，否则湿虽去而津受伤。

(3) 祛湿法常常用宣肺发汗的办法使湿从汗出，但此时仅是微汗法，如用大汗，麻桂同用，有助热升火之弊，常常引起昏谵、吐衄，故不可大发汗。

(4) 寒燥湿一法，因为用寒药，只有在热重于湿时可用。湿重于热时用寒药，就会伤脾气，助湿邪。

(5) 淡渗利湿法有利尿的作用。在温病中小便短少经常出现，但一定要鉴别是温热邪气伤津，尿失生化之源而引起的小便短少，还是湿热邪气内阻，膀胱气化不行而引起的小便短少。前者当以生津，后者当以利湿，截然不同，临床上应该详辨。

（五）通下法

通下法是用泻下的药物，攻逐里实的一种方法。它具有泻下邪热，荡涤积滞，通瘀破结的作用。临床上适应于阳明腑实、胃肠积滞、下焦瘀血等证。

1. 治法分类

(1) 散结通下法：本法是用豁痰散结之药配合于泻下之中的一种治疗方法。它具有开胸顺气、豁痰散结、通腑泄热的作用。适用于痰热结胸与阳明腑实同病证。这是由于素体胸膈有痰水内宿，又感温热邪气，热邪与痰水相结于胸膈，形成了痰热结胸证。同时又由于温热邪气由胸膈下传大肠，形成大肠热结，阳明腑实证。临床上以心下痞满，按之作痛，潮热便秘，口渴欲饮，得水即吐，腹满腹痛，苔黄腻脉滑数等症为主要特征。代表方是陷胸承气汤。

(2) 清胃通下法：本法是用辛寒清胃之药配合于苦寒通下之中的一种治疗方法。它具有清热养阴，泻下热结的作用。适用于胃与大肠同病证。这是由于温热邪气入于足阳明胃，胃热独甚，灼津耗液，同时胃热下移大肠，手足同经相传，又形成大肠热结，阳明腑实证。临床上以壮热不退，大汗出，口大渴，腹满便秘，苔黄燥，脉沉实为主要特征。代表方是白虎承气汤。

(3) 导赤通下法：本法是用生津导热之药配合于通下之中的一种治疗方法。它具有生津养液、清心导热、泻下热结的作用。适用于温热邪气入于小肠，小肠热灼，津液耗伤，分泌失职而形成的小便不利证。同时又由于小肠热甚，下移大肠，大肠热结，传导之官不行，而形成的阳明腑实证。故本法适用于心与小肠同病证。由于小肠热灼，津液耗伤，非生津养液不足以抑火。由于心与小肠为表里，清小肠之热，非导赤清心则不能，故治疗采取清心导赤，泻腑通下法。临床以潮热便秘，腹满腹痛，小便短赤，淋漓刺痛，甚则尿血，苔黄燥脉数有力为主要特征。代表方是导赤承气汤。

(4) 解毒通下法：本法是用清泻火毒的药物配合于通下之中的一种治疗方法。它具有清热泻火，攻下热结的作用。适用于温热邪气，热郁化火，火毒内甚，充斥上下，而形成的火毒证。同时又由于火毒入于大肠，大肠津液被灼，而形成的阳明腑实证。所以本法是用清热泻火与攻下热结同用。临床上以大热不解，口烦渴，咽喉红肿或腐烂，斑疹密布，昏迷谵语，狂乱谵妄，疔毒疮疡，腹满便秘，小便短赤，甚则吐衄便血，苔黄燥，质红绛，脉数有力为主要特征。代表方是解毒承气汤。

(5) 息风通下法：本法是用平肝息风之药配合于通下之中的一种方法。它具有清心开窍、平肝息风、凉血泻热、攻下腑实的作用。适用于温热邪气，入于肝经，肝热独亢，热极生风，风火相煽而形成的热极生风证。同时肝热独亢内窜于心，心不主神又可发生昏迷证。心肝热甚，津液大伤，腑实内结，故本法是息风、开窍、通下并举。临床上以高热，昏迷，惊厥，甚则角弓反张，颈项强直，四肢抽搐，腹满便秘，苔黄燥质红绛，脉弦数为主要特征。代表方是犀连承气汤合紫雪丹。

(6) 增液通下法：本法是用养阴生津的药物配合于通下的一种治疗方法。它具有养阴清热，生津养液，滋补肾水，攻下热结的作用。适用于温病后期，温邪久羁，阴津大伤，津不润肠，肠燥腑实证。临床以低热不退，口燥咽干，腹满便秘，苔黄燥质红绛苍老，脉细数为主要特征。代表方是增液承气汤。

(7) 养血通下法：本法是用养血补阴之药配合于通下之中的一种治疗方法。它具有养血润燥、滋补阴液、攻下热结的作用。适用于温热邪气久羁气分不解，耗血伤津，血燥不润，肠燥热结而形成的血虚腑实证。或者由于温热邪气入肠，阳明腑实已成，数下之后，津血大伤而腑实未解者。故治疗采取养血通下法，临床以低热不退，咽干口燥，两目干涩，羞明畏光，面色不华，腹满便秘，苔黄燥质晦暗干瘦，脉细数为主要特征。代表方是承气养荣汤。

2. 通下法配合他法

(1) 通腑泄热法与清气法配合。辛寒清气与通腑泄热合用，用于热盛阳明，腑有热结，如白虎承气汤；清热泻火与通腑泄热合用，用于肠腑热结，化火成毒，方如黄连解毒汤合大承气汤。

(2) 通腑泄热法与益气法合用。本法用于热结肠腑，元气耗伤证，如人参与大黄同用。

(3) 通腑泄热法与益气养阴法合用用于阳明热结，津气俱伤证，方如新加黄龙汤。

(4) 通腑泄热法与开窍法合用。本法用于阳明腑热，兼热闭心包，方如牛黄承气汤。

3. 注意事项

(1) 里热亢盛未成结实者，不可妄用。

(2) 温病应用攻下法一般不是一下即已，因邪气复聚，往往需再三下之，但应审正气之盛衰，避免过用攻下而伤正气。

(3) 热结肠腑而有元气耗伤或津气俱伤者，不可纯恃攻下，应注意攻补兼施。

(4) 温病后期伤阴，出现津枯肠燥之便秘，忌用苦寒攻下，宜滋养阴津，润肠通便，以补药之体，作泻药之用。

（六）清营凉血法

凉解营血，滋养阴液，通络散血的治疗方法称为清营凉血法。用于温邪传入营血分的治疗。

1. 治法分类

(1) 凉血散血法：本法是用咸寒甘寒的药物治疗血分热毒的一种方法。它具有凉血活血、清热解毒的作用。适用于温热邪气，深入血分，心不主血，肝不藏血，心肝热甚，迫血妄行，血不归经而形成的动血证。临床可见灼热躁扰，甚则狂乱谵妄，吐血、衄血、咳血、便血、尿血，斑疹密布，舌质深绛，脉细数等。代表方是犀角地黄汤。

(2) 大清气血法：本法是把苦寒、辛寒、咸寒、甘寒之药一并使用，大清气血热毒的一种方法。它具有清气凉营、凉血解毒、宣散热郁、养阴生津、苦寒泻火、活血去瘀等综合作用。适用于温热疫疠之邪，充斥上下表里，内侵五脏六腑，外窜十二经脉而形成的气血两燔证。古人称之为暑燥疫。虽然十二经均有淫热证，但以足阳明胃经淫热最盛，治疗首平胃热，胃热一解，十二经淫热也不嚣张。临床可见壮热不退，头痛如劈，渴欲冷饮，口秽喷人，两目昏瞀，谵妄不安，骨节酸疼，腰痛如被杖，呕吐如喷射，斑疹紫黑有光，或衄血、尿血，苔黄燥焦黑起刺，舌质深绛等。代表方是清瘟败毒饮。

2. 清营凉血法配合他法

凉血法也多配合开窍、息风、活血化瘀法使用，开窍息风和营热昏迷、营热动风相同，不另赘述。只介绍凉血活血法。

凉血活血法：本法是在凉血解毒的基础上配合活血化瘀之品，治疗血热瘀血的一种方法。它具有清营凉血、解毒开窍、活血化瘀、行气通络的作用。适用于瘀热闭阻心窍证。由于温热邪气，入于血分，血中津液被耗，血液黏稠不行，黏滞成瘀，瘀热相结，阻于心窍，发为血络瘀滞，热闭心包证。临床可见身热夜甚，灼热不退，昏迷谵语，漱口不欲咽，舌绛无苔，望之若干，扪之尚湿，或晦紫而润，脉细涩。代表方是犀地清络饮。

3. 注意事项

(1) 热在营分而未动血者，属营分证，不可过早用凉血药。因为过早过度凉血，会使血过寒而凝，形成瘀血。所以凉血不可过早，不可过度。

(2) 血热出血的过程，就有血凝的过程，因此凉血止血时，要加活血之品，一方面防过寒而凝，一方面祛瘀生新。

(3) 如果温热邪气充斥内外上下，弥漫三焦，已分不出卫气营血的界限，就要用大清气血、泻火解毒的办法治疗。

（七）开窍法

开窍法是用清心凉血、芳香醒神的药物治疗温病昏迷的一种方法。它具有开通心窍、凉营凉血、醒神清脑、清心化痰、芳香通络的作用。适用于温热邪气引起的窍闭不开而形成的昏迷证。临床上由于温邪的性质不同，所引起的昏迷也有所差别，大致分下列几种。

1. 治法分类

(1) 清心开窍法：本法是用清心热、凉心营的药物，治疗温热邪气引起昏迷的一种治疗方法。它具有清泻心包邪热、化痰透露、开窍醒神、养阴清热的作用。适用于温热邪气，首先犯肺，未能顺传于气，反而逆传心包，而形成热陷心包，心神被闭证。临床上症见灼热不退，烦躁不安，时时昏迷谵语，或昏聩不语，舌蹇肢厥等，且有起病急剧，变化迅速等的特点。代表方是清宫汤送服安宫牛黄丸。

安宫牛黄丸中麝香、郁金、冰片、雄黄（吴鞠通称其为四香）等之属。紫雪丹、至宝丹方剂结构大体如此。上述开窍三方，清泻心包邪热作用程度有差异，安宫牛黄丸最强，紫雪丹次之，至宝丹再次之。安宫牛黄丸长于清泻邪热，紫雪丹兼能息风通便，至宝丹长于芳香辟秽。临床上要根据证候情况，注意选择。

(2) 豁痰开窍法：清化湿热痰浊，芳香透络利窍的治法称为豁痰开窍法。适用于湿热郁蒸，酿生痰浊，蒙蔽机窍之证。症见神识昏蒙，时清时昧，时有谵语，舌红苔黄腻或白腻。代表方剂如菖蒲郁金汤。

(3) 化瘀开窍法：本法是指清泄心包邪热，化瘀透络利窍的治法。主治瘀热互结，内陷包络，阻闭机窍，逼乱神明证。症见昏迷不省人事或谵语狂乱，目瞪口呆，四肢厥冷，斑疹紫黑，唇指（趾）青紫，舌质瘀黯等，代表方剂如犀珀至宝丹（《重证广温热论》，白犀角、羚羊角、广郁金、琥珀、炒穿山甲、连翘心、石菖蒲、蟾酥、飞辰砂、真玳瑁、麝香、血竭、藏红花、桂枝尖、粉牡丹皮、猪心血、金箔），何廉臣称此丹大剂通瘀，直达心窍，又能上清脑络，下降浊阴，专治一切时邪内陷血分、瘀塞心房、不省人事、昏厥如尸、目瞪口呆、四肢厥冷等证。

2. 开窍法配合他法

开窍法常与息风法、清营凉血法配合使用。

3. 注意事项

(1) 清心开窍与豁痰开窍虽皆用于心包病变而导致的神志异常，但两者主治的病证性质不同，前者用于温邪内闭机窍，后者用于湿热酿痰蒙蔽机窍，其适应范围各自有别，故需区别使用。

(2) 温邪传入营分而未至神昏者，说明邪热尚未闭塞心包机窍，一般不宜使用本法。

(3) 非邪闭心窍之神昏禁用本法。

(4) 开窍法是一种应急的急救治疗方法，故应用时需及时准确，并注意病情的变化，恰当配合其他的相关治法。

（八）息风法

平息肝风，控制痉厥的方法称为息风法。用于温病热盛动风及虚风内动的治疗。

1. 治法分类

(1) 凉肝息风法：本法是用清营凉血，养阴柔肝的药物治疗肝热动风的一种方法。它具有泻热凉肝、息风止痉、宁神定志、滋养筋脉的作用。适用于温热邪气入于血分，血热过高，肝热独亢，热极生风，风火相煽，发为实肝风。又因热极伤津，阴液受损，筋脉失养故又加重筋脉拘急。治疗首先凉肝，肝热去则风自息，其次则养阴，阴生则火自灭，筋脉得养，拘急也止。所以清肝凉血，养阴柔筋是治热极生风的关键方法。临床可见身热不退，头晕躁扰，手足抽搐，甚则颈项强急，角弓反张，狂乱痉厥，舌红绛苔黄燥，脉弦数。代表方是羚角钩藤汤。

(2) 滋阴息风法：本法是用滋补肝肾的药物治疗虚风内动的一种方法。它具有滋阴养血、填补真精、镇逆心肝的作用。适应于温病后期，肝肾阴伤，真阴亏损，肝失涵养，精血大亏不足以柔养筋脉，而发为虚风内动的证候。临床可见低热不退，手足心热于手足背，心中憺憺大动，手足蠕动，甚则神倦瘛疭，舌绛而干瘦苔少，脉虚细或结代，时时欲脱。代表方是大定风珠。

2. 息风法配合他法

息风法是针对抽风而设的一种治疗方法。临床也常根据病情配合其他方法使用。如凉肝息风法，并根据病邪所在的部位而合以清气、凉营、透表、攻下等法使用；滋阴息风法，亦常根据病情配合清热、化痰、益气、固脱等法使用。

3. 注意事项

(1) 实肝风和虚肝风不同，实肝风是热极生风，属实证。虚肝风是精血亏损，属虚证。前者治疗，重在祛邪；后者治疗，重在扶正。前者凉肝息风，后者滋阴息风。临床上必须严格鉴别。

(2) 小儿患者病在卫、气阶段，每可因高热而引起一时性抽搐。这是由于小儿为幼稚之体，阴阳不健全，阳常有余，阴常不足，当高热时每使热邪引动心肝，发生一时性痉厥。此时治疗当以清热透邪为主。一旦热势下降，痉厥即可停止，不可过早地用凉肝息风法。适当配伍一些羚羊角、钩藤、菊花、紫雪散还是可以的。

（3）另有一种抽风是因湿热邪气，阻滞筋脉，而造成气血不通筋脉失养的抽风证，应用胜湿息风的办法治疗。薛生白在这方面有卓越的贡献。临床症见身热有汗，脘痞腹胀，四肢抽搐，甚则角弓反张，苔白腻，脉濡数。治疗当以燥湿通络，息风止痉。可用地龙、秦艽、威灵仙、滑石、苍耳子、丝瓜藤、海风藤、黄连等药治之。

（九）滋阴法

滋阴法是用甘寒咸的药物治疗阴液亏损的一种治法。它具有生津养液，填补真阴，增水抑火，益阴潜阳的作用。临床上一般用于温病热邪渐解而阴液受伤的证候。因温病为热病，热甚则阴伤，故温病最易耗伤津液，特别是后期尤多伤肝肾之精血，而精血阴液伤失的程度与预后有着密切的关系，所谓"存得一分津液，便有一分生机"。所以滋阴法在温病治疗学上占有极重要的位置，运用也非常广泛。临床上按作用和适应证候的不同，大致分为三大类。

1. 治法分类

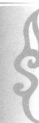

（1）滋养肺胃法：本法是用甘寒濡润之品治疗肺胃津液不足的一种治法。它具有养阴清热、生津养液、润燥抑火的作用。适用于温病过程中肺胃津伤证。由于温热邪气由口鼻而入，首先侵犯肺胃，温为火邪，最耗津液，故温病初起即可见到津伤证。尤其在卫、气阶段，邪气渐解，则肺胃津伤就更显得突出。临床可见口干口渴，咽干鼻燥，口唇不润干裂，干咳少痰，皮肤干燥，大便干结，小便短赤，苔干燥，质红，脉数。代表方是沙参麦冬汤。

（2）增液润肠法：以甘寒、咸寒之品充养肠道津液，以润肠通便的治疗方法称为增液润肠法。吴鞠通称此法是以补药之体作泻药之用，既可攻实，又可防虚。适用于温病邪热已解，阴伤未复，津枯肠燥证，症见大便秘结、咽干口燥、舌红而干等。

（3）填补真阴法：本法选用甘寒、咸寒、酸寒之品滋补肝肾阴液，以咸寒滋润，壮水制火，滋养肝肾，适用于肝肾真阴耗伤之证，症见低热面赤，手足心热甚于手足背，口干咽燥，神倦欲眠，或心中憺憺大动，舌绛少苔，或干绛枯萎，脉虚细或结代等。代表方为加减复脉汤。

2. 注意事项

（1）邪热等病邪仍盛者不宜单用本法。

（2）有湿邪者应慎用，如阴伤而兼有湿邪，应化湿不伤阴，滋阴不碍湿。

（3）体质偏于阳虚或脾虚便溏者慎用本法，以免更加损伤阳气，有碍脾运。

（十）滋养胃阴法

该治法也是重要的治疗方法之一，因为胃为十二经脉之海，五脏六腑皆禀受于胃，胃阴复则十二经之阴皆可恢复，故董废翁在《西塘感症》中说道："胃中津液不竭，其人也不死。"王孟英更是强调："凡视温证，必审胃汁之盛衰，如邪渐化热，即当濡润胃腑，使胃汁流通，则邪有出路。"滋养胃阴是指以甘寒濡润之品或酸甘敛津之品，滋养胃中津液的治疗方法。主治热退而胃阴已伤的证候，症见不发热，口渴，但欲饮，不欲食，大便干燥，小便短少，舌光绛无苔，或舌干红少苔。吴鞠通说："欲复其阴非甘凉不可"。吴氏所说甘凉即甘寒，其甘寒养胃方有五汁饮、玉竹麦门冬汤、牛乳饮、雪梨浆、益胃汤等。其中五汁饮、玉竹麦门冬汤主治燥伤胃阴证；牛乳饮主治胃液干燥，外感已净者；雪梨浆主治胃阴伤而口渴甚者；益胃汤主治阳明温病，下后汗出，胃阴耗伤者。其酸甘敛阴方如麦门冬麻仁汤主治疟伤胃阴等。

（十一）固正救脱法

固正救脱法是选用助阳补气，敛阴敛汗固脱之品救逆固脱的治法。主要作用是大补元气，回阳救逆，益气生津，敛汗固脱，主治温病正气外脱之阳气暴脱或津气欲脱证。

1. 治法分类

(1) 益气敛阴法：本法选用甘温、甘酸补气敛阴之品，以益气生津，敛汗固脱，适用于温病津气欲脱证，症见身热骤降，汗多气短，体倦神疲，脉散大无力，舌光少苔等。代表方为生脉散。

(2) 回阳固脱法：本法选用甘温益气温阳之品，以峻补阳气，固脱救逆，回阳敛汗，适用于温病阳气暴脱之证，症见四肢逆冷，汗出淋漓，神疲倦卧，面色苍白，舌淡而润，脉微细欲绝等。代表方为参附龙牡汤。

2. 注意事项

(1) 用药应快速及时。

(2) 根据病情轻重而适当掌握给药次数、间隔时间、用药剂量，并随时根据病情变化作相应的调整。

(3) 在正气欲脱的同时又见神昏等邪闭心包的症状，称为内闭外脱，治当固脱与开窍并用。

(4) 脱证纠正后注意有无邪热复炽，根据具体情况辨证论治。

附　温病兼夹证的治疗

1. 兼痰饮

痰和饮同由水湿津液所化。只能在性状上加以区分，稠者为痰，稀者为饮。温病夹痰饮的病因病机为：素体内有痰饮宿留，近日又患温病，造成了温热夹有痰饮；或外感湿热，流连气分，三焦气化失司，上焦不宣，中焦不运，下焦不利，以致津液不能正常布化而酿成痰饮；或外感温热，热邪内炽，炼津成痰，痰热互结而形成痰热。

因此温病夹痰饮大致二类，一是痰湿内阻，一是痰热互结。

(1) 痰湿内阻证：临床表现为胸脘痞闷，泛恶欲吐，渴喜热饮，舌苔黏腻等。王孟英说："凡视温证，必察胸脘，如拒按者……多夹痰湿。"或见咳嗽喘急，胸闷痰多，色白黏腻难吐，苔白腻。前者治疗用温胆汤，后者治疗用小青龙汤加二陈汤。

(2) 痰热互结证：病位不同临床表现也不一样。如痰热阻肺证见发热，咳嗽，甚则喘急，痰色黄稠，苔黄黏腻，脉滑数。代表方清气化痰丸。痰热昏迷证见昏迷谵语，喉中痰鸣辘辘，苔黄腻，治疗要涤痰开窍。代表方如菖蒲郁金汤、安宫牛黄丸。如痰热动风证见抽风强急，口吐白沫，语舌謇涩，喉有痰声，治疗要涤痰息风。代表方如羚角钩藤汤加猴枣散。

2. 兼食滞

温病兼夹食滞，其原因有二。一是发病前有宿食在胃，未及充分消化，又患温病，病邪入肺胃则形成温热夹食证。二是在发病后，本来胃气已弱，胃阴已伤，只能进软食、流食、少食。结果强行进食，食停于胃，胃不能收纳消化，形成了温热夹食证。临床上症见胸腹痞闷，吞酸嗳腐，恶闻食臭，或腹胀肠鸣，矢气频转，舌苔厚浊，脉滑数。治疗配合消食导滞之法。偏于上者，宜消食和胃的保和丸；偏于下者，宜导滞通腑的枳实导滞丸。

3. 兼气郁

温病兼夹气郁多因在患温病的前后情志失调，肝气不疏，气机不畅，肝气郁结，横伐脾胃，肝胃不和而形成，临床上症见胸胁满闷，或两胁胀痛，上气太息，或脘痞泛恶，不思饮食，脉弦等。治疗应配合疏肝理气解郁之品，如枳壳、香附、佛手、郁金、绿萼梅等。

4. 兼瘀血

温病兼夹瘀血其因有三。一是患者素有瘀伤宿血，近日又感温热邪气，热与血结，发为瘀热，形成了温病夹瘀证。二是妇女患者在病温过程中适逢月经来潮，血室空虚，温热邪气，陷入血室，与瘀血相结，发为温病夹瘀证。三是由于温热邪气入于血分，一方面耗伤血中津液，以致血液黏稠不行，发为瘀血；一方面由于热入血分，血热过高，迫血妄行，而导致出血，出血过程就有凝血过程，故出血的同时就发生了瘀血。

由于以上三因均可形成温热夹瘀证，临床可见胸胁刺痛，或少腹硬满疼痛，或斑疹瘀紫不退，舌质紫晦，扪之潮湿，脉弦涩或沉涩。治疗一般加活血散瘀之品，如桃仁、红花、赤芍、丹参等。如证属下焦宿血，可用桃仁承气汤。

第二节 温病的预防

【学习要求】

1. 温病的预防方法。

2. 预防意义及古代预防温病的成就。

一、温病预防的重大意义

预防含义有二：一是未病之前，防其发生温病；二是发病之后，防其向前发展。由于温病具有传染性和流行性，且起病急、传变快，因此及早加以预防，防止温病传播，保证人群健康，是有重大意义的。在旧社会，劳动人民生活在水深火热之中，体质下降，瘟疫猖獗，不少地区出现"千村薜荔人遗矢，万户萧疏鬼唱歌"的悲惨景象。新中国成立后，在中国共产党的领导下，提出了"预防为主"的方针，动员了亿万群众，开展了防病治病的群众运动，成立了爱国卫生委员会，现在已取得了很大成果。一些恶性传染病已被消灭，有一些严重影响人民健康的疾病也得到很大控制。今后更要加强这方面的工作，利用中医药的特点，使用有效、简便、价廉、实用的预防药物，为彻底预防某些疾病的发生而努力。

二、我国古代预防温病的成就

预防为主的思想，在我国古代已基本确立，如《内经》中就记载了"不治已病治未病""夫病已成而后药之，乱已成而后治之，譬犹渴而穿井，斗而铸锥，不亦晚乎"。这表明我国古代劳动人民早就知道预防的重要性。并且针对某些疾病有传染性，提出了加强体质的锻炼，使人体正气强盛，就不容易感染某些疾病，如《素问·刺法论》也说："如何可得不相移易者？……不相染者，正气存内，邪不可干"。同时，还提出要"避其毒气"，这在预防病邪与隔离上起了积极的作用。

汉代张仲景著的《金匮要略》一书，对于预防疾病的传变也提出了宝贵经验，他说："见肝之病，知肝传脾，当先实脾"。隋代巢元方所著《诸病源候论》认为，对于温病"预服药及为法术以防之"。唐代孙思邈的《千金要方》、王焘的《外台秘要》都载有辟温气的方药。在传播途径方面，古人早就发现有食物传染、呼吸传染、接触传染、生物传染。如公元三四世纪成书的《释名》说："注病，一人死，一人复得，气相灌注也。"说明了呼吸传染。《千金要方》说霍乱病是饮食传染，它说："原夫霍乱之为病也，皆因饮食，非关鬼神"。并对迷信进行了批判。《温疫论》还指出"邪自口鼻而入"，吴鞠通也提出温病"自口鼻吸受而生"都说明了温病是通过饮食呼吸进行传染。清代洪稚存《北江诗话》更谓："时赵州有怪鼠，白日入人家，即伏地呕血死。人染其气，亦无不立殒者。"稍晚成书的《瘟疫汇编》也云："忆昔年入夏，瘟疫大行，有红头青蝇千百为群，凡入人家，必有患瘟而死亡者。"可见生物界也是传染的重要途径。

三、预防

（一）注意隔离，切断传播

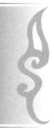

有的温病有一定的传染性，尤其是瘟疫，因此早发现、早诊断，及时隔离消毒非常重要。隔离的方法很多，最简便的是让患者独住一间房，别人不要接触，个别接触者要戴口罩，患者使用的一切用具要蒸煮消毒，要处理好患者的衣服、食物、痰液、大小便。如果是瘟疫病，传染性很强要住医院治疗隔离。在流行季节，不要去公共场所，养成饭前便后洗手的习惯。切断病邪由口鼻进入的所有途径，对于一些传播疾病的昆虫动物要注意防范，如苍蝇、蚊子、臭虫、老鼠。如果充分地注意了以上几点，瘟疫病就会大大地减少。

（二）药物预防，及时报告

药物预防一般适用于流行季节，保护未感人群。古代采取的方法很多，如口服、佩带、烟熏、粉身、悬挂等。常用的方有太乙流金散、岁旦屠苏酒、辟温病粉身散、治温令不相染方、朱蜜丸等。现代也有很多，如板蓝根冲剂、贯众煎剂等，无非是一些清热解毒药。现在常把金银花、连翘、大青叶、板蓝根、黄连、黄芩、蒲公英、野菊花、紫草、贯众、鱼腥草、山豆根、大蒜等单味药或复合使用，都有一定的预防效果。根据经验：感冒可用金银花、连翘、贯众煎剂；大蒜或金银花、菊花可预防流行性脑脊髓膜炎；黄芩预防猩红热（相当于烂喉痧）；黄连预防伤寒（指西医的肠伤寒）；大青叶、板蓝根预防流行性乙型脑炎。

现代的传染病，要及时上报，这是我们国家的严格规定。1978 年 9 月 20 日又颁布了《中华人民共和国急性传染病管理条例》，规定二类 25 种急性传染病要报告。因中医为法定报告人之一，故也必须知道并学会。

甲类：鼠疫、霍乱及副霍乱、天花。

乙类：白喉、流行性脑脊髓膜炎、百日咳、猩红热、麻疹、流行性感冒、痢疾（细菌性痢疾和阿米巴痢疾）、伤寒及副伤寒、病毒性肝炎、脊髓灰质炎、流行性乙型脑炎、疟疾、斑疹伤寒、回归热、黑热病、森林脑炎、恙虫病、出血热、钩端螺旋体病、布氏杆菌病、狂犬病、炭疽。

报告方法：对确诊的或怀疑的传染病，应迅速以口头、书面、电话、电报等方式向当地卫生医疗部门或卫生防疫站报告，然后补送报告卡或报告表。

报告人员：有法定报告人和义务报告人两种。前者指全部医务人员，包括中、西医各级卫生人员。这是每个医生的职责。后者指对传染病的所有知情者，如家属、邻居等，他们对传染病的及时报告有义不容辞的责任。

报告时间：凡发现应报传染病需立即上报，属于甲类者，城镇最迟不得超过 6 小时，农村为 12 小时。属乙类者，城镇应于 12 小时，农村应于 24 小时内报出。

报告要求：应该全面、及时、准确，防止漏报、迟报、错报。

小 结

温病的治疗是根据辨证的结果，在明确病机的基础上确立相应的治疗方法。这些治法的确立主要依据两个方面：一是审病因，二是辨病机变化。本章主要讨论温病治疗十一法。

温病的治法按其相近的作用性质可以归纳为五大法，即解表、清热、攻下、化湿、扶正五大治法。

解表法用于邪袭卫表的证候，由于表邪性质有风、暑、湿、燥的不同，因之在具体运用中又可分为疏风、清暑、化湿、润燥等四种解表法。

清热法可据病机及病候特点分为数种：一是清气法，主要清气分热邪。邪郁胸膈气分，主以轻清宣气；热郁阳明气分，主以辛寒清气；若气分热盛化火，则可用清热泻火法。二是清营凉血法。由于营血分证候层次有浅深，因之具体治法又有区别。热在营分者，宜用清营泻热；热在血分者，宜用凉血散血；还有气营（血）同病者，则又须气营（血）两清；若是因热闭心包者，主以清心开窍；因热盛而动风者，主以凉肝息风。此上也均属于清法范围。

攻下法根据作用不同又可分为四种：阳明腑实证，可用通腑泄热；湿热夹滞，交结胃肠可用导滞通便；若是邪热与瘀血相搏结，则应用通瘀破结法；如腑实而又阴亏者，则又当增液与攻下并用。

化湿法亦应根据病机不同而区别运用。如湿遏气分，主以宣气化湿；湿浊阻于三焦，当用分消走泄；如邪伏膜原，可用开达膜原法；如湿在下焦，又当用淡渗利湿法。湿热郁蒸，邪在少阳者，可用清泄少阳法；若湿热蕴蒸中焦，则用燥湿泻热法；如因湿热酿痰，蒙蔽清窍而神昏者，则应投以豁痰开窍法。

扶正可包括两个方面：一为滋阴，一为固脱。阴伤者有肺、胃、肾阴伤之不同：肺胃阴伤者，宜用滋养肺胃法；肾阴伤者，当予滋补肾阴；如因肠燥便秘，则应用增液润肠法。虚脱证有亡阴和亡阳之分。如是气阴外脱，可用益气敛阴法；如属亡阳厥脱，当急予回阳固脱法。

由于温病变化多端，上述诸法可根据证情变化而灵活运用，或两法或数法复合使用，切不可固执不变。

温病过程中还有许多兼夹证，如兼痰饮、兼食滞、兼气郁、兼血瘀。凡有兼夹者，证情更为复杂，更难处理，必须辨证清楚，把握全面，兼顾治疗。

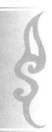

温病瘥后，根据临床所见，大多以体虚未复，机能不调及余邪未清为主要表现。因此，药物调治亦不外补益虚损、调整机能及清撤余邪等方面。

复习思考题

1. 温病预防有何重大意义？
2. 如何预防温病的发生？
3. 甲类传染病包括哪些？

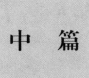

中　篇

各　论

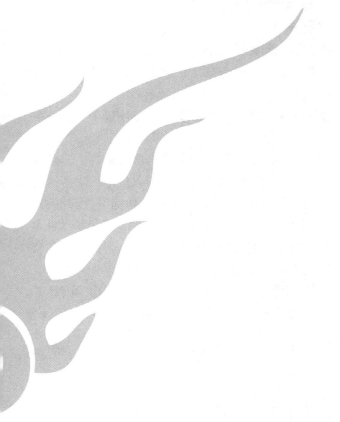

第6章 风 温

一、概述

风温是发生于冬春两季的温热疾病，因感受风热病毒而引起，故定名风温。初起以发热、微恶风寒、咳嗽、口微渴等肺卫证候为特征。

春季风木当令，阳气升发，气候温暖多风，素禀不足之人，腠理失于致密，或因起居不慎，触冒风热，极易感受病毒，发而成病。叶天士说："风温者，春月受风，其气已温。"即是指此而言。如冬令气候反常，应寒反温，人或正气有亏，亦可感受风热病毒，发为本病。因其发生于冬季，故又名冬温。所以吴坤安说："凡天时晴暖，温风过暖，感其气者，即是风温之邪。"这就明确了本病是在"温风过暖"的条件下形成的。

本病初起以邪在肺卫为病变中心。因温热病毒多从上受，肺位最高，邪必先伤。由于肺合皮毛，卫气通于肺，皮毛又是卫气敷布之处，所以病毒入肺，卫气必首当其冲，而出现发热、恶风、咳嗽、口微渴等肺卫证候。如肺卫之邪不解，其发展趋向大致有两种情况：一是顺传于胃；二是逆传心包。叶天士谓："温邪上受，首先犯肺，逆传心包。"不仅明确了风温初起的病变所在，而且指出了风温的演变规律。凡邪热顺传于胃，多呈阳明热盛征象，如阳明热邪不能及时清解，每易深入下焦，劫烁肝肾之阴，而成邪少虚多之候；温邪逆传心包，则必见昏愦、谵妄等神志证候。此外，在病变过程中易外发红疹，或出现痉厥动风、痰热喘急等症，这也是本病特点之一。

二、病因病机

1. 病因

对于春温的病因，传统的观点认为是"伏寒化温"，目前医家的观点基本一致，认为温热病邪是春温的主要致病因素。温热病邪具有较强的致病力，且易耗

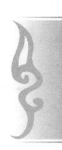

伤肝肾真阴，侵入人体后迅速由表入里，故本病发病急骤，初期多以里热证候为主要表现。在病变过程中容易出现闭窍、动风、动血等危重证候。春温后期多表现为肝肾真阴耗损之证。上述两种观点虽然说法不一，但都突出了春温病里热炽盛的特性。

春温发病除了外界的致病因素外，还有其内在的发病基础，本病发生的内因是阴精先亏，正气不足，如《素问·金匮真言论》所言"夫精者，身之本也，故藏于精者，春不病温"。凡摄生不慎，操劳过度，思虑多欲，房事不节，汗泻太过，大病之后，禀赋不足等，均可导致阴精亏损，失于封藏，形成阴精不足的体质。当人体遇到温热病邪之时，容易招致病邪侵袭而发病。因此，保养阴精，使正气充足在春温的发病中具有重要意义。

2. 病机

由于感邪有轻重，正气有强弱，病邪有兼夹，所以春温的发病有以下两种形式：一是初起即见里热炽盛之证，而无明显卫表证，称为"伏邪自发"；二是兼有恶寒、头痛等卫表证，系外感时令之邪，引动内伏之邪而发病，称为"新感引发"，即为表里同病。对于春温初起的证候类型，有邪热郁发气分和郁发营分之别。邪热郁发气分，邪虽盛，正亦强，其病情较郁发营分者轻，但若病邪不解，进一步发展，则可向营血分深入。邪热郁发营分者，为热邪深伏营分，营阴亏耗，病情较郁发气分为重。若经及时治疗，邪热尚有向外透达之机，可能透出营分而转为气分证，病情得以减轻，其转归较好；若邪热炽盛，或治不及时，邪热则可深入血分，或耗伤下焦肝肾之阴，则病情转重，预后较差。由于本病里热炽盛，故病程中邪热易于内陷心包而见神昏，迫血妄行而见斑疹等动血表现，热盛易于引动肝风而发抽搐等症。一旦出现邪陷正衰，正气极易外脱，病势甚为凶险。至病变后期，邪热渐退，正气虚衰，肝肾真阴被灼而成邪少虚多之候，多见真阴耗损，阴虚风动或余邪久留阴分不去之证，恢复较慢。

总之，春温是由温热病邪所致，起病急骤，病情较重，变化较多，具有郁热内伏，邪热亢盛，易伤阴液和闭窍、动风、动血等病机特点。

三、辨证论治

（一）风温客表证

【症状】发热，微恶风寒，无汗或少汗，头痛咳嗽，口微渴，苔薄白，脉浮数。

【病机】风温初起，邪袭于表，卫气被郁，开合失司，故见发热、微恶风寒、无汗或少汗、头痛、苔薄白等症。卫气与肺相通，卫气郁阻，则肺气失宣，故见咳嗽。风温之邪性质属热，初起病邪犹在卫分，所以脉多浮数。风温之邪化热最速，易伤津液，所以病初即感微渴，但与里热亢盛的大渴引饮自是不同。本证的发热、微恶风寒、无汗或少汗、头痛、咳嗽、苔薄白等症，颇与外感风寒相似，但风寒在表，发热较轻而恶风寒较甚，且口不渴，脉多浮缓或浮紧；而风温在表，则发热较甚，恶风寒较轻，口必微渴，脉多浮数，故两者见症显然有别。

【治法】辛凉解表，疏风清热。

【方药】银翘散或桑菊饮。

银翘散（《温病条辨》）

金银花一两　连翘一两　竹叶四钱　荆芥穗四钱　薄荷六钱　淡豆豉五钱牛蒡子六钱　苦桔梗六钱　生甘草五钱

上药杵为散，鲜芦根煎汤，香气大出即取服，勿过煮。肺药取轻清，过煮则味厚而入中焦矣。病重者，约二时一服，日三服，夜一服；轻者，三时一服，日二服，夜一服，病不解者作再服。

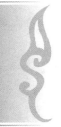

本方为辛凉平剂，方中重用连翘、金银花为君药，既有辛凉解表，清热解毒的作用，又具有芳香辟秽的功效。薄荷、牛蒡子可以疏散风热，清利头目，且可解毒利咽；荆芥穗、淡豆豉有发散解表之功，此二者虽为辛温之品，但辛而不烈，温而不燥，可增辛散透表之力，同为臣药。芦根、竹叶清热生津，桔梗可宣肺止咳，三者同为佐药。甘草调和诸药。全方有外散风热、内清热毒之功，疏清兼顾，是以疏为主之剂。

桑菊饮（《温病条辨》）

杏仁二钱　连翘一钱五分　薄荷八分　桑叶二钱五分　菊花一钱　苦桔梗二钱　生甘草八分　苇根二钱

水二杯，煮取一杯，日二服。

本方系辛凉轻剂，药用桑叶、菊花、连翘、薄荷，辛凉轻透以泻风热；桔梗、甘草、杏仁，宣开肺气以止咳嗽，芦根以生津止渴。本方与银翘散俱为辛凉方剂，所以均可用于风热客表之证，但银翘散中有荆芥、豆豉合于辛凉药物中，故为辛凉平剂，且药量较重，解表之力较胜；桑菊饮大多为辛凉之品；且药量较轻，故称辛凉轻剂。

（二）热陷心包证

【症状】身热灼手，痰壅气粗，四肢厥逆，神昏谵语或昏愦不语，或见手足瘛疭，舌謇短缩，质红绛，苔黄燥，脉细滑数。

【病机】热陷心包之证，多由卫分邪热直接内陷心包所致，即叶天士所说：

"温邪上受，首先犯肺，逆传心包"。所谓"逆传"，含义有二：一指温热邪气由卫分不经气分，而直接传入心包，因心包属营分，不传气而直接传营，病势凶险，故曰逆传；一指温热邪气不由上焦肺顺传于中焦胃，而传上焦心包，直犯心主，蒙蔽神明，故曰逆传。导致逆传心包之原因有四：或因病者心阴素亏，心气不足，邪气乘虚而入；或因邪气猖獗；或因治疗失当而引邪入里；或湿热化燥，酿成痰热。

热陷心包之证，非独热盛，且有痰浊，故又称"痰热蒙蔽心包"。其痰热之形成，原因有二：或因温热邪气灼液成痰，而致痰热胶结；或素体痰盛，又有邪热内陷，则热与痰合，两相胶结，正如叶天士所说："平素心虚有痰，外热一陷，里络就闭"。

总之，热陷心包之证，起病急骤，来势凶险，见症多属危重之象。其身热灼手，乃邪热内陷所致。痰壅气粗，是痰浊壅盛之征。痰热内闭，阻滞气机，阳气不达于四肢，故见四肢厥逆，此乃热深厥深之象。痰蒙热扰，心神失常，则神昏谵语或昏愦不语。心包热盛，淫及于肝，肝热筋挛，则见手足瘛疭，此乃心包热盛，引动肝风之兆。舌为心之苗，心之别络系舌本，心包痰热阻塞络脉，乃致舌謇短缩。舌謇是指舌体转动不灵活。舌质红绛而脉细数，主营分热盛而阴伤。苔黄燥而脉滑，主痰热内壅。

【治法】清心凉营，豁痰开窍。

【方药】清宫汤送服安宫牛黄丸或至宝丹、紫雪丹。

清宫汤（《温病条辨》）

玄参心三钱　莲子心五分　竹叶卷心二钱　连翘心二钱　犀角尖（磨冲）二钱　连心麦冬三钱

热痰盛加竹沥、梨汁各五匙；咯痰不清，加瓜蒌皮一钱五分；热毒加金汁、人中黄；渐欲神昏，加金银花三钱、荷叶二钱、石菖蒲一钱。

清宫汤即清营汤去生地、丹参、金银花、黄连，加莲子心组成，主清透心营之热而育养心阴。因心包卫护心脏，为心主之宫城，所以清心包之热称为"清宫"。若痰盛加竹沥、梨汁以清化热痰，润肺生津；咯痰不清，加瓜蒌皮以清热化痰宽胸；热毒盛加金汁、人中黄以清热解毒；渐欲神昏加金银花、荷叶、石菖蒲以宣热化浊，芳香开窍。

清宫汤虽有清心热，育心阴之功，但无豁痰开窍之力，故必配入安宫牛黄丸或至宝丹、紫雪丹，以清心凉营，豁痰开窍。

安宫牛黄丸（《温病条辨》）

牛黄一两　郁金一两　犀角一两　黄连一两　朱砂一两　梅片二钱五分　麝

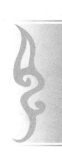

香二钱五分　真珠五钱　山栀一两　雄黄一两　黄芩一两

上为极细末，炼老蜜为丸，每丸一钱，金箔为衣，蜡护。脉虚者人参汤下，脉实者银花、薄荷汤下，每服一丸。兼治飞尸卒厥，五痫中恶，大人小儿痉厥之因于热者。大人病重体实者，日再服，甚至日三服；小儿服半丸，不知再服半丸。

至宝丹（《温病条辨》）

犀角（镑）一两　朱砂（飞）一两　琥珀（研）一两　玳瑁（镑）一两　牛黄五钱　麝香五钱

以安息重汤炖化，和诸药为丸一百丸，蜡护。

紫雪丹（《温病条辨》）

滑石一斤　石膏一斤　寒水石一斤　磁石二斤　羚羊角五两　木香五两　犀角五两　沉香五两　丁香一两　升麻一斤　玄参一斤　炙甘草半斤

前四味捣煎去渣取汁，后八味，并捣锉，入前药汁中煎。朴硝、硝石各二斤，提净，入前药汁中，微火煎，柳木篦搅，勿住手，候汁欲凝。

安宫牛黄丸、至宝丹、紫雪丹三方皆性凉而有清热解毒，开窍止痉之功，是属"凉开"之剂。治疗温热病窍闭神昏之危证，用之较其他药物为佳，故合称"三宝"。然此三方由于药物组成不同，其功效又有差异。安宫牛黄丸长于清心豁痰；至宝丹长于开窍醒神；紫雪丹长于止痉息风。临床宜根据病情，斟酌选用。

（三）热灼营分证

【症状】身热夜甚，心烦躁扰，甚或时有谵语，斑疹隐隐，咽燥口干而反不甚渴，舌质红绛，苔薄或无苔，脉细数。

【病机】本证为热郁营分，营阴受损，心神被扰之证。热郁营分，内热炽盛，则身热夜甚，舌绛；热灼营阴，营阴受损，则咽干不甚渴，脉细数。热邪入营，心神被扰，则心烦躁扰，甚则时有谵语；热窜血络，溢于肌肤，可见斑疹隐隐。

营分证可见时有谵语，与阳明热盛腑实发生的谵语有病在气、在营之不同，可从是否有大渴、大汗及大便是否燥结，腹部有无满痛，舌上有无苔垢等方面进行鉴别。若邪热由气传营，气分邪热仍在者，舌绛而上多有黄苔，若邪热深入营分，气分证已尽，则舌呈红绛而少苔垢。

【治法】清营泻热。

【方药】清营汤（《温病条辨》）。

水牛角 15g　生地黄 15g　玄参 10g　竹叶心 10g　麦冬 10g　丹参 6g　黄连 5g　金银花 10g　连翘（连心）10g

水煎服。

本方为清泻营热的基本方。方中用水牛角易原方所用的犀角，以清心凉营泻热，伍以黄连清心热而解毒；生地、玄参、麦冬清热滋阴；金银花、连翘、竹叶性凉质轻，轻清透热，宣通气机，与清营药配合，可使营热外达，透出气分而解，此即叶桂"入营犹可透热转气"之法；丹参活血，清除脉络瘀热。

清营汤在《温病条辨》中有用黄连和不用黄连之别：若营阴耗伤不甚而有心烦者，可用黄连以配合水牛角清心解毒，唯黄连苦燥，用量宜小；若营阴耗伤较甚，舌绛而干，则慎用黄连，以免苦燥伤阴。

若热入气分而气粗如喘，加石膏、知母以清气分之热。若热入营分而舌绛，暮热较甚，加生地、玄参以清营泻热。若热入血分，可去薄荷、苇根，加麦冬、细生地、玉竹、丹皮，因热入血分，表邪已轻，故无须用薄荷之透表；热入血分，口多不渴，所以去苇根之生津止渴；血分有热，所以取麦冬、生地、玉竹、牡丹皮等以清血分之热。若肺热较盛，可加黄芩以清肺热。若热伤津液而口渴，可加天花粉以清热生津。

（四）热灼胸膈证

【症状】身热恶热，烦躁不安，胸膈灼热如焚，唇焦咽燥，口渴，咽喉肿痛，口舌生疮，面红目赤，小便短赤，大便秘结，舌心干四边色红，苔黄燥，脉数有力。

【病机】此证是气分热邪壅于胸膈，化火灼津，微兼腑实。身热恶热，是热邪在里，里热已甚。热扰神明，则烦躁不安。化火灼津，则口渴，咽燥，唇焦。火性上炎，气血上壅，则面红目赤，咽喉肿痛，口舌生疮。胸膈热甚，故灼热如焚。热伤津液，则小便短赤。大肠燥结，可致便秘。舌心干而四边红，苔黄燥，脉数有力均为里热炽盛之象。

本证虽有便秘，但腹不硬满而痛，这与承气汤证有别，说明邪实未甚。本证与栀子豉汤证均为热在胸膈，但有轻重之分，病机也有所差异。栀子豉汤证仅为热郁胸膈，而不兼腑实；本证既热灼胸膈，而又兼腑实，更有上焦火盛的特点。

【治法】凉膈泻热。

【方药】凉膈散（《太平惠民和剂局方》）。

川大黄　朴硝　甘草（炙）各二十两　山栀子仁　薄荷叶（去梗）　黄芩各十两　连翘二斤半

右（上）粗末，每二钱，水一盏，入竹叶七片，蜜少许，煎至七分，去滓，食后温服。小儿可服半钱，更随岁数加减服之。得利下，止服。

方中以连翘、薄荷、竹叶、山栀子、黄芩从上清散胸膈之热。大黄、朴硝从下通腑实，而清泄胸膈之邪。甘草、白蜜缓急清火，生津润燥。本方虽有通腑之

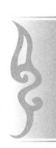

功，但治在胸膈之热，而不在大便之秘结。即或无便秘，而有热灼胸膈之证，亦可使用。

（五）痰热结胸证

【症状】身热恶热，头晕面赤，胸脘痞满，按之作痛，渴欲冷饮，饮不解渴，得水则呕，便秘溲短，舌苔黄腻而滑，脉滑数有力。

【病机】本证是热邪与水相结而形成的结胸证候。里热炽盛，故身热恶热。热邪上蒸，气血充斥，故头晕面赤。痰热互结，阻于胸脘，气机不畅，故胸脘痞满，按之作痛。热伤津液，又兼痰阻气机，水津不布，津液不得上承，故渴欲冷饮，饮不解渴。痰水内阻，胃失和降，故得水则呕。热邪伤津，则便秘溲短。舌苔黄，脉数有力乃邪热内甚之象；苔滑腻，脉滑是痰热内停之征。

本证身热恶热，面赤冷饮，有似阳明无形热盛之证。然苔滑腻不燥，且胸脘痞满，按之作痛，是属痰热结胸，与阳明热盛不同。

本证大便秘结，又似阳明腑实。然本证虽便秘而无腹满痛拒按，其按痛部位在胸脘而不在腹部，且苔黄滑腻而不燥，可知痰热阻于胸脘，与大肠腑实之证亦不相同。

本证与热郁胸膈的凉膈散证也有区别。两证虽均在胸膈，但凉膈散证是上，火热微兼腑实，属燥热之邪。而本证是痰热结胸。两者病因有异，脉证亦不相同，一见胸膈灼热如焚；一见胸脘痞满，按之作痛。

【治法】清热化痰散结。

【方药】小陷胸加枳实汤（《温病条辨》）。

黄连三钱　瓜蒌三钱　枳实二钱　半夏五钱

急流水五杯，煮取二杯，分二次服。

【方解】方中黄连苦寒清热燥湿。半夏辛苦温，其量用五钱之多，是加强其化痰散结和胃降逆止呕的作用。瓜蒌甘寒，宽胸化痰。枳实味苦，降气开结。本方辛苦合用，辛开苦降，以清泄痰热，开散痞结，宣畅气机，使痰热消除，则结胸可愈。

（六）肺热腑实证

【症状】潮热便秘，痰涎壅盛，喘促不宁，苔黄腻或黄滑，脉右寸实大。

【病机】肺经痰热壅阻，肠腑热结不通。

【治法】宣肺化痰，泻热攻下。

【方药】宣白承气汤（《温病条辨》）。

生石膏 15g　生大黄 9g　杏仁粉 6g　瓜蒌皮 4.5g

肺与大肠相表里，主宣发肃降，腑气则赖肺气的肃降得以畅通。痰热内蕴，肺气不降，则变证丛生。此证虽以便秘为主，因其兼见痰喘，说明并非单纯腑实，而是肺失宣降引起腑气不通，投以一般寒下方药显与病机不符。唯宜上宣肺气，下通地道，脏腑并调，于证始惬。方以生石膏清泄肺热；生大黄泻热通便；杏仁粉宣肺止咳；瓜蒌皮润肺化痰，诸药同用，使肺气宣降，腑气畅通，痰热得清，咳喘可止。

痰涎壅盛量多，喘促不宁，可加葶苈子、桑白皮、地骨皮、贝母泻肺祛痰平喘。咳痰黄稠不爽，气促气热，加黄芩、知母、连翘清泄肺热。

（七）肺热发疹证

【症状】身热，咳嗽，胸闷，肌肤发疹，疹点红润，舌质红，苔薄白，脉数。

【病机】肺经气分邪热波及营分，窜扰血络。

【治法】宣肺泻热，凉营透疹。

【方药】银翘散去淡豆豉，加细生地黄、牡丹皮、大青叶，倍玄参方（《温病条辨》）。

连翘12g　金银花12g　苦桔梗8g　薄荷（后下）8g　竹叶12g　生甘草3g　荆芥穗8g　牛蒡子10g　细生地黄10g　大青叶10g　牡丹皮9g　玄参10g

温病发疹，为邪热郁于太阴，走窜血分，故用银翘散清凉解肌，芳香透络。去豆豉之辛温，加入甘寒凉血之生地黄、大青叶、牡丹皮，倍加玄参，以祛血分之热，透疹外出。

（八）热灼真阴证

1. 真阴损耗证

【症状】身热不甚，日久不退，午后面部潮红，或颧赤，手足心热甚于手足背，咽干齿黑，或心悸，或神倦多眠，耳聋，舌质干绛，甚则紫黯痿软，脉虚软或结代。

【病机】本证为春温病后期真阴耗损之证。邪热久羁不退，耗伤肝肾真阴，而成邪少虚多，肾阴亏损之证；阴虚不能制阳而虚热内生，故低热不退，尤以手足心热较甚；咽干齿黑，是肾阴亏损，津难上承之象；肾水不能上济，心失所养，故心悸；肾精亏损，不能滋养，则神倦多眠、耳聋；肝肾阴血亏耗，脉络凝滞，故舌质干绛，甚则紫黯痿软；邪少虚多则脉虚细无力；阴亏液涸则脉行艰涩，搏动时止而结代。

热郁少阳亦可发生耳聋，与本证相似，治当鉴别。少阳证耳聋为少阳邪热上扰，清窍不利所致，其耳聋为"两耳无所闻"，多为突然发作，耳鸣如钟，迅即听觉失聪，且多有胀闷之感，并兼有口苦咽干，头目晕胀等一系列少阳见症。本证则系肾精亏耗，耳窍失养所致。因此，这种耳聋的发生一般逐渐加重，且无闷胀之感，多伴有低热，盗汗，口燥咽干等肾阴亏损见症，多见于温病后期，故两者不难区别。

【治法】滋养肾阴。

【方药】加减复脉汤（《温病条辨》）。

炙甘草15g　生地黄12g　生白芍18g　麦冬12g　阿胶（烊化）9g　麻仁9g

水煎服。

本方由《伤寒论》炙甘草汤去参、桂、姜、枣加白芍而成，如吴瑭在《温病条辨》中所说："在仲景当日，治伤于寒者之结代，自有取于参、桂、姜、枣以复脉中之阳；今治伤于温者之阳亢阴竭，不得再补其阳也。用古方而不拘用古方，医者之化裁也"。方中白芍、地黄、阿胶、麦冬滋养肝肾真阴，炙甘草、麻仁扶正润燥，全方共奏滋阴退热，养液润燥之功，为治疗温邪深入下焦，肝肾阴伤之主方，故《温病条辨》中说："热邪深入，或在少阴，或在厥阴，均宜复脉"。现代临床研究，加减复脉汤对于心肌炎、心律失常等病属真阴耗损者均可运用。

若下之不当而兼见大便溏者，去麻仁加生牡蛎，成一甲复脉汤以滋阴固摄。若虚风将起而见手指蠕动者，加生牡蛎、生鳖甲，成二甲复脉汤以防痉厥。若虚衰至极而见脉虚大欲散者，更加人参以补益元气，增加固脱之力。加减复脉汤是针对真阴损伤而设，若邪热尚盛者，不得与之，以防滋腻恋邪难解，必致真阴更伤；热由虚生者方可用之。如肝肾阴液亏耗严重，可配合麦味地黄口服液、生脉注射液等以加强滋补肝肾真阴之功。

2. 虚风内动证

【症状】低热，手指蠕动，甚或瘛疭，心悸或心中憺憺大动，甚则心中作痛，时时欲脱，形消神倦，齿黑唇裂，舌干绛或光绛无苔，脉虚细无力。

【病机】本证为肝肾真阴耗损，水不涵木，以致虚风内动之证，多见于春温后期。肝肾阴虚，虚热内生则低热；肝为风木之脏，赖肾水以滋养，邪热深入下焦，灼铄肝肾阴血，筋脉失于濡养，故见手指蠕动，甚或瘛疭；阴虚水亏，心失所养，故见心悸或心中怆憺大动，甚则心中作痛；时时欲脱，为真阴虚极，不能维系阳气，随时可出现阴阳离决之危候；阴液枯涸，不能养形充神，故见形消神倦；齿黑唇裂，舌干绛少苔或光绛无苔，脉象虚细为肝肾阴亏之象。

【治法】滋阴养血，潜阳息风。

【方药】三甲复脉汤或大定风珠。

三甲复脉汤（《温病条辨》）

炙甘草15g　生地黄18g　生白芍15g　麦冬15g　阿胶（烊化）9g　麻仁9g
生牡蛎（先煎）15g　生鳖甲（先煎）20g　生龟板（先煎）30g

水煎服。

（九）热盛动风证

1. 肝经热盛动风

【症状】身热壮盛，头晕胀痛，手足躁扰，甚则瘛疭，狂乱痉厥，舌红苔燥无津，脉象弦数。

【病机】邪热内盛，故身体壮热。热极生风，上扰清空，则头晕胀痛；横窜经脉，则手足躁扰，甚则瘛疭、痉厥而角弓反张；热扰神明，则狂乱不宁。总由肝经热盛动风所致，因此多舌红苔燥无津，脉象弦数。

【治法】凉肝息风。

【方药】羚角钩藤汤（《通俗伤寒论》）。

羚角片（先煎）一钱五分　霜桑叶二钱　京川贝（去心）四钱　鲜生地五钱　双钩藤（后入）三钱　滁菊花三钱　茯神木三钱　生白芍三钱　生甘草八分　鲜竹茹（与羚角先煎代水）五钱

本方以羚角、钩藤、桑叶、菊花凉肝息风；茯神宁神定志。热炼津液则痰生，故用川贝以化痰。火旺生风，风助火势，最易劫伤阴液，故用芍药、甘草、鲜生地酸甘化阴，滋养血液以缓筋脉拘急；竹茹以宣通脉络。

2. 阳明热盛，引动肝风

【症状】壮热如焚，口渴欲饮凉饮，手足瘛疭，甚至角弓反张，苔黄而燥。

【病机】壮热渴饮，为阳明胃热亢盛。手足瘛疭，角弓反张，是肝风内动的表现。病机乃系阳明无形热盛引动厥阴，肝风内动。

【治法】清热通腑，凉肝息风。

【方药】白虎汤或调胃承气汤加减。

阳明无形热盛引动肝风的，可用白虎汤加羚角、钩藤，一以清泄胃热，一以凉肝息风；如属阳明腑实而引动肝风的，须用调胃承气汤加羚角、钩藤，一以攻下腑实，一以凉肝息风。

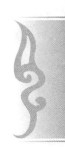

小　结

风温是发生于冬春两季的温热疾病。其致病原因为感受风热病毒，发病初起多有肺卫证候，在病变过程中有顺传、逆传两种情况。邪由肺卫传入阳明气分者为顺传，由肺卫而内陷心包者为逆传。在病变过程中，易于外发红疹，及出现痉厥动风，痰热喘急等症，这也是本病的特点。

初起邪在肺卫，宜治以辛凉透表，偏于卫表者，可用银翘散；感邪较轻偏于肺经者，宜用桑菊饮。表邪不向外透解而内传气分，其病变重心不外以肺、胸膈和阳明胃肠三个方面为主。邪热不在肺而在胸膈，以心烦懊恼为主，可用栀子豉汤泻热除烦；邪热壅肺，以喘咳为主的，可用麻杏甘石汤清宣肺热；痰热阻肺而兼腑有热结的，可用宣白承气汤清热化痰，攻下腑实；属于痰热结胸的，可以小陷胸加枳实汤清热化痰开结；胸膈邪热较盛而微兼腑实，可用凉膈散清上泄下。至于邪热传入阳明，不外无形热盛和有形热结两种类型。无形热盛而津液耗伤者，治以白虎汤清热保津；邪热下移大肠，应以葛根芩连汤清热止利；有形热结腑实，当以调胃承气汤攻下泻热。阳明热盛而引动肝风，可于白虎汤或承气汤内加羚角、钩藤凉肝息风；纯系肝经热盛动风，可用羚角钩藤汤清热凉肝息风。气分邪热传入营分，犹可透热转气，用清营汤清营泻热；热闭心包，当以清心开窍为法，可用清宫汤送服安宫牛黄丸或至宝丹、紫雪丹；热闭心包而兼腑实的，可用牛黄承气汤清心与攻下同施，心包证急的，可先行开窍继予攻下；心营热盛而引动肝风，尤当清心开窍与凉肝息风并用，可以清宫汤加羚角、钩藤、丹皮；属肺热及营而外发红疹的，可与银翘散去荆芥、豆豉，加生地、丹皮、大青叶等清营透疹。

复习思考题

1. 风温与冬温有何异同？二者有何共同临床特点？

2. 风温与冬温的传变有哪几种情况？

3. 银翘散与桑菊饮均为辛凉之剂，二者的组成与功用有何不同？

4. 热灼胸膈与痰热结胸的病机、临床表现、治法有何不同？

5. 吴鞠通称白虎汤为"辛凉重剂"，为什么？它为何既治"太阴温病"，又治"阳明气分热盛"？

6. 分析宣白承气汤的方名含义及药物配伍。

7. 热陷心包证的病机是什么？为何称其为逆传？清宫汤与安宫牛黄丸在治疗中各有何作用？

8. 为什么温病腑实证多不使用大承气汤？

9. 试述三宝的应用区别。

10. 风温病痰热阻肺，腑有热结证是怎样形成的？辨证要点是什么？

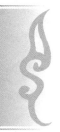

第7章 春温

【学习要求】

1. 掌握春温的概念及特点。

2. 掌握春温的病因、病机及传变规律，了解春温作为伏气温病的发病特点。

3. 了解春温的诊断及鉴别诊断。

4. 掌握春温发展过程中各种证候的辨证论治原则。

5. 掌握春温初起发于气分的两种证候类型；掌握热盛动风与虚风内动的鉴别。

一、概述

春温是发于春季的一种温病。因其初起即以里热症状为主，古人认为它是冬季感受寒邪，伏藏于体内，郁而化热，至春季伏邪自内外发，或由时令之邪所诱发的伏气温病。

春温初起即以高热烦渴，甚或神昏、动风、出血等里热症状为主，起病急、传变快、变化多、热象重、津伤甚、病情危重。

二、病因、病机及传变规律

1. 病因

春温的病因，与邪气和体质两方面有关。就邪气而言，属伏寒化温，就体质而言，多见于素体蕴热，或阴精不足，阴虚火旺之人。

2. 病机

冬季感受寒邪，当时不发病，寒邪伏于体内，由于人体阳气的作用，郁而化热，至春季阳气升发，人体腠理开泄，伏邪自内外发，或为时令之邪所诱发。伏邪自发者，初起即见单纯里热炽盛；为时令之邪所诱发者，又称新感引动伏邪，初起亦以里热为主，但又兼见风寒或风热表证。春温初起的发病类型，与体质关系密切，若素体蕴热，往往发于三阳经，初起见气分证；若阴虚火旺之体，初起往往发于阴分，见营分证。正如柳宝诒《温热逢源》所说："寒邪潜伏少阴，得阳气鼓动而化热。苟肾气不至虚馁，则邪不能容而外达。其最顺者，邪不留恋于阴，而径出于三阳，则见三阳经证。……阴气虚则恋于阴分。"

99

3. 传变规律

发于气分者邪气盛而正气尚充，其发展，或进一步伤津而成热结阳明之证；或因热盛而动风；或深入营分而耗伤营阴；或窜入血分而呈气血两燔，见高热耗血动血之重证。发于营分者，邪热盛而营阴伤，进一步发展则易深入血分而耗血动血；或耗损真阴而导致亡阴失水，虚风内动。春温后期，往往呈现余邪未净而气阴被伤之证，其中又有余邪留于气分和伏于阴分两种类型。

三、诊断要点

起病急骤，初起即见高热、烦渴、有汗不解、小便短赤等里热证候，部分病例因新感引动里热者，初起亦可见到恶寒、无汗、头痛等表证。病程中易出现斑疹、痉厥、神昏，后期易致肾阴耗损，虚风内动等证候。发生于春季的急性外感热病应考虑到本病的可能。

春温与风温均发生在春季，但两者是性质不同的两种疾病，故应予以鉴别。初起证候不同，春温初起即见里热炽盛表现；风温初起即见肺卫表证。病变部位不同，春温初发即在气分、营分；风温以手太阴肺为病变中心。春温伤阴明显，后期易伤肝肾之阴；风温易伤肺胃阴津。

四、辨证论治

春温发病，初起以"清""养""透"为治疗原则。

清，即直清里热，发于气分者，应以苦寒直清里热，发于营分者，重在凉解营热；养，即滋养阴液，如柳宝诒说："用药宜助阴气，以托邪外达，勿任留恋"；透，即透伏热外达，如柳宝诒说："初起治法，即以清泄里热，导邪外达为主"。邪热深传血分，迫血妄行者宜凉血解毒，活血散血，有热盛动风者，宜凉肝息风。后期肝肾阴伤，治宜滋养肝肾之阴。

治疗中宜注意初发时是否有外邪引动，如为外邪引动而发者，尚需辨其为风热或风寒，其表证轻者可表里兼治；表邪重者着意先撤表邪，再治里热之蕴伏，方不碍手。

（一）邪在气分

1. 热在少阳证

【证状】发热不恶寒，口苦而渴，心烦，小溲短赤，舌红苔黄，脉弦数等。

【病机】这是春温初起，热在少阳胆经的证候。由于邪热在里，故病初即见发热而不恶寒，与风温初起邪在肺卫而见发热恶寒者显然不同。热郁少阳胆经，津液受伤，所以心烦口苦而渴，小便黄赤，舌红苔黄而脉象弦数。

本证病机为热在少阳胆经，与热在阳明胃经者有所不同。阳明证为里热盛于外，表里俱热，热象甚重，而津伤亦甚；本证则邪热郁于胆经，内蕴而不外扬，故见症亦里热偏重而外热不甚。这是两者的主要区别。

【治法】清热泻火。

【方药】黄芩汤或葱豉桔梗汤。

黄芩汤（《伤寒论》）

黄芩二钱　芍药二钱　甘草一钱　大枣（擘）三枚

本方是苦寒清热兼以坚阴之剂。方中以黄芩为君，苦寒直清里热，更用芍药、甘草、大枣，酸甘生化阴液。

葱豉桔梗汤（《通俗伤寒论》）

鲜葱白三枚至五枚　淡豆豉三钱至五钱　苦桔梗一钱半　薄荷一钱至一钱半焦山栀二钱至三钱　连翘一钱半至二钱　甘草六分至八分　淡竹叶少许

本方系葱豉汤合桔梗汤加减组成。葱白、豆豉、薄荷、桔梗辛散外邪，连翘、山栀、甘草、淡竹叶清热解毒。加入黄芩以清里热。

2. 热郁胸膈证

【症状】身热不甚，心烦懊忱，起卧不安，胸闷，舌红苔微黄。

【病机】热郁胸膈，气失宣展。

【治法】清宣郁热。

【方药】栀子豉汤（《伤寒论》）。

栀子（擘）十四个　香豉（绵裹）四合

本证病变部位在上焦胸膈，郁热不甚，不可过用寒凉，以防郁遏气机，故以轻清宣气为主。方中栀子味苦性寒，泻热除烦，降中有宣；香豉体清气寒，升散调中，宣中有降，二药相合，共奏清热除烦之功。

若兼卫分表证，宜加薄荷、牛蒡子、蝉蜕等解表祛邪。若津液已明显耗伤，口渴，苔黄而干者，宜加天花粉养阴生津。若兼呕吐者，宜加姜竹茹降逆止呕。若胸膈热郁较甚，胸闷不舒显著者，宜加杏仁、瓜蒌皮、郁金等以宽胸理气。此外本证若夹湿、夹痰，尚可加入化湿、祛痰之品，临证宜酌情加减。

3. 热灼胸膈证

【症状】身热不已，烦躁不安，胸膈灼热如焚，唇焦咽燥，口渴或便秘，舌红苔黄或黄白欠润，脉滑数。

【病机】热灼胸膈，里热亢盛。热郁胸膈是春温病病发气分的轻证，为里热郁于上焦气分；本证则是里热燔灼于上焦胸膈的重证，不仅里热重、热势高，且津伤也甚，并影响阳明腑气，使其失于通降。因此两者病位虽同而轻重则有显著差别。

【治法】清泻膈热。

【方药】凉膈散（《太平惠民和剂局方》）。

大黄（酒浸）二两　芒硝一两　甘草六钱　山栀子（炒焦）八钱　薄荷七钱　连翘一两　黄芩（酒炒）一两

研为末，每服四、五钱至一两，加竹叶十五片，清水煎，去滓。入生白蜜一匙，微煎温服，日三夜二，得下热退为度。

凉膈散是清上导下之方，方中连翘、薄荷、竹叶、山栀、黄芩，清泻胸膈邪热；大黄、芒硝，通腑导热下行；甘草、白蜜，缓急润燥。若口渴、咽燥明显者可加天花粉、芦根等以生津润燥。

4. 阳明热盛证

【症状】壮热，面赤，汗多，心烦，渴喜凉饮，舌质红苔黄而燥，脉洪大或滑数。

【病机】本证的形成多为热邪未从少阳外解内传阳明而成，邪盛于里，正邪剧烈抗争，外蒸肌肉，内耗胃津，以致形成里热亢盛之候。

【治法】清热保津。

【方药】白虎汤。

临床中白虎汤常用于治疗流行性乙型脑炎、肺炎、钩端螺旋体病、流行性出血热、中暑、夏季热等病属阳明气分大热者，此外也用于治疗其他急性感染、过敏性紫癜以及急性口腔炎、胃炎、糖尿病等病属胃热炽盛者。

5. 热结便秘兼有阴伤

【症状】下后数日，潮热不退，或退而不尽，午后热甚，大便干结，口燥咽干，夜寐不安，舌质红苔干黑或金黄苍老，脉沉而有力。

【病机】本证为阳明气分热结，下后邪气未尽的变证。热壅阳明与糟粕相结，当以下法治之。但下后不是热退身凉，脉静神清，而是潮热不退，或退而不尽。究其原因，乃下后邪气未尽，复聚阳明，又与糟粕相结，故潮热不退。下后邪气虽未尽，但其势已减。病变仍在阳明，且有下后阴伤，故午后热甚。阳明热结，故大便干结。阴津受损，上不润口，则口燥咽干。热邪内扰，神不守舍，则夜寐不安。舌红苔干黑，或金黄苍老，为热结阴伤之证。脉沉而有力，为腑实未去之象。

【治法】攻下热结，养阴清热。

【方药】护胃承气汤《温病条辨》。

生大黄三钱　玄参三钱　细生地三钱　丹皮二钱　知母二钱　麦冬（连心）三钱

水五杯，煮取二杯，先服一杯，得结粪，止后服，不便再服。

本证为温病下后，热结未去，或去而复聚，阴津受伤之候。方中以苦寒之大黄为君，攻下热结，热邪得去，津液才有恢复之机。以玄参、麦冬、生地黄为臣，名曰增液汤，用其甘咸寒以护胃生津，养阴润下。牡丹皮辛寒，清血中伏热，并有透阴分之热邪外达的功能。知母苦寒，润而不燥，虽苦而不伤津，是清阴分热邪的良药。诸药相伍，虽攻下而不伤阴，虽养阴而不恋邪，协同促进，相得益彰。

本证与大、小、调胃三承气汤证不同。三承气汤证是热结阳明的腑实证，治用攻下之剂，以釜底抽薪为法。本证却是温病下后，气分邪热未尽，而阴津受伤之候，故其咽干口燥，舌质红等阴伤之证均较三承气汤证为重。因此，在方药中，三承气汤只用攻下，不用养阴清热；而护胃承气汤则在攻下之中佐以甘寒生津，养阴清热之品。

本证与增液承气汤证也有不同。增液承气汤证是素体阴亏，又患温病，肠燥便秘；而本证则是下后阴伤，热结未去。前者以阴伤为主；后者以热结为主，又兼阴津受伤。故增液承气汤证脉见沉细，而护胃承气汤证则脉沉而有力，这是使用增液承气汤和护胃承气汤的鉴别关键。

6．阳明腑实，小肠热盛

【症状】身热，大便不通，小便滴不畅，溺时疼痛，尿色红赤，时烦渴甚。

【病机】热盛于里，腑实内阻，而见身热、便秘；小肠热盛，下注膀胱，而见小便短赤、涩痛；热盛津伤，水不上承，而见时烦渴甚。总而言之，即大肠热结，小肠热盛，下注膀胱。

【治法】泻热通结。

【方药】导赤承气汤（《温病条辨》）。

赤芍三钱　细生地五钱　生大黄三钱　黄连二钱　黄柏二钱　芒硝一钱

水五杯，煮取二杯，先服一杯，不下再服。

本方是用导赤散合调胃承气汤而成，故名导赤承气汤。方中芒硝、大黄，攻下大肠热结；黄连、黄柏，清泻小肠火热；生地黄、芍药，凉血滋阴清心。

《温病条辨·中焦篇》云：“左尺牢坚，小便赤痛，时烦渴甚，导赤承气汤主之。”其因火腑不通，左尺（小肠脉也）必现牢坚之脉；小肠热盛，下注膀胱，小便必点滴赤痛也，则以导赤去淡渗之阳药，加连、柏之苦通火腑，大黄、芒硝承胃气而通大肠，此二方合治法也。

本证的尿闭为热盛灼津，肠腑不通，故治疗只宜清热滋阴。热清阴充，小便自畅。切不可纯用淡渗通利小便之药，防其更伤津液。正如吴鞠通《温病条辨·中焦篇》所指出的，本证“有余于火，不足于水。”故“小便不利者，淡渗不可与也，忌五苓、八正散。""此用淡渗之禁也，热病有余于火，不足于水，唯以滋水泻火为急务，岂可再以淡渗动阳而燥津乎？"

若热炽阴伤，舌红而干者，可加知母、花粉；若心烦不寐较甚者，可加琥珀少许。

（二）热盛动风

【症状】壮热神昏，躁扰狂乱，头晕胀痛，口噤，手足抽搐，颈项强直，角弓反张，甚则四肢厥逆，舌干绛，脉弦数。

【病机】本证乃肝经热盛，热极生风之候。邪热盛，则身壮热。热扰心神，则神昏，甚则躁扰狂乱。热邪上蒸，气血上涌，乃致头晕胀痛。肝藏血，血热炽盛，则肝热必盛。肝主筋，肝热炽盛，则筋脉拘急，而致口噤，手足抽搐，颈项强直，角弓反张。热邪内炽，正邪相争于里，阳气闭郁于内，不达于四末，故四肢厥逆。舌干绛，脉数乃血热炽盛之象。脉弦乃筋脉拘急之征。

【治法】凉肝息风。

【方药】羚角钩藤汤《通俗伤寒论》。

羚角片（先煎）钱半　霜桑叶二钱　京贝母（去心）四钱　鲜生地四钱　双钩藤（后入）三钱　滁菊花三钱　茯神木三钱　生白芍三钱　生甘草八分　淡竹茹（鲜刮，与羚角先煎代水）五钱

羚羊角咸寒，凉肝息风。钩藤性微寒，平肝息风，且其质轻，轻清宣透，可疏散肝热。二药相配，凉肝清热，平息肝风，为方中主要成分。桑叶、菊花轻清宣透，助羚羊角、钩藤清散肝热，平肝息风。竹茹微寒，清肝胆经郁热，且有化痰通络之功。川贝母化痰。因肝热炽盛，极易灼液成痰，而肝风夹痰阻塞经络，则更增筋脉之拘急，故用竹茹、川贝母以化痰通络。血热炽盛，极易伤耗阴液，阴伤而筋脉失养，必更增拘急之势，故用生地、白芍、生甘草相配，酸甘化阴，以滋阴增液，柔肝舒筋。茯神木养心安神。诸药配伍，共奏凉肝息风之功，为治疗血热动风之代表方剂。

（三）热在（营）血分

1. **热盛动血证**

【症状】身热夜甚，躁扰昏狂，或吐血，或衄血，或便血，或尿血，或非其时而行经，且血量多，或发斑，色紫黑，舌质紫绛而干，脉数。

【病机】本证乃血分热毒炽盛之候。热在阴分，故身热夜甚。血分热盛，热扰神明，则躁扰昏狂。热邪迫血妄行并灼伤血络，致使血不循经，溢出脉外，即可发生各部位之出血。若上部之血络损伤，则可见吐血、衄血；若下部之血络损伤，则可见便血、尿血，或非时经血；若血溢于肌肉，瘀于皮下，则可见发斑。

血热炽盛，津液耗伤，血因津少而浓稠，故色紫黑。舌质紫绛，脉数，皆是血热之象征。

本证与营分证比较，其病势更重，故营分证仅见斑点隐隐，而本证则斑点外发，或连成大片，且可见吐血、衄血、便血、尿血，及非时经血等出血证。正如叶天士所说："入血就恐耗血动血"。其治疗，应以凉血散血为法。

【治法】凉血散血。

【方药】犀角地黄汤《温病条辨》。

干地黄一两　生白芍（赤芍）三钱　丹皮三钱　犀角三钱

水五杯，煮取二杯，分两次服，渣再煮一杯服。

吴鞠通对本方药物分析为："犀角味咸，入血分以清热，地黄去积聚而补阴，芍药去恶血，生新血，丹皮泻血中伏火"。现代多用水牛角代原方中的犀角以清心凉血，解血分之热毒；生地凉血养阴，与水牛角相配凉血止血，滋阴养血；生白芍配丹皮清热凉血，活血散瘀。四药合用，共奏清热解毒，凉血散血之功。

2. 气血（营）两燔证

【症状】壮热口渴，烦躁不宁，苔黄舌绛，或肌肤发斑，甚或吐血、衄血等。

【病机】本证为气分热邪未解，而营分热邪已盛，以致形成气血（营）两燔。其证壮热、口渴、苔黄乃气分热炽之象。舌绛、烦躁则系热扰心营之征。若更见肌肤发斑，甚或吐衄，则为血热炽盛无疑。本证特点在于，既有气分证，又有营分或血分证，与单纯之热炽气分或热入营分、血分，其证候均有所不同。

【治法】清热凉血养阴。

【方药】玉女煎去熟地、牛膝，加细生地、玄参方（《温病条辨》）。

生石膏三两　知母四钱　玄参四钱　细生地六钱　麦冬六钱

水八杯，煮取三杯，分两次服，滓再煮一杯服。

本方系从景岳玉女煎加减而成。方用石膏、知母清气分之热，玄参、生地黄、麦冬凉营养阴，共奏气血（营）两清之效。

3. 真阴耗损证

【症状】身低热，手足心热甚于手足背，口干舌燥，心悸，神倦欲眠，甚则神昏，或见耳聋舌强，舌红少苔，脉虚大或迟缓结代。

【病机】本证乃温病日久，温热邪气损伤肝血肾精，而致真阴耗损，虚热内生，邪少虚多之候。肝肾阴亏，水不制火，则虚热内生，而致身低热。真阴耗损，虚热内生，热必循阴经而外发，因手厥阴心包经之劳宫穴在手心，足少阴肾经之涌泉穴在足心，故手足心热甚于手足背。真阴耗损，津不上承，故口干舌燥。肾水不能上济于心，心阴大亏，心神失养，乃致心悸，神倦欲眠，甚则神

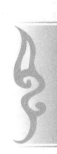

昏。肾精不荣于耳，则可致耳聋。舌红少苔为阴亏火旺之象。若阴伤过甚，舌失所养，则可致强硬謇涩。脉虚大者，近似于芤，是真阴损耗，血中津亏，脉道空虚，气无所制而独发所致。脉象迟缓结代，并非阳虚气亏之兆，乃真阴耗损，血液干涸之证，而其流动涩滞艰难，时行时止。

【治法】滋阴清热。

【方药】加减复脉汤《温病条辨》。

炙甘草六钱　干地黄六钱　生白芍六钱　麦冬（不去心）五钱　阿胶三钱麻仁三钱

水八杯，煮取三杯，分三次服。剧者加甘草至一两，地黄、白芍八钱，麦冬七钱，日三，夜一服。

本方系由《伤寒论》中复脉汤（亦称炙甘草汤）加减化裁而来。《伤寒论》原文曰："伤寒，脉结代，心动悸，炙甘草汤主之。"其证乃因寒邪损伤心阳，心阳不振，心气亏虚，而致心中悸动不安。心主血脉，心阳虚则脉中阳气不足，故见脉象结代。炙甘草汤方中，炙甘草、人参、桂枝、生姜、大枣益心气，通心阳，以复脉中之阳。又用生地黄、麦冬、阿胶、麻仁滋阴养血，配合益气通阳之药以养血复脉。伤寒之脉结代，是因气虚阳衰所致，故重在复脉中之阳。温病之脉虚大或迟缓结代，乃阴亏血涩使然，重在复脉中之阴，而不可再用阳药以伤其阴。故本方由复脉汤去人参、桂枝、生姜、大枣，加白芍组成。方中炙甘草配白芍，酸甘化阴，以滋养阴液。生地黄、麦冬、阿胶滋阴补血。麻仁养血润燥。本方白芍、生地、麦冬皆寒凉之品，阿胶、麻仁均属平性之药，炙甘草虽偏于温，然药性平和，且于大队寒凉药中配用，是取其甘而制其温。诸药配伍，剂属清凉，功专救阴，又清虚热。唯其药属滋润，必真阴耗损，热由虚生者，方可用之，若邪热尚盛者，则不宜用，以防恋邪。

本证与黄连阿胶汤证皆属阴虚有热之证，然二者有所不同：黄连阿胶汤证乃阴伤而邪火仍盛之证。故其方泻火与育阴并重，是攻补兼施之剂。本证乃真阴耗损，虚热内生，虚多而邪少之候。故方以滋阴为主，滋其阴以清其热，是寓攻于补之法。

（四）热入心包

1. 热闭心包证

【症状】身灼热，神昏谵语，或昏愦不语，或痰壅气粗，舌謇肢厥。

【病机】本证多系营分失治，热毒深陷，内闭心包堵闭所致。以灼热肢厥，神昏舌謇为主要表现。

【治法】清心开窍。

【方药】清宫汤送服安宫牛黄丸或紫雪丹、至宝丹（方见风温章）。

安宫牛黄丸、至宝丹及紫雪丹合称为温病"三宝"。其均有苏醒神志之效，但具体作用又各有侧重。至宝丹长于豁痰开闭，芳香通窍，用于痰浊闭窍较甚者。紫雪丹长于凉肝息风，用于神昏而兼动风发痉者。牛黄丸优于清热解毒，用于邪火亢盛，热闭心包之证。

临床上对热闭心包的治疗除应急予清心开窍外，活血化瘀之品可酌情配用。因心主血属营，热邪内陷，脉络易于瘀滞，而脉络瘀滞可使神昏加剧。所以治疗可据证加入一二味活血化瘀药。

2. 内闭外脱证

【症状】神昏谵语或不语如尸厥，躁扰不安，气短息促，手足厥冷，冷汗自出，大便闭，舌绛色暗，欲伸无力，苔干燥起刺，脉细疾或沉弱。

【病机】本证是由于热毒内闭，开泄不及时或不得法，致使热毒阻遏于内而闭；津耗气伤，阳气外越而脱。

以昏厥、气短汗冷、舌干绛、脉弱为主要表现。

【治法】开闭固脱。

【方药】生脉散或参附汤送服安宫牛黄丸或至宝丹（方见风温章）。

本证不仅邪陷内闭，且有气欲外脱之变，所以其治疗应二者兼顾，既要开通内闭，又要益气固脱。在固脱方药的运用上，一般因气阴损伤而致脱者，常用生脉散；若以亡阳气脱证为主，则应主以参附汤加龙骨、牡蛎或用生脉散加附子以回阳。

内闭外脱证每常兼有瘀血阻塞心窍的病理变化，临床表现每兼见甲青唇黑，舌质紫暗等症。治疗时除开闭固脱外，还应加用活血化瘀之品，如丹参、赤芍、桃仁、红花。

3. 邪伏阴分证

【症状】温热病后期，夜热早凉，热退无汗，能食形瘦，精神倦离，舌红少苔，脉细略数。

【病机】本证乃温热病后期，余邪深伏阴分（营、血分）之候。人体卫阳之气，日行于表，而夜入于里。阴分本有伏热，阳气入阴，阴不制阳，两阳相加，故入夜身热。也有人认为夜间为阴，阴分亏损之人，得自然之阴以助，与热抗衡之力增加，故出现入夜则发热，早晨卫气行于表，阳出于阴，则热退身凉。也有人认为平旦则阳气盛，阴气衰，无力与邪热抗衡，故平旦则热退。热虽退，而邪热仍深伏阴分，不从表解，故热退而无汗。正如吴鞠通所说："夜行阴分而热，日行阳分而凉，邪气深伏阴分可知；热退无汗，邪不出表而仍归阴分，更可知矣，故

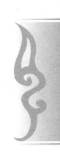

曰'热自阴分而来，非上中焦之阳热也'。"病邪深伏阴分，不在胃肠，因而饮食能进。然邪热内伏，饮食精微被其所耗，不能充养肌肤，故虽能食而形体消瘦。邪热耗伤正气，则精神倦怠。舌红少苔，脉细略数，皆为余热内伏，阴液被耗之象。本证热邪虽轻，但深伏阴分不出，消耗阴液，损伤正气，往往缠绵难解。

【治法】养阴透热。

【方药】青蒿鳖甲汤《温病条辨》。

青蒿二钱　鳖甲五钱　细生地四钱　知母二钱　丹皮三钱

水五杯，煮取二杯，日再服。

吴鞠通云："邪气深伏阴分，混处气血之中，不能纯用养阴，又非壮火，更不得任用苦燥"。此言余热深伏阴分，纯用滋阴，则腻滞恋邪；若纯用苦寒，则又有化燥伤阴之弊，故必养阴与透热同时并用。方中鳖甲咸寒，滋阴清热。青蒿苦寒芳香，清热透络。二药相配，滋阴清热，内清外透，使阴分邪热有外达之机，为方中主要药物。吴鞠通论此二味之功用说："以鳖甲蠕动之物，入肝经至阴之分，既能养阴，又能入络搜邪；以青蒿芳香透络，从少阴领邪外出。……此方有先入后出之妙，青蒿不能直入阴分，有鳖甲领之入也；鳖甲不能独出阳分，有青蒿领之出也。"生地黄、知母助鳖甲养阴清热。牡丹皮泻血中伏热，助青蒿以透络。方中诸药相合，滋中有清，清而能透，养阴而不留邪，祛邪而不伤正，是为养阴透热，清除阴分余邪之方。

本方与竹叶石膏汤均治春温余邪未净，低热不退，但两者病机不同，病程有异，当加以鉴别。气分余邪未净，气阴两伤者，用竹叶石膏汤；营、血分余邪未净，气阴被耗者，用青蒿鳖甲汤。二方功用有别，不可相混。

小　结

春温是感受春令温热病毒而发生的急性热病。临床以发病突然、病情严重及初起即可出现里热较盛证候为其特征。本病病机有邪在气分和邪在营分之别，但发病初起每多兼有表证。

本病初起热在少阳胆经的，治宜黄芩汤清热坚阴；热在营分的，治宜清营汤清营泻热。但无论邪在气分或邪在营分，如兼有表证的，治疗均须合以解表之法。气热兼表者，宜用葱豉桔梗汤加黄草等解表清里；营热兼表的，则用银翘散加牡丹皮、生地黄、玄参等泄卫透营。

热在阳明胃肠，其证亦不外经证、腑证两种类型，证治亦与风温证相同。但腑实而兼气液两虚的，治宜攻补兼施，用新加黄龙汤扶正祛邪；实邪而仅兼阴液不足的，宜用增液承气汤滋阴攻下；如实邪已去，而因液枯便秘的，则宜用增液汤滋阴通便。

邪在营血，其证较重，如系热入血分的，用犀角地黄汤凉血解毒；气分邪热未解而营分、血分邪热已盛的，此为气血（营）两燔，治宜气血（营）两清，加减玉女煎、化斑汤可随证选用；热与血结的，治宜桃仁承气汤泻热逐瘀。

邪入下焦，劫铄肝肾之阴，其病机变化亦不外阳亢阴虚、真阴欲竭、阴虚动风等类型，证治与风温相同。

本病发展过程中亦可出现热陷心包、热盛动风等证，其证治亦均同于风温。

病案举例

温热病后阴虚液涸（《蒲辅周医案》）

张某，女，1岁，发热咳嗽5日，于1959年1月24日住某院。

住院检查摘要：体温38℃，消瘦，皮肤枯燥，色素沉着，兼有紫癜，口四周青紫，肺部叩诊呈浊音，水泡音密聚，心音弱，肝肋下3厘米，血常规示白细胞总数4200/立方毫米，中性粒细胞61%，淋巴细胞39%，体重4.16千克。诊断：①重证迁延性肺炎。②三度营养不良。③贫血。

病程与治疗：入院时精神萎靡，有时烦躁，咳嗽微喘，发热，四肢清凉，并见拘紧现象，病势危重，治疗1个半月，虽保全了生命，但褥疮形成，肺大片实化不消失，体重日减，使用各种抗生素已1月之久，并多次输血，而患儿日沉困，白细胞总数高达38 400/立方毫米，转为迁延性肺炎，当时在治疗上非常困难。于3月11日请蒲老会诊，症见肌肉消瘦，形槁神呆，咽间有痰，久热不退，脉短涩，舌无苔，属气液枯竭，不能养五脏，濡筋骨，利关节，温肌肤，以致元气虚怯，营血消铄，宜甘温咸润生津，并益气增液。处方如下。

干生地四钱　清阿胶（另烊）三钱　麦门冬二钱　炙甘草三钱　白芍药三钱　生龙骨三钱　生牡蛎四钱　制龟板八钱　炙鳖甲四钱　党参三钱　远志肉一钱五分

浓煎300毫升，鸡子黄一枚另化冲，童便一小杯先服，分二日服。

连服3周后，大便次数较多，去干生地、童便，加大枣（劈）三枚，浮小麦三钱，再服2周。痰尚多，再加胆星一钱，天竺黄二钱。

自服中药后，病情逐渐好转和恢复。2周后体温逐渐恢复正常；肺大片实化逐渐消失；用药1周后，皮下脂肪渐丰满；体重显著增加；咳嗽痰壅消失；食欲渐佳；精神萎靡，转为能笑、能坐、能玩。于同年5月8日痊愈出院。

按语：本例从发病及诊断看，虽不属于典型的春温病，但其现证之"营血消铄"，治须"甘温咸润生津，益气增液"，符合春温后期证治，也是异病同治之体现。

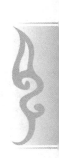

复习思考题

1. 春温与风温均发生于春季，两者病因、病机及初起的临床特点有何不同？

2. 春温初起发于阳明与发于少阳均属气分证，两者证治有何不同？

3. 导赤清心汤与导赤承气汤二方均治小便赤痛，两者有何不同？

4. 血热动血以周身各部位出血为主症，为什么用凉血散血法治疗？

5. 黄连阿胶汤与加减复脉汤均治血热耗血，两者有何不同？

6. 加减复脉汤与《伤寒论》的复脉汤均以"复脉"名方，二方"复脉"的含义及药物运用有何不同？

7. 热盛动风与亡阴失水，虚风内动均属肝风内动，两者如何鉴别？其治疗原则有何不同？

8. 二甲、三甲复脉汤与大定风珠均为治疗亡阴失水，虚风内动的方剂，临床运用中如何选择？

9. 竹叶石膏汤与青蒿鳖甲汤二方均治春温余邪未净，两者有何区别？

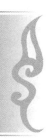

第8章 暑 温

> 【学习要求】
> 1. 掌握暑温（暑热病）的概念及特点。
> 2. 掌握暑温（暑热病）的病因、病机及传变规律。
> 3. 了解暑温（暑热病）的诊断及鉴别诊断。
> 4. 掌握暑温（暑热病）发展过程中各种证候的辨证论治原则。
> 5. 掌握暑邪侵袭人体多直中气分的机制及张凤逵所说"暑病首用辛凉，继用甘寒，终用甘酸敛津"的治疗原则。
> 6. 掌握暑温（暑热病）与中暑的区别。

一、概述

中医文献关于暑病的记载，应追溯到《内经》，如《素问·热论》"凡病伤寒而成温者，先夏至日者为病温，后夏至日者为病暑"；《素问·生气通天论》"因于暑，汗烦则喘喝，静则多言，体若燔炭，汗出而散"，对暑病的病因、发病季节和临床特点等均作了描述。汉代张仲景在《金匮要略·痉湿暍病脉证治》中说："太阳中暍，发热恶寒，身重而疼痛，其脉弦细芤迟"，"太阳中热者，暍是也，汗出恶寒，身热而渴，白虎加人参汤主之"，论述了暑病的因证脉治，并提出了用白虎加人参汤等方治疗。宋代陈言在《三因极一病证方论》中提出，冬伤寒至夏而发为热病，夏间即病者即伤暑，两者不同。他还认为，伤暑中暍，其实一病，但轻重不同。元代朱震亨在《丹溪心法》中把暑病进一步分为冒暑、中暑、伤暑三类，从而使暑病的分类及证治更趋全面。张元素以动静分阴暑和阳暑，他认为：静而得之为中暑，动而得之为中热，中暑者为阴证，中热者为阳证。张介宾则以受寒受热分阴暑和阳暑，他认为："阴暑者，因暑而受寒者也"，"阳暑者，乃因暑而受热者也"。王纶在《明医杂著》中提出，"暑邪可自口齿而侵犯人体，伤于心包络之经"，为后世温病邪入心包理论开了先河。明末王肯堂在《证治准绳》中提出，发于夏季的热病，既有伏寒化热者，也有暴感暑邪为病者。发展到清代，医家对暑病的认识则更加深入。喻昌提出暑病均为新感暑邪所致，而非伏寒化热引起。叶桂更明确提出了"夏暑发自阳明"及"暑必兼湿"的观点，突出了暑病的病机特点。吴瑭则在《温病条辨》中首次提出了暑温的病名，言"广暑温者，正夏之时，暑病之偏于热者也"。其后，关于暑温的证治内容不断丰富，并成为四时温病中的重要病种之一。

暑温是发生于夏季的急性热病。以壮热、烦渴、汗多等阳明胃热证候为主症。其特点是：发病急，传变速，易伤津耗气。

本病是因感受夏令暑热病毒而引起。因夏月暑气当令，气候炎热，人或元气有亏，暑邪即乘虚袭入而发病。由于暑热之邪，伤人最速，故发病初起多径入阳明胃。叶天士说："夏暑发自阳明。"即是指此而言。因暑热之邪易伤元气，尤多耗伤津液，所以本病极易出现气伤津耗的证候。又由于夏令雨湿较多，或因天暑夏下逼，地湿上蒸，湿热之邪易于相伙为患，因此暑温证又往往兼夹湿邪而成暑温夹湿之证，但仍以热为主，兼湿为客。此外，由于炎暑亢盛，贪凉饮冷亦为人之常情，设或乘凉饮冷太过，暑热之邪易为寒湿所遏，而为暑兼寒湿之证。

本病初起，阳明胃热盛者，应用辛寒之剂以清泻邪热；如进而为邪热伤津的，宜用甘寒以清热生津；若至后期，邪热虽去而气液耗损的，宜用甘酸之品以益气敛津。张凤逵《伤暑全书》说："暑病首用辛凉，继用甘寒，终用甘酸敛津，不必用下。"可谓总结了暑温整个病变过程的治疗大法。但须指出，其所谓首用辛凉是指辛凉重剂，即辛寒清气之法，并不是指辛凉解表；暑温易耗气伤津，腑实结滞较少，所以一般不必用下，但如出现腑实证候，当然也须攻下。若暑邪传营入血或劫铄肝肾之阴，治与风温、春温相同。至于暑温兼湿之治，则清暑必兼利湿。王纶《明医杂著》说："治暑之法，清心利小便最好。"可为暑温夹湿的治疗原则。暑为寒湿所遏，治宜辛温以散外寒，合以化湿透热。

根据暑温的发病季节和临床表现，西医学中发生于夏季的流行性乙型脑炎、登革热和登革出血热、钩端螺旋体病、流行性感冒以及热射病等，可参考本病辨证论治。

二、病因、病机及传变规律

1. 病因

暑热邪气是导致暑热病发生的主要原因，但其发病与否和人体正气亦有密切关系。在一般情况下，若人体正气素虚或因劳倦太过，耗伤津气，往往容易引起发病。正如李东恒所说："暑热者，夏之令也，人或劳倦，或饥饿，元气匮乏，不足以御天令亢热，于是受伤而为病。"

2. 病机

夏季在一年中气温最高，但不同时间在程度上亦有差别。夏至以前，由春入夏，气温逐渐升高，但尚未十分炎热，故此时感受温热邪气所发生的病变仍称为"温"，而不称为"暑"，即《素问·热论》所说："先夏至热者为温病"。夏至以后，暑气极盛，炎热酷烈，此时感受暑热邪气而发病就称为暑温，即《素问·热论》所说："后夏至日者为病暑"。这也正如叶天士《三时伏气外感篇》所说："夏为热病，然夏至以前，时令未为大热，经以先夏至病温，后夏至病暑。"

暑热病虽属新感温病。但其发病往往不经过卫分阶段，而是初起即见气分高热。这种发病特点，与暑邪的特性及人体状态两方面有关。暑为热之极，其侵袭人体后发病极速，且传变亦快，而夏季因气候炎热，人体腠理处于开泄状态，所以暑邪极易入里而径见气分高热。叶天士《三时伏气外感篇》所说："夏暑发自阳明"，也正是强调了暑热病的这一发病特点和机制。

暑性炎热，极易耗气伤津，所以暑热病中每多见暑伤津气的证候，甚或引起虚脱。气分暑热不解，往往深入营血；或灼液成痰，蒙蔽心包；或引动肝风。故暑热病中，又常易出现出血、窍闭、动风等重证。在病变过程中，若窍闭、动风持续较长者，瘥后每因痰热阻闭包络而留有痴呆、失语、耳聋等；或因风痰阻滞经络而形成手足拘挛、强直或瘫痪等后遗症。

3. 传变规律

暑热病初起，往往先见肺胃热炽，或暑伤津气的气分证候。若高热不解，津气大伤，则可进一步发展而导致津气欲脱。暑热传入心营，可导致热伤营阴，或灼液成痰而成痰热蒙蔽心包，或形成瘀血阻滞心络之证。暑热邪气窜入血分，可导致暑热动血，或暑伤肺络。暑热炽盛，可淫及于肝而呈热盛动风，亦可损伤营阴而致营热动风。暑热病后期，心火独亢，肾水耗损，可发为暑热消渴。由于高热耗气伤阴，暑热病后期又往往呈现暑热已退，气阴两伤之证。

三、诊断要点

夏至以后，酷暑炎热之时，发病急骤，初起即见高热心烦，汗多口渴，面赤头晕，喘急气促，舌苔黄燥，脉洪数等气分证，为诊断暑温（暑热病）的主要依据。病变过程中变化较多，每易出现虚脱、窍闭、动风、出血等重证。

中暑与暑温（暑热病）虽均发生于夏季，但二者有所不同。中暑乃因在烈日或高温下劳作，卒然受暑而得，症见突然昏倒，不省人事，身热气粗，喉中痰鸣，脉滑数。其来势虽急，变化却少，救治得法，痊愈亦快。

四、辨证论治

（一）暑入气分证

1. 暑入阳明

【症状】壮热汗多，口渴心烦，头痛且晕，面赤气粗，或背微恶寒，苔黄燥，脉洪数或洪大而芤。

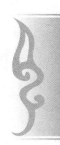

【辨证要点】具有壮热、汗多、烦渴、脉洪数等阳明里热炽盛证。具有齿燥、舌苔黄燥等阴津耗伤征象，若见津气并伤者，其脉洪大而芤，汗出量多而背微恶寒。

【病机】暑热充斥阳明气分，邪正剧争。

【治法】清暑泻热。

【方药】白虎汤或白虎加人参汤。

白虎加人参汤（《温病条辨》）

生石膏（研）一斤　知母六两　生甘草二两　白粳米六合　人参三两

本方以白虎汤泻阳明经热，以人参益气生津。吴鞠通称其为"泄经热，救化源"。暑热炽盛者，尚可加金银花、连翘、竹叶、荷叶、西瓜翠衣等增强清暑透邪之力。若暑湿郁阻气机，出现胸痞、呕恶、苔腻者，可加藿香、佩兰等芳化湿邪，疏理气机。若湿郁卫表，出现微恶风寒，身灼热无汗者，宜加香薷、大豆黄卷、连翘、金银花等以疏解表邪。

2.暑伤津气

【症状】身热心烦，小便短黄，口渴汗出，气短而促，肢倦神疲，苔黄干燥，脉虚无力。

【辨证要点】暑热未退，而见身热、心烦、尿赤等暑热内盛表现。具有肢倦神疲、自汗、脉虚无力等津气两伤表现。

【病机】本证为暑热亢盛，津气耗伤之证。暑热郁蒸，故身热，心烦，小溲色黄；暑为阳邪，主升主散，迫津外泄，故汗多；汗泄太过，伤津耗气，故口渴，苔燥，气短而促，肢倦神疲，脉虚无力。

暑温气分热炽之白虎加人参汤证可见发热，汗出，脉数，与本证相似。虽同属气分暑热，津气两伤，但前证以暑热炽盛为主，兼有津气耗伤，以高热不退，多汗，烦渴，脉洪大为主；本证热势减退，但气津耗伤突出，以身热，体倦少气，脉虚无力为鉴别要点。

【治法】清热涤暑，益气生津。

【方药】王氏清暑益气汤（《温热经纬》）。

西洋参10g　石斛10g　麦冬6g　黄连3g　竹叶10g　知母10g　荷梗10g　甘草3g　粳米10g　西瓜翠衣12g

水煎服。

本证属暑热仍盛而津气两伤，故治疗时清热涤暑与益气生津并施。方中西瓜翠衣、黄连、竹叶、知母、荷梗清热涤暑；西洋参、石斛、麦冬、甘草、粳米益气生津，方中西洋参亦可用沙参代之。津气耗伤重者，当加重益气生津药的用量，并酌减黄连或不用，防其化燥伤阴。

本方与白虎加人参汤均为清热解暑，益气生津之剂，临床运用时应注意区别其适应证候：白虎加人参汤证适用于暑入阳明，暑热较盛而津气耗伤较轻之证，清暑泻热之力较强；本方则适用于暑热稍轻，津气耗伤较甚之证，其清泻暑热之力不及前方，但养阴生津益气之力较强。

现代研究表明小儿夏季热、老人夏季热、急性感染性多发性神经根炎等病属暑伤津气者均可运用本方治疗。

3. 津气欲脱

【症状】身热骤退，汗出不止，喘喝欲脱，脉散大。

【病机】本证为津气耗伤过甚所致的津气欲脱之证。暑热去故身热退；正气耗散过甚，固摄无权，津不内守，故汗出不止；津气耗伤太过，肺气欲绝，则见喘喝欲脱；津气势欲外脱，则脉散大而无力。

暑伤津气证也可见汗出，气促，倦怠，脉虚，与本证相似，系暑热未解，津气两伤所致，为虚实夹杂之证，故尚见身热心烦；本证为暑热耗伤津气过甚，多由上证进一步发展而来，系纯虚无邪，正气欲脱之危象，症见身热骤降，汗出淋漓，呼吸短促表浅，脉虚欲绝或散大无根。本证病势重险，但与阳气外亡而汗出肢冷，面色苍白，脉微细欲绝者有所不同。若病情进一步发展，亦可出现阳气外亡之危候。

【治法】益气敛津，扶正固脱。

【方药】生脉散（《医学启源》）。

人参五分　麦门冬五分　五味子七粒

本证属津气欲脱的危重证候，故治疗应急予益气敛津固脱之法。方中人参补益元气，麦冬、五味子酸甘化阴，守阴留阳，使元气得固。元气固则汗不外泄，阴液内守则阳留而不外脱，此即"再用酸敛"之意。可见本方功在补气敛阴，并非治暑之剂，故只适用于津气欲脱而邪热已去的病证。若暑热仍盛者，不宜单投本方。正如《温热经纬》引用徐大椿所说："此伤暑之后，存其津液之方也……用此方者，须详审其邪之有无，不可徇俗而视为治暑之剂也。"

现代研究表明流行性乙型脑炎、败血症、心肌炎、流行性出血热、高热急症、肺炎等病属津气欲脱者均可运用本方治疗。

4. 热结肠腑

【症状】身体灼热，日晡为甚，腹胀满硬痛，谵语狂乱，大便秘结或热结旁流，循衣摸床，舌卷囊缩，舌红，苔黄燥或起芒刺，脉沉数有力。

【辨证要点】日晡潮热，腹满硬痛，便秘，苔黄燥起刺，脉沉实有力。

【病机】本证为暑热伤津，热结阳明腑实之证。暑热与糟粕郁蒸肠腑，不能透达于外，故身热日晡为甚；肠中热结，传导失司，腑气不通，故大便秘结而腹满硬痛；若大便虽结，热迫于中，津液下夺，从旁而出，则见大便稀水，色黄臭秽等"热结旁流"之证；邪热循经上扰心神，神不守舍，则谵语狂乱，循衣摸床；热邪炽盛，淫于厥阴，则舌卷挛缩；舌红苔黄燥甚或起刺，脉沉数有力，为暑热灼伤津液，热结肠腑之象。本证除具有痞、满、燥、实、坚外，尚有上、中、下三焦火毒之证，病情较为深重。

【治法】通腑泄热，热毒盛者伍以清热解毒。

【方药】调胃承气汤或解毒承气汤。

解毒承气汤（《伤寒温疫条辨》）

黄连3g　黄芩3g　黄柏3g　栀子3g　枳实（麸炒）8g　厚朴（姜汁炒）15g　大黄（酒洗）15g

本方是在大承气汤、升降散和黄连解毒汤的基础上加减而成，温病三焦大热，则以大黄、枳实、厚朴之大承气汤来峻下热结，通腑泄热。温毒上下流窜，则体内气机紊乱，故以升降散之僵蚕、薄荷两清之品，僵蚕以清化而升阳，蝉蜕以清虚而散火，气机复则邪气除。以黄连、黄芩、黄柏、栀子之黄连解毒汤，沟通上下三焦，清热凉血，助君药除热之功。

此外，还有俞氏解毒承气汤（《重订通俗伤寒论》），方用金银花、连翘、栀子、黄芩，轻清宣上，以解疫毒，即俞氏所言"升而逐之"；黄连合枳实，善疏中焦，苦泄解毒，即俞氏所言"疏而逐之"；黄柏、大黄、西瓜硝、金汁，咸苦攻下，速攻其毒，即俞氏所言"决而逐之"。以上合而为泻火逐毒，三焦通治之良方。从俞氏解毒承气汤用药结构来看，比较符合暑热搏结肠腑的治疗。

5. 暑湿困阻中焦

【症状】身热面赤耳聋，胸闷脘痞，下利稀水，小便短赤，咳痰带血，不甚渴饮，舌红赤，苔黄滑。

【病机】暑湿内郁，蒸迫于上，则见身热面赤耳聋。叶天士谓："湿乃重浊之邪，热乃熏蒸之气，热处湿中，蒸淫之气上迫清窍，耳为失聪，不与少阳耳聋同例。"少阳耳聋，必夹往来寒热、口苦咽干、脉弦等症，与本证因暑湿郁蒸者显然有别。肺主一身之气，暑湿侵肺，肺气不宣，则胸闷咯痰带血。舌虽红赤，苔犹黄滑，则病邪仍在气分可知。暑湿郁蒸中焦，则脘腹胀闷而不甚渴饮。暑湿迫于肠道，失于分清泌浊，则小便短赤，下利稀水，此与热结旁流之纯利稀水而腹必按痛者不难分辨。又本证与白虎加苍术汤证均为暑温兼湿，热重湿轻之候，但病位则有区别。白虎加苍术汤证仅病在中焦，故所现证候为脾胃见症；本证为暑湿弥漫三焦，故除口渴、脘痞之中焦见症外，复有胸闷耳聋之上焦见症与下利稀水、小溲短赤之下焦见症。

【治法】清热利湿。

【方药】三石汤（《温病条辨》）。

飞滑石三钱　生石膏五钱　寒水石三钱　杏仁三钱　竹茹（炒）二钱　银花（露更妙）三钱　金汁（冲）一酒杯　白通草二钱

水五杯，煮成二杯，分两次温服。

本方用杏仁宣开上焦肺气以达膀胱，石膏、竹茹清泻中焦之热，滑石、寒水石、通草泄利下焦湿热，金银花、金汁则涤暑解毒，共奏清宣三焦暑湿之功。

（二）暑兼寒湿证

【证候】头痛身热，恶寒无汗，身形拘急，脘闷心烦，舌苔薄腻。

【病机】夏月伤暑，复因乘凉饮冷，以致暑为寒湿所遏。寒郁肌表，则头痛身热，恶寒无汗，身形拘急。湿邪内阻，则苔腻脘闷。暑热内郁，则心烦不安。此与伤寒证纯系寒邪在表而无苔腻、脘闷、心烦之暑湿内郁见证者，显然有别。

【治法】解表散寒，化湿涤暑。

【方药】新加香薷饮或黄连香薷饮。

新加香薷饮（《温病条辨》）

香薷二钱　银花三钱　鲜扁豆花三钱　厚朴二钱　连翘二钱

水五杯，煮取二杯，得汗止后服，不汗再服，服尽不汗，再作服。

本方即三物香薷饮去扁豆加金银花、连翘、扁豆花而成。方以香薷辛温香透解表酿暑，厚朴理气化湿，金银花、连翘、扁豆花清热涤暑。

黄连香薷饮（《类证活人书》）

黄连（酒炒，一作七分五厘，一作姜汁同炒）五分　香薷（去土，一作三钱）二钱　厚朴（姜制，一作一钱五分）一钱（一方有扁豆、甘草）

（三）暑入营（血）分证

1. 暑伤肺络

【症状】骤然咯血，衄血，咳嗽气促，头目不清，灼热烦渴，舌红苔黄而干，脉细数。

【辨证要点】以咯血、衄血为主要表现，出血量或多或少，视病变程度而异，出血为暑伤肺络的征象，为本证辨证着眼点。具有暑热内盛，暑热蒸迫的表现，如灼热烦渴，头目不清，舌红苔黄而干，脉细数。

【病机】暑热伤肺络，迫血妄行。本证因暑伤肺络而咳嗽，咯血，颇似痨瘵，故又有暑瘵之称。

【治法】凉血解毒，清络宣肺。

【方药】犀角地黄汤合银翘散加减。方用犀角地黄汤清热解毒，凉血止血；银翘散清解肺络之热，宣降肺气。出血量多，可加三七粉止血。肺热盛而咯血者，加炒栀子、黄芩、白茅根、侧柏炭、藕节炭等清肺泻火，凉血止血。若肺胃热盛，可加生石膏、知母、黄连等清热解毒。若气随血脱，需急投独参汤或参附汤益气固脱，回阳救逆。

2. 暑入心营

【症状】灼热烦躁，夜寐不安，时有谵语或昏愦不语，舌謇肢厥，舌红绛，脉细数；或猝然昏倒，不省人事，身热肢厥，气粗如喘，牙关微紧或口开默不作声，舌绛脉数。

【辨证要点】具有谵语、昏迷等暑热内闭心包的表现。具有营热炽盛的症状，如灼热、舌绛等。

【病机】暑入心营，闭塞机窍。暑入心营途径不同，而临床表现有异：由气分传入心营者，始有气分暑热内盛证，继则出现灼热，烦躁，时有谵语，甚或昏迷不语，而舌红绛，脉细数；若暑热猝中心营而内闭心包，则骤然昏倒，身热肢厥，舌绛脉数，临床上称为暑厥。

【治法】凉营泻热，清心开窍。

【方药】清营汤类服安宫牛黄丸或紫雪丹，或用行军散。

暑热由气分内陷心营者，清营汤送服安宫牛黄丸或紫雪丹（方见风温病）。

暑热直中心包引起暑厥者，用行军散（《重订霍乱论》，西牛黄、麝香、珍珠、冰片、硼砂、雄黄、硝石飞金），亦可用"三宝"。并配合针刺水沟、十宣、曲池、合谷等穴。

神苏厥回，视暑热在气在营（血），分别予以治疗：暑在气分者仍予清热涤暑；若暑在营（血）分，仍宜清营凉血。叶天士说："神苏以后，用清凉血分，如连翘心、竹叶心、玄参、细生地、鲜生地、二冬之属。"

暑入心营，邪闭心包，内闭外脱的治疗，参见风温病之内闭外脱证。

（四）暑热动风证

1. 热盛动风

【症状】壮热神昏，躁扰不宁，头晕胀痛，手足抽搐，颈项强直，角弓反张，两目上视，牙关紧闭，甚则四肢厥逆，舌干绛，脉弦数。

【病机】本证乃暑热邪气内盛，淫及于肝，肝热动风之候，亦称为"暑风"。暑热内盛，则壮热。热扰心神，则神昏躁扰不宁。暑热上蒸清窍，气血上涌，故头晕胀痛。肝热炽盛，热炽筋挛，故手足抽搐，颈项强直，角弓反张，两目上视，牙关紧闭。暑热内炽，正邪相争于里，阳气闭郁于内，不达于四末，故四肢厥逆。暑热炽盛，血中津伤，血液浓缩，故舌干绛。脉数主热盛，弦主筋脉拘急。

【治法】凉肝息风。

【方药】羚角钩藤汤（方见春温病）。

2. 营热动风

【症状】身热夜甚，口反不甚渴，或竟不渴，心烦躁扰，甚或时有谵狂，两目上视，手足瘛疭，颈项强直，甚或角弓反张，舌红绛无苔，脉弦细而数。

【病机】身热夜甚，口反不甚渴，或竟不渴，心烦躁扰，甚或时有谵狂，舌红绛无苔，脉细数等临床表现，皆属热伤营阴之候。因暑热邪气深入营分，耗伤血中津液，而肝主藏血，血热津耗，则肝亦热而阴亦亏。肝热阴亏，血不养筋，乃致筋脉拘急而动风。两目上视，颈项强直，角弓反张，脉弦等，均为肝风内动之兆。本证之见动风，其病在肝，而其本在心营，乃热伤营阴，引动肝风，故称之为"营热动风"，因其动风由暑热耗伤营阴所致，故亦称"暑风"。吴鞠通《温病条辨》中称之为"暑痫"，与"暑风"名虽异而证实同。

本证与热盛动风虽同属暑风，但两者病机不同，治法亦别。热盛动风为暑热内盛，淫及于肝，肝热炽盛，热炽筋挛而致动风，属实热证，故治以凉肝息风法。本证乃热伤营阴，引动肝风，其病在心营，其证既有邪热，又有营阴大伤，属虚实夹杂之证，故治当以清营透热，养阴生津为主，佐以凉肝息风。

【治法】清营透热，养阴生津，佐以凉肝息风。

【方药】清营汤加钩藤、丹皮、羚羊角（《温病条辨》）。

【方解】本证可用清营汤（方见风温病）加钩藤、丹皮、羚羊角治疗，亦可用紫雪丹治之。证乃热伤营阴，故当以清营汤清营透热，养阴生津为主方，使营热得除，则肝热自消，营阴得复，则肝阴亦充。但因其肝风已动，其势已急，故宜在清营汤中配入凉肝息风药物。羚羊角咸寒，善清肝热而熄肝风。牡丹皮辛寒，清泄肝血中之伏热。钩藤性平，平肝息风。三药配伍清肝热而息肝风，加入清营汤中共用，有相辅相成之功效。

紫雪丹药性寒凉，有清心开窍，凉肝息风之功，故营热动风者可用之。若与清营汤同服，其效尤佳。

（五）暑伤心肾证

【症状】心热，烦躁，消渴不已，麻痹，舌红绛，苔黄燥。

【辨证要点】本证见于暑温后期。由于暑热久羁，传入少阴，上助心火，下劫肾水，水火不济，而邪势已不太甚。所以临床辨证应着眼于心烦、消渴等症。

暑温在阳明气分热盛时亦可见心烦、消渴，两者应作鉴别。

		暑伤心肾	阳明热盛
临床表现相似处		均可见心烦、消渴、身热、舌红、苔黄等症状	
鉴别点	热象	热势不高	壮热
	脉象	细数	洪大
	舌苔	苔薄黄燥、舌红绛	苔黄厚而燥，舌红
	病程	见于后期	多见于初期

【病机】本证病机在于心火亢盛，肾水不济。证属阴虚阳亢，水不济火。心火亢与肾水虚两者又可互为因果，即心火愈旺则肾水愈虚，肾水愈虚则心火愈亢。

【治法】清心火，滋肾水。

【方药】连梅汤（《温病条辨》）。

黄连三钱　乌梅三钱　麦冬三钱（连心）　生地三钱　阿胶二钱

水五杯，煮取二杯，分两次服。

本方从《伤寒论》黄连阿胶汤去黄芩、芍药、鸡子黄加乌梅、生地黄、麦冬而成。方中以黄连苦寒清心火，阿胶、生地黄滋肾液，麦冬亦属甘寒滋阴之品。方中乌梅与黄连配合，有酸苦泻热之效；乌梅与生地黄、麦冬配合，有酸甘化阴之功。全方可使心火清而肾水得复。本方虽从黄连阿胶汤化裁而来，但黄连阿胶汤以黄连配鸡子黄，重在育阴清热；本方则以黄连配乌梅、生地黄、麦冬，重在酸苦泄热，酸甘化阴，亦合暑温"终用酸泄酸饮"之意。

本证若见脉虚大而芤者，为气阴不足之象，方中可加人参以益气养阴。若肾阴虚甚，或有虚风内动而热势不著者，赖加减复脉汤（方见春温病）滋养肾阴为主；若余热不尽，热势久久不退，则可用青蒿鳖甲汤加减（方见春温病）。

（六）余邪未净，痰瘀滞络

【症状】身热不甚，久留不退，神情呆钝，终日昏睡，或痴呆不语，或手足拘挛，肢体强直。

【病机】暑温后期，余邪未净，痰瘀留滞。

【治法】清透余热，化痰祛瘀通络。

【方药】薛氏三甲散（《湿热病篇》）。

醉地鳖虫　醋炒鳖甲　土炒穿山甲　生僵蚕　柴胡　桃仁泥

本证为客邪留恋，与营血相互胶固，留滞于血脉而成。药用鳖甲、龟甲入阴分逐邪退热，穿山甲、土鳖虫活血通络，牡蛎、僵蚕通络散结，当归、白芍、甘草益气养血。吴又可云："正气衰微，不能托出，表邪留而不去，因与血脉合而为一，结为痼疾也。……夫痼疾者，所谓客邪胶固于血脉，主客交浑，最难得解，且愈久益固，治法当乘其大肉未消、真元未败，急用三甲散，多有得生者。"

若余热未清，发热不退者，加青蒿、地骨皮、白薇等，以清除余热。若痰瘀较甚，可酌加陈胆南星、白附子、乌梢蛇、红花、白芥子等以化瘀化痰通络。尚可配合针刺治疗。

附　中暑、暑厥

【症状】暑夏炎热，在烈日或高温下劳作，突然昏倒，不省人事，身热气粗，喉中痰鸣，脉滑数者，名曰中暑。甚则四肢厥逆，脉沉伏或沉涩，名曰暑厥。

【病机】中暑与暑厥同属一证，只是病情轻重有别，若中暑而见四肢厥逆者，即名正缘暑热之邪卒中人体，内窜心包所致。暑热内壅，气机阻滞，肺失宣降，水津失布，聚而成痰，蒙蔽心包，乃致突然昏倒，不省人事。暑热内盛，故身热。痰热内壅，肺气上逆则气粗痰鸣。脉象滑数，乃属痰热内壅。若痰热壅滞过甚，气机闭塞，则阳气不达四末，而见四肢厥逆。此时由于气血闭郁于内，则脉象多为沉伏或沉涩。本证猝然昏倒，貌似中风，然病因、病机不同，且中风多见口眼㖞斜；然本证发于暑季，因暑热一时蒙蔽清阳，猝然成昏厥，醒后无后遗症，两者不难区别。

中暑和暑温同发生于炎夏季节，但临床表现和病机不同。本证卒然受而得，其来势虽急，变化却少，救治得法，疫愈亦快，不似暑温病程之长且复杂多变。

【治法】芳香开窍，宣通气机。

【方药】至宝丹（方见风温病）。

本证乃暑热邪气外中，痰浊郁热蒙蔽心包，闭塞气机之急病，故治宜芳香之品，以疏散邪热，宣畅气机，涤痰开窍。不宜过用寒凉，防其遏伏暑邪，反致有碍外泄，故不用安宫牛黄丸、紫雪丹，而取至宝丹芳香开窍之长。

雷少逸在《时病论》中说："盖中暑忽然而发，如矢石之中人也。不似伤暑初则寒热无汗，或壮热蒸汗之可比。是病忽然闷倒，昏不知人，躯热微汗，气喘不语，牙关微紧，亦或口开，状若中风，但无口眼㖞斜之别，其脉洪濡或滑而数。缘其人不辞劳苦，赤日中行，酷暑之气，鼓动其痰，痰阻心包所致，宜清暑开痰法治之。如果手足厥冷，名曰暑厥，宜苏合香丸化开灌之，或以来复丹研末白汤灌之，或以蒜水灌之，或剥蒜肉入鼻中，皆取其通窍也。俟其人事稍苏，继进祛暑调元法为治。"本段对中暑与暑厥之病因、病机、临床表现及其治疗，均进行了详细阐述。

小　结

暑温（暑热病）是夏季（夏至以后）感受暑热邪气而引起的温病。因夏季暑热极盛，而人体腠理又呈开泄状态，故暑热病起病急，热象重，往往不经过卫分阶段，初起即直中气分。若暑入气分而呈肺胃热炽者，证见高热恶热，面赤心烦，头晕胀痛，喘息气急，蒸蒸汗出，舌苔黄燥，脉洪大而数，治用白虎汤，以清热生津，此即张凤逵："暑病首用辛凉"之法。若见高热不退，汗出不止，气短神疲，背微恶塞，脉洪大而芤，足心热耗气伤津之象，治用白虎加人参汤，以清透暑热，补益气阴，以防虚脱。若暑伤津气者，症见身热汗出，气短似喘，口渴心烦，尿少而黄，倦怠神疲，舌红少苔，脉虚无力，治用王氏清暑益气汤。

暑热内盛，引动肝风者，称为暑风，一般有热盛动风与营热动风两种类型。若热盛动风者，症见壮热神昏，躁扰不宁，头昏胀痛，手足抽搐，颈项强直，角弓反张，两目上视，牙关紧闭，甚则四肢厥逆，舌干绛，脉弦数，治用羚角钩藤汤，以凉肝息风。若营热动风者，症见身热夜甚，口反不甚渴，或竟不渴，心烦躁扰，甚或时有谵狂，两目上视，手足瘛疭，颈项强直，甚或角弓反张，舌红绛无苔，脉弦细而数，治用清营汤加钩藤、牡丹皮、羚羊角或紫雪丹，以清营透热，养阴生津，佐以凉肝息风。

暑热病后期，心火独亢，肾水耗损，可导致暑热消渴，症见低热无汗，烦躁不宁，消渴日甚，形体消瘦，舌红绛干瘦，苔黄燥，脉细数，治用连梅汤，以清心滋肾，此即张凤逵所说："暑病……终用甘酸敛津"之法。

若暑热病后期，暑热已退，气阴两伤者，症见气短神疲，胃纳不香，寐卧不安，口躁咽干，舌红少苔，脉细弱，治用三才汤，补益气阴，以善其后。

另外，暑夏炎热季节或烈日高温下劳作，卒中暑邪，可发为中暑，症见突然昏倒，不省人事，身热气粗，喉中痰鸣，脉滑数。若中暑又见四肢厥逆，脉沉伏或脉涩者，名为暑厥。中暑与暑厥治用至宝丹，以芳香开窍，宣通气机。中暑与暑温虽都发生于盛夏，但两者病机不同，当加以鉴别。

病案举例

1. 暑温邪传心包（《吴鞠通医案》）

壬戌六月廿九日诊：暑温邪传心包，谵语神昏，右脉洪大数实而模糊，势甚危险。

连翘六钱　生石膏一两　麦冬六钱　银花八钱　细生地六钱　知母五钱　玄参六钱　生甘草三钱　竹叶三钱

煮成三碗，分三次服。牛黄丸二丸、紫雪丹三钱，另服。

七月初一诊：温邪入心包络，神昏痉厥，极重之证。

连翘三钱　生石膏六钱　麦冬（连心）五钱　银花五钱　细生地五钱　知母二钱　丹皮三钱　生甘草一钱五分　竹叶二钱

今晚二剂，明早一剂，再服紫雪丹四钱。

按语：本例属暑热炽盛，邪陷厥阴而致神昏谵语，甚至动风痉厥。其治疗当着重清解暑热，故投用石膏、金银花、竹叶、连翘等清泄之品。暑热必然耗伤营阴，故又用生地黄、麦冬、玄参（即增液汤）滋养阴液。邪热郁闭较甚，故配合牛黄丸、紫雪丹以清心开窍，镇痉息风，本例历治数天而症状无明显好转，可见病势深重。二诊时采用"今晚二剂，明早一剂"之法，意在重病投重剂。

2. 暑温邪入血分（《吴鞠通医案》）

壬戌七月十四日诊：周某，五十二岁，世人悉以羌防柴葛治四时杂感，竟谓天地有冬而无夏，不亦冤哉！以致暑邪不解，深入血分成厥，衄血不止，夜间烦躁，势已胶锢难解，焉得速功？

飞滑石三钱　犀角三钱　冬桑叶三钱　羚羊角三钱　玄参五钱　鲜芦根一两　细生地五钱　丹皮五钱　鲜荷叶一张　杏仁泥三钱

今晚一剂，明早一剂。

十五日诊：厥与热似乎稍缓，据云夜间烦躁亦减，是其佳处；但脉弦细沉数，非痉厥所宜，急育阴而敛阳，复咸以制厥法。

生地六钱　生鳖甲六钱　犀角三钱　玄参六钱　羚羊角三钱　丹皮三钱　麦冬（连心）八钱　生白芍四钱　桑叶三钱

日服二剂。

十六日诊：脉之弦刚者大觉和缓，沉者已起，是为起色。但热病本属伤阴，况医者误认伤寒温燥药五、六剂之多，无怪乎舌苔燥如革也。议启肾液法。

玄参一两　天冬三钱　丹皮五钱　沙参三钱　麦冬五钱　银花三钱　犀角三钱　生鳖甲八钱　桑叶二钱

日服三剂。

十七日诊：即于前方内加细生地六钱，连翘一钱五分，鲜荷叶边三钱。再按暑热之邪，深入下焦血分。身半以下，地气主之，热来甚于上焦，岂非热邪深入之明征乎？必借芳香以为搜邪之用。不然，恐日久胶锢之邪，一时难解也。一日热邪不解，则真阴正气日亏一日矣，此紫雪丹之必不可少也。紫雪丹一钱五分，分三次服。

十八日诊：厥已回，面赤，舌苔干黑芒刺，脉沉数有力，十余日不大便，皆下证也。人虽虚，然亦可以调胃承气汤小和之。

大黄（生）五钱　玄明粉（冲）三钱　甘草（生）三钱

先用一半煎一茶杯，缓缓服，候夜间不便再服下半剂。服前方半剂，即解黑大便许多。

便后用下方调理。

麦冬一两　大生地一两　鳖甲一两　白芍六钱

3. 暑湿郁表

张某，女，72岁。

病史：发热3日，始觉形寒，继则发热，日渐加重，周身酸楚，神识朦胧，经用西药治疗热势不降。

检查：体温39.8℃，白细胞4500/立方毫米，中性粒细胞70%，淋巴细胞28%，嗜酸性粒细胞2%，疟原虫（-），肥达氏反应（-）。胸透示心肺正常。尿常规示尿蛋白极微，脓细胞0～2。

诊断：病毒性感染。

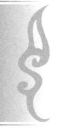

辨证施治：病起3日，壮热少汗，形寒未罢，神志迷蒙嗜睡，午后为甚，头昏、胸闷、纳呆，微有咳嗽，痰少，口干苦而黏，但不欲饮，大便4日未行，小便黄少，舌苔白厚腻，两边有黏沫、中黄，脉象濡数。证属暑湿郁遏肌表，壅阻中焦，痰浊内蒙神机。治拟清暑化湿，方选新加香薷饮、薷朴夏苓汤出入。

香薷一钱　银花　连翘　杏仁　薏仁　茯苓　佩兰各三钱　豆豉　鸡苏散各四钱　川朴　蔻仁各一钱　姜川连五分　法半夏二钱　陈皮一钱五分

上药日服二剂，药后得汗，翌晨体温38℃，肌肤灼热已减，神志转清，胸痞渐开，唯大便5日不行，苔腻不化。热势虽挫，湿滞不清。原方去香薷、金银花、连翘、鸡苏散，加苍术、郁金各二钱，全瓜蒌五钱，枳壳、枳实各一钱半，焦山楂、六一散（包）各四钱，以化湿导滞。日进二剂，大便得通。第三日晨热平，午后体温回升至38℃，原方加香薷一钱再服，入夜热势递降，晨间测温恢复正常，乃续予芳化醒胃之剂善后。

按语：本例既有暑湿内蕴见症，如胸闷、纳呆、尿黄少、苔白厚腻、脉濡数等，又有恶寒汗少等表证，故治当在清暑化湿的同时注意解散表邪。方中香薷、杏仁、佩兰、豆豉等均为辛温之品，功在解散表邪，清暑化湿，故药后得汗而热势随之下降。值得注意的是，本例有神志迷蒙嗜睡症状，应具体分析，不可误认是邪犯心包之证。出现这一症状的主要原因是暑湿之邪上蒙清窍，加之壮热持久不退，年龄较大，精力不支，故见神志迷蒙嗜睡。故虽未投用开窍之法，暑湿得解后，神志自然转清。其后因兼有湿热积滞不去，大便不通，故加入化湿导滞的全瓜蒌、枳壳、枳实、山楂、六一散，大便通后，病渐向愈。

4.暑温内闭外脱

赵某，男，1岁。

发热3日，体温40.2℃，入院时手足抽搐，呈昏迷状态。经检查确诊为流行性乙型脑炎，已经多种抗生素、输血、输氧等治疗，乃邀中医会诊。当时患儿昏迷不醒，面色㿠白，肢青唇紫，气促痰鸣，四肢抽搐，厥冷，大便溏，脉来细数，舌苔色白，是为暑温重证，内闭外脱之候。急投参附龙牡汤加味，药用制附子、西洋参、龙骨、牡蛎、天竺黄、胆星、雄精、羚羊角等，药后翌日即见神清热退，啼哭出声，并能吮乳，危象告除，但后遗左侧偏瘫，续以扶正化痰通络之品调治而愈。

按语：本例患儿属暑温重证。暑热之邪易化火入厥阴经，加之小儿为稚阴稚阳之体，故病变过程中很容易出现昏痉之变。根据患儿有昏迷、抽搐等症，不难诊断其为邪热犯于手足厥阴之闭证，但同时又有面色㿠白、肢青唇紫、气促、肢厥、脉细数、舌苔白等症状，又为外脱之象，故属内闭外脱之证。其治疗用参附龙牡汤加味，重在回阳固脱，同时配合化痰开窍息风之品，药后危象得除。本案辨证中应注意小儿元气将脱之征兆，重视面、肢端和口唇之色，不可拘于汗大出。因小儿脏腑娇嫩，若脱证中见到汗大出，阳气很快告亡，每致施治不及，故必须早期发现脱证之征兆而及时救治。

5.暑温［广州中医药大学学报，2011，28(6):578-578］

邓某，男，59岁，主任医师，在广州某医院工作。于2009年9月16日由中山大学第一附属医院转入本科。主诉：持续发热3个月，伴神志不清，二便失禁3日。现病史：患者于2009年6月19日，因下蹲后不能起立，即见高热（40℃），伴双下肢活动困难，对答欠合理，即入广州医学院第一附属医院。诊断为：①免疫介导坏死性肌病；②多系统萎缩；③多发腔隙性脑梗死；④低钠血症。经用大量激素、丙种球蛋白、各种抗生素后，体温及临床症状未改善，先后转入广东省中医院及中山大学第一附属医院共5个科室，发热始终未减，病情加重。邀余会诊并转入本院四内科（脑病科）。最后转院前（中山大学第一附属医院）诊断除同意上述医院4个诊断外，还有排首位的发热待查（脓毒血症、药物热）和支气管扩张并感染。治疗经过如下。

2009年9月16日诊：身热夜甚（39.2T），神迷，舌蹇，时有谵语和瘛疭，口渴引饮，饮不解渴，多尿而且失禁（5000～6000ml/d），大便失禁，稀水粪便，日20余次，下肢活动障碍，舌绛无苔干裂，脉细数。本病属暑温重证，乃暑入心营，营阴亏损之证，用清营汤加味。

水牛角（先煎）30g 生地黄30g 玄参20g 麦冬10g 淡竹叶15g 丹参

15g　金银花 10g　连翘 15g　牡丹皮 15g　赤芍 15g　玉竹 30g　天花粉 15g

每日 1 剂，共 14 剂。另开处方安宫牛黄丸 2 粒，分 2 次服。

10 月 1 日诊：身热减退，最高 38.5℃，神志逐渐恢复，对答合理，说话基本清楚，下肢活动困难，双侧大腿肌肉僵硬，口渴减，尿仍较多（3200～3800ml/d），大便已干结，每日 1～2 次，舌暗红无苔，有裂纹，脉细数。此为侵扰心包之热已清，阴津耗伤，瘀血阻滞经络之故，仍以清营汤加减，佐以搜络养血活血之品。

水牛角（先煎）30g　羚羊角骨（先煎）15g　生地黄 20g　玄参 20g　麦冬10g　丹参 15g　牡丹皮 15g　赤芍 15g　桃仁 10g　阿胶（烊化）15g　鳖甲（先煎）30g　龟板（先煎）30g　炮穿山甲（先煎）10g　白僵蚕 10g

每日 1 剂，共用 1 个月。

11 月 1 日诊：身热已退，最高 37.5℃，神志已清，对答清楚，能下床活动，步行约 10m，仍有口渴，夜间尿多（2700～3000ml），尿失禁，大便自调，胃纳可，舌红暗苔少有细小裂纹，脉弦细。伤阴有好转，络脉瘀热未净，继用清营养阴之法，用增液汤合大补阴丸滋阴清热，用三甲散加减搜络脉血瘀。

生地黄 30g　麦冬 10g　玄参 15g　黄柏 10g　知母 10g　龟板（先煎）30g　鳖甲（先煎）30g　炮穿山甲（先煎）10g　桃仁 10g　泽兰 10g　丹参 15g　赤芍 15g

每日 1 剂，共用 1 个月。

12 月 1 日诊：身热已除，神清，下肢活动较灵活，能步行约 200m，口渴减，夜间尿量 1700～2300ml，尿仍失禁，舌淡红苔薄白，微有裂纹，脉弦细。

生地黄 30g　玄参 15g　麦冬 10g　天花粉 15g　枸杞子 15g　桑螵蛸 15g　益智仁 10g　乌药 10g　女贞子 15g　山萸肉 10g　桃仁 10g　赤芍 15g　楮实子 15g　桑椹子 15g

每日 1 剂，共用 1 个月。

出院 2 周后，来门诊就诊，自诉发热已除，行走自如，夜间尿量1000～1500ml，仍有小便失禁，用前方调治，另用固肾缩尿之品，如女贞子、菟丝子、益智仁、芡实、莲子肉、龟板、五味子等，以治阴损及阳证。善后药方组成、制法和服法如下。

炒黄柏 10g　知母 10g　生地黄 20g　熟地黄 20g　生龟板 30g　麦门冬 10g　玄参 15g　阿胶（烊化）15g　生鳖甲 30g　火麻仁 15g　白芍 15g　牡丹皮10g　大黄 10g　桃仁 10g　葛根 30g　天花粉 15g　鸡内金 15g　何首乌 30g　茯苓 20g　赤芍 15g　西洋参 15g　枳壳 10g　淮山药 30g　泽泻 15g　黄芩 10g

桑螵蛸 15g　益智仁 10g　乌药 10g　丹参 15g　山萸肉 10g

加蜂蜜若干，由本院制剂室配制成 1 个月用量，每次 1 匙，每日 2 次。

按语：本例发热，正当岭南暑热之季。2009 年 6 月 19 日突起高热，意识模糊，谵语，舌謇，瘛疭，当属暑温，为暑入心营之证。2 个多月转 2 家大医院 5 个专科病区，遍用抗生素、激素而高热持续不退，加之药物副作用，使胃津肾精耗损，故口渴引饮，身热夜甚。营分之热邪上扰心包，故神迷，谵语，舌謇，筋脉失养则瘛疭，神无所主则二便失禁，急用安宫牛黄丸清心开窍，用清营汤滋阴清热。正如吴瑭《温病条辨》所言："脉虚，夜寐不安，烦渴舌赤，时有谵语，目常开不闭，或喜闭不开，暑入手厥阴也。手厥阴暑温，清营汤主之。"

治疗第一阶段（9 月底）除清营热，滋营阴之外，重在治神志模糊，用安宫牛黄丸 2 粒，清心开窍。第二、三阶段（10—11 月）除坚持用清营汤外，还兼以搜络活血养血，用三甲散加减，恢复下肢活动功能。第四阶段（12 月）主要解决夜间小便量过多、尿失禁问题，除用增液汤养阴之外，注意滋肾固涩，加用缩泉丸。本例初期发热，按暑入心营论治；中期下肢活动不利，按暑伤心肾辨证，后期小便频、尿失禁，阴损及阳，按后遗症施治。

6. 暑温夹湿，内闭心包（《海内外中医药专家临证经验》）

丘某，男，24 岁，某学院三年级学生。因头痛月余，精神异常近 20 日，伴失语、遗尿 2 日。于 1979 年 6 月 27 日入某医院传染科病房。

患者于 5 月底有头痛、失眠、记忆力减退，曾到校医室诊治。6 月 20 日起出现精神失常，穿内裤到课室。24 日起少言，见人不打招呼，傻笑。26 日起遗尿，由同学扶持入院。病前曾在 5 月中旬注射过霍乱疫苗，当时未见发热，无外伤史，病起后无抽搐。

查体：入院时体温 37.2℃，脉搏 90/min，血压 110/70mmHg，神志尚清，表情呆滞，巩膜无黄染，能张口伸舌及伸手，右侧鼻唇沟稍浅，颈软，心肺（-），腹软平，肝（-），右侧腹壁反射及提睾反射消失，左侧存在，四肢肌张力增强。白细胞总数 18×10^9/L，脑脊液检查正常。

入院后按散发性病毒性脑炎治疗，病情迅速加重，昏迷，高热，上肢屈曲性肌紧张，胃肠道出血，经用抗生素、激素、阿糖胞苷、聚肌胞苷酸、转移因子、中药及止血药治疗，患者仍处于昏迷中。

7 月 25 日一诊：患者发热（体温持续波动在 38℃左右），神志不清，昏迷失语，眼球会动但不解人意，不能张口，舌仅抵齿，上肢屈曲性肌紧张，下肢强直，大便秘结，约 1 周 1 次，腐臭异常，舌边尖红，苔黄白腻，脉滑数。

中医学诊断为暑温内闭，痰浊熏蒸，蒙蔽心窍；西医学诊断为病毒性脑炎。

治法为：开窍通神，除痰清热，清泻大便。

大黄 9g　黄芩 12g　川贝 9g　竺黄 9g　连翘 15g　天花粉 15g　火麻仁 15g　滑石 15g　甘草 3g　石菖蒲 6g　郁金 9g

每日 1 剂，连服 3 日。

另，安宫牛黄丸每日早晚各鼻饲 1 次，每次 1 丸。

二诊：服用上药 3 日，热退，大便已通，消化道无出血征象，眼睛会注视往来人员，对人意稍能理解，但尚不能答话，只会微笑，四肢不能自主运动。

冬瓜仁 20g　大黄 3g　枳实 3g　瓜蒌仁 15g　石菖蒲 6g　郁金 9g　金银花 15g　天花粉 15g　茯苓 9g　女贞子 9g　沙参 9g

每日 1 剂，继续如法服用安宫牛黄丸。

8 月 10 日三诊：8 月 8 日深夜神志逐渐较清，能对答说话，舌仍仅能抵齿不能伸出口，肘关节肿痛，下肢仍不能活动，胃管抽液有少量出血，大便干结，舌尖红，苔黄腻，脉滑数。痰热未清，仍宜除痰清热，止血通便。

茅根 20g　茜根 15g　贝母 9g　竺黄 9g　老桑枝 30g　丝瓜络 9g　木瓜 9g　薏苡仁 15g　甘草 5g　麦冬 15g　沙参 20g

每日 1 剂，安宫牛黄丸仍酌情继用。

8 月 15 日四诊：神清，对答自如，饮食增进，二便通调，但大便潜血阳性。

侧柏叶 9g　茅根 20g　木瓜 9g　老桑枝 30g　连翘 12g　薏苡仁 15g　甘草 3g　天花粉 15g　太子参 15g　麦冬 12g

每日 1 剂，停服安宫牛黄丸。

8 月 20 日五诊：神清，对答流利，胃肠出血已止，右侧上下肢活动较佳，苔薄黄带灰，脉滑数。

太子参 20g　麦冬 12g　五味子 6g　火麻仁 15g　天花粉 12g　木瓜 9g　老桑枝 20g　甘草 3g　连翘 12g

每日 1 剂，配伍针灸治疗。

后经益气养阴，佐以强壮筋骨之法调治，于 11 月 12 日痊愈出院。

按语：本例属暑温夹湿，内闭心包。病发于六七月间，时值暑热之季。暑为火邪，易犯心包，故初起即见神志症状，又夏令雨湿较多，湿邪易与暑邪相合为患，故本例暑湿相兼，黏腻垢滞，不易速解。暑湿交蒸，易炼成痰，痰热内闭心窍则神昏舌謇，上蒙清窍则目瞑不言，暑热伤津，筋脉失养，肝风内动，则肢强，与阳明胃中浊垢纠合则便结难解，腐臭异常。舌红，苔黄腻，脉滑数等均为暑湿为患之征。王纶《明医杂著》言："治暑之法，清心利小便最好。心者，清暑热亢盛之邪，勿使其内闭心窍；利小便者，因暑多兼湿，故分利湿邪使之有出路，不致胶结难解。"故本例重用安宫牛黄丸芳香化浊清心而利诸窍，配以豁痰通络，解毒攻下，及利湿之剂，增强牛黄丸之效，辅其不逮。

复习思考题

1. 暑温（暑热病）属新感温病，为什么初起往往不经过卫分阶段而径见气分证？

2. 为什么"暑病首用辛凉，继用甘寒，终用甘酸敛津"？举出其代表方剂。

3. 白虎加人参汤与王氏清暑益气汤均为治疗暑热耗伤津气之方剂，两者有何不同？

4. 暑入心营可导致痰热蒙蔽心包，瘀血阻滞心络的证候，其"痰"与"瘀"是怎样形成的？

5. 暑热病中的热盛动风与营热动风两者皆称为"暑风"，其病机、临床表现及治疗方法有何不同？

6. 连梅汤与三甲汤皆用于暑热病后期，两者主治及组方原则有何不同？

7. 中暑与暑温同发生于盛夏，两者有何不同？

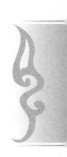

第9章　湿温

【学习要求】

学习本章的具体要求如下。

1. 熟悉湿温的含义及特点。

2. 熟悉湿温的病因发病内容，内因与外因的致病关系，以及病机演变规律。

3. 掌握湿温不同证候类型的辨证论治。

一、概述

湿温是由湿热病邪引起，初起以身热不扬，身重肢倦，胸闷脘痞，苔腻脉缓为主要症状，多发生于夏、秋季节的一种急性外感热病。

根据湿温病的发病季节和临床表现，西医学中发生于夏末秋初的伤寒、副伤寒、沙门菌属感染、某些肠道病毒感染和病毒性肝炎等，属于湿温范围，可参考本病予以辨证论治。

湿温起病较缓，传变较慢，病势缠绵，病程较长。病证演变虽有卫气营血过程，但主要流连气分，以脾胃为病变中心。后期湿热化燥深入血分，多损伤肠络，出现以便血为主的严重证候。

二、病因、病机及传变规律

1. 病因

湿温病发生的主要原因是外感湿热邪气，但其发病亦与人体脾胃的功能状态有密切关系。脾主湿而恶湿，若素体脾不健运，内湿停聚，或夏秋雨湿季节，脾胃功能呆钝，则更易遭湿热邪气侵袭而发病。可见，湿温病多因内外合邪而为患，即如薛生白所云："太阴内伤，湿饮停聚，客邪再至，内外相引，故病湿热"。

2. 病机

外感湿热邪气，首先由口、鼻、皮毛而入，侵袭肺卫，肺位居上焦，故湿温初起多见上焦病证。因湿热为弥漫之邪，故其初起邪虽在表，亦往往弥漫于里而导致气分病变，而呈卫气同病。可以说，湿温初起以上焦卫气同病证候为多，逐渐发展，因湿性趋下，则往往依次传至中、下焦。

3. 传变规律

湿温初起，多见上焦卫气同病。因湿性趋下，进一步发展则往往依次传入中焦，以脾胃为病变中心而呈各种中焦湿热证候。在中焦阶段，因湿热蕴结，胶着难解，加之脾胃受困，运化失权，故邪气稽留时间较长。由于湿邪与热邪的轻重程度不同及患者体质之差异，其证候类型亦较复杂，总的来说，可分为湿重于热、湿热并重、热重于湿三大类型。因脾为阴土，主湿而恶湿，胃为阳土，主燥而恶燥，故人体脾胃功能状态对湿温病中湿邪与热邪的孰重孰轻有很大影响。若外感湿邪偏重，或素体中阳不足，其证候往往呈湿重于热，其病变中心在中焦足太阴脾。若外感热邪偏重，或素体中阳偏旺，其证候往往呈热重于湿，其病变中心在中焦足阳明胃。若脾湿与胃热蕴结，则呈湿热并重。就湿温病的发展过程来看，一般初起以湿邪为主，热蕴湿中，呈湿重于热；逐渐发展则热势渐盛，呈湿热并重。亦有湿邪化燥而终呈热重于湿者。总之，湿温病湿邪与热邪的孰重孰轻及发展变化趋势，取决于人体中焦脾胃阳气的盛衰，正如章虚谷所说："人身阳气旺，即随火化而归阳明；阳气虚，即随湿化而归太阴"。中焦湿热虽以脾胃为中心，但亦可影响其他脏腑如肝胆等，而出现相应证候。

湿热邪气稽留中焦的过程中，由于体质、邪气、治疗用药等因素的影响，可以发生从化，一般有从阳化热与从阴化寒两种情况。若患者素体阳盛，或致病邪气热重于湿，或治疗中使用大量温燥药物，可致湿渐化而热渐盛，最终从阳化热，转化为温热病。湿温病化燥之后，既可呈气分热炽之证，亦可呈热入营、血之候。若热入血分，则易损伤肠络而见大便下血，甚则因下血过多而致阳气虚脱。若患者素体阳虚，或致病邪气湿重于热，或治疗中使用大量寒凉药物，克伐阳气，可致湿不祛而热渐退，最终从阴化寒，转化为寒湿病，可见湿盛阳衰，水寒泛溢等证候。

中焦湿热不解，又不发生从化，每依次传于下焦，影响膀胱或大肠的功能，导致水液代谢障碍和饮食物传导失常，以大、小便排出不畅或不通为主要临床特征。

湿温病在传变过程中，其病变中心部位虽依次有上焦、中焦、下焦之分，然因其邪气弥漫，亦往往相互影响。如上焦湿热证病变中心虽在上焦，亦常波及中、下焦；中焦湿热证病变中心虽在中焦，亦常弥漫于上、下焦；下焦湿热证病变中心虽在下焦，亦常上蒸于中、上焦。因此，可以说湿温病在传变过程中，多呈以上、中、下三焦某一部位为病变中心而弥漫三焦的状态。

本病与暑湿病、伏暑均属湿热病范畴，三者既有相同之处，又有所区别。其鉴别要点在于：从发病季节来看，暑湿病多发于夏季；湿温多发于夏秋之交；伏暑则晚发于秋、冬。从湿与热两种邪气的轻重程度看来，暑湿病与伏暑多呈热重于湿，以热邪为主，兼有湿邪；而湿温初起多呈湿重于热，热象不显，逐渐发展，从阳化热，才出现湿热并重甚或热重于湿。

三、辨证论治

（一）湿重于热证

1. 湿邪外袭，卫气同病

【症状】恶寒发热，少汗，头重痛昏蒙，身重疼痛，口淡不渴，胸脘痞闷，或见呕恶纳呆，肠鸣泄泻，舌苔白腻，脉濡。

【病机】本证乃湿温初起，湿邪外袭，卫气同病之候。湿为阴邪，重浊黏滞，湿困肌表，则肺气失宣，卫阳被郁，卫外失司，故恶寒少汗。湿邪外袭，正气抗邪，正邪相争，则可见发热。湿性黏滞，困阻清窍，可致头部沉重疼痛，甚则昏闷如蒙。湿困肌表，则身重疼痛。本证乃外感湿邪，湿不伤津，故口淡不渴，是与外感热邪，伤津口渴之证不同。湿邪弥漫气分，郁阻气机，则可致胸脘痞闷。湿困脾胃，升降失司，胃气上逆，故呕恶纳呆。湿浊下注大肠，则肠鸣泄泻。舌苔白腻，脉濡皆是湿盛之征。

【治法】疏散表湿，兼祛里湿。

【方药】藿香正气散《太平惠民和剂局方》。

大腹皮 白芷 紫苏 茯苓（去皮）各一两 半夏曲 白术 陈皮（去白）厚朴（去粗皮姜汁炙） 桔梗各二两 藿香（去土）三两 甘草（炙）二两半

右（上）为细末，每服二钱。水一盏，姜三片，枣一枚，同煎至七分，热服。如欲出汗，衣被盖，再煎并服。近代多作汤剂或丸剂服用。

方中藿香辛温芳香，既能疏散表湿，又有化湿和中之功，是为方中君药。白芷、紫苏，皆辛温芳香之品，助藿香以宣畅肺气，疏透表湿。半夏曲、陈皮辛温，大腹皮、厚朴苦温，四药相配，辛开苦降，燥湿行气，宣畅气机，气行则湿易祛。半夏曲又有醒胃消导，祛除湿滞之功。茯苓、白术、炙甘草、生姜、大枣健脾益气和胃，以促水湿之运化。茯苓、白术又有利湿、燥湿之功。桔梗载药上行，以祛上焦之邪，并开肺气以利水道。诸药配伍，以藿香、白芷、紫苏辛温芳香，疏散上焦表湿，又佐以辛温、苦温、淡渗之品以祛除里湿，是治表而兼治里，卫气两解之方。

本证与太阳伤寒证均有恶寒重，发热轻，头痛身痛之见症，但二者病因、病机不同。太阳伤寒是寒邪束表，故除恶寒重，发热轻，头痛身痛外，又见舌苔薄白，脉浮紧，但无头身沉重之感，治用麻黄、桂枝大辛大温之品，以发汗散寒。

本证乃湿邪困表，除恶寒发热，头痛身痛外，又有头身沉重之感，并可见苔白腻、脉濡，及胸脘痞闷，呕恶纳呆。治当辛温芳香之品，以疏散表湿，并配入燥湿利湿药物，以兼祛里湿。

本证与上节所述暑湿病、伏暑病中的寒邪束表，暑湿内蕴之新加香薷饮证均有恶寒发热，头身重痛之表证。然本证是湿邪外袭，卫气同病，乃表里俱湿，症见口不渴，脘闷呕恶，肠鸣泄泻，故方中诸药皆为温燥祛湿之品。新加香薷饮证乃寒邪束表，暑湿内蕴，症见心烦口渴溲赤，故治用新加香薷饮，一以散寒解表，一以清暑化湿。两者病机不同，方药亦异。

2. 湿热郁阻，卫气同病

【症状】头晕，寒热汗出，咳嗽，苔薄微腻。

【病机】本证为暑湿之邪袭于上焦肺卫之证，其证较轻。初起邪阻卫分，开阖失司，故见寒热汗出；暑湿上蒙清阳，清气不升，故头晕；暑湿在肺，肺气失宣，则咳嗽；苔薄微腻为暑湿之邪犯于肺卫，病邪较浅之征。

【治法】涤暑清热，化湿宣肺。

【方药】雷氏清凉涤暑法（《时病论》）。

滑石 10g　生甘草 3g　通草 3g　青蒿 5g　白扁豆 3g　连翘 10g　白茯苓 10g　西瓜翠衣 1 片

水煎服。

本证为暑热夹湿侵袭肺卫而致，病在上焦，其邪轻浅，所以治疗只需轻清宣肺，清透邪热。雷氏清凉涤暑法中以青蒿、扁豆、连翘、西瓜翠衣清涤暑热，透邪外达；滑石、甘草、茯苓、通草利湿泻热。

现代研究表明，夏季感冒、急性肠炎、小儿夏季热等病属暑热夹湿，郁阻肺卫者均可运用本法治疗。

3. 邪阻募（膜）原

【症状】寒热往来如疟状，寒甚热微，身痛有汗，手足沉重，呕逆胀满，舌苔白厚腻浊，或如积粉，脉缓。

【病机】湿热秽浊郁阻膜原。从寒热往来确定病变部位在半表半里。从舌苔白厚腻浊如积粉，确定湿热阻于膜原。从寒热往来而寒甚热微、苔白厚腻浊、脉缓等确定为湿重热轻。

【治法】疏利湿热，透达膜原。

【方药】雷氏宣透膜原法（《时病论》）。

厚朴（姜制）　槟榔　草果仁（煨）　黄芩（酒炒）　粉甘草　藿香叶　半夏（姜制）生姜为引

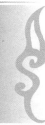

膜原外通肌肉，内近胃腑，为三焦之门户，实为一身之半表半里。方以草果为君透达膜原之湿；槟榔、厚朴为臣，调畅气机而运湿阻，上三味直达膜原。藿香叶、半夏助草果以化湿，生姜助草果以散外邪，黄芩防湿浊以化热。全方集燥、化、行湿于一体，对湿温、湿疫邪伏膜原有良效。

小便不利者，加薏苡仁、泽泻以淡渗利湿，为湿邪寻其出路。阳虚体寒者，可加干姜破阴化湿。

本证寒热起伏，肢体疼痛，不可误作表证而发汗，徒伤卫气。本证呕逆胀满，苔白厚腻浊，不可误认为肠胃积滞而行攻下逐邪，徒伤胃气。应用宣透膜原法至湿开热透即当转手清化，若疏利透热之剂过投，则助热化火，劫铄津液，而有痉厥之变，故当注意。

4. 湿困中焦

【症状】身热不扬，脘痞腹胀，恶心欲吐，口不渴或渴不欲饮或渴喜热饮，大便溏泄，小便浑浊，苔白腻，脉濡缓。

【病机】本证为湿邪蕴阻中焦脾胃，气机升降失常之证。由湿热病邪直犯中焦，或膜原湿浊转归脾胃而致。后者即章楠所谓"始受膜原，终归脾胃"。湿中蕴热，热为湿遏，故身热不扬；脾为湿困，气机郁阻，则脘痞腹胀；湿阻清阳，脾不布津则口渴，但多渴不欲饮或喜热饮；湿浊下注则大便溏泄；浊气上逆，胃失和降，则恶心呕吐。苔白腻，脉濡缓为湿邪偏重之象。

【治法】燥湿化浊，疏利中焦。

【方药】雷氏芳香化浊法（《时病论》）。

藿香叶 3g　佩兰叶 3g　陈皮 5g　制半夏 5g　大腹皮 3g　厚朴 2g　鲜荷叶 9g

湿浊偏盛，当以温运化湿为主，不可早投寒凉。方中藿香、佩兰芳香化湿；陈皮、半夏、大腹皮、厚朴理气燥湿，散满除胀，降逆止呕；荷叶升脾中清气，且又透泄郁热，清升则浊自降。章楠说："虽有热邪，其内湿盛，而舌苔不燥，当先开泄其湿，而后清热，不可投寒凉，以闭其湿也。"原方药量较少，临证可酌加。此方雷氏治芒种后霉湿之证。湿浊之邪壅阻上中焦气分，非香燥之剂不能除，本方燥湿化浊，升运脾气，使气机得通而湿浊得去。

现代研究表明夏季流行性感冒、伤寒、副伤寒、斑疹伤寒、急性胃肠炎、细菌性痢疾等病属湿困中焦者均可运用本法治疗。

5. 湿热酿痰，蒙蔽心包

【症状】身热不扬，午后热甚，神识呆痴，时昏时醒，昏则谵语，醒则神呆，呼之能应，昼轻夜重，舌苔白腻或黄腻，脉濡滑或滑而数。

【病机】本证乃湿温病发展过程中，湿热郁蒸，酿成痰浊，蒙蔽心包之候。

热蕴湿中，湿遏热伏，故身虽热而不扬。午后乃阳明主令之时，正邪交争，故午后热甚。湿热酿痰，蒙蔽心包，则神识呆痴。昼日阳气盛，人体阳气亦充盛，抑制湿邪，故病情转轻其神昏程度亦轻，仅见呆痴，呼之能应。夜间阴气盛，人体阳气衰，不能抑制湿浊阴邪，则病情转重，其神昏程度亦重，而见昏睡谵语。若湿重而热轻，可见舌苔白腻，脉濡滑。若湿热皆重，可见舌苔黄腻，脉滑而数。

【治法】化湿清热，芳香开窍。

【方药】菖蒲郁金汤送服苏合香丸或至宝丹。

菖蒲郁金汤（《温病全书》）

鲜石菖蒲一钱　广郁金一钱半　炒山栀二钱　连翘三钱　菊花一钱半　滑石（包）四钱　竹叶三钱　丹皮二钱　牛蒡子三钱　竹沥（冲）三匙　姜汁六滴　紫金片（冲）五分

苏合香丸《太平惠民和剂局方》

白术　青木香　乌犀屑　香附子　朱砂　诃黎勒皮　白檀香　安息香　沉香　丁香　荜拨　龙脑香　苏合香　乳香

右为细末，入研药匀，用安息香膏并炼白蜜和剂，每服旋丸如梧桐子大，早朝取井华水，温冷任意，化服四丸，老人小儿可服一丸，温酒化服亦得，并空心服之。近代用法为蜜丸重一钱，每服一丸，温开水送服，小儿减半。

菖蒲郁金汤中菖蒲辛温芳香，化湿痰，开心窍。郁金辛寒，行气开郁。二药相配，相辅相成，共奏行气化痰开窍之功，为方中君药。连翘、菊花、牛蒡子、竹叶四药，轻清宣透，宣泄湿热邪气。山栀、竹叶、滑石三药、导湿热从小便外泄。竹沥苦寒，清化热痰，加姜汁可制竹沥之寒凉，保护胃气，并有涤痰作用。牡丹皮行血脉，并泄血中伏热。玉枢丹辟秽化浊。诸药配伍，芳化痰湿，清利湿热，是为化湿清热，芳香开窍之良剂。

苏合香丸用大队辛温芳香之品，有开通湿郁，宣展气机，开窍醒神之功，是"温开"之良方。湿热酿痰，蒙蔽心包之证，偏于湿痰秽浊重者，以菖蒲郁金汤送服之，则化痰开窍之力更强。

至宝丹（方见风温病）为芳香而性凉之剂，有开窍醒神，清热解毒之效。湿热酿痰，蒙蔽心包之证，热邪与痰浊并重者，以菖蒲郁金汤送服之，可奏化痰清热，芳香开窍之功。

6. 湿阻肠道，传导失司

【症状】神识如蒙，少腹硬满，大便不通，苔垢腻。

【病机】本证为湿热久郁，肠道气机闭阻之证。肠道气机不通则少腹硬满，大便不通；湿浊上犯，蒙蔽清窍，则神识如蒙；苔垢腻为湿浊偏盛之象。《临证指南医案》云："至小腹硬满，大便不下，全是湿郁气结"。本证以少腹硬满，大便不通为主症。其腹部硬满而较少疼痛，苔白腻而非焦燥黄厚，可知不属热结肠腑证。

【治法】宣通气机，清化湿浊。

【方药】宣清导浊汤（《温病条辨》）。

猪苓 15g　茯苓 15g　寒水石 18g　晚蚕沙 12g　皂荚子 9g

水煎分两次服，以大便通为度。

本方用晚蚕沙化肠道湿浊；皂荚子通肠道气机；猪苓、茯苓、寒水石利湿清热。湿化热清，气机得通，则大便自下，清窍之蔽亦开。

现代研究表明伤寒、副伤寒、肠炎等病属湿阻肠道，传导失司者均可运用本方治疗。

（二）湿热并重

1. 湿热困阻中焦

【症状】发热汗出不解，口渴不欲多饮，脘痞呕恶，心中烦闷，小便短赤，便溏色黄，苔黄滑腻，脉濡数。

【病机】本证为湿温病湿热俱盛，互结于中焦，郁阻脾胃之证。多出现在湿温病湿渐化热的过程中。热邪内蕴，热蒸湿动则发热汗出，但湿性胶滞，故虽有汗而热势不退；势盛伤津则口渴，但因湿邪内留又饮不多；湿热下注故小便短赤；湿热扰乱心神故心中烦闷；湿热郁阻中焦，脾胃升降失常则同时见到脘痞，呕恶，便溏。苔黄腻，脉濡数为湿热交蒸之征。

湿热困阻中焦与湿困中焦证病位都在中焦，前者脘痞呕恶、便溏与发热汗出、心烦溺赤并见，说明已成湿热并重之势；后者身热不扬，口不渴或渴不欲饮，苔白腻，脉缓，为湿邪偏重。

【治法】辛开苦降，清热化湿。

【方药】王氏连朴饮（《霍乱论》）。

黄连（姜汁炒）3g　制厚朴 6g　石菖蒲 6g　半夏 3g　淡豆豉 9g　炒山栀 9g　芦根 60g

水煎服。

方中黄连清热燥湿；山栀、豆豉清宣郁热；厚朴、半夏理气燥湿；石菖蒲芳香化湿；芦根清热化湿，生津止渴。全方苦辛并进，寒温并调，分解湿热，共成辛开苦降，燥湿清热之功。

2. 湿热郁蒸，外发白㾦

【症状】发热身痛，汗出不解，表情淡漠，胸脘痞闷，呕恶便溏，胸腹部发出白痦，舌苔黄腻，脉濡。

【病机】本证乃中焦湿热郁蒸，外达肌表之候。湿热郁阻中焦，湿郁而热蒸，外达肌表，故身热。湿热郁于肌表，气血不畅，则身痛。热蒸湿动，可见汗出。然湿性黏滞，湿热之邪不能一汗而解，故虽有汗出，而发热身痛不解。湿浊蒙蔽心窍，故表情淡漠。湿热阻于中焦，气机不畅，乃至胸脘痞闷。胃失和降，故见呕恶。湿邪下注大肠，则见便溏。白痦之出现，多在湿热病一周左右，其形如粟米，高出皮肤，内有淡黄色浆液，状如水晶，多见于胸腹，有时延及背部，四肢很少出现，一般数目不多，几个或几十个，亦偶有大片出现者。白痦溃后，有浆液渗出，退后皮色如常，不留斑痕，无色素沉着，常见出一次汗而随之发一次白痦。白痦之发出，乃因湿热郁蒸，热蒸湿动，湿热外达肌表，但又汗出不畅，不得从汗而解，遂致郁于肌肤而成。白痦之发出，说明湿热有外达之机，往往随白痦之出现，发热胸闷之症有减。然若白痦空瘪，内无浆液，则属气阴两竭，称为"枯痦"。舌苔黄腻是湿热郁蒸之象。脉濡是湿盛之征。

【治法】清利湿热，透邪外达。

【方药】薏苡竹叶散（《温病条辨》）。

薏苡仁五钱　竹叶三钱　飞滑石五钱　白蔻仁一钱五分　连翘三钱　茯苓五钱　白通草一钱五分

共为细末，每服五钱，日三服。近代多作汤剂。

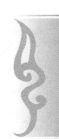

方中薏苡仁、茯苓、滑石、通草四药相配，淡渗利湿，清利湿热。薏苡仁、茯苓又有健脾之功。白蔻仁辛温芳香，燥湿醒胃，宣通气机。竹叶、连翘轻清走表，宣透湿热，使之有外达之机。诸药配伍，清利与宣透并施，分消湿热，表里同治，是为因势利导之法。正如吴鞠通所说："此湿停热郁之证，故主以辛凉解肌表之热，辛淡渗在里之湿，俾表邪从气化而散，里邪从小便而祛，双解表里之妙法也"。

本方即三仁汤去杏仁、半夏、厚朴，加茯苓、连翘而成。因证属中焦湿热郁蒸，外达肌表之候，故去杏仁、半夏、厚朴之温燥，防其助热。加茯苓以健脾利湿，加连翘以宣泄湿热，透邪外达。二方相较，薏苡竹叶散性偏清凉，且有宣透之长。若湿热郁蒸，外发白痦之证，而以湿盛为主者，用三仁汤治之亦可。若见枯痦，则属气阴两竭，当以生脉散（方见暑温病）治之。

3. 湿热蕴毒

【症状】发热口渴，胸痞腹胀，肢酸倦怠，咽肿溺赤，或身目发黄，苔黄而腻。

【病机】本证为湿热交蒸，酿成热毒，充斥气分所致。热毒伤津，则见发热口渴。热毒上壅，则咽喉肿痛。湿热下蕴，则小便色赤。湿邪阻滞，气机受困，则见胸痞腹胀、肢酸倦怠。若湿热交蒸，胆汁外溢，则兼见身目发黄。舌苔黄腻是湿热蕴阻的征象。

咽喉红肿疼痛除本证具有外，还可见于风温、大头瘟、烂喉痧等多种温病，但它们各具特点：风温咽喉红肿出现于病之初起，与发热微恶风寒兼见；大头瘟除咽喉红肿外，必有头面掀肿红赤；烂喉痧喉症严重，红肿疼痛，甚则破溃糜烂，且有肌肤丹痧密布。故不难鉴别。

【治法】解毒化湿。

【方药】甘露消毒丹（《温热经纬》）。

滑石十五两　茵陈十一两　黄芩十两　石菖蒲六两　川贝母　木通各五两　藿香　射干　连翘　薄荷　蔻仁各四两

上药除茵陈外，其余生晒，各取细末，将茵陈煎汤泛丸，如绿豆大，以神曲糊丸，每服三钱，开水调服，或用五钱至一两，绢包煎服。

王孟英称："普济解疫丹治湿温时疫之主方也。"又说："考古惟叶天士甘露消毒丹、神犀丹二方为湿温、暑疫最妥之药，一治气分，一治血分，规模已具，即有兼症尚可通融。"又指出："但甘露二字，人必疑为大寒之药，消毒二字，世人或误作外证之方，因易其名曰普济解疫丹"。该方是治疗湿热蕴毒极为重要的方剂。

本证湿热交蒸，热势偏盛，故用黄芩、连翘、薄荷清热透邪；蕴毒上壅，咽喉肿痛，故以射干、川贝解毒利咽；湿邪不化，阻于气分，故用藿香、蔻仁、石菖蒲芳香化浊，下焦湿热蕴结，小便不利，故以茵陈、滑石、木通利湿泻热。

若热邪转盛，症见高热汗出，汗出热减继而复热，心烦，可加入黄连、山栀仁；若兼恶心呕吐，可加姜汁、竹茹、半夏；口渴、尿赤、心烦，可加山栀仁、芦根；如咽喉肿痛，口多黏涎，可加莱菔子、桔梗等；身目深黄，小便短黄，可加花斑竹；全身酸楚倦怠，可加苡仁、防己。

4. 湿热胶着

【症状】发热身痛，汗出热减，继而又起，渴不多饮，或竟不渴，胸脘痞闷，便溏不爽，舌苔淡黄滑腻，脉满缓。

【病机】本证乃中焦湿热蕴结，胶着难解之候。发热是湿热相蒸所致。身痛乃因湿邪阻于肌肉经络之间，气血运行不畅。热蒸湿动，可致汗出，热邪随汗出而有外达之机，故汗出热减。然湿浊黏滞，不得从汗而泄，而热蕴湿中，湿不祛则热不清，故其热继而又起。热盛则口渴，然里有湿停，故虽渴而不多饮，或竟不渴。湿阻气机，则胸脘痞闷。湿热下注大肠，可致便溏，然湿热胶着，黏滞难下，故便虽溏,而便下不爽。舌苔淡黄主有热,滑腻主湿停。脉濡缓是湿盛之征。

本证身痛,汗出,脉缓,有似太阳中风,但脉虽缓而不浮,且舌苔滑腻,则知非中风之证。若误以中风法治之,投以桂枝剂,则反助其热。若见大便不爽而误用攻下,则易伤脾胃阳气,而致下利不止。本证乃湿热胶着,单纯以苦寒药清热,则湿不能祛,反易冰伏;单纯用温燥药燥湿,则又易助热,二者皆非所宜。治疗当以通阳利小便为法,化湿清热并施,以解胶着之邪。

【治法】清化湿热。

【方药】黄芩滑石汤《温病条辨》。

黄芩三钱　滑石三钱　茯苓皮三钱　大腹皮二钱　白蔻仁一钱　通草一钱
猪苓三钱

水六杯,煮取二杯,渣再煮一杯,分温三服。

方中黄芩清热燥湿。滑石清热利湿。茯苓皮、通草、猪苓淡渗利湿。大腹皮燥湿行气,使气行则湿易祛。白蔻仁辛温芳香,有醒脾胃,开湿郁之功。诸药相配,化湿清热,宣通气机,气机通畅,则胶着之邪可分消而解。本方用药,以滑石、茯苓皮、通草、猪苓淡渗通利;以大腹皮、白蔻仁行气。其组方立意,旨在畅气机,通三焦,利小便,使湿热胶着之邪,从小便而祛。正如吴鞠通所说:"共成宣气利小便之功,气化则湿化,小便利则火腑通而热自清矣"。

（三）热重于湿

【症状】壮热汗出,面赤气粗,口渴欲饮,身重脘痞,苔黄微腻,脉象滑数。

【病机】本证为阳明热盛而兼太阴湿邪未化之证。壮热汗出,面赤气粗,口渴欲饮为阳明热盛伤津;身重脘痞为太阴湿困。苔黄微腻,脉象滑数为里热兼湿之象。

【治法】辛寒清气,兼以化湿。

【方药】白虎加苍术汤。

知母六两　甘草(炙)二两　石膏一斤　苍术　粳米各三两

现代研究表明夏季上呼吸道感染、夏季热、钩端螺旋体病、流行性乙型脑炎等证属热重于湿者均可运用。根据发热、口渴、脘闷腹胀、呕逆口苦等不同症状的轻重随症加减。

（四）化燥入血证

1．伤络便血

【症状】灼热烦躁,便下鲜血,舌质红绛,脉数细。

【病机】本证为湿邪化燥化火,灼伤肠络之证。湿邪化燥化火,深入营血,灼伤肠络故便下鲜血;热在营血,故有灼热烦躁,舌红绛表现。

【治法】凉血解毒止血。

【方药】犀角地黄汤（方见春温病）。

湿温病过程中，若突然便下鲜血，已属危象，当高度警惕，积极救治。犀角地黄汤凉血解毒，止血养阴。临床应用时，加紫珠草、茜根、地榆炭、侧柏炭等以增强凉血止血力量，加连翘、金银花露增强清热解毒力量。根据烦躁不安、神志不清、谵语等不同症状的轻重随证加减。

2. 气随血脱

【症状】便血不止，骤然热退身凉，汗出不止，面色苍白，舌淡白无华，脉微细欲绝。

【病机】本证为便血过多，气随血脱之证。由于便血过多，气随血脱，气脱不能固摄，则便血不止，汗出不止；阳气暴脱，不能温养，故骤然热退身凉，面色苍白；舌淡白无华，脉微细欲绝为阳气外脱之象。

【治法】益气固脱。

【方药】独参汤（《十药神书》）。

人参（去芦）60g

水煎频服。

（五）湿温从化证

1. 从阳化热，迫血妄行

【症状】高热，心烦躁扰，便下鲜血，舌质绛，脉数。

【病机】本证乃湿温病从阳化热，转化成温热病而邪气攻入血分之候。邪热内盛，故高热不解。热扰心神，故心烦躁扰。热邪灼伤肠络，迫血妄行，血不循经，溢出脉外，由肠道而出，故见便下鲜血。舌绛，脉数，均为血分热盛之征。

【治法】凉血散血。

【方药】犀角地黄汤（方见春温病）。

临床运用本方时，可加入槐花、地榆、白头翁，以加强凉血止血之效。

2. 便血不止，阳气虚脱

【症状】便血不止，面色苍白，汗出不止，四肢厥逆，脉微欲绝。

【病机】本证多由上证发展而来，乃因便血不止，导致气随血脱，而出现阳气虚脱之候。气血外脱，不荣于面，故面色苍白。阳气虚脱，气不固表，则汗出不止。阳气不达于四末，乃致四肢厥逆。脉微欲绝，是阳气虚脱，脉气鼓动无力之兆。证条险恶，应速急救。

【治法】益气固脱，养血止血。

【方药】独参汤合黄土汤加减。

黄土汤《金匮要略方论》

甘草　干地黄　白术　附子（炮）　阿胶　黄芩各二两　灶中黄土半斤

右（上）七味，以水八升，煮取三升，分温二服。

因便血不止，气随血脱而致虚脱之证，当以益气固脱为急务，只有留得阳气，方能存得生机。独参汤方用一味人参，药专力雄，有益气固脱之功。临床应用时可根据病情，用三钱至五钱浓煎顿服。待阳气回复后，若仍有少量便血，并见面色苍白，四肢不温，舌淡少苔，脉沉细无力等阳虚血亏之证，宜再以黄土汤温阳补阴，养血止血。

黄土汤中之"灶中黄土"又称"伏龙肝"，有温脾止血之功。白术、附子健脾温阳。三药相配，温振脾阳。更加甘草以益脾气，使脾之阳气得复，则统血有权，能统血而止血。地黄、阿胶滋阴养血。黄芩性寒，可制约白术、附子之温燥辛窜。甘草又有调和之功。本方诸药配伍，温阳而不燥烈，滋阴而不柔腻，共奏温阳补阴，养血止血之功，是温而不燥，滋而不腻之良方。

3. 从阴化寒，湿盛阳衰

【症状】心悸头晕，形寒肢冷，精神倦怠，四肢浮肿，小便不利，舌淡苔滑，脉沉弱。

【病机】本证多为素体中阳偏虚，邪从湿化，日久伤阳。脾为后天，肾为先天，寒湿重伤脾阳，日久及肾而成。叶桂《温热论》曰："若面色白者，须要顾其阳气，湿胜则阳微也"。肾阳为一身阳气之本，既为寒湿所伤，不能温煦充养机体，故形寒肢冷，舌淡，脉沉细；肾虚蒸化无力，脾虚升运失职，津液难以正常输布，津不上承故口渴；浊阴上逆则呕吐，水湿下注则泄泻；胸痞，舌苔白腻，乃寒湿内阻之征象。

【治法】温肾健脾，祛寒逐湿。

【方药】薛氏扶阳逐湿汤（《温热经纬》）。

人参 9g　附子 6g　益智仁 6g　白术 9g　茯苓 10g

水煎服。

本方出自薛雪《湿热病篇》第二十五条，原无方名及剂量。薛氏认为本证"湿邪伤阳，理合扶阳逐湿"。故药用人参、白术、附子、益智仁补气温阳，以扶脾肾阳气之虚衰；以茯苓运脾渗湿，即所谓治湿不利小便，非其治也。

现代临床中，伤寒、副伤寒、钩端螺旋体病、胃肠神经官能症等疾病的恢复期证属湿胜阳微者均可运用本方治疗。

若肾阳衰微，水湿内停，症见形寒神疲，心悸气短，头目昏眩，小便不利，甚或面浮肢肿，四肢厥冷，腰膝酸软，舌淡，苔白滑腻，脉沉迟者，治宜温阳利

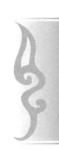

水，方用真武汤（《伤寒论》），药用辛热之附子温壮肾中元阳，破除寒湿阴凝；生姜温散水气；茯苓甘淡渗利以祛湿；白术苦温健脾以燥湿；白芍酸收以敛阴和阳。合之以温肾散寒，健脾利水。如阳虚至极而致脱亡者，则应急投参、附等回阳救逆。

4.余湿未尽

【症状】身热已退，脘中微闷，知饥不食，苔薄腻。

【病机】本证见于湿温病恢复期。为湿温病邪热渐衰，余湿未尽之证。邪热已退，故不发热；余湿未尽，胃气不舒，脾气未醒，则脘中微闷，知饥不食。苔薄腻为湿未尽之征。

【治法】轻清芳化，清涤余湿。

【方药】薛氏五叶芦根汤（《温热经纬》）。

藿香叶 9g　薄荷叶 6g　鲜荷叶 10g　枇杷叶 10g　佩兰叶 9g　芦根 30g　冬瓜仁 15g

水煎服。

方中藿香叶、佩兰叶、鲜荷叶、薄荷叶、枇杷叶芳香化浊，轻清宣透，醒脾舒胃以畅中；芦根、冬瓜仁配五叶宣畅气机，还可清除余湿。

此外，本方对于伤寒、副伤寒、钩端螺旋体病、慢性肾炎、消化性溃疡等均有效。

小　结

湿温病多发生于雨湿较盛季节，主要是感受湿热毒邪所引起。

由于湿为重浊阴邪，与热相合更难速解，所以湿温证病程较长，证候变化亦甚复杂，但一般以中焦脾胃为病变重心。章虚谷说："人身阳气旺则随火化而归阳明，阳气虚则随湿化而归太阴。"因此在湿温证过程中就有湿重于热与热重于湿两种证候类型。湿重于热的病机偏于太阴脾土，治疗宜化湿为主；热重于湿的病机偏于阳明胃肠，治疗以苦寒清热为主，兼以化湿。故凡湿温初起，湿郁卫、气的，用藿朴夏苓汤或三仁汤宣化湿邪；湿郁气分，三焦升降失司的，用加减正气散理气化湿；湿浊遏于膜原的，用宣透膜原法疏利湿浊；邪留少阳三焦的，用黄连温胆汤分消走泄；若湿渐化热，热重湿轻阻于脾胃的，用王氏连朴饮加味苦寒清热兼以化湿；湿热弥漫三焦的，用杏仁滑石汤清利三焦湿热；湿热胶结难解的，用黄芩滑石汤清化湿热之邪；湿热郁阻气机的，用甘露消毒丹清热利湿芳香化浊；湿热郁发白㾦的，一般可予薏苡竹叶散或三仁汤泄湿透热；若气液两虚而发枯㾦的，则用生脉散益气养阴；如湿热久郁不解而酿痰蒙蔽清窍的，用菖蒲郁金汤清化湿热豁痰开窍；湿热内阻小肠泌别失职的，用茯苓皮汤分利湿热；湿热阻于肠道气机痹阻的，用宣清导浊汤宣导湿浊；湿热积滞交结胃肠的，宜用枳实导滞丸缓下湿热积滞。

湿温后期，每因湿邪化燥，深入营血而致大便下血，若属血热炽盛的，用犀角地黄汤加味凉血解毒；若因下血过多而导致气虚欲脱的，宜先急予独参汤补气固脱，继之再进黄土汤扶阳益阴，涩肠止血。总之，湿温证的病情变化是非常复杂的，临床必须认清湿热的孰轻孰重及病邪的所在部位，这样才能求得辨证施治的正确。

病 案 举 例

1. 湿温湿重于热（《张聿青医案》）

张某，湿温旬日，烦热无汗，赤疹隐约不透，胸部窒闷异常，咳不扬爽，时常谵语，烦渴不欲饮，饮喜极沸之汤，脉数细滑，苔白心黄，近根厚背。此由无形之邪，有形之湿，相持不化，邪虽欲泄，而里湿郁结，则表气不能外通，所以疏之汗之，而疹汗仍不能畅，热与湿交蒸，胸中清旷之地，遂如云雾之乡，神机转至弥漫，深恐湿蒸为痰，内蒙昏痉。宜三仁汤去滑石、川朴、竹叶、加豆豉、橘红、郁金、枳壳、菖蒲、佛手。

二诊：昨进辛宣淡化，上焦之气分稍开，熏蒸之热势较缓，神识沉迷转清，谵语抽搐已定，烦闷亦得略松，舌苔较退，但气时上冲，冲则咳逆，脉数糊滑。良以郁蒸稍解，而邪湿之势尚在极甚之时，虽有退机，犹不足济。肺胃被蒸，气难下降，所以气冲欲咳仍未俱减也。前法之中，再参疏肺下气。

甜葶苈　通草　光杏仁　制半夏　冬瓜子　广郁金　薄橘红　滑石块　炒枳壳　枇杷叶　桔梗　竹茹

三诊：胸闷懊烦，气冲咳逆，次第减轻，咯吐之痰亦觉爽利，舌苔亦得大化，但脉仍不扬。其肺胃之间尚是熏蒸之地，表不得越，邪无出路，还难恃为稳定也。

光杏仁　广郁金　淡黄芩　桑叶　甜葶苈　桔梗　白蔻仁　生苡仁　制半夏炒香豆豉　橘红　枇杷叶

四诊：咳嗽气逆大退，痰亦爽利，谵语热烦亦得渐减，唯小溲清而不爽，大便不行，频转矢气，脉数糊滑，苔化而中独厚，犹是湿痰内阻，邪难泄越，再导其滞。

郁金　橘红　桔梗　制半夏　赤茯苓　生苡仁　滑石　通草　草薢　竹沥达痰丸

五诊：大便畅行，懊烦大定，热亦较轻，口渴亦减，但赤疹虽布甚寥寥，汗

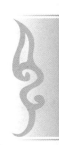

不外达，脉象较爽，舌根苔白尚背，邪湿之熏蒸虽得渐松，而未能透泄，须望其外越，方为稳妥也。

光杏仁　郁金　橘红　生苡仁　枳壳　滑石块　炒蒌皮　葶苈子　桔梗　通草　木通　制半夏　赤白茯苓

六诊：熏蒸弥漫之势虽松，而湿性黏腻，不克遽行泄化，里气不宣，表气难达，汗癟均不得发越，咳嗽气逆，小溲不爽，脉数苔白，邪湿互相胶结，尚难稳当。

郁金　光杏仁　橘红　冬瓜子　桔梗　鲜佛手　制半夏　薏苡仁　赤茯苓　通草　苇茎　生苡仁

七诊：热势递减，咳亦渐松，然湿从内搏，邪不外越，是以热势恋恋不退，不能外达，而欲从内化，非欲速可以从事也。

豆卷　滑石　光杏仁　郁金　制半夏　通草　橘红　猪苓　桔梗　枳壳　生苡仁　鲜佛手

八诊：清理余蕴方

豆卷　生苡仁　制半夏　通草　广皮　泽泻　光杏仁　鲜佛手　白蔻仁　佩兰

胸闷加桔梗、郁金，甚者川朴、枳壳、藿香；头胀加蒺藜、天麻、僵蚕；理胃加生熟谷芽、沉香曲、玫瑰花。

按语：本案初诊已是湿温经旬，症见胸部窒闷异常，咳不扬爽，烦热无汗等，为湿热上阻胸中，肺气郁滞的表现。其治疗以开泄上焦气分为主。上焦为心肺所居，本案病在上焦气分，波及心营，但治在气分不涉及心营，这是因气分湿热得治，波及之势即消。

肺主一身之气，气化则湿祛。故以三仁汤轻开肺气为主，湿浊郁滞较甚，虽有热邪，不可寒凉遏之，故去原方之竹叶、滑石。病位在上焦，故去走中之厚朴，郁金、枳壳、菖蒲、佛手等于辛开宣化胸中之湿蕴。加豆豉以透泄湿中之蕴热，古人将这种治法喻为拨云雾，开天气。若失开泄透达之机，湿热酿蒸成痰浊，蒙蔽心包，则有昏痉之变。

二诊时，上焦气之湿郁稍开，症见气冲、咳逆等，为肺失肃降，胃气上逆，故以宣疏肺气，和降胃逆为治。

三诊时，胸闷、咳逆、气冲相继减轻，前方稍事调整，重在开泄上焦肺气。因上焦肺气得开，则湿热便可尽化。

四诊时因肺司清肃，湿痰降行，病变已从肺胃下及肠腑，故咳嗽气逆大退，而见大便不行，小溲清而不爽，苔化而中心独厚等。王孟英称：肺、胃、大肠一气相通，湿热究三焦以此一脏二腑为最要。肺经之邪不解，则传于胃，并自上及中，顺流而下，湿痰内阻，大肠气机郁滞，不同传导，则大便不行，但非湿热与宿滞搏结，故无腹满疼痛，湿滞小肠、膀胱，故小便清而不爽，与小肠不分清泌浊所出现之尿闭、神昏、呕逆不同，故其治疗攻下或单行分利，以化痰利湿为治。痰湿得解，胃肠气机疏通，则二便自可通调。

五诊已大便畅行，诸症递减。唯湿邪黏腻胶滞，不能遽行泄化，致使里气郁滞，邪难透达，故五诊六诊均以开泄气机，化湿祛痰为治。至八诊时，湿热痰浊已化，故以清理余邪为治。

综观全案，以上焦为扼要，以开泄化湿为关键，以遽用寒凉和犯营血为禁忌，以透邪外达为目的。

2. 湿温夹痰案（《重印全国名医验案》周小农医案）

陈永芳之室，忘其年，住虹口。身热有汗，口渴喜饮，前医以其渴饮以为热病，用鲜石斛、石膏、鲜生地等称是，服之恶心吐出，转延余诊。见身热面油，胸闷异常，渴喜冷物，溲红而短。脉糊细按则数，舌苔腻色白，予决湿重于温，中有痰浊停阻也。吴氏三仁汤加减，以杏仁、蔻仁、半夏、苡仁、滑石、通草等，苦辛开痰，芳淡化湿为君；芦根、知母，轻清泻热，透其伏温为臣；佐以玉枢，辛香疏气，宽胸泄浊；使以竹茹，清润通络，滑以去痰也。

光杏仁三钱　姜半夏三钱　蔻仁六分　滑石（包煎）六钱　生苡仁四钱　川通草钱半　知母三钱　玉枢丹（药汤调下）五粒

先用活水芦根一两、鲜刮淡竹茹三钱煎汤代水。

次诊：连服两剂，胸闷顿减，热势起伏，有时厥冷，卧向阴隅，口说妄言，脉舌如前，仍用苦辛淡法以疏达之。

光杏仁三钱　苏叶嫩枝一钱　焦山栀三钱　广郁金三钱　厚朴一钱　竹沥三钱　半夏三钱　淡豆豉三钱　青连翘三钱　飞滑石（包煎）四钱　川通草钱半　野蔷薇花一钱　鲜石菖蒲（剪碎，冲）一钱　生苡仁四钱　淡竹茹三钱

三诊：肢末转暖，胸前遍发疹痦，胸闷大退，向之渴喜冷饮者，转喜热饮，稍温即拒，且涌吐冷涎，喜卧向暖处，移榻时坐起即厥，目定口噤，四肢转冷，诊时齿垢，言语不清，种种变症，总属痰湿重使然，防变痰迷湿蒙，急进大剂涤痰，参以化湿。

姜半夏三钱　白僵蚕二钱　茯神三钱　淡姜渣八分　广橘红一钱　广郁金三钱　远志一钱　制胆星一钱　生苡仁四钱　赤苓四钱　鲜石菖蒲（剪碎，冲）一钱　白蔻末（冲）五分

四诊：一剂即痉定，冷涎略少，腹闷，连得矢气。原方加礞石滚痰丸三钱包煎。

服后得便，病减大半，续与化痰理湿，热退而安。

湿温之为病，有湿遏热伏者，有湿轻热重者，有湿热并重者，有湿热俱轻者，且有夹痰、夹水、夹食、夹气、夹瘀者，临证之时，首要辨明湿与温之孰轻孰重，有无兼夹，然后对症发药，随机策应，庶可用药当而确收成效焉。此案湿重热轻，夹有痰浊，湿为黏腻有形之邪，痰为有形之物，病势故多转变，选药处方，亦不得不随证治之，原因疗法，转而为对症疗法也。

按语：本案是湿热酿成痰浊，阻于胸中，蔽扰神明之证。初诊是因误用清热养阴而助湿为患，证现湿重热轻诸候。湿阻上焦，肺不肃降，故当以轻开肺气为主，使气化则湿化。周氏以三仁汤加减，目的在于芳香宣化，清透泻热。加玉枢丹宽胸泄浊，可免痰湿蒙蔽心包之虞。二诊时，蕴遏之痰湿渐开，但病邪未去，故仍以芳香宣化为主。三诊时白㾦已透，胸闷大减，为湿开气通的佳象，唯痰浊尚盛，蔽扰神明，恐有闭窍昏痉之变，故以大剂涤痰为治，一剂后痰浊即化，神志转清，调理而愈。本案说明，不仅在热偏盛时易酿成痰浊蒙蔽包络，就是在湿浊偏盛的情况下，同样可致包络蒙蔽。关键在于当湿浊阻遏胸中之时，即急投以开泄之剂，以免病变发展到窍闭神昏的严重境地。

复习思考题

1. 何谓湿温？其有何特点？

2. 湿温病的传变有何规律？

3. 湿温病为什么会发生从化？其从化有哪几种情况？

4. 藿朴夏苓汤与三仁汤的主证是什么？二方有何异同？

5. 湿热酿痰蒙蔽心包与热陷心包之证治有何不同？

6. 湿温病为什么会发白㾦？如何治疗？

7. 连朴饮的主证是什么？其组方用药有何特点？

8. 温阻膀胱，上蒙心包的临床表现是什么？病机是什么？如何治疗？为什么？

9. 湿滞大肠，大便不通，为什么忌用苦寒攻下药物？应如何治疗？为什么？

第10章　伏　暑

【学习要求】

1. 熟悉伏暑的含义及其特点。
2. 掌握伏暑发生发展规律及常见证型的辨证论治。
3. 了解伏暑与暑温、湿温的区别。

一、概述

伏暑是发生于秋冬季节，而临床表现具有暑湿或暑热证候的一种急性外感热病。西医学中流行性出血热、散发性脑炎等疾病与本病的发病季节和临床特征相似，可归属伏暑范围，并参考本病予以辨证论治。

夏令感受暑湿病邪，至秋冬发病，必由时令之邪引发，故初发即有表证可察。起病急骤，病重，缠绵难解。初发类似感冒，继而形似疟疾，唯寒热多不规则，以后但热不寒，入夜尤甚，天明得汗稍减，而胸腹灼热不除，大便多溏垢不爽。

二、病因、病机及传变规律

1. 病因

本病的发生，历代文献都认为是由于夏月摄生不慎，感受暑邪，潜伏体内，迨至秋冬为时令之邪所诱发，因其感邪之后发病甚迟，故又称之为"晚发"。如吴坤安说："晚发者，夏受暑湿之邪，留伏于里，至秋新邪引动而发也。"由于夏暑之邪又多兼湿，故本病多具有暑湿性质，究其致病之邪实质上是里有暑湿病邪，而又有秋冬时令之邪犯表。但因秋冬非暑湿季节，故前人认为本病系夏月感受暑湿病邪，伏藏人体而至秋冬发病，属于伏气温病的一种。

综合以上所述，伏暑的病因与发病，可归纳如下。

$$
伏暑
\begin{cases}
致病原因：摄生不慎，先受暑湿病邪 \\
\\
发病条件：秋冬时令之邪所诱发
\end{cases}
$$

147

2. 病机

病邪作用于人体而发生疾病后，因暑湿病邪最易阻遏气机，故本病以发于气分者为多见。但人体素质对发病也有一定影响，在阴虚阳盛之体，病邪则又多舍于营分。因此，本病的发病证候类型有邪在气分与邪在营分之分。一般说，发于气分者，病势较轻；发于营分者，病势较重。如俞根初《通俗伤寒论》说："夏伤于暑，被湿所遏而蕴伏，至深秋霜降及立冬前后，为外寒搏动而触发。邪在募原而在气分者，病轻而浅；邪舍于营而在血分者，病深而重。"前人还认为，本病病情的轻重每与发病的迟早有关。如吴鞠通在《温病条辨》中所说："长夏受暑，过夏而发者，名曰伏暑。霜未降而发者少轻，霜既降而发者则重，冬日发者尤重。"但不论发于气分或发于营分，均为时令之邪所诱发，故发病之初必兼有卫表证候，此与春温伏气温病随春阳上升可以伏邪，自发而初起不一定出现表证者有所不同，这也是本病的特点之一。若本病为发于气分者，又多表现为湿热交混之证，则其症状和病机与暑温兼湿及湿温大体相同。吴鞠通说："伏暑、暑温、湿温，证本一源，前后互参，不可偏执"，此即指出三者之间，在病因病机和证治方面有共同之处，按伏暑的病变过程可分为初起、传变和后期三个阶段。

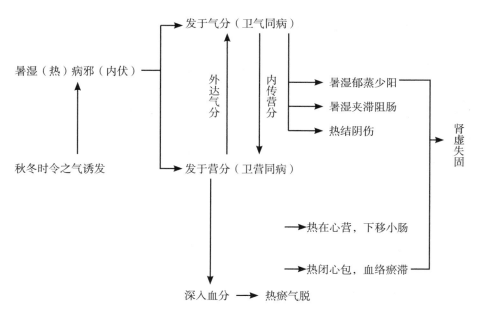

伏暑病机演变示意图

3. 传变规律

起病急骤，初起即见有暑湿或暑热内伏特性的证候，但有邪在气在营的不同。邪在气分者，多呈里有暑湿而兼有表证，为卫气同病；邪在营分者，多呈营分郁热而兼有表证，为卫营同病。

伏暑初起表现为气分兼表或营分兼表，如表解而里邪不解者，邪在气分，其暑湿之邪则多郁蒸于少阳，出现寒热如疟的证候；若暑湿之邪蕴阻中焦，多表现为湿热交蒸之证；如内有积滞，往往湿热之邪与之胶结于胃肠，出现大便不爽、胸腹灼热不除等症状。若邪在营分，表证解除之后，每可发展为血分证、气营（血）两燔证，还可出现痰热瘀血闭阻心包或热盛动风、出血、发斑等症。发于气分的伏暑，其暑湿之邪流连过久，亦可逐渐化燥化火传入营血，而出现营血热炽或热灼营阴等证候。

伏暑后期，上述这些病理变化，经过积极治疗，其病得解，可望痊愈。否则，本病病程虽长，但病情大多由实转虚。留下终身后遗症者较少见。

三、诊断要点

伏暑之伏邪有暑湿、暑热之异，如为暑湿伏邪外发，则见高热，心烦，口渴，脘痞，舌红苔腻等；如为暑热伏邪外发，则见高热，心烦，舌绛，甚至皮肤、黏膜出血而发斑等。伏于气分，暑湿郁阻少阳，以寒热似疟，午后身热，入暮尤剧，天明得汗诸症稍减，但胸腹灼热不除为特征；暑湿夹滞，阻结胃肠，以胸腹灼热，便溏不爽，色黄如酱，舌苔垢腻为特征；热结阴伤甚者，常见身热，小便短少不利，甚至无尿。发于营分，邪扰心包，可见身热夜甚，心烦不寐，舌绛等，若兼心热移肠，则伴小便短赤热痛；若兼瘀热互结，则伴斑疹，舌绛紫黯等特征；后期肾虚失固者，以尿频量多，甚至遗尿，腰酸耳鸣等为临床特征。

伏暑与湿温鉴别表

病　证	湿　温	伏　暑
共同点	均可发生在秋季，均可见湿热内蕴症状	
季节	秋之交	深秋或冬季
发病特点	起病较缓	起病较急
初起证候	湿遏卫气或邪阻膜原	卫气同病或卫营同病
临床特点	以脾胃为病变中心	里热证突出

四、辨证论治

（一）初发证候

1. 卫气同病

【症状】恶寒发热，无汗或少汗，头痛，周身酸痛，脘痞，心烦口渴或渴不多饮，小便短赤，苔腻，脉濡数。

【病机】本证为暑湿内郁气分而时邪外束，系表里同病之证。外邪束表，卫气闭郁则恶寒发热，无汗，头痛，周身酸痛；暑邪扰心则心烦，伤津则口渴，小便短赤；湿邪困阻气机则胸闷。苔腻，脉濡数为湿热阻滞之象。

本证特点为既有表证又有里证，与秋冬季节感受风寒邪气引起的仅有表寒证而无里热证的伤寒表证不同。此外，与湿温病初起卫气同病证也不同，后者虽亦表里同病，但热象不显，以湿蕴气分为主。

【治法】清暑化湿，解表透邪。

【方药】银翘散去牛蒡子、玄参加杏仁、滑石方或黄连香薷饮。

银翘散去牛蒡子、玄参加杏仁、滑石方（《温病条辨》）

即于银翘散（方见风温病）内去牛蒡子，加杏仁 10g、飞滑石 20g，水煎。

2. 卫营同病

【症状】发热微恶寒，头痛少汗，口干不渴，心烦，舌赤少苔，脉浮细而数。

【病机】本证为暑邪舍于营分，又兼新邪客表之候。

舌赤少苔，口干而不渴，邪在营分可知；其脉细数，细脉非阴虚即是血少，数脉为热，显见营阴不足，内有虚热，但又兼见浮脉，浮为在表，当是兼有表证，与单纯热在营分者显有不同。

本证与前证相比较，表证虽同而里证不同，前证为暑湿郁蒸，热在气分，故有口渴苔腻，本证为暑湿化燥，热在营分，故见口干无苔。一为气分兼表，一为营分兼表。

【治法】辛凉解表，清营泄热。

【方药】银翘散加生地、丹皮、赤芍、麦冬方（《温病条辨》）。

本证因外邪在表，里热在营，故用银翘散辛凉泄卫，以疏解卫分之邪，加丹皮、赤芍以清泄营热，生地、麦冬以滋养营阴，此为表里同治之旨。若营阴素亏，或感外邪，因汗源不足而致汗不出者，可酌加玉竹、玄参等以资汗之源，而助汗出，即所谓滋阴发汗法。

（二）邪在气分

1. 邪在少阳

【症状】寒热似疟，口渴心烦，脘痞，身热午后较重，入暮尤剧，天明得汗，诸症稍减，但胸腹灼热不除，苔黄白而腻，脉弦数。

【病机】本证为暑湿之邪郁于少阳气分之病候，此时病邪既不在表，又不在里，而在半表半里，邪郁少阳，枢机不利。

本证首先抓住热型。邪留少阳，其热型既不同于邪在卫表的恶寒发热，又不同于阳明腑实的潮热，而是呈现往来寒热。虽类似疟疾，但疟疾得汗出之后则热退，且呈周期性发作，而本证则是暑热蒸迫外泄，却又被湿邪所困，故天明得汗诸证稍减，但胸腹之热不能尽除。

本证邪留少阳，其病机虽也属半表半里，但不同于伤寒少阳证。本证兼有痰湿，故见脘痞苔腻等症，而伤寒邪在少阳，为胆热炽盛，并无痰湿证象。

【治法】清泄少阳，兼化痰湿。

【方药】蒿芩清胆汤（《通俗伤寒论》）。

青蒿钱半至二钱　黄芩钱半至三钱　淡竹茹三钱　仙半夏钱半　枳壳钱半
陈皮钱半　赤苓三钱　碧玉散（包）三钱

本证邪留少阳，枢机不利，既是胆热炽盛，又有暑湿内郁，故用蒿芩清胆汤清泄少阳胆热，疏利枢机，兼以化痰利湿。方中以青蒿、黄芩清泄少阳胆热而疏利枢机，半夏、陈皮、枳壳、竹茹化痰泻热，赤苓、碧玉散清利湿热。若湿邪较重，还可酌加大豆卷、白豆蔻、苡仁、通草等加强化湿、利湿之力。若仅是胆热炽盛，而不兼痰湿，则本方即不适宜，应仿小柴胡汤意。

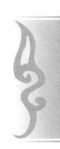

2. 邪结肠腑

【症状】身热稽留，胸腹灼热，呕恶，便溏不爽，色黄如酱，苔黄垢腻，脉滑数。

【病机】暑湿郁蒸气分，肠腑暑热积滞搏结。

【治法】导滞通下，清热化湿。

【方药】枳实导滞汤（《通俗伤寒论》）。

枳实二钱　生大黄（酒洗）一钱半　山楂三钱　槟榔一钱半　厚朴一钱半
川黄连六分　六曲三钱　连翘一钱半　紫草三钱　木通八分　甘草五分

本方治证乃湿热夹食滞内蕴胃肠，非单用清化之药可除，故当清化湿热与导滞通下并施。方中大黄、枳实、厚朴三药相配，即小承气汤，再加入槟榔，四药共成辛苦通降之剂，有泻热通下，行气导滞之功；山楂、神曲为消导之品，可祛胃肠食滞；黄连清热燥湿，连翘轻清宣泄，透热外达，二药与紫草相配，合奏泻热解毒之效；木通清理三焦，使热从小便而泄，生甘草调和诸药，兼以泻热。诸药配伍，是以导滞通下，祛除湿热积滞之方。

呕恶较甚者，加半夏、姜汁和胃降逆。伤络便血者，加炒地榆、侧柏炭、茜草根等凉血止血。本证的治疗，体现了轻下频下，消导积滞与泻下湿热郁积并举，使湿热积滞渐消缓散的特点。

本证为暑湿积滞搏结肠腑，非阳明腑实证，故不宜三承气汤峻下猛下，否则湿邪不但不被祛除，反损伤阳气。正如章虚谷所说："若用承气猛下，其行捷，正气徒伤，湿仍胶结不去。"

本证应用导滞通下，邪气非一下即已，因暑湿积滞黏腻，胶闭难化，因此，常有下后不久，邪气复聚而热势又作，再见便溏不爽者，故需轻下频下，下至热退苔净，大便成形，胃肠暑湿积滞消失为度。

3. 热结阴伤

【症状】小便短少不利，身热，口渴，无汗，舌干红，苔黄燥，脉细数。

【辨证要点】

【病机】暑湿化燥，气分热结阴伤之证。

【治法】滋阴生津，泻火解毒。

【方药】冬地三黄汤（《温病条辨》）。

麦冬八钱　黄连一钱　苇根汁（冲）半酒杯　银花露（冲）半酒杯　细生地黄四钱　黄芩一钱　玄参四钱　黄柏一钱　生甘草三钱

水煎服。

方中生地、麦冬、玄参甘寒以滋阴生津；黄连、黄芩、黄柏苦寒泻热；银花露、苇根汁甘凉滋润，清肺导热；甘草配生地，以化阴生津，共成甘苦合化阴气法，以治疗热结阴伤之小便不利。

现代临床中流行性出血热、散发性脑炎等病属热结阴伤者均可运用本方治疗。

（三）邪入营血

伏暑的营血分证，治疗同其他温病的营血分证，本章不再重复介绍，在此仅介绍两种营血分的兼证。

1. 热在心营，下移小肠

【症状】身热夜甚，心烦不寐，口干不甚渴饮，小便短赤热痛，舌绛，脉细数。

【病机】本证为心营有热，下移小肠之证。热在心营，营阴受损，故身热夜甚，口干不欲饮，舌红绛，脉细数；热扰心神则心烦不寐；心与小肠相表里，心营热邪下移小肠则小便短赤热痛。此既有心营热盛，又有小肠火腑热炽，与单纯热炽心营证有别。另本证小便短赤热痛，乃由小肠热炽津伤所致，不可与气热阴伤小便短涩相混。

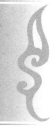

【治法】清心凉营，清泄小肠。

【方药】导赤清心汤（《通俗伤寒论》）。

鲜生地18g 朱茯神6g 细木通2g 麦冬(辰砂染)3g 丹皮6g 益元散(包)9g 淡竹叶5g 莲子心2g 灯心（辰砂染）3g 莹白童便（冲）1杯

水煎服。

热在心营，兼有小肠热盛，治当清心凉营为主，佐以清泄小肠。方中生地、丹皮、麦冬清营泻热养阴；茯神、莲子心、灯心清心宁神；佐以木通、竹叶、益元散、童便以清导小肠之热。全方之组成符合王纶所提出的"治暑之法，清心利小便最好"的治疗大旨。

现代临床中泌尿系感染、流行性出血热、钩端螺旋体病、败血症、登革热等病属热在心营，下移小肠者均可运用本方治疗。

本证之小便短赤，不可过用利尿，清热则热去，热去自能保津，养阴则津回，小便自可恢复。临床使用中可酌加水牛角、玄参、黄连等药增强清心凉营，滋阴泻火的力量。

2. 热闭心包，血络瘀滞

【症状】灼热不已，神昏谵语，口干漱水不欲咽，斑疹密布，唇青肢厥，舌质深绛或紫晦，脉细数而涩。

【病机】发热夜甚，亦系热炽营中的表现。神昏谵语，乃邪闭心包之证。漱水不欲咽，舌绛望之若干，扪之却润，或舌现紫晦而润等，均为营分热蒸、血络瘀滞的征象。本证与上证比较，虽均为热在心营，但上证兼小肠热盛，而本证则兼邪闭心包，且血络瘀滞，所以两者见证有所不同。

【治法】清营泻热，开窍通瘀。

【方剂】犀地清络饮（《通俗伤寒论》）。

犀角汁（冲）四匙 粉丹皮二钱 青连翘（带心）一钱半 淡竹沥（和匀）两瓢 鲜生地八钱 生赤芍钱半 原桃仁（去皮）九粒 生姜汁（同冲）二滴

先用鲜茅根一两，灯心五根，煎汤代水，鲜石菖蒲汁两匙冲。本方系犀角地黄汤加味组成。瘀热内闭，故用犀角地黄汤凉血散血为主；更加桃仁、茅根，活血凉营，推陈致新；连翘、灯心，清心解热；三汁开窍涤瘀。凡因瘀热而致神识不清的，此方皆可运用。

小 结

本病治疗以清泻里热为主，初起兼以解表。卫气同病者，应予清暑化湿，疏宣表邪；卫营同病者，则应清营泻热，辛散透表。进一步发展则容易形成"郁结"，暑湿郁阻少阳，治宜清泄少阳，分消湿热；暑湿夹滞，阻于肠道，治宜导滞通下、清热化湿；而热结化火伤阴，治宜滋阴生津，泻火解毒。中后期着眼于"瘀滞"，热闭心包，血络瘀滞，治宜凉血化瘀，开窍通络；热瘀气脱者，急宜凉血化瘀，益气养阴固脱。肾虚不固则以温肾固缩为法。总而言之，伏暑的辨治，早期应以清泻里热为主，随后应根据病机变化和气血阴阳损伤程度采取相应的治疗措施，灵活辨证论治。

病 案 举 例

1. 伏暑过服辛温，化火伤阴（《时病论》）

武林陈某，素信于丰，一日忽作寒热，来邀诊治。因被雨阻未往，伊有同事知医，遂用辛散风寒之药，得大汗而热退尽。讵知次日午刻，热势仍然，汗多口渴，痰喘诸恙又萌，脉象举取滑而有力，沉取数甚，舌苔黄黑无津。丰曰："此伏暑病也，理当先用微辛以透其表，荆、防、羌、芷，过于辛温，宜乎劫津夺液矣。今之见症，伏邪已化为火，金脏被其所刑，当用清凉涤暑法，去扁豆、通草，加细地、洋参。"服二剂，舌苔转润，渴饮亦减，惟午后尚有微热，故照旧方，更佐蝉衣、荷叶，又服二剂，热从汗解。但痰喘依然，夜卧不能安枕，改用二陈加苏、葶、旋、杏，服之又中病机。后议补养常方，稇载归里矣。

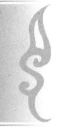

按语：本例系伏暑被误认作风寒表证而投用辛温解表，以致助热伤津，里热转盛而见口渴苔黄黑无津等津伤症状。因伏暑初起系卫气同病，若仅见其表证而不见暑邪在里之证，则立法处方必然有误。雷氏既能识透该证，故转手用清凉涤暑法加减，以其热势已盛而津伤，故去扁豆、通草甘温、淡渗之品，加入生地、洋参以增养阴清热之力。药后苔转润，渴饮减，乃热减阴复之象。但因暑邪未能尽去，故午后仍有微热，因而原方中又加蝉衣、荷叶以清暑透表，以祛余邪。后又因肺中痰气交阻，肺失宣降而喘，乃改用化痰宣肺之品以定喘。本例经雷氏诊治，步步切中病机，故能应手而效。

2. 暑湿夹滞阻于肠胃案

张某，男，33岁。患者于5日前干活出汗，脱衣4小时后即全身发冷发热，体温由38℃旋即升到39.2℃，同时伴有头痛。使用多种解热药及抗生素未见好转。后经某医院注射"转移因子"，体温曾降至35℃，之后又升至39℃以上，持续高热5日不退而收入院。入院后体检无阳性体征。血、尿、便常规，尿三胆，嗜酸性粒细胞计数，血沉，肝功能，乙型肝炎表面抗原，肥达反应，咽拭子，血便培养，狼疮细胞及胸片，心电图均无阳性发现。入院后经输液及口服紫雪散、羚羊粉等，体温仍旧不降。

患者高热，凛凛恶寒，热型为昼夜持续高热且伴头痛，属伏暑里热重兼表证。口渴喜饮，呕恶，尿赤热黄浊，双下肢热张不适，舌边红苔黄白腻，为内蕴湿热之象。先给白虎加苍术汤合大橘皮汤加减。

生石膏 24g　知母 12g　苍术 10g　陈皮 18g　槟榔 15g　泽泻 10g　赤苓 12g　滑石 24g　桂枝 2g　桑枝 30g　猪苓 12g　木通 5g　竹叶 10g

患者于夜间 1 时服 1 剂后，至晨体温降至 38.5℃。入院后第 4 日又开始热增，以午后 1—3 时体温最高可达 39℃，舌红，苔白中间黄腻垢浊，较厚，脉沉滑实。胸脘痞闷，食少，大便 3 日未行，喜饮水。治以苦辛开泄兼以缓通积滞。方用加味枳实栀豉合小陷胸汤。

枳实 10g　栀子 18g　豆豉 19g　连翘 18g　姜半夏 6g　黄连 5g　瓜蒌仁 30g　黄芩 12g　茵陈 12g　木通 6g　芦根（先煎）60g　灯心（先煎）3g

昼夜连服，日 4 次。当晚至夜，连服此方 4 剂。次日晨 7 时大便 1 次，为大量黏溏酱便，汗出溱溱，体温已降至 37.5℃。午后最高体温 38.2℃，又大便 1 次。第 3 日最高体温 37.3℃，大便 4 次，均为黏溏酱样，自诉便后舒适，饮食渐佳，尿畅，苔黄腻已减。第 4 日体温 36.3℃，自此未热。一切感觉良好。改以蒿芩清胆汤宣化三焦，调理胃肠。逾 3～4 日，发热复作，体温 37.9℃，再服上方 5 剂，2 日内大便畅解，热退。追访至今良好。

按语：本案暑湿证，属阳明之热夹太阴之湿而兼表，与伏暑发病相仿。证属气分，治以白虎加苍术汤合大橘皮汤，体温略降，但数日后肠胃湿热积滞证表现已十分明显，可知本证发热乃为有形积滞不得清解而致。加味枳实栀豉汤合小陷胸汤辛开苦泄，攻阳明之滞，化太阴之湿，较之承气，已属轻下剂。昼夜连服，便下黏溏，又属频下法。如此每便下一次，体温即降一次，饮食、精神亦转佳，直至胃肠积滞尽而热亦不复作，最后改拟蒿芩清胆汤调理。由此体会湿热缠绵之性。

复习思考题

1. 伏暑是一种什么样的温病？伏暑的发病有什么特点？

2. 伏暑郁发气分和郁发营分在感受病邪和病证表现上有哪些不同？

3. 暑热郁蒸少阳的临床表现有哪些？如何治疗？

4. 暑热夹滞阻肠证如何辨证治疗？其使用下法和热结证使用下法有什么不同？

5. 热闭心包，血络瘀滞证形成的病机是什么？临床表现和治法、方药是什么？

6. 热病气脱证和血分证之耗血动血证有什么不同？应怎样治疗？

第11章　秋燥

第44~47日

【学习要求】

1. 熟悉秋燥的含义及特点。
2. 掌握秋燥常见证型的辨证论治。

一、概述

秋燥是感受燥热病邪引起，初起以咽干、鼻燥、咳嗽少痰、皮肤干燥等肺卫津伤为主要表现，发生于秋季的一种外感热病。

根据秋燥的发病季节和临床表现，西医学中发于秋季的上呼吸道感染、急性支气管炎及某些肺部感染等疾病，当属秋燥范围，可参考本病辨证论治。

本病病情轻，预后一般较好：传变较少，少数可传入肝肾，病程一般较短，易于痊愈；以津液干燥导致的症状为主。

对秋燥的认识，在《内经》中已有记载，如"燥甚则干"，并指出燥邪为病的治疗原则是"燥者润之"。但《素问·生气通天论》中只有"秋伤于湿，上逆而咳"的记载，并无"秋伤于燥"的明文，病机十九条也无燥邪为病的论述，至金代刘河间《素问玄机原病式》补充了燥邪致病的病机"诸涩枯涸，干劲皴揭，皆属于燥"，对燥邪的致病特点，做了进一步发挥。清代医家对燥病的认识渐趋完善。喻嘉言在《医门法律》中提出了《内经》中"秋伤于湿"应为"秋伤于燥"，并作《秋燥论》，从此开始秋燥成为一个独立的病种。其后，叶天士、吴鞠通、俞根初等对秋燥病均做了重要的论述。在诸多论述中，对秋燥性质的说法又不尽一致。有认为燥性属热，如喻嘉言说："燥金虽为秋令，虽属阴经，然异于寒湿，同于火热"。有认为燥性属寒，如沈目南说："燥病属凉，谓之次寒"。有认为燥有温凉两类，如俞根初说："秋深初凉，西风肃杀，感之者多病风燥，此属燥凉；……若久晴无雨，秋阳以曝，感之者多病温燥，此属燥热"。吴鞠通则以胜复气化来论述燥气，大旨以胜气属凉，复气属热。王孟英、费晋卿亦均认为秋燥有温凉两类。于此可见，前人所说的秋燥有温燥与凉燥之分。就凉燥而论，它并非温热病邪引起，不属温病范畴，故本章所论述的秋燥，仅指燥热病邪引起的外感热病。

根据秋燥的发病季节和临床表现，对于现代医学所说的发于秋季的呼吸系统感染，如秋季感冒、急性支气管炎、肺部感染等具有秋燥临床特点的，可以参考本病的辨证论治。

二、病因、病机及传变规律

1. 病因

本病的发生，是感受秋令燥热病邪而成。燥热病邪的产生和致病与季节、气候有直接的关系。秋季久晴不雨，秋阳以曝，此时的气候多干燥而温热，易形成燥热病邪。同时，在这种气候条件下，如人体不能适应，则易于感受燥热病邪而发为秋燥。

对于秋燥的病因和发病，综合起来，可以这样认识：致病主因为外感燥热病邪。发病条件为久晴无雨，秋阳以曝，又加之正气不足，不能适应气候变化。

2. 病机

由于秋为燥金主令，内舍于肺，燥热之邪多从口鼻吸入，故燥热之气内应于肺，肺合皮毛，所以本病初起多出现肺卫证候而最先见到发热、恶寒、咳嗽等症状。此与风温初起的证候表现大致相似。因而叶天士说秋燥"证似春月风温证"。所不同者，本病初起即有津液干燥的证候。

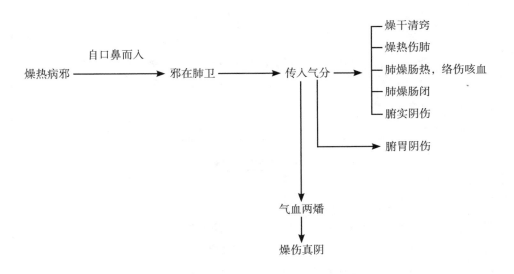
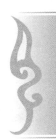

秋燥病机演变示意图

3. 传变规律

肺卫燥热之邪不解，势必内传入里，由于燥气易于耗伤津液，一经传里热盛，其津液干燥之象更为明显，燥热在气分，病变所涉及的脏腑有肺、胃、肠等，但其重心则在肺，气分病变的病理特点一般表现为热盛与阴伤，可出现多种证型，而证型之间有一定的联系，某些证型又可相互转化。如燥热在肺，易成肺燥伤阴，若是燥热已衰而阴伤为著，即可转变为肺胃阴伤；肺热伤络，肺热下移大肠，又可形成肺燥肠热，络伤咳血；肺受燥热，肺津不能下布，大肠失润，又可引起肺燥肠闭；燥热结滞胃腑而阴伤，又可致腑实阴伤。若气分燥热不解，可引起热入营血或气血（营）两燔之证。如传入下焦而伤及肝肾真阴，可致肝肾阴伤导致水不涵木，虚风内动等病证，但本病甚少出现热入营血分和肝肾阴伤的病变。

总之，秋燥的病情较轻，较少传变，易于痊愈，只要及时、正确地予以治疗，或患者素体较好，则一般不致发展到深入下焦，肝肾阴涸的地步。

三、诊断要点

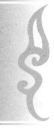

秋燥与风温鉴别表

	风温	秋燥
共同点	初起均见发热恶寒，头痛，苔薄白，脉浮等肺卫表热证；均以肺系为病变中心，后期多见肺胃阴伤	
病因	风热病邪	燥热病邪
病理特点	津液不足表现不突出	津伤失润明显
初起症状	肺卫表热证，多伴咽喉疼痛，口微渴等症	肺卫表热证，多伴有咽干、咽燥、干咳、口干、皮肤干燥，苔薄白而燥等症
发病特点	起病急，病情重，传变快	病情轻浅，传变少
季节	多见于冬、春二季	多见于秋季

秋燥与伏暑鉴别表

	伏暑	秋燥
共同点	均可发于秋季，初起有卫表见证	
病因	暑湿或暑热内伏	燥热病邪
发病类型	伏气温病	新感温病
初起表现	表里同病，以里证为主	表证为主
发病特点	起病急，传变快，易见动风、动血、闭窍等危重证候	初起以肺卫表热证为主，以肺系为病变中心，津伤失润明显，病情轻，极少传入营血或下焦肝肾

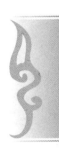

四、治则治法

秋燥的治疗原则应以清热润燥为主，即《素问·至真要大论》所谓"燥者濡之"，指出了燥病的治疗大法。然而，秋燥毕竟为外感燥气而成，初起具有肺卫表证，因此本病初起治以润燥的同时，还必须分清病邪属性，予以解表透邪之治。病邪进一步发展，邪热转盛，深入气分，则治疗时，除滋润津液外，还要注意清泻热邪。

在病程发展的不同阶段，应视其病位所在灵活选择治法。初起邪在肺卫，应根据温燥、凉燥的不同，分别采用辛凉甘润和辛开温润之法滋润津液，透散邪气。中期，病入气分，燥热炽盛，津液已伤，宜清、养并举，根据不同病位施以各种清泻气热法的同时，注重滋润津液。少数病例燥热化火，深入营血，治宜清营凉血，与其他温邪深入营血分病证的治法基本相同。若病至后期肝肾阴伤，则滋补真阴。正如俞肇源《通俗伤寒论》说秋燥一证，"先伤肺津，次伤胃液，终伤肝血肾阴"，而"上燥治气，中燥增液，下燥治血"就是针对秋燥不同阶段确立的治疗大法。"上燥治气"，即指病变初起以肺系燥热偏盛，在治疗上应以治肺为主，除用甘寒滋润肺阴外，还要清热宣肺。"中燥增液"，即针对肺之燥热，移热于胃肠，病变以胃肠津液耗损为主，治疗宜用甘凉濡润，补养胃阴，滋润肠液。"下燥治血"，即病至后期，少数邪盛正虚的病例，由于燥热久羁，耗伤肝肾阴血，因肝藏血，肾藏精，精血同源，治疗宜用甘寒、咸寒或酸寒等血肉有情之品滋补肝肾阴液（血），从而达到滋阴养液的目的。

治燥不同于治火，要慎用苦寒药，因燥虽近于火，但又不同于火，苦味药性燥易伤阴，而燥证已有伤阴，故治火可用苦寒，治燥则应慎用。火郁当发之，而燥必用润，正如汪瑟庵所说，"燥证路径无多，故方法甚简。始用辛凉，继用甘凉，与温热相似。但温热传至中焦，间有当用寒苦者，燥证则唯喜柔润，最忌苦燥，断无用之之理矣"。这对燥证的治疗有重要指导意义。

五、辨证论治

（一）邪在肺卫证

【症状】发热，微恶风寒，头痛少汗，咳嗽少痰，咽干鼻燥，口渴，苔白舌红，右脉数大。

【病机】本证为温燥初起，邪袭肺卫之候。苔白舌红，是表热证的主要依据，舌红当以边尖为著，如是风寒表证，虽见苔白但舌不红。右脉数大，不是秋燥所独有之象，如曹炳章说："右脉数大，右寸尤甚，不独秋燥为然，即风温亦是如此，亦识病之要诀"。据此，乃知是肺经有热。

【治法】辛凉清润，轻透肺卫。

【方药】桑杏汤（《温病条辨》）。

桑叶一钱　杏仁一钱　五分沙参三钱　象贝一钱　豆豉一钱　栀子一钱五分梨皮一钱

水二杯，煮取一杯，顿服之，重者再作服。

本证为温燥袭于肺卫，其性质不同风寒，也不同风热，其治法固不可用辛温，且又不可纯予辛凉，根据温者宜清、燥者宜润的原则，本证治疗当用辛凉清润，方用桑杏汤。此方祛邪而不伤津，润燥而不碍表，达到疏表润燥之效。

若干咳痰少，可加海蛤壳、瓜蒌皮、枇杷叶；表热重者酌加连翘、金银花。若感燥不甚，其症情轻浅者，亦可采用桑菊饮以轻透肺卫之邪。

（二）邪在气分证

1. 燥干清窍

【症状】耳鸣，目赤，龈肿，咽痛，苔薄黄而干，脉数。

【病机】上焦气分燥热化火，犯于清窍。本证在审证时应紧紧抓住症状所在部位，耳、目、龈、咽之部位均偏于上，属于清窍，显系燥热干犯于上所致。苔薄黄而干，是上焦气分热盛，而兼津液已伤。本证与前证相比，前证有明显表证，而本证已入气分。

【治法】清宣上焦气分燥热。

【方药】翘荷汤（《温病条辨》）。

薄荷 4.5g　连翘 4.5g　生甘草 3g　黑栀皮 4.5g　桔梗 6g　绿豆皮 6g

本方所治证属温燥化火，上攻清窍所致，治宜清热宣肺。方中薄荷可清利头目，与连翘、栀子皮合，以清宣上焦燥热；桔梗与甘草配合，宣肺利咽止痛，共治燥热灼咽而致龈肿、咽痛等症；绿豆皮与连翘、栀子皮合用，更能清热解毒。诸药合用，共奏清热解毒，宣肺利咽之功，为治气分燥热上犯清窍之主方。

头目不清，加桑叶、蝉蜕以增强清头目的功效。耳鸣甚，加苦丁茶。目赤甚，加菊花、夏枯草。咽痛甚，加牛蒡子。

2. 燥热伤肺

【症状】发热，口渴，心烦，干咳无痰，气逆而喘，胸满胁痛，咽干，鼻燥，舌边尖红赤，苔薄白而燥或薄黄而燥，脉数。

【病机】肺燥化火，灼伤肺津。

【治法】清肺润燥养阴。

【方药】清燥救肺汤（《医门法律》）。

冬桑叶三钱　石膏二钱五分　人参七分　甘草一钱　胡麻仁（炒研）一钱

真阿胶八分　麦冬（去心）一钱二分　杏仁（去皮尖，麸炒）七分　枇杷叶（刷去毛，蜜涂炙黄）一片

本方所治乃温燥伤肺之重证。秋令气候干燥，燥热伤肺，治当清宣润肺与养阴益气兼顾，忌用辛香、苦寒之品，以免更加伤阴耗气。方中重用桑叶，质轻性寒，轻宣肺燥，透邪外出。温燥犯肺，温者属热宜清，燥胜则干宜润，故以石膏辛甘而寒，清泻肺热；麦冬甘寒，养阴润肺。上三药宣中有清，清中有润，是为清宣润肺的常用组合。人参益气生津，合甘草以培土生金；胡麻仁、阿胶助麦冬养阴润肺，肺得滋润，则治节有权；杏仁、枇杷叶苦降肺气。甘草兼能调和诸药。

若咳痰黏稠，不易咳出，去人参、冬桑叶，加川贝母、桑白皮。咳嗽气逆，痰中带血，去人参，加生地黄、白茅根、藕节、甜杏仁。五心烦热，午后潮热，两颧发赤，呛咳无痰，加地骨皮、生地黄、牡丹皮。

3. 肺燥肠热，络伤咳血

【症状】初起喉痒干咳，继则因咳甚而痰黏带血，胸胁牵痛，腹部灼热，大便泄，舌红，苔薄黄而干，脉数。

【辨证要点】具有干咳、痰血、胸胁牵痛、舌红、苔黄干、脉数等肺燥络伤证候。具有大便泄泻（所泻多艰涩难行）、腹部灼热等肺热移肠证候。

【病机】肺燥络伤，热移肠腑。

【治法】清热止血，润肺清肠。

【方药】阿胶黄芩汤（《重订通俗伤寒论》）。

陈阿胶　青子芩各三钱　甜杏仁　生桑皮各二钱　生白芍一钱　生甘草八分　鲜车前草　甘蔗梢生各五钱

先用生糯米一两，开水泡取汁出，代水煎药。

肺中燥热伤络导致咳血，同时燥热下移大肠导致泄泻。虽见咳血，但由气分热引起，不属血分。燥热已伤津液，泄泻则使津液更伤，当肺肠同治。杏仁、桑皮、甘蔗、糯米宣肺止咳，润肺生津；阿胶养血止血；白芍、甘草酸甘化阴，缓急止痛；黄芩苦寒坚阴，又清肺与大肠之热；车前子清小肠之热，利小便而实大便，使热从小便而去。全方苦泄坚阴，润燥养血，导热下行，燥热除，津液润，则咳血止，下利停。

现代临床中，肺炎、支气管哮喘、急慢性支气管炎、支气管扩张、肺癌等病属肺燥肠热，络伤咳血者均可运用本方治疗。

4. 肺胃阴伤

【症状】身热不甚，干咳不已，口舌干燥而渴，舌红少苔，脉细。

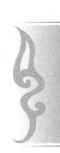

【病机】此为燥热之邪渐退而肺胃阴伤未复之病候。身热不甚，干咳无痰是邪少而肺阴已伤；口舌干燥而渴，是胃阴不足，此两者为肺胃之阴俱伤之明证。舌红当察有苔无苔，若舌红而有苔，多为邪热未尽；本证舌红少苔，已是邪少虚多之候。

【治法】甘寒生津，滋养肺胃。

【方药】沙参麦冬汤合五汁饮。

五汁饮（《温病条辨》）

梨汁　荸荠汁　鲜苇根汁　麦冬汁　藕汁（或用蔗浆）

临时斟酌多少，和匀凉服，不甚喜凉者，重汤炖温服。

本证外邪既解，燥热已衰，而以津伤液少为主，故治疗应重在滋养肺胃之阴，方用沙参麦冬汤，津伤甚者合以五汁饮，两方均有清养肺胃，生津润燥之功。对燥热伤肺胃阴液者，皆可适用。若邪热未净，应与清热祛邪药配合使用。

肺胃阴伤而邪少虚多者，故只宜甘寒，忌用苦寒，吴鞠通说："温病燥热，欲解燥者，先滋其干，不可纯用苦寒也，服之反燥甚"。因为苦寒为清，甘寒为滋，对于阴亏液少之证，误用苦寒之药，反有苦燥劫津之弊。

5. 腑实阴伤

【症状】身热，腹胀满，便秘，口干唇燥，或见谵语，苔黑干燥，脉沉细。

【病机】本证为燥热内结阳明，阴伤肠燥之证。身热、腹胀满、便秘，或见谵语，为燥结阳明；口干唇燥，苔黑干燥，脉沉细，为阴津亏损。本证病在阳明，日久阳明燥结灼铄真阴，可成土实水虚之势，证情较重。

本证或见神昏谵语，多为一过性发作，较之热入心包之昏谵为轻，且有腑实之表现，临床应仔细加以区别。

【治法】滋阴润燥，通腑泄热。

【方药】调胃承气汤加鲜首乌、鲜生地、鲜石斛（《六因条辨》）。

调胃承气汤（《伤寒论》）

大黄四两　甘草二两　芒硝半升

本证燥热内结阳明，当攻下泻热；阴液亏损已甚，又当滋养阴液以润燥。调胃承气汤攻下腑实以泻燥热，攻下虽有存阴之意，然阴亏已甚，亟待复阴，故加首乌、生地、石斛滋阴润燥而养液。鲜药多汁，滋养津液较干品力更胜，临床可酌量使用。全方通腑和滋阴同用，以此来达到泻土补水的作用。

（三）气血两燔证

【症状】身热，口渴，烦躁不安，甚或吐血、衄血，苔黄，舌绛。

【病机】此为气分燥热未解，又传入营血成为气血两燔。身热，口渴，舌象变化是辨证关键。若热在气分，当是身壮热，口渴饮，苔黄；若热炽营血，身灼热，多口反不渴，舌绛无苔，并有出血症状，可见本证热邪不单纯在气分，又不单纯在血分，而是气、血分热邪均盛，故其病机为气血两燔。

【治法】气血两清。

【方药】玉女煎去熟地、牛膝，加细生地、玄参方（方见春温病）

气分、血分均有热邪燔灼，吴鞠通说："气血两燔，不可专治一边"，意指治气不清血或清血不清气均不全面，故用加减玉女煎取其气血两清。此方实质为清滋两用，有清热以养阴，滋阴以退热之效。

（四）燥伤真阴证

秋燥一病，初感燥热病邪，在卫不解可传入气分，有少数在气分尚不能解者，可进而传入营血，既可形成气血两燔之证，也可全入营血而产生热灼营阴，热闭心包或热迫血溢等方面的病机变化。若进而深入下焦，热灼真阴，则又可出现肝肾阴伤，或虚风内动等病变，其证治可参看春温章，于此不多介绍。

小　结

秋燥是因感受燥邪而发生的外感热病，有温燥与凉燥两种不同性质。温燥与风温相似，凉燥与风寒相类，所不同的，本病有津气干燥的特点。治燥宜润，如杏苏散；温燥初起宜辛凉甘润，如桑杏汤、桑菊饮之类。但凉燥化热之后，其病机演变则与温燥相同。若燥干清窍，可用翘荷汤清散上焦气分燥热。若燥热化火化及肺阴，可用清燥救肺汤清肺养阴。如燥伤肺胃津液，宜用沙参麦冬汤合五汁饮滋燥养阴。设肺燥肠闭津亏而致便秘的，宜五仁橘皮汤润肠通便。若腑实津伤的，则宜调胃承气汤加鲜首乌、鲜生地、鲜石斛以攻下腑实，滋养阴液。如肺燥肠热而络伤咳血的，可用阿胶黄芩汤清热止血，滋阴润燥。至于燥热入营动血，或燥久伤及肝肾之阴，其证治与其他温病相同。

病案举例

1. 燥热犯肺［上海中医药杂志，1984（2）：19］

张某，女，62岁。1978年10月23日初诊。去年炎夏初病，咳嗽少痰，当时天气燥热，汗出多，咳嗽时休时作。曾服抗生素、止咳药、中药宣肺化痰止咳药等均无效，至今1年余。近来咳嗽转剧，呛咳不断，痰黏不爽，入夜尤甚，不得安卧，性情烦躁易怒，口中干渴。胸透未见异常，周围血象正常。诊时见口唇干裂，舌质苍老红瘦少津，无苔，脉弦数，不恶寒，喜饮水。证属燥热气逆咳嗽。治宜甘寒润燥止咳。

桑叶10g　南沙参10g　北沙参10g　生地黄10g　麦冬10g　杏仁10g　炙甘草6g　天花粉12g　枇杷叶（去毛）4片

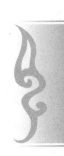

2剂，水煎服。

10月25日复诊：呛咳减，夜寐渐安，痰易咳出，口渴减轻，精神较前好转，口唇亦较前红润，舌质苍老色红，脉细数，此为津液渐回之象。近日肩痛，上方减花粉量至10g，加桑枝12g，秦艽10g。2剂。药后呛咳止，他症亦平。

按语：秋燥初期在表失治，日久耗伤肺阴，故咳嗽反复发作年余，燥热渐由卫分深入于肺经气分，肺气上逆而咳喘，肺阴耗伤则烦渴舌红，故治以清燥润肺止咳，取清燥救肺汤方加减化裁，津液渐回，病情渐愈。可知燥病非同火热，证喜柔润，最忌苦燥，本证以清热凉润养阴之品，终得阴回气平。

2. 温燥伤肺（《全国名医验案类编》）

王敬贤，年三十五岁，业商，住南街柴场弄。秋深久晴无雨，天气温燥，遂感其气而发病。初起头疼身热，干咳无痰，即咯痰多稀而黏，气逆而喘，咽喉干痛，鼻干唇燥，胸满胁疼，心烦口渴。脉右浮数左弦涩，舌苔白薄而干，边尖俱红，此《内经》所谓"燥化于天，热反胜之"是也。遵经旨以辛凉为君，佐以苦甘，清燥救肺汤加减。

冬桑叶三钱　生石膏（冰糖水炒）四钱　麦冬钱半　栝楼仁（杵）四钱　光杏仁二钱　南沙参二钱半　生甘草七分　制月石二分　柿霜（分冲）钱半

鲜枇杷叶（去毛筋）一两、梨皮一两，二味煎汤代水。

次诊：连进辛凉甘润，肃清上焦，上焦虽渐清解，然犹口渴神烦，气逆欲呕，脉右浮大搏数者，此燥热由肺而顺传胃经也，治用竹叶石膏汤加减，甘寒清镇以肃降之。

生石膏（杵）六钱　毛西参钱半　生甘草六分　甘蔗浆（冲）两瓢　竹沥钱半　麦冬钱半　鲜竹叶三十片　雅梨汁（冲）两瓢

先用野菇根二两、鲜茅根（去皮）二两、鲜刮竹茹三钱，煎汤代水。

三诊：烦渴已除，气平呕止，唯大便燥结，腹满似胀，小便短涩，脉右浮数沉滞。此由气为燥郁，不能布津下输，故二便不调而秘涩，张石顽所谓："燥于下必乘大肠也"。治以增液润肠，五汁饮加减。

鲜生地汁两大瓢　雅梨汁两大瓢　生莱菔汁两大瓢　广郁金三支（磨汁约二小匙）

用净白蜜一两，同四汁重汤炖温，以便通为度。

四诊：一剂而频转矢气，二剂而畅解燥矢，先如羊粪，继则夹有稠痰，气平咳止，胃纳渐增，脉转柔软，舌转淡红微干，用清燥养营汤，调理以善其后。

白归身一钱　生白芍三钱　肥知母三钱　蔗浆（冲）两瓢　细生地三钱　生甘草五分　天花粉二钱　蜜枣（劈）二枚

连投四剂，胃渐纳谷，神气复原而愈。

喻西昌谓《内经·生气通天论》："秋伤于燥，上逆而咳，发为痿厥。"燥病之要，一言而终，即"诸气膹郁，皆属于肺""诸痿喘呕，皆属于上"二条指燥病言，明甚。至若左胠胁痛，不能转侧，嗌干面尘，身无膏泽，足外反热，腰痛，筋挛，惊骇，丈夫寒疝，妇人少腹痛，目眛眦疮，则又燥病之本于肝而散见不一者也，而要皆秋伤于燥之征也。故治秋燥病，须分肺肝二脏，遵《内经》"燥化于天，热反胜之"之旨，一以甘寒为主，发明《内经》"燥者润之"之法，自制清燥汤，随症加减，此治秋伤温燥之方法也。此案前后四方，大旨以辛凉甘润为主，对症发药，药随症变，总不越叶氏上燥治气，下燥治血之范围。

按语：本例病初系温燥犯于肺，故投以清燥救肺汤加减，继则肺热减而胃热转甚，故转手竹叶石膏汤加减，至燥热之势衰而阴液不足之象突出，二便秘涩，则又用五汁饮加减，再予清燥养营汤，阴气得复而病愈。其治疗主以辛凉甘润，随着病位由上移下，其具体择方用药有所不同，但无不与病机丝丝入扣，甚堪效法。

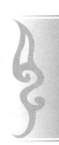

复习思考题

1. 试述温燥的病因病理。
2. 凉燥与温燥如何鉴别？
3. 试述秋燥的病证特点和治疗原则。
4. 如何理解"上燥治气，中燥增液，下燥治血"？
5. 温病中燥与热的关系如何？如何根据燥与热的偏甚而确立治疗原则。
6. 温燥初起与风温的表现有何异同？
7. 燥热在肺可有哪些症状？怎样治疗？
8. 燥热为病最易伤津，为什么肺燥肠热证反见大便泄泻？
9. 肺燥肠闭与腑实阴伤均有腹满便秘，其病机证治有何不同？

第12章 温毒

第一节 大头瘟

【学习要求】

学习本节的具体要求如下。

1. 熟悉大头瘟的含义及特点。

2. 掌握大头瘟的辨证论治。

一、概述

大头瘟是感受风热时毒而引起的一种以头面焮赤肿痛为特征的急性外感热病。本病多发生于冬、春两季，近代较少见，多数学者认为西医学中的"颜面丹毒"与本病类似，可参照大头瘟辨证论治。

本病起病急骤，除具憎寒发热外，以头面焮赤肿痛为主要表现。以肺胃为主要病变部位，病情发展很少深入营血，预后好。

对于本病的临床表现，与其他温病有较显著的区别，如吴鞠通所描述的："咽喉肿痛，耳前后肿，颊肿，面正赤，或喉不痛，但外肿，甚则耳聋。"但因其也具有一般温病的发病规律及发热等基本临床表现，所以仍然属于温病的范围。

在《内经》《伤寒论》等文献中并无本病病名的记载。隋代巢元方《诸病源候论》虽未明确提出本病的病名，但在丹毒病诸候、肿病诸候中有类似本病临床表现的记载。唐代孙思邈《千金翼方》疮痈卷中所叙述的丹毒，似包括了本病在内。金代刘河间在《素问病机气宜保命集》中首次将本病列"大头论"专篇论述，称本病为"大头病"。《古今医案按》记载，金元时期泰和二年（公元1201年)，"大头伤寒"流行，李东垣制普济消毒饮，广施其方而全活甚众。明代张景岳在《景岳全书·杂证谟·瘟疫》中称本病为"大头瘟"或"虾蟆瘟"。清代俞根初《通俗伤寒论》又把本病称为"大头风"。吴鞠通《温病条辨》将本病归于"温毒"之中，并谓本病"俗名大头温、虾蟆温"。

本病与现代医学所说的颜面丹毒、流行性腮腺炎有类似之处，它们可参照本病的辨治方法进行处理。但中医历代文献上记载的大头瘟有强烈的传染性，可引起大范围的流行，并有较高的死亡率，这与颜面丹毒、流行性腮腺炎又有不尽相同之处。

二、病因、病机

1. 病因

本病的致病因素是风热时毒。在温暖多风的春季及应寒反暖的冬季，风热时毒容易形成，并造成传播。当人体正气不足时，就可以感邪而发病。其感邪的途径，风热时毒从口鼻而吸受，与风热病邪致病的入侵途径相同。

2. 病机

风热时毒自口鼻而入，先犯于卫、气分。因卫受邪郁，故先有短暂的憎寒发热，气分热毒蒸迫，肺胃受病，故相继出现壮热烦躁，口渴引饮，咽喉疼痛等里热炽盛的临床症状。由于本病致病因素具有风邪上犯的特性，所以邪毒向上攻窜于头面，搏结脉络，导致头面红肿疼痛，甚则发生溃烂。如《诸病源候论·诸肿候》所说："肿之生也，皆由风邪、寒热、毒气客于经络，使血涩不通，壅结皆成肿也"。邪毒内陷，亦可深入营血，或犯手足厥阴经，出现动血耗血、神昏惊厥等病理变化，但目前临床上甚少见到。所以，本病预后较好，很少引起死亡。

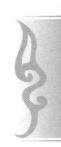

三、辨证论治

（一）邪毒犯卫

【症状】恶寒发热，热势不甚，无汗或少汗，头痛，头面轻度红肿，全身酸楚，目赤，咽痛，口渴，苔薄黄，脉浮数。

【病机】本证为大头瘟初起，风热时毒侵犯肺卫之证。邪犯肺卫，卫气郁阻，故恶寒发热，全身酸楚，无汗或少汗；风热上扰则头痛，目赤，咽痛；热毒伤津则口渴；热毒上攻则头面红肿；脉浮数为毒侵肺卫之征，苔薄黄为邪毒化热入里之象。

【治法】疏风清热，宣肺利咽。

【方药】内服葱豉桔梗汤，外敷如意金黄散。

葱豉桔梗汤（《重订通俗伤寒论》）

鲜葱白9～15g　淡豆豉9～15g　苦桔梗4.5g　薄荷3～4.5g　焦山栀6～9g　连翘4.5～6g　甘草1.8～2.4g　淡竹叶6g

方中葱白、豆豉解肌发表，疏风透邪；薄荷、桔梗散风清热；连翘、山栀清热解毒；甘草合桔梗以利咽；淡竹叶清心除烦。诸药合用，共奏疏风清热，宣肺利咽之效。

如意金黄散

天花粉 3000g　黄柏、大黄、姜黄、白芷各 1500g　厚朴、陈皮、甘草、苍术、天南星各 600g

上为细末，随证调敷。凡遇红赤肿痛，发热未成脓者，以及夏月诸疮，俱用茶汤同蜜调敷。

方中天花粉、黄柏、大黄清热泻火解毒；姜黄、白芷、活血疏风止痛；南星、厚朴、陈皮、甘草、苍术行气化痰。共奏清热解毒，散瘀消肿之功。

葱豉桔梗汤对于腮腺炎、颜面丹毒、流行性感冒、急性扁桃体炎、麻疹、风疹等病初起属风热时毒侵犯肺卫证候者均可运用。

（二）毒盛肺胃

【症状】壮热口渴，烦躁不安，头面掀肿疼痛，咽喉疼痛加剧，舌红苔黄，脉数实。

【病机】本证为气分热毒，充斥肺胃，上攻头面之证。病至气分，热毒炽盛，充斥肺胃，则壮热口渴，烦躁不安，咽喉疼痛加剧；头为诸阳之会，风热时毒上窜，壅结头面脉络，则头面掀赤肿痛；舌红苔黄，脉数实，皆为里热炽盛之征。

【治法】清热解毒，疏风消肿。

【方药】内服普济消毒饮，外敷三黄二香散。

普济消毒饮（《东垣试效方》）

黄芩、黄连各 15g　人参 9g　橘红、玄参、生甘草各 6g　连翘、牛蒡子、板蓝根、马勃各 3g　白僵蚕（炒）、升麻各 2g　柴胡、桔梗各 6g

普济消毒饮是治疗大头瘟的著名方剂。方中黄芩、黄连苦寒直折气分火热，并清热解毒；薄荷、牛蒡子、僵蚕透泄肺胃热毒；连翘、板蓝根、马勃解毒消肿止痛；玄参咸寒滋阴降火，又能制约诸药之燥；橘红疏利中焦；甘草和中，并配桔梗清热利咽。人参补虚扶正；升麻、柴胡、桔梗载诸药上行，直达病所；并寓"火郁发之"之意。诸药配伍，共收清热解毒，疏散消肿之功。

三黄二香散（《温病条辨》）

黄连 30g　黄柏 30g　生大黄 30g　乳香 15g　没药 15g

研极细末，初用细茶汁调敷，继用香油调敷。

本方用黄连、黄柏、生大黄泻火解毒；用乳香、没药活血散瘀，消肿止痛。共奏清火解毒，消肿止痛之效。

普济消毒饮对于腮腺炎、颜面丹毒、急性扁桃体炎、痤疮、颈痈、扁平疣、带状疱疹等病属热毒侵犯肺胃证候者均可运用。

吴瑭《温病条辨》指出："温毒咽痛喉肿、耳前耳后肿、颊肿、面正赤，或喉不痛，但外肿，甚则耳聋，俗名大头瘟、虾蟆温，普济消毒饮去柴胡、升麻主之，初起一二日，再去芩、连，三四日加之佳"，并认为"其之妙，妙在以凉膈散为主，而加入清气之马勃、僵蚕、银花，得轻可去实之妙；再加玄参、牛蒡子、板蓝根，败毒而利肺气，补肾水以上济邪火；去柴胡、升麻者，以升腾飞越太过之病，不当再用升也……去黄芩、黄连者，芩连里药也，病初起未至中焦，不得先用里药，故犯中焦也"。上述见解，可供临床参考。

（三）毒壅肺胃，热结肠腑

【症状】身热如焚，气粗而促，烦躁口渴，咽痛，目赤，头面及两耳上下前后掀赤肿痛，大便秘结，小便热赤短少，舌赤苔黄，脉数。

【病机】本证为热毒炽盛，壅滞于肺胃肠腑之证。肺热壅盛则身热气粗而促；胃热津伤则烦热。

【治法】疏风透邪，清热解毒。

【方药】内服普济消毒饮，外敷水仙膏或三黄二香散。

普济消毒饮（《东垣十书》）

黄芩二钱　黄连八分　甘草一钱　玄参三钱　连翘三钱　板蓝根三钱　马勃一钱　牛蒡子三钱　薄荷一钱　炒僵蚕二钱　桔梗一钱　升麻八分　柴胡一钱　陈皮一钱五分

本方以芩、连苦寒清火解毒，薄荷、僵蚕、牛蒡、柴胡透泻风热，升麻、连翘、板蓝根泻热解毒，桔梗、甘草以利咽喉，马勃消肿解毒，玄参咸寒生津以制邪火。

水仙膏（《温病条辨》）

水仙花根不拘多少，剥去老赤皮与根须，入石臼捣如膏，敷肿处，中留一孔，出热气，干则易之，以肌肤上生粟米大小黄疮为度。

水仙花味苦微辛，寒滑无毒，苦能降火败毒，辛能疏散邪热之结，寒能胜热，滑能利痰。其妙全在汁之胶黏，能拔毒外出。但敷之以见皮肤小黄疮为度，若过敷之，则易造成痛甚而溃烂。

三黄二香散（《温病条辨》）

黄连一两　黄柏一两　生大黄一两　乳香五钱　没药五钱

研极细末，初用细茶汁调敷，干则易之，继则用香油调敷。

此散性味苦寒辛芳，有清火、消肿、活络、定痛的作用。凡涂水仙膏后，毒已外透，唯皮肤化脓作痛，肿未尽消的，则以此散敷之，以善其后。

小　结

温毒多发生于冬春两季，大都由于气候异常，人体阴气不足，感受风温时毒之邪而成。因其发病机转、证候表现的不同，所以又有大头瘟、烂喉痧等之分。由此可见，温毒乃是包括多种温热时毒疾患的总称。

大头瘟以头面部红肿为特征，但初起亦具有一般表证，治疗以透邪解毒为原则，普济消毒饮为代表方剂，初起表郁甚的宜去苍、连，待表罢里热渐盛再行加入，如兼阳明腑实便秘，可酌加大黄以荡涤热结。

病 案 举 例

1. 大头瘟肺胃热盛，火毒上攻（《丁甘仁医案》）

朱某，头面肿大如斗，寒热，口干，咽痛，腑结，大头瘟之重证也。头为诸阳之会，唯风可到，风为天之阳气，首犯上焦，肺胃之火乘势升腾，三阳俱病，拟普济消毒饮加减。

荆芥穗一钱半　青防风一钱　软柴胡八分　酒炒黄芩一钱半　酒炒川连八分　苦桔梗一钱　连翘壳三钱　炒牛蒡二钱　轻马勃八分　生甘草八分　炙僵蚕三钱　酒炒川军三钱　板蓝根三钱

二诊：肿势较昨日大松，寒热咽痛亦减，既见效机，未便更张。

荆芥穗一钱半　青防风一钱　薄荷叶八分　炒牛蒡二钱　酒炒黄芩一钱半　酒炒川连八分　生甘草六分　苦桔梗一钱　轻马勃八分　大贝母三钱　炙僵蚕三钱　连翘壳三钱　板蓝根三钱

三诊：肿消热退，咽痛未愈，外感之风邪已解，炎炎之肝火未靖也，再予清解。

冬桑叶三钱　生甘草六分　金银花三钱　甘菊花二钱　苦桔梗一钱　连翘三钱　粉丹皮一钱半　轻马勃八分　黛蛤散（包）五钱　鲜竹叶三十张

按语：本案在初诊时，大头瘟的证候较典型，且较严重。因其热毒化火、充斥肺胃，上攻头面，三阳俱病，故用荆芥穗、防风：柴胡透泄三阳之风热，用黄芩、黄连、大黄、板蓝根、连翘等以清泻肺胃之火毒，并用桔梗、牛蒡、马勃等以清利咽喉。因处方用药能紧扣病机，故一剂而效，肿势大减。复诊时仍以透泄邪毒、清火泻热为治，三诊肿消热退。此时因肺金受邪，木无所畏，炎炎之肝火未息，故以凉肝泄热而善其后。

2. 大头瘟风热上迫，肝风内扰（《重印全国名医验案类编》）

叶某，年十二岁，住安徽黟县，小学肄业。

冬令感寒，伏而不发，至春三月，地气上升，复感时行温毒，上攻头部而始发，发即病势剧烈。咳嗽气喘，口渴舌燥，壮热便结，神识昏迷，头痛难举，红肿一周，若戴箍焉，箍之内外，红肿成块，游走不定，红块之上，细疱无数。脉象浮数，风温热毒显然。今头痛难举，红肿一周，风热上迫也。红肿成块，游走不定，风之善行数变也。壮热不退，神识昏迷，风火内扰也。火乘所胜以侮所不胜，而肺金受铄，故咳嗽昏迷，口渴舌燥，由是而来。

因用羚角、钩藤以息风，金银花、甘草以解毒，连翘、贝母清心肺，菊花、白芷散头面，人中黄、黑山栀、酒炒生军以泻火，芦根、石斛以清胃，每日煎药两次。

羚羊角（锉末、炖冲）五分　鲜芦根三钱　金银花四钱　连翘心三钱　双钩藤五钱　鲜石斛三钱　生甘草一钱　川贝母（去心）二钱　黑山栀二钱　人中黄三钱　香白芷一钱　酒炒生军一钱　甘菊花钱半

右方服三剂，风热渐解，头肿见消，减去羚角、钩藤、生军三味，加冬桑叶三钱、紫马勃（包）一钱、玄参心二钱五分，再服四剂而瘥。

大头瘟证，当以东垣普济消毒饮为正治，今仿其法而略为加减，宜乎应手奏功。若病势尤重者，砭法外治，亦当相助以求速效。

按语：本案系风热时毒充斥肺胃，逼扰神明，引动肝风证，故用人中黄、黑山栀、酒炒生军、银花、连翘清泻肺胃火毒，用芦根、石斛、贝母清养肺胃，用羚羊角、钩藤、菊花凉肝息风。本处方重在清泻肺胃火毒和凉肝息风，至于透泻风热之法则须谨慎，庶免痉厥兼臻之变，故方中仅用少量白芷，以散头面风热。三剂之后热减肿消，内风已息，故减去凉肝息风之品，加入养阴制火的玄参等而获痉愈。

3. 大头瘟（《赵绍琴临证验案精选》）

张某，男，56 岁，1960 年 4 月 20 日初诊。

发热 2 日，头面红肿，微有恶寒，继则寒罢而热增。今日开始头面红肿热痛加重，两目不能张，咽喉红肿且痛，口渴心烦，大便 2 ～ 3 日未行，舌苔黄厚质红，两脉洪滑且数，按之有力。此风热时毒侵袭卫、气，内蕴滞热，势将成温毒大头瘟证。用疏风清热解毒法，使热祛毒解，消其肿痛。

薄荷（后下）3g　牛蒡子 6g　苦桔梗 8g　片姜黄 6g　黄芩 12g　酒黄连 4.5g　生甘草 6g　玄参 10g　连翘 10g　板蓝根 10g　马勃 3g　紫雪散（冲）3g

4 月 23 日二诊：服上药后，遍身小汗，恶寒已解，身热渐退，大便一次，头面红肿略消，两目已能张开，咽喉肿势稍减，仍时作痛，心烦但夜已成寐，两脉洪滑，数势已差，按之力弱。温热蕴毒渐解，气分之热未清，再以普济消毒饮法加减，忌食荤腥之物。

蝉衣 6g　赤芍 10g　牛蒡子 6g　紫草 6g　连翘 12g　金银花 15g　天花粉

12g　蚤休 10g　鲜茅根 30g　鲜芦根 30g　紫雪散（分冲）1.8g

4月26日三诊：温毒蕴热渐解，头面红肿已退，体温正常，夜寐已安，大便溏薄，每日一次，小溲赤少，脉象弦滑而力差，舌苔根部略厚。温热蕴毒已解，胃肠余滞未清，再以清化湿热兼导积滞，饮食当慎。

僵蚕 8g　蝉衣 6g　片姜黄 10g　连翘 10g　蚤休 10g　水红花子 10g　焦三仙各 10g　瓜蒌仁 25g　玄明粉（分冲）1.5g

前药又2剂之后，诸恙皆安，大便正常，舌苔已化为正常，慎饮食，忌荤腥1周而安。

按语：该病案属于比较典型的大头瘟发病过程，赵老紧扣病机，随症加减，故能药到病除。初诊时为风热时毒侵袭卫气，热毒内蕴，故以普济消毒饮疏风泻热，解毒利咽为治；二诊咽痛稍减，说明温热蕴毒渐解，但气分之热未清，故再以普济消毒饮加减；三诊温热蕴毒已解，而胃肠余滞未清，故用清化湿热兼导积滞以收功。纵观医治过程，突出了温病学派用药特点，总以轻灵、清透为原则，可谓深谙叶桂之真谛。

复习思考题

1. 大头瘟的主要临床表现有哪些？病机是什么？

2. 治疗大头瘟常用的内服方剂是什么？它由哪些药物组成？各有何作用？

3. 治疗大头瘟的外敷方剂是什么？其作用是什么？

第二节　烂喉痧

【学习要求】

1. 熟悉烂喉痧的含义及特点。

2. 掌握常见证型的辨证论治。

3. 掌握本病的治疗总则。

一、概述

烂喉痧是由温热时毒引起，以发热，咽喉肿痛糜烂，肌肤丹痧密布为临床特征，多发生于冬春两季的一种急性外感热病。根据本病的发病季节和临床特征，西医学中的猩红热与之酷似，可参与本病予以辨证施治。

咽喉肿痛、糜烂，肌肤丹痧密布，舌绛起刺，状如杨梅是本病的特有表现。起病急骤，邪毒易于充斥肺胃，严重者可传入营血分。本病后期恢复期，可因正虚邪恋，出现余毒留于关节心、肾，症见关节红肿疼痛、心悸、水肿等。

根据文献所载，本病曾有好多不同的名称。因其肌肤发出丹痧，故清代顾玉峰《丹痧阐介》中称为"丹痧"，因其有咽喉溃烂，肌肤丹痧，故叶天士医案中称其为"烂喉痧"。金保三《烂喉丹痧辑要》中称为"烂喉丹痧"；因其以喉部肿痛糜烂和丹痧为主要特征，曹心怡《喉痧正的》中称为"喉痧"；因其相互传染而流行，陈耕道《疫痧草》中称为"疫喉""疫喉痧"。所谓"痧"，即邵新甫在《临证指南医案·斑痧疹瘰》中按道：痧者，疹之通称，但这里一般是指丹痧而言。

对于烂喉痧的文献记载究竟始于何时，有不同的说法。有人认为《灵枢·痈疽》篇所载："痈发于嗌中，名曰猛疽，猛疽不治，化为脓，脓不泻，塞咽，半日死"，似包括本病在内，但上述记载更接近于咽喉的化脓性疾患。有人认为《金匮要略》所说的"阳毒"，症见面赤斑斑如锦纹，咽喉痛，唾脓血，颇与本病类似。隋代巢元方《诸病源候论》将"阳毒"归于"时气候"，示明其有传染性并能造成流行。唐代孙思邈《千金翼方》列有"丹疹"的证治，以方测证，其所用方药多系治疗本病者，故推测其所说"丹疹"似即为烂喉痧。但也有人认为本病系十八世纪左右才传入中国，在此以前并无明确可靠的记载。清代叶天士《临证指南医案·卷五》中记载了一些以咽痛、痧疫为主要表现的病案，其中有的与本病酷似，可认为是本病首次较可靠的病例记录。清代有关本病的专著较多，如金保三的《烂喉丹痧辑要》、陈耕道的《疫痧草》、夏春农的《疫喉浅论》等，都较系统、详细地论述了烂喉痧的发生、发展机制、证治理论和防治经验等。

烂喉痧即现代医学所说的猩红热。

二、病因病机

本病的病因是温热时毒。毒郁邪中，凡风热病邪、暑热病邪、湿热病邪、燥热病邪等皆可夹毒为患。烂喉痧多系感受发生于冬春二季的温热毒邪而引起。当人体正气亏虚时，更易感邪罹患。冬春季节，邪毒从口鼻吸入即可致病；或家有烂喉痧患者，其温热时毒之气足充一室，室内之人更易吸受其邪毒而迅速发病。陈耕道《疫痧草辨论疫气感染》中说："其人正气适亏，口鼻吸受其毒而发者为感染，家有疫痧人，吸受病人之毒而发者为传染。所自虽殊，其毒则一也。"陈氏虽分为感染、传染，只是传染的形式有所不同，其实并无差异，不仅感邪相同，其发病均为口鼻吸受毒邪，并皆与正气不足有关。

三、辨证论治

（一）邪毒袭表证

【症状】初起憎寒发热，继则壮热烦渴，咽喉红肿疼痛，甚或溃烂，肌肤丹痧隐约，苔白干燥，舌红如朱，脉弦数，或沉数，或沉弦数。

【病机】本证为烂喉痧初起，邪毒外袭肌表，内侵肺胃所致。卫受邪郁，卫气与邪毒相争，则见憎寒发热，苔白而干等症，颇似一般温病初起的表现。因毒侵肺胃，上攻咽喉，则有咽喉红肿疼痛，甚则糜烂。热毒偏盛，外窜肌肤，则丹痧隐约。舌红如朱，脉弦数，均为热毒偏盛的证候。

【治法】透表泻热，清咽解表。

本病初起，首重透表，使邪从汗泄，如丁甘仁说："烂喉丹痧，以畅汗为第一要义"。春农《疫喉浅论·疫喉痧论治》说："治疫喉入手之大关头，唯在善取其汗，有汗则生，无汗则死，可不慎哉！"因本证初起，多有表邪外束，或为风邪客表，或为寒邪遏阻，"火郁发之"，若漫用寒凉，则冰伏表邪，表益闭而内火益炽，痧疹不透，邪火内陷，传入包络，闭塞神明，出现重险之证。正如叶天士《临证指南医案·癍痧疹瘰》治费某案所说："暴寒骤加，伏热更炽，邪郁则气血壅遏，痧疹不肯外达，痰气交阻，神迷喘促，渐入心包络中，有内闭外脱之忧。"何廉臣亦指出："其症虽一团火热内炽，而表分多风邪外束，医家见其火热甚也，率投以犀、羚、芩、连、栀、柏、膏、知之类，寒凉强遏，辄至隐伏昏闭，或喉烂废食，延挨不治，或便泻内陷，转眼凶危。"

【方药】清咽栀豉汤或清咽汤。

清咽栀豉汤（《疫喉浅论》）

山栀三钱　豆豉三钱　银花三钱　薄荷一钱　牛蒡子三钱　粉草一钱　蝉衣八分　白僵蚕二钱　犀角（磨冲）八分　连翘三钱　桔梗一钱五分　马勃一钱五分

本方用豆豉、牛蒡、桔梗等透表宣肺，同时用银花、连翘、山栀清泻邪热，犀角、马勃、僵蚕、甘草解毒利咽。多用于里热较炽，表邪不甚者。

清咽汤（《疫喉浅论》）

荆芥一钱半　防风一钱半　桔梗一钱半　杏仁三钱　甘草一钱　枳壳一钱　鲜浮萍一钱　前胡一钱半　牛蒡子三钱　白僵蚕二钱　橄榄三枚　薄荷一钱

共研匀，瓷瓶密藏，不可泄气受潮，如潮但可晒干再研，不可火烘。

该方以荆、防、薄、萍辛散解表，杏、前、桔、枳宣泄肺气，达邪出表，牛蒡子、僵蚕、橄榄、甘草清热解毒利咽，共奏宣表解毒之效。夏春农说："首立清咽汤，疫喉初起，无论红肿白腐，或夜晚灯下，看视不清，均宜此先服一贴，以观动静，然后再随证进方。"

（二）毒燔气营血

【症状】咽喉红肿糜烂，甚则气道阻塞，声哑气急，丹痧密布，红晕如斑，紫赤成片，壮热，汗多，口渴，烦躁，舌绛干燥，遍起芒刺，状如杨梅，脉细数。

【病机】本证为邪毒进一步化火，燔灼气营血之重证。气分热盛，则见壮热，汗多，口渴，烦躁。

【治法】清气凉营（血），解毒救阴。

【方药】凉营清气汤（《丁甘仁医案》）。

水牛角（磨汁）五分　鲜石斛八钱　黑栀子二钱　牡丹皮二钱　鲜生地黄八钱　薄荷叶八分　川雅连五分　京赤芍二钱　京玄参三钱　生石膏八钱　生甘草八分　连翘壳三钱　鲜竹叶三十片　白茅根一两　金汁一两　芦根一两

方中黑栀子、连翘、薄荷轻清宣气，生石膏辛寒清气，黄连清热泻火，上五味合而共奏清气解毒之功，以清气分热毒。水牛角、鲜生地黄、牡丹皮、京赤芍、金汁，以凉营血；玄参、竹叶、芦根、石斛，以救阴，共奏凉血滋阴之功，以解营（血）热阴伤。兼痰多者，加竹沥冲服，并另用珠黄散，以清热涤痰。若发热不退，耳心疼痛，脓液外溢，腥臭异常，加龙胆草、夏枯草、金银花、蒲公英以增强清热解毒。若如颈项、颌下邪毒结聚，破溃流脓，可加蒲公英、紫花地丁、天花粉、象贝以解毒化脓。热毒内陷心包，灼热神昏，肢冷脉沉，可加安宫牛黄丸或紫雪丹以清心窍。内闭外脱者，宜用参附龙牡汤固脱救逆，并用安宫牛黄丸清心开窍。

（三）余毒伤阴证

【症状】咽喉糜烂渐减，但仍疼痛，痹痧渐退，皮肤干燥脱屑，壮热已去，惟午后低热，口干唇燥，舌红而干，脉细数。

【病机】余毒未净，阴液已伤。

【治法】滋阴生津，清肃余毒。

【方药】清咽养荣汤（《疫喉浅论》）。

西洋参　大生地黄　抱木茯神　大麦冬　大白芍　嘉定花粉　天冬　拣玄参　肥知母　炙甘草

烂喉痧后期，余毒未清，伤及阴液，本方治疗重点是滋阴生津。方中西洋参、天冬、麦冬、玄参、生地甘寒生津，芍药、甘草酸甘化阴，共奏养阴之效。知母、花粉清泻余热，且能滋阴生津。茯神宁心安神，以除心烦。

余毒尚盛者，加水牛角。兼四肢酸楚，甚者关节难于屈伸，加丝瓜络、川牛膝、赤芍、桃仁等化瘀通络。兼尿血，加女贞子、旱莲草、栀子仁等凉血止血。

小 结

烂喉痧系感受温热时毒引起的一种外感热病。本病以发热、咽喉肿痛、糜烂、肌肤丹痧密布为临床特征。邪毒从口鼻入侵，肺胃首先受病。邪毒上冲咽喉则致肿痛、喉烂，邪毒窜入血络则肌肤丹痧密布。邪毒可自肺胃外解，预后尚好，但亦可从气分内营血，形成气血两燔的病证。感邪重者，邪毒则从手太阴而径陷厥阴，导致机窍阻闭神明逼乱。若喉关大片腐烂，阻塞气道，可引起气机窒滞，迅速危及生命。本病的治法以清热解毒、透泻邪热为基本原则。初起表证甚者，用清咽汤畅汗透表，若里热较重而表证较轻者，以清咽栀豉汤辛凉清透。如邪毒入里，壅结上焦气分，宜清心凉膈散清气泻热。若热毒入营，气营两燔，则当气营两清，可用凉营清气汤。邪毒内闭心包者，急予清心开窍，可选用安宫牛黄丸、紫雪丹等。内闭外脱则以回阳救逆为急务，可用参附龙牡汤。病至后期，邪毒渐退而阴液已伤者，可给予清咽养荣汤以养阴清热。烂喉痧配合外治法极为重要，当毒侵肺卫时可外吹玉钥匙，热毒盛于气分者可外吹锡类散。如喉头腐烂，阻塞呼吸，可用卧龙丹等搐鼻取嚏，以通关开窍。

病案举例

1. 烂喉痧邪侵肺卫案［云南中医药杂志，2000，21(4)：33］

张某，女，39岁，工人，1996年3月2日初诊。发热（38.9℃），恶寒，头痛泛恶，咽喉红肿且痛，吞咽不利，肌肤潮红，颈部可见少量红色皮疹，肢楚倦怠，不思纳谷，舌苔薄白，脉浮紧。血常规示白细胞 11.4×10^9/L。大、小便常规均正常。心肺无异常。西医诊断为链球菌感染，中医诊为丹痧（邪侵肺卫，毒聚于喉）。治以宣透利咽。

葛根 30g　麻黄 9g　黄芩　芍药　甘草　射干　大青叶　山豆根各 15g　蝉蜕 5g　大枣 12 枚

日 2 剂，首煎顿服，4 小时后体温降至 37.5℃，再服 1 剂，6 小时后体温降至正常，红疹消失，症状缓解而愈。

按语：本案为温热时毒侵袭肺卫，波及营分，上攻咽喉之证。属卫气营同病，以卫气为主。邪在卫表则见发热，恶寒，头痛，舌苔薄白，脉浮紧；毒热上攻咽喉则红肿疼痛；毒热窜营扰络，则见肌肤潮红和少量红色皮疹。遵"烂喉丹痧以畅汗为第一要义"之旨，治用麻黄、葛根、蝉蜕温凉并用，以畅汗解肌透表；射干、山豆根合蝉蜕解毒利咽，散结消肿；黄芩、大青叶清泻肺热；芍药、甘草和营养阴。理法方药合拍，故效如桴鼓。同时本案在服药上采取了每日 2

剂，首煎顿服的方法，体现了吴塘"治外感如将，兵贵神速，机圆法活"的温病治疗特点。

2. 烂喉痧肺胃蕴热（《张聿青医案》）

金某，痧点较昨稍透，兼有起浆白疹，咽赤作痛，偏左起腐，肺胃蕴热，未能宣泄，病起三朝，势在正甚。

连翘壳 马勃 荆芥 薄荷叶 桔梗 射干 牛蒡子 蝉衣 广郁金 灯芯

二诊：痧点虽布，面心足胫尚未透发，烦热，胸闷咽痛，舌苔黄糙少津，肺胃之邪，不克宣泄，痧滞不化，恐化火内窜。

净蝉衣 牛蒡子 连翘壳 麻黄 苦桔梗 苏薄荷叶 广郁金 炒枳壳 煨石膏 茅根肉

三诊：咽痛稍轻，肌肤丹赤，投辛温、寒，宣泄肺胃，热势大减，苔黄而舌边红刺，邪欲化火，再以清泄。

连翘壳 广郁金 滑石块 炒枳壳 煨石膏 黑山栀 淡豆豉 杏仁 牛蒡子 竹叶心

四诊：肌肤丹赤，而痧点未经畅透，肺胃蕴热不能宣泄，邪势化火，劫铄阴津，舌绛干毛。恐邪热内传而神昏发痉。

犀角尖（磨）三分 丹皮二钱 鸡苏散四钱 玄参三钱 杏仁三钱 荆芥一钱 牛蒡三钱 鲜生地五钱 连翘三钱 广郁金钱半 茅根肉八钱 竹叶三十片 灯芯三尺

五诊：丹痧渐化，而火风未能尽泄，咽痛甚重，大便不行，舌绛无津，拟急下存阴法。

犀角尖（磨）三分 丹皮二钱 玄参肉二钱 防风一钱 玄明粉一钱半 生广军二钱 鲜生地五钱 大贝母二钱 荆芥一钱 黑山栀三钱 生甘草五分 桔梗一钱

六诊：大便畅行，咽痛大减，然仍热盛于里，舌红尖刺无津，痧化太早，邪势化火，劫铄阴津，未为稳当。

玄参肉 细生地 连翘壳 桔梗 银花 郁金 天门 冬山栀 生甘草 竹叶 鲜芦根

七诊：咽痛渐定，热势大减，舌绛刺亦退，然舌心尚觉干毛，还是阴津未复也。

细生地四钱 连翘三钱 银花一钱五分 鲜石斛五钱 天花粉二钱 大玄参三钱 生甘草五分 天门冬三钱 绿豆衣三钱 山栀三钱 芦根一两五钱 竹叶三十片

八诊：脉静身凉，履夷出险，幸甚。拟清养肺胃，以彻余炎。

天冬　玄参　连翘　金银花　茯苓　绿豆衣　川贝母　竹叶心　鲜芦根

按语：本案二、三、四诊时，其病变部位皆在肺胃，其病理变化是肺胃蕴热，故连续用辛凉清透之法，特别是第三诊，透表之药辛温与辛凉并用（麻黄、豆豉），即张氏所说："投辛温、寒，宣泄肺胃"，其目的在于使肺胃蕴热外达。然而至第四诊，热毒仍未畅透，故邪毒从肺胃里结肠腑，且致阴液耗伤，渐及营血，故第五诊以攻下凉解为主，投用玄明粉、生大黄泻下肠腑热结，撤热以存阴；并用犀角、丹皮、玄参、生地、黑山栀凉解营热，滋养营阴。但张氏此时仍用防风、荆芥、桔梗宣透，仍冀邪毒能从表而解，但实际上病邪已结于肠腑，内陷营分，故透表之药似属不必。第六诊时腑气已通，热毒始泄，故咽痛大减，然而邪毒尚盛，津液已伤，因而六诊、七诊主以清解热毒，养阴退热而获捷效。

复习思考题

1. 烂喉痧的临床表现特征是什么？临床上怎样诊断？
2. 如何判断烂喉痧的顺逆？
3. 试述烂喉痧的病因病机及各期的临床特点。
4. 烂喉痧初期为何"以畅汗为第一要义"？

第13章 温 疫

【学习要求】

1. 熟悉温疫的含义及特点。

2. 掌握暑燥疫的病因病机及辨证论治。

温疫是感受疫疠之气而引起的急性热病，其特点是发病急剧，病情险恶，有强烈的传染性，容易引起大的流行。相当于现代医学的一部分烈性传染病，正如清代叶霖说："疫者，犹徭役之谓，大泽一郡一城，小则一村一镇，比户传染"。

由于温疫的主要特点是强烈的传染性，并能引起流行，故前面所述温病如在一定条件下发生较大范围流行，也属温疫范畴。本章以暑燥疫为代表。结合古代瘟疫学家的论述，以详细介绍。

一、概述

暑燥疫是由于感受暑燥淫热之疠气所引起的急性外感热病，初起即见热毒燔炽阳明，充斥肆逆，出现高热、头痛、身痛、斑疹、出血，甚至昏谵、痉厥等表现的一种急性外感热病。本病具有强烈的传染性，易引起大流行，以夏季多见。

二、病因病机

1. 病因

导致温疫的外因是疫病毒邪。疫病毒邪不同于一般外感六淫之邪，它是在反常或是灾害性气候条件下，加上战乱饥饿、卫生不良、污秽不洁之物处理不善等原因而形成的疫疠毒邪暴戾猖獗，易于侵犯人体。但由于季节的不同、环境的差异，所产生的疫疠毒邪不尽相同，如雨湿偏盛则性偏湿热，暑热偏盛则性偏燥热，因此疫疠毒邪的性质有湿热与暑热之分，所致温疫有湿热疫和暑燥疫之别。另外人体正气的虚实在发病上起重要作用，吴有性说："昔有三人，冒雾早行，空腹者死，饮酒者病，饱食者不病"，即"本气充满，邪不易入；本气适逢亏欠，呼吸之间，外邪因而乘之"。说明人体正气亏虚，不足以抵御病邪，则易致温疫的发生。

2. 病机

疫疠毒邪多从口鼻而入，致病暴力，侵入人体后，多迅速充斥表里内外，损

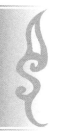

及脏腑，气营血同病。且病势凶险，变化多端。但由于疫邪性质不同，人的体质差异，温疫初起证候不同，传变各异。如感受湿热疫毒所致的湿热疫，初起多见卫气同病，若治疗得法，邪从表出，很快痊愈；若元气匮乏，感邪深重，可直达膜原，或化燥内传，甚或深入营血。若感受暑热疫毒所致的暑燥疫，初起多为表寒里热卫气同病，入里则热毒充斥阳明热盛，经腑证并见。进而深入营血，或热毒充斥或毒盛发斑甚或热陷厥阴；若津液耗竭，则阴竭阳脱，病情危笃。后期转归多见阴亏便秘或正虚邪恋。

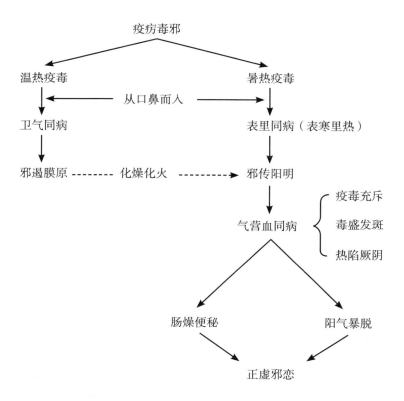

三、辨证论治

其总的原则是以祛邪为第一要义。由于本病起病即以阳明胃热为主，疫毒很快充斥表里内外。在治疗过程中，当以清热解毒为治疗大法。并随时注意病情转化，暑燥疫热毒充斥表里，则以大剂清热解毒之品。大清十二经火毒。若有腑实、昏谵、痉厥等，其治疗与其他温热类温病基本相同。暑燥疫恢复期，邪去正伤，当轻清余邪，养阴透络。

（一）卫气同病证

【症状】发热恶寒，无汗或有汗，头痛项强，肢体酸痛，口渴唇焦，恶心呕吐，腹胀便结，心烦不安，舌边尖红，苔微黄或黄燥，脉浮数或滑数。

【病机】暑热疫疠初袭，卫气同病。

邪在卫表，卫受邪遏，表现为发热恶寒，无汗或少汗，头身疼痛，脉浮。

疠毒内炽气分，表现为腹胀便结，恶心呕吐，心烦，舌红苔黄。

【治法】解表透邪，清热解毒。

【方药】增损双解散（《伤寒温疫条辨》）。

僵蚕（酒炒）　滑石　蝉蜕　姜黄　防风　薄荷叶　荆芥穗　当归　白芍　黄连　连翘　栀子　黄芩　桔梗　大黄（酒浸）　芒硝　石膏　甘草

方中僵蚕、滑石、蝉蜕、姜黄解郁散结，清热祛风；防风、薄荷、荆芥等清热解毒，透邪达表；生石膏、桔梗、大黄、芒硝通下泻热；当归、白芍，辛酸滋润，可舒筋缓急，又可制约它药之苦寒。诸药合用内外分解，前后分消，共奏解郁散结，清热导滞之功。

关节肌肉疼痛较甚，可加羌活；头痛较甚可加菊花、钩藤、葛根。若热毒较甚，可去当归，加金银花、大青叶、板蓝根。呕吐甚者，加生姜、竹茹、苏叶。心烦甚者，加知母、竹叶。

（二）邪入阳明证

【症状】壮热，烦躁不宁，口渴，大汗出，舌苔黄燥，脉洪大而数。或身热口渴，午后热甚，鼻如烟煤，腹满硬痛，大便秘结，通舌焦黑起刺。

【证型病机】疫毒化燥，燔炽阳明气分。

【治法】辛寒清热，急下存阴。

【方药】白虎汤或大承气汤。

大承气汤对于流行性乙型脑炎、流行性脑脊髓膜炎、急性胰腺炎、胆囊炎、胆石症、流行性出血热、流行性感冒等病属疫毒燔灼阳明或腑实热结者均可运用。

根据本证临床上常见的高热、口渴或腹满便秘等不同症状随症加减。如见阳明气分热盛而未成里结者，可选用白虎汤加减。如见腹满硬痛，苔黄焦燥起芒刺，脉沉实有力，已成阳明腑实者，则应"急投大承气汤"，峻下热结，釜底抽薪，给邪气以出路。若兼阴伤，可加用增液汤等滋阴生津之品，以顾护津液，增水行舟。

（三）气营（血）证

1.疫毒充斥

【症状】身大热，头痛如劈，两目昏瞀，或狂躁谵妄，口干咽痛，腰如被杖，骨节烦疼，或惊厥抽搐，或吐衄发斑，舌绛苔焦或生芒刺，脉浮大而数或沉数，或六脉沉细而数。

【病机】本证为暑热疫邪充斥表里，气营血俱燔之证。疫毒炽盛则身大热；疫毒攻窜头面太阳、阳明经脉则头痛如劈，两目昏瞀；游溢肾经则腰如被杖，骨节烦疼；疫毒蒸腾，燔灼阳明，则口干咽痛；热扰心神，则狂躁谵妄；疫毒耗津则苔焦起刺；热盛动风，则惊厥抽搐；舌绛，吐衄发斑为疫毒深入营血的表现；疫毒游溢则脉浮大；疫毒郁闭于里，则脉沉数；疫毒郁伏深重，则六脉沉细而数。

【治法】清热解毒，凉血护阴。

【方药】清瘟败毒饮（《疫疹一得》）。

清瘟败毒饮对于流行性脑脊髓膜炎、流行性出血热、传染性非典型肺炎、麻疹、钩端螺旋体病、流行性乙型脑炎、斑疹伤寒、登革热、流行性感冒等病属暑热疫毒充斥表里，气营血俱燔者均可运用。

根据本证临床上常见的斑疹、腹满便秘、筋肉抽搐、神昏谵语、胸膈郁闷、口渴等不同症状的轻重随症加减。

2. 毒盛发斑

【症状】壮热日晡益甚，口渴引饮，烦躁不安，或腹满便秘，斑色显露，红赤甚或紫黑，初见于胸部，后则全身密布，舌红苔黄燥，脉洪大或沉实。

【病机】本证为暑热疫毒传入阳明，充斥气血，气血两燔之证。阳明热盛，则壮热日晡益甚，口渴引饮，烦躁不安；暑热疫毒与肠中糟粕相结，则腹满便秘；阳明疫毒迫血妄行，血溢肌肤则发斑，斑色红赤者热毒较重，斑色紫黑者热毒极盛，病情严重。舌红苔黄燥，脉洪大或沉实为热盛伤阴或腑实已成。

【治法】清气解毒，凉血化斑。

【方药】化斑汤（《温病条辨》）、托里举斑汤（《温疫论》）。

（四）正气欲脱证

【症状】吐泻不止，目眶凹陷，指螺皱瘪，面色㿠白，呼吸短促，声嘶，疲软无力，心烦，口渴引饮，尿少或尿闭，舌质干红，脉细数；或恶寒倦卧，精神萎靡，呼吸微弱，语声低怯，汗出身凉，四肢厥冷，舌质淡白，脉沉细，甚则细微欲绝。

【病机】温疫后期，正气大伤，气阴两脱或阳气外脱。

【治法】气阴两脱，宜益气敛津固脱；阳气外脱，宜益气回阳固脱。

【方药】生脉散或参附汤。

尿少尿闭，阴液大伤，可加麦冬、生地黄、玄参滋养阴液。下利，四肢厥逆，脉微欲绝，病势危重者，可加干姜。

（五）正衰邪恋证

【症状】低热，口不渴，默默不语，神识不清，终日昏睡不醒，或错话呻吟，或胁下刺痛，或肢体时疼，舌色红，苔少或有黏腻薄苔，脉细略数。

【病机】疫毒日久不解，深入厥阴，络脉凝滞。

【治法】扶正祛邪。

【方药】三甲散（《温疫论》）。

鳖甲　龟甲（并用酥炙黄，为末，如无酥，各以醋炙代之）　穿山甲（土炒黄，为末）　蝉蜕（洗净，炙干）　僵蚕（切，生用）　牡蛎（煅，为末）　地鳖虫（干者擘碎，鲜者杵烂，和酒少许，取汁入汤药同服，其渣入诸药同煎）　白芍（酒炒）　当归　甘草

本方刚柔相济，扶正而不恋邪，祛邪又不伤正。方中以鳖甲、龟甲、穿山甲三味，滋阴行瘀；牡蛎配合鳖甲、龟甲、穿山甲，共奏育阴潜阳、息风止痉之效；僵蚕、蝉蜕擅入厥阴，透邪通络止痉；白芍、当归、地鳖虫和营活血；甘草和中。如若夹杂宿疾，当治新病为主，兼治旧病，随症加减。

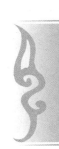

小　结

暑燥疫是由暑燥淫热之疠气所引起的温疫。本病多发于战乱饥饿，或久旱无雨，暑气亢盛之年。由于疫邪淫热暴戾极甚，初起即见热毒燔炽阳明，疫毒很快充斥表里、上下内外，甚至卫气营血几个阶段证候并见，临床常见高热、头痛、身痛、斑疹、出血，甚至昏谵、痉厥等一派热毒极盛的表现。本病具有强烈的传染性和流行性，严重威胁人民生命健康，夏暑季节多见。故应及早确诊、防治，及时上报预防管理部门，尽快控制病情发展。

病案举例

时疫证（《龙砂八家医案》）

丁亥五月，长泾镇毛禹谟患时症，本镇医家，以三阳经药发表，苦寒药清火杂治，自余汗后，热不衰，神昏默沉，遍身似斑非斑。时复躁扰狂越，谵语片响方定，胸腹按之痞满，咽嗌多痰，舌苔色白中央黄，诊脉皆数大。此时行疫邪，横连膜原，不易解散。遵吴又可法，用达原饮疏利之。槟榔、厚朴、芍药、草果仁、知母、黄芩、甘草，二剂后症减二三，但暂时有如狂之状，欲殴人，大便闭结，于前方中加生大黄三钱利之，所谓三消饮也。其病遂愈矣。

按语：本案乃达原饮用治瘟疫初起、邪伏膜原的典型案例。患者患时疫，经汗、清两法的治疗均无效，说明邪不在表也不在里，紧接着出现了神昏、躁扰狂

越，谵语，遍身似斑非斑，说明疫邪有入里化热的趋势，但未完全入血。胸腹按之痞满，咽喉多痰，舌苔色白中央黄，提示了疫邪流连的原因，乃是疫邪与湿热相合。热无出路，流连气分，扰动心神，故神昏谵语，躁扰发狂；因邪热流连气分，未完全入血，故遍身似斑非斑。因上述临床表现符合邪伏膜原的病机，故用达原饮进行治疗。待秽浊已化，热邪得清，则邪气溃散，速离膜原，故两剂后症减二三。然膜原溃散之邪热，不能从阳明外泄，则如狂未解，大便闭结，故加大黄通腑泄热，给邪气以出路，病遂速愈。

复习思考题

1. 温疫是一种什么样的温病？温疫分为湿热疫和暑燥疫的根据是什么？
2. 温疫发病的内外因素是什么？
3. 暑燥疫疫毒充斥证的证候表现、治法方药是什么？

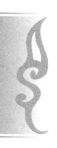

第14章 霍 乱

【学习要求】

1. 了解霍乱的含义及临床特征。

2. 熟悉霍乱的病因、病机及预后。

3. 掌握霍乱的辨证论治。

一、概述

霍乱是时行秽浊疫疠之邪侵犯脾胃引起，初起以起病急骤，猝然发作，上吐下泻，发热，腹痛或不痛为主要临床特征的一种疫病。本病四季均可发生，但以夏秋季节尤为多见。因其发病急骤、病势凶险，病变常在顷刻之间挥霍缭乱，故名霍乱。民间亦有称其为"绞肠痧""瘪螺痧""吊脚痧"等。

二、病因病机

1. 病因

霍乱的病因主要责之于外感秽浊疫疠之邪，并与饮食不慎关系密切。由于夏秋之季，暑湿蒸腾，若调摄失宜，或因贪凉露宿，寒湿入侵，或因湿热秽浊疫疠之邪，从口鼻而入，郁遏中焦，使脾胃受伤，运化失常，气机不利，升降失司，清浊相干，乱于肠胃，则吐泻交作。如《丹溪心法》中有："人于夏月，多食瓜果，多饮冷乘风，以致食留不化，因食成痞，隔绝上下，遂成霍乱。"秽浊疫疠之邪的性质有寒热之别：若为湿热秽浊壅阻中焦，或者阳盛之体，邪从热化，湿热内盛，则致热霍乱；若感受寒湿疫疠之邪，或素体阳虚，脾不健运，或贪凉饮冷，损伤中阳，则邪从寒化而致寒霍乱。

2. 病机

人体感受秽浊疫疠之邪，从口鼻而入，直犯中州，脾胃受伤，导致升降失常，清浊相干，乱于胃肠，发为霍乱。病从热化则发为热霍乱；病从寒化，则发为寒霍乱；若邪盛正衰，邪滞中焦，升降气机阻塞，上下不通，欲吐泻不得，则发为干霍乱。若吐泻不止，阴津耗竭，则有亡阴之虞，可出现目眶下陷，皮肤松皱，甚至螺纹干瘪等一派阴津耗竭现象。进而由阴及阳，可发展为阴阳俱脱而危及生命。病至后期多见余邪未尽，气阴两伤。总之，本病多起病急骤，病势凶猛，津液暴泻，极易损伤人体阴津和脾胃阳气。本病初期以邪实为主，中后期多见邪气未去，而阴竭阳脱，虚实夹杂，或余邪未尽，气阴两伤。

三、辨证论治

1. 热霍乱

【症状】身热较重，暴吐暴泻，吐泻交作，甚则呕吐如喷，吐出物酸腐热臭，混有食物或黏液，泻出物呈黄水样，甚则如米泔水样，热臭难闻，头身疼痛，心烦，口渴，腹中绞痛阵作，甚则转筋，小便黄赤灼热，舌苔黄腻，脉象濡数。

【辨证要点】身热较重，暴吐暴泻，吐泻物酸腐热臭，腹痛，甚或转筋，苔黄腻，脉数。

【病机】本证为夏秋季节，饮食摄生不慎，湿热秽浊之邪从口鼻而入，直取中焦，干扰胃肠，清气不升，湿浊下趋，浊气上逆，而吐泻交作之湿热证。湿热秽浊郁阻中焦，脾胃受伤，运化失常，升降失司，则暴吐暴泻；浊气上逆，则呕吐如喷，吐出酸腐物夹有食物残渣；湿浊下迫于大肠，则泻下物热臭，呈黄水样，甚如米泔水，热臭味较重；疫毒化热伤津，则发热烦渴，小便黄赤灼热，苔黄腻，脉濡数；甚则津伤严重，筋脉失养则转筋。湿热秽浊壅滞，气机不畅，则头身疼痛；疫毒壅滞胃肠，气机郁阻，则脘痞，腹中绞痛时作等。

【治法】清热化湿，辟秽化浊。

【方药】蚕矢汤或燃照汤加减。

蚕矢汤（《随息居重订霍乱论》）

晚蚕沙（包）12g　木瓜 6g　薏苡仁 12g　制半夏 9g　黄连 3g　大豆黄卷 12g　黄芩 9g　通草 3g　吴茱萸 3g　焦山栀 9g

水煎服。

本方具有清热舒筋，和中利湿，辟秽泄浊，利气宣壅的作用。蚕沙祛湿，尤善化胃肠之湿浊为君。黄连、黄芩、栀子清热燥湿为臣。半夏、吴茱萸降浊止吐，大黄豆卷、薏苡仁、木瓜宣化畅中，利湿舒筋，共为佐。通草渗湿热亦为佐使。诸药合用，祛邪以护正。方中木瓜、蚕沙专为霍乱转筋而设，因此，本方适用于转筋拘挛者。

燃照汤（《随息居重订霍乱论》）

酒黄芩 12g　焦山栀 9g　制厚朴 6g　佩兰 6g　滑石 12g　白蔻仁（后下）3g　豆豉 12g　制半夏 9g

水煎服。

燃照汤宣土郁而分阴阳，滑石清热利湿，除烦止泻；黄芩、山栀清热解毒燥湿，荡涤热邪；半夏、佩兰化寒湿而宣脾阳；厚朴、白蔻仁、豆豉芳香辟秽化

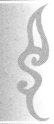

浊，故本方适于吐利较甚者。

蚕矢汤或燃照汤加减对于流行性感冒以及痢疾、急性胃肠炎、小儿秋季腹泻、食物中毒等病属湿热秽浊郁阻中焦，运化失常，气机逆乱者，均可参照运用。

根据本证临床上常见的身热、脘闷、脘痞、干呕、夹食滞等不同症状的轻重随症加减。吐泻剧烈者，可配合针刺疗法：取穴承山（双）、曲泽（双）、十宣等，用三棱针急刺放出紫色血少许。或取足三里（双）、委中（双）、曲池（双），用毫针行泻法。

2. 寒霍乱

【症状】恶寒发热，恶寒重发热轻，头身疼痛，突发吐泻交作，吐出物如清水样，或如米泔样，泻出淡黄色稀便，甚则如米泔水样，不甚秽臭，腹不痛，或有冷痛，喜温喜按，口不渴或渴喜热饮，胸脘痞闷，四肢清冷，舌淡，苔白而浊腻，脉象濡弱。

【治法】温中散寒，芳化湿浊。

【方药】藿香正气散或附子理中汤加减。

附子理中汤（《奇效良方》）

人参　白术　干姜（炮）　附子（炮，去皮脐）各6g　炙甘草3g

上作一服，水二钟，生姜五片，煎至一钟，食前服。

方中以附片大辛大热，补真火以温肾阳，除独阴，党参补中益气；干姜温中散寒；白术健运脾土；甘草坐镇中州。诸药合用壮其阳气，燥土祛寒，使中气立，清气升，浊气降，而呕吐下利自平。

3. 干霍乱

【症状】猝然腹中绞痛，痛甚如刀劈，欲吐不得吐，欲渴不饮，身热，烦躁闷乱，甚面色削昏愦如迷，四肢逆冷，头汗如雨，舌淡苔白，脉象沉伏。

【治法】利气宣滞，辟秽解毒。

【方药】玉枢丹或行军散加减。

行军散（《前观论》）

牛黄　麝香　珍珠　冰片　硼砂　雄黄　火硝　金箔　姜粉

每服0.6～0.9g，每日2～3次。

玉枢丹具有化痰开窍，辟秽解毒，消肿止痛之功效，最宜治疗疫毒霍乱中道闭阻，欲吐不得吐，欲泻不得泻之证。行军散用麝香、冰片辟秽解毒，清热开窍，并善止痛，为治疗窍闭神昏，厥逆脉伏之良药。

4. 亡阴证

【症状】吐泻并作不止，吐泻物如米泔水样，疲软无力，目眶凹陷，指螺皱瘪，声嘶，面色苍白，心烦，口渴引饮，呼吸短促，尿少尿闭，舌质干红，脉象细数。

【治法】益气养阴，救逆生津。

【方药】生脉散或大定风珠。

生脉散方用人参补益元气，麦冬、五味子酸甘化阴，守阴留阳，用于霍乱亡阴甚宜。大定风珠具有救阴息风、镇中、通上达下之功，为滋阴息风固脱之方，用于霍乱重伤阴液，虚风内动，时时欲脱，纯虚无邪之证尤宜。

生脉散对于霍乱、流行性出血热、疟疾、重度流感、痢疾、泄泻、小儿秋季腹泻、急性胃肠炎及冠心病、心律失常、心力衰竭、妇女更年期失眠症等病属气阴两伤甚至阴竭阳脱者，均可运用。

根据本证临床表现神疲肢软、腹泻明显、口渴甚、声嘶、呕吐剧烈不止、呼吸急促、汗出过多、吐泻不止等不同症状的轻重随症加减。本病之少尿，甚至尿闭，忌用渗利之品，当以石斛、麦冬、地黄、玄参等益水之源。

吐泻剧烈者，可加用针刺疗法：取穴承山（双）、曲泽（双）、十宣等，用三棱针急刺放出紫色血少许。或取足三里（双）、委中（双）、曲池（双），用毫针行补法。亦可用神阙隔姜、隔盐灸或用刮痧疗法。

5. 亡阳证

【症状】吐泻交作不止，四肢厥冷，汗出身凉，呼吸微弱，语声低怯，恶寒倦卧，精神萎靡，舌质淡白，脉象沉细，甚则细微欲绝。

【病机】本证为吐泻交作不止，阴损及阳，阳气暴脱之证。由于秽浊疫疬时邪郁阻中焦，升降失司，清浊相干，则吐泻交作不止；吐泻严重，阴精耗竭，阳气暴脱，阳衰不能温煦，则四肢厥冷；阴寒内盛，格阳于外，则汗出身凉；肾阳不足，摄纳无权，则呼吸微弱，语声低怯；阳气暴脱，正气亏损，肾阳不足，则恶寒倦卧，精神萎靡。舌质淡白，脉象沉细或微细欲绝是为阳气亡失，阴阳离决之危象。

【治法】益气固脱，回阳救逆。

【方药】通脉四逆汤或参附汤加减。

通脉四逆汤（《伤寒论》）

炙甘草 10g　干姜 6g　生附子 10g　猪胆汁适量

本方在四逆汤温中祛寒，回阳救逆的基础上重用姜、附用量，以期能阳回脉复，故方后注明"分温再服，其脉即出者愈"。若吐下均止，汗出而厥，四肢拘急不解，脉微欲绝者，是真阴真阳大虚欲脱之危象，故加苦寒之胆汁，既防寒邪拒药，又引虚阳复归于阴中，亦是反佐之妙用。是以方后注明："无猪胆，以羊胆代之"。

小 结

本病由秽浊疫疠之气引起，疫毒壅塞中焦，阴阳离隔，升降逆乱，治不及时，会危及患者生命，故急则治标，治疗以辟秽解毒，宣通气机，恢复胃肠升降功能为原则。

同时，因霍乱发病急骤，变化迅速，抢救时不必拘泥于口服给药，应内外同治，诸法并举。如汤剂与丹、丸剂并用；内服药与肌内、静脉注射并用；药物与针刺放血、刮痧、探吐等法并举等。这样不仅能争取到抢救时间，还能极大地提高治疗效果。

霍乱的潜伏期为数小时至 5 日，以 1～2 日为最常见。多数患者起病急骤，无明显前驱症状。其病程在西医学中一般分为吐泻期、脱水期和恢复期三期。霍乱具体辨证分型参照中医辨证施治部分。

1. 吐泻期多突然腹泻，继而呕吐。一般无明显腹痛，无里急后重感。每日大便数次甚至难以计数，量多，每天 2000～4000ml，严重者 8000ml 以上，初为黄水样，不久转为米泔水样便，少数患者有血性水样便或柏油样便，腹泻后出现喷射性呕吐，多不伴有恶心，初为胃内容物，继而水样、米泔样。由于严重吐泻引起体液与电解质的大量丢失，而引起一系列严重的病理表现。

2. 脱水期患者严重者眼窝深陷，声音嘶哑，皮肤干燥皱缩，弹性消失，腹下陷呈舟状，唇舌干燥，口渴欲饮，四肢冰凉，肌肉痉挛或抽搐。患者生命垂危，若能及时妥善地抢救，尚可转危为安，逐步恢复正常。

3. 恢复期少数患者（以儿童多见）可出现发热性反应，体温升高至 38～39℃，一般持续 1～3 天后自行消退，故此期又称为"反应期"，病程平均 3～7 天。

复习思考题

1. 简述中医对霍乱病概念的认识。
2. 试述霍乱病的临床常见证型和治疗原则。
3. 治疗霍乱为什么要重视扶正救逆，益阴扶阳？
4. 蚕矢汤和燃照汤均可治疗霍乱湿热证，临床应用有何不同？
5. 湿霍乱、寒霍乱、干霍乱的证治有何不同？

下 篇

名著选释

第15章 叶香岩《外感温热篇》

【学习要求】

1. 掌握证治总纲的基本内容。
2. 掌握有关卫气营血病机浅深层次及证候类型的不同治法。
3. 掌握有关湿邪为病及其治法的有关论述。
4. 背诵或熟记第 1~10 条原文。

《温热论》是清代温热大师叶天士口授，经由门人顾景文记录而成的温病名著。该篇收录于《临证指南医案》及唐大烈《吴医汇讲》，前者篇名为《温热论》，后者为《温热证治》。王孟英将其收录于《温热经纬》书中，改名《叶香岩外感温热篇》。

【原文】温邪上受，首先犯肺，逆传心包。肺主气属卫，心主血属营。辨营卫气血虽与伤寒同，若论治法则与伤寒大异也。

【语译】"上受"的含义有三点。

第一，温热之邪初袭人体，由口鼻而入，口鼻皆属清窍，高居阳位，在人体之上部，故称上受。第二，温邪首先侵犯手太阴肺经，肺为华盖，其位最高，居五脏六腑之上，所以称为上受。第三，上受是相对下受而言的，也就是针对伤寒而言的。伤寒是由皮毛而入，首先侵犯足太阳膀胱经；温病却不然，首先侵犯手太阴肺经。一手一足，一上一下，故相对而称。

"首先犯肺"是温热邪气侵犯于肺。肺主气，司呼吸，外合皮毛，主一身之表。因外感温热首先出现肺卫的症状，如发热，微恶风寒，咳嗽，少汗，口渴，咽红，舌苔薄白，质边尖红，脉数两寸独大等。因此，"首先犯肺"是温热病的第一个阶段，就是卫分证候，属表热证。

"逆传心包"是相对着顺传而言的。所谓顺传，又称正传，是指由肺传至于胃，也就是由手太阴肺经传至足阳明胃经。这是因为手太阴肺经"起于中焦，下络大肠，还循胃口，上膈属肺"，说明手太阴肺和足阳明胃在生理上是密切相连的，这给由肺传变于胃提供了物质基础和内在的根据。故在疾病中肺的温热邪气最易传于阳明胃与大肠。

　　临床上常见到卫分病变不解，进一步出现壮热不退，烦渴引饮，汗出，脉洪大等症；或大便燥结，数日不下，这都说明病变由肺传至于胃或大肠，通常把这种传于胃肠的证候，称之为气分证，属于顺传。

　　但在临床上还经常见到另一种现象，即肺卫症状不解，突然出现手厥阴心包的病变，这种现象称之为"逆传"。造成逆传的原因主要有三点。第一，素体心阴不足，阴虚则生内热，但在一般情况下还没有表现出疾病来，当温热邪气侵犯后，这种阴虚内热，就给温热邪气逆传心包提供了内在根据。第二，感受温热邪气太过，超过了心包的防御机能，造成了温热邪气突然逆传于心包的外因。第三，心肺同居上焦，为相邻之官，故肺受病最易影响于心，这也是造成逆传的重要条件。

　　"肺主气属卫，心主血属营"，这两句是言心肺的生理功能与卫气营血的关系。心肺同居上焦，肺与心和卫气营血在生理上有着内在联系，因此肺与心的病理改变也必然要影响到卫气营血的改变，引起卫气营血功能的失常，从而反映出浅深轻重不同的证候类型。所以叶氏于肺与心的病变中，引申出了卫气营血的证候分类，为卫气营血分证打下了理论基础。

　　"辨营卫气血虽与伤寒同，若论治法则与伤寒大异也"，本句是讲伤寒与温病的异同。伤寒与温病同属外感热性病，在发展过程中都是由表入里，由浅入深。仿寒虽以八纲辨证说明病变的浅深轻重，但也影响卫气营血。虽然影响卫气营血的情况与温病不同，但就其总的精神来说，和温病一样，不外乎言疾病的浅深轻重而已，故叶氏说："辨营卫气血虽与伤寒同"。

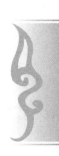

　　【原文】盖伤寒之邪留恋在表，然后化热入里，温邪则热变最速，未传心包，邪尚在肺，肺主气，其合皮毛，故云在表。在表初用辛凉轻剂，挟风则加入薄荷、牛蒡之属；挟湿加芦根、滑石之流。或透风于热外，或渗湿于热下，不与热相搏势必孤矣。

　　【语译】本条着重说明了伤寒与温病传变的区别，以及温热夹风、温热夹湿的治疗原则。伤寒、温病虽皆系外感热病，但病因、病机、临床特点、治疗原则均有区别。伤寒是感受寒邪，由皮毛而入，首先侵犯足太阳膀胱经，在病机发展中沿六经传变，病变过程中易伤人之阳气。温病是感受温热邪气，由口鼻而入，首先侵犯手太阴肺经，在病机发展中沿卫气营血传变，病变过程中最易伤人之阴血津液。伤寒既然伤于寒邪，寒为阴邪，初起留恋在表，卫气被郁，呈现表寒证，必经过一段时间，寒邪才能化热入里，由表寒证逐渐变为里热证。由寒变热，由表入里，需要一定时间，故化热过程较慢。温病却不然，素体内热偏盛、又感受温热邪气，两阳相遇，故热变迅速，这是其一。温为阳邪，初伤人体为表热证，向里传变时没有化热过程，即可变为里热证，这是其二。

风寒束表，当以疏风散寒为生。风当疏，寒当温，在表当散，故用辛温发汗方药治之。寒邪郁久，可以化热，化热的过程又与患者体质相关。

素体强实，阳气偏旺，感受风寒，皮毛闭塞，寒邪可能从体质之阳而化热。阴虚火旺之体，感受风寒，也易化热，并更伤其阴。阳虚阴盛之体，化热迟钝，耗时较久，甚至不化热而成三阴虚寒证。湿邪偏盛之体，因湿为阴邪，阻遏中阳，常常也化热较慢，或不化热而从阴化寒。风热伤表，热变最速，但也要视体质情况，一般来说，阳旺阴虚者，热变最速，阴盛阳虚者，则化热较慢。

总之，必须审清内外因素，不能只看到邪气的性质，同时还要看到体质因素，才能得出较正确的预见。

表热证应首用辛凉轻剂，清解表热。若夹有风邪则加入疏风药，如薄荷、牛蒡之类的辛散疏解之品，以达到透风于热外；若夹有湿邪的，应加入芦根、滑石之类的淡渗利湿药，以达到渗湿于热下。这样，温热不与风或湿相互搏结，只是单纯温热就好治了。

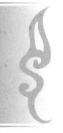

"透风于热外"，不能只理解为夹风邪就疏风，而是广指温热火郁均可加入风药而言。临床上出现因火郁而见的红肿热痛等症，如目赤且肿为风火内热之证；牙痛红肿为风火牙痛；温毒发颐为风热与温毒互阻，这些证候都可加风药，主要的意思是用风药帮助解火郁，即所谓"火郁发之"。

关于"渗湿于热下"，陈光淞说："风，阳邪，宜表而出之，故曰透外；湿，阴邪，宜分而利之，故曰渗下"。渗湿是治湿的一法，而不能说是治湿的全部方法。治湿要分上、中、下三焦。在上宜宣，在中宜燥，在下宜利。古人说："治湿不利小便，非其治也"，也是多指下焦之湿。因而，此处是指里湿在下焦，至于表湿，就不应该渗湿了。章虚谷说："或遇阴雨连绵，湿气感于皮毛，须解其表湿，使热外透易解，否则湿闭其热而内侵，病必重矣"，可见表湿要解其表，取微汗法为宜。

利湿一法，用之合适，可以去湿，用之不当，能伤阴，因而不可久用。诊断是否夹湿，关键在于温病初起是否伴有胸痞或苔腻。如果初起即见胸脘痞闷，说明夹有湿邪；如果初起兼有舌苔薄白而腻，也说明兼有湿邪，此时就可以加祛湿药。

【原文】不尔，风挟温热而燥生，清窍必干，为水主之气不能上荣，两阳相劫也。湿与温合，蒸郁而蒙蔽于上，清窍为之壅塞，浊邪害清也。其病有类伤寒，其验之之法，伤寒多有变证，温热虽久，在一经不移，以此为辨。

【语译】本条进一步阐明温热夹风、夹湿的证候传变，以及湿热病与伤寒的区别。

如果不能按照上节原文所述"透风于热外"或"渗湿于热下"的原则治疗，则会出现下列两种情况。

第一，温热夹风未能外解，势必生火，这是因为温热为阳邪，风也为阳邪，两阳相遇，风火交炽，势必耗劫津液，津液一伤，邪火愈炽，无津上荣清窍，则清窍必干，临床上可见口干、鼻干、咽干、唇干、干咳无痰等症，这是温热化燥伤津最明显的证候表现。也是单纯温热和温热化燥的鉴别要点。

第二，温热夹湿未得合理的治疗，湿热胶结，湿郁热蒸，热愈炽则湿愈弥，湿愈郁则热愈盛。湿热蕴蒸于上，蒙蔽清窍，清阳之气被其阻遏，以致清窍壅塞，势必出现耳聋、鼻塞等症，此即"浊邪害清"之故。

湿热病，初起有发热、恶寒、无汗、头痛沉重、口不渴等症，颇似伤寒，但本质上是不同的。其相同是因为湿为阴邪，寒也是阴邪，故有相似之处。其不同在于湿毕竟是湿，寒毕竟是寒，本质上是有区别的。除在症状上不同外，叶氏又指出传变的不同，如伤寒多有变证，一曰太阳受之，二曰阳明受之，三曰少阳受之，或传入三阴，寒邪是逐渐由表入里，由浅入深。湿热则不同，湿性黏腻，转化较慢，病程较长，因为病情无明显变化，故叶氏说"久在一经不移"。但都是相对而言的，非绝对之词，一旦湿邪化燥，就会变成温热，变化就相当快了，即所谓"温邪则热变最速"。一般来说，温热病、伤寒病、温热夹湿病、湿热病的变化，温热病最快，其次伤寒病，再次是温热夹湿病，最慢的是湿热病。

"温热虽久，在一经不移"中的"温热"两字，当是"湿热"，否则和上节的"温邪则热变最速"相矛盾。临床上也不是温热病恒守一经不移，恰恰是湿热病恒守一经不移。湿邪为阴邪，黏腻重浊，与热相合，如油入面，难解难分，与脏腑相合，也难分离，故经常在一脏一腑的病变较长，所以叶氏称"恒守一经不移"。

【原文】前言辛凉散风，甘淡驱湿，若病仍不解，是渐欲入营也。营分受热，则血液受劫，心神不安，夜甚无寐，或斑点隐隐，即撤去气药。如从风热陷入者，用犀角、竹叶之属；如从湿热陷入者，犀角、花露之品，参入凉血清热方中。若加烦躁，大便不通，金汁亦可加入，老年或平素有寒者，以人中黄代之，急急透斑为要。

【语译】本节是进一步阐明温热夹风夹湿逆传入营的主要证候和治疗。上文已明确指出温热夹风宜用辛凉散风，夹湿加入甘淡渗湿之品，此本温热夹风夹湿初起治疗的两大方法。但如法施治而病变却不能预期而解，则标志着病邪深重或人体正气抗邪能力不足，以致病邪有逆传心包之势。因心主营属血，故凡温病逆

传，多先犯营分而后逐渐内闭心包。邪入营分必扰乱心神，以致神明不宁而出现心神不安，夜甚无寐的症状。营血同行脉中，邪在营分，血液也必然受其耗劫，甚或因营热的影响，而外迫肌肤，出现斑点隐隐。这些都是邪热已入营分的证候特征。病邪既已入营，则辛凉散风、甘淡祛湿等作用于卫分、气分的药物就不宜继续使用。此时治疗必须以清营透热为主，但应辨别所陷入的病邪性质，而在用药方面再予以加减变化。一般说清营之剂，犀角为主要药物，若陷入者为风热之邪，则宜加入竹叶之品以清热透泻，如为温热夹湿而陷入者，可佐以花露之品以清泻芳化。若更加烦躁，大便不通，则说明邪毒极盛，固结于内，则治疗可加入金汁以清火解毒，但须注意金汁性极寒凉，素体虚寒患者，以及年老而阳气不足之人，必须慎用，可以人中黄代之，比较合适。总之邪入营分而见斑点隐隐的治疗，必须清泻热毒，使斑疹得透为主要关键，因斑疹透露则内陷之邪有外达之机，而病易解除，否则邪陷于里，势必造成内闭外脱的险恶局面。还须指出，关于入营证治，原文中所列举的证候和治疗药物，仅是作为代表性的举例，不可拘泥于此，重点在于明确辨证施治的精神。因此临床上只要能正确辨卫气营血的病机，用药就能灵活变通。

【原文】若斑出热不解者，胃津亡也，主以甘寒，重则如玉女煎，轻则如梨皮、蔗浆之类。或其人肾水素亏，虽未及下焦，先自彷徨矣。必验之于舌，如甘寒之中加入咸寒，务在先安未受邪之地，恐其陷入易易耳。

【语译】本条主要阐述斑出而热不退的治疗原则。温病发斑，多因阳明胃热内迫于血，外发肌肉所致。因为斑是气血两燔，故以清气凉血，解毒化斑为治疗原则。斑的正常发展规律是：斑出以后开始热退身凉，脉静神清。若斑虽出而热不退，是胃津大伤，水亏火旺。治疗当用甘寒之品，如沙参、麦冬、玉竹之类，以生津祛火。重症用玉女煎，取玉女煎石膏与生地同用之妙，以石膏清气分之胃热，生地凉营以生津，共奏清气凉营，生津退热之功；轻症用梨皮、蔗浆甘寒以生津，或用五汁饮。

若患者素来肾阴不足，阴虚内热，温热邪气最易乘虚由气分传入血分，而造成下焦的病变。临床上遇到素来肾阴亏损者，治疗就要甘寒之中加入咸寒之品，如玄参、龟板、鳖甲之类，填补下元。下元补足，中焦邪气就不至于传入下焦血分了，所以叶天士说："务在先安未受邪之地，恐其陷入易易耳"，这是一种预防治疗，以达到控制病情发展的目的。

如何知道患者素来肾阴亏呢？叶氏指出"必验之于舌"，肾水不足者，舌必红而枯萎。只要能细致掌握这一点，临床上也就不难辨认了。

【原文】若其邪始终在气分流连者，可冀其战汗透邪，法宜益胃，令邪与汗并，热达腠开，邪从汗出。解后胃气空虚，当肤冷一昼夜，待气还自温暖如常矣。盖战汗而解，邪退正虚，阳从汗泄，故渐肤冷，未必即成脱证。此时宜令病者，安舒静卧，以养阳气来复，旁人切勿惊惶，频频呼唤，扰其元神，使其烦躁。但诊其脉，若虚软和缓，虽倦卧不语，汗出肤冷，却非脱证；若脉急疾，躁扰不卧，肤冷汗出，便为气脱之证矣。更有邪盛正虚，不能一战而解，停一二日再战汗而愈者，不可不知。

【语译】本节承上文进一步说明温邪不从外解亦未入营而始终流连气分的治疗大法及产生战汗的情况。温邪流连气分大多出现在邪已离表而未入营的阶段，其证候表现原文虽未指出，但不少医家做出了补充，可供参考。如章虚谷说："不恶寒而发热，小便色黄，已入气分矣。"吴坤安说："凡舌苔白中带黄，日数虽多，其邪尚在气分流连，可冀战汗而解。"由此可以理解，发热稽留不退而不恶寒，舌苔白中带黄，是邪在气分的主要征象。

由于病邪始终流连在气分而未入营动血，邪虽未去，正亦未衰，因此有希望能通过战汗以促使病邪外解。关于这一阶段的治疗，原文指出"法宜益胃"。所谓"益胃"，根据病情来看，当不是指补益胃气。王孟英认为"益胃者，在疏瀹其枢机，灌溉汤水，俾邪气松达，与汗偕行"。此说是比较合理的。具体说来，也就是以轻清之品，清气生津，宣展气机，并灌溉汤液，以使气机宣通，热达于外，腠开汗出，则邪亦随之外透。

温病过程中出现战汗，一般来说是好的现象，因为"战"是邪正剧烈交争的表现，战而汗出热退，则标志着正胜邪却，病邪已解。由此可以理解，战汗的机转，是邪气流连已久，而正气尚未虚衰，犹能奋起祛邪外出，正气祛邪，力透重围，故出现战象。战汗的临床表现，大多是先全身战栗，甚或肢冷脉伏，继之不久，全身皆可透出大汗。战而汗解以后，由于阳气的一时不足，不能布于肌肤，故往往在战汗后一昼夜的时间内，肌肤较凉，这是战汗后的一种暂时的而且是必然的现象，不足为异，不能据此而认为是脱证，待阳气渐复，即可温暖如常。此时护理需多加重视。凡战汗以后，即应嘱咐患者安舒静卧，以促使阳气自渐来复，旁人切勿因其倦卧不语，汗出肤冷，有类虚脱之象而惊慌失措，频频呼唤，这样反而扰其元气。

战汗之后，某些证象，颇类正气外脱，其间辨证，诊察脉象是一个很重要的环节。凡战汗以后，脉象虚软和缓的，是为邪退正虚的必然表现，并非脱证；若脉象急疾，病者躁扰不安，肤冷汗出，则为正气外脱的险证。另有一种情况，邪盛而正气相对不足，以致不能一次战汗而解，需停一二日，待正气渐复，再作战汗而痊愈的，这也是可能的事。

【原文】再论气病有不传血分，而邪留三焦，亦如伤寒中少阳病也。彼则和解表里之半，此则分消上下之势，随证变法，如近时杏、朴、苓等类，或如温胆汤之走泄。因其仍在气分，犹可望其战汗之门户，转疟之机括。

【语译】本条说明温热邪气久羁气分，既不外解，亦不内传，留于三焦的证治。

三焦主气机升降出入，并通行水道。温热邪气滞留，气机郁滞不宣，水道不通，温热夹痰湿而内停，见寒热起伏，胸满腹胀，溲短苔腻等，证似《伤寒论》中的少阳病，但其病机实不相同。伤寒之少阳病，为邪在半表半里，枢机不利，故治予和解；本证为温热夹湿，阻遏上、中、下三焦气机，所以治疗宜予分消走泄，如杏（开上）、朴（畅中）、苓（渗下），或温胆汤之类。然此类方药，在痰湿较重的证候比较适用，若热象较甚，当用清化之法，如芩、连、瓜蒌之类。若风热流连气分，而无湿邪时，温胆汤是不能用的，可以疏风清热结合。亦不能一闻温病之名，就乱投寒凉之药，反使邪气内闭。因此，辨明有无湿阻，是运用杏、朴、苓及温胆汤的关键。

【选注】章虚谷：凡表里之气，莫不由三焦升降出入，而水道由三焦而行，故邪初入三焦，或胸胁满闷，或小便不利，此当展其气机，虽温邪不可用寒凉遏之，如杏、朴、温胆之类，辛平甘苦以利升降而转气机，开战汗之门户，为化疟之丹头。……不明此理，一闻温病之名，即乱投寒凉，反使表邪内闭，其热更热，良可慨也。

王孟英：章氏此释，于理颇通，然于病情尚有未协也。其所云分消上下之势者，以杏仁开上，厚朴宣中，茯苓导下，似指湿温，或其人素有痰饮者而言，故温胆汤亦可用也，试以《指南》温湿各案参之自见。若风温流连气分，下文已云到气才可清气，所谓清气者，但展气化以轻清，如栀、芩与蒌、苇等味是也。虽不可遽用寒滞之药，而厚朴、茯苓亦为禁剂。彼一闻温病即乱投寒凉，固属可慨，而不辨其有无湿滞，概用枳、朴，又岂无遗憾乎！至转疟之机括一言，原指气机通达，病乃化疟，则为邪疫也。从此迎而导之，病自渐愈。

【按语】章氏从三焦的气化不利来阐明病在气分不传血分的道理，并提出治温邪的原则和禁忌，分析切当。王氏补章氏之不足，若温热邪气清气则用温胆不宜，应栀、芩、蒌、苇轻清宣展气机，也较正确。章、王二氏可为善读叶氏著作者。

【原文】大凡看法，卫之后方言气，营之后方言血。在卫汗之可也，到气才可清气，入营犹可透热转气，如犀角、玄参、羚羊角等物，入血就恐耗血动血，直须凉血散血，如生地、丹皮、阿胶、赤芍等物。否则前后不循缓急之法，虑其动手便错，反致慌张矣。

【语译】本条概括了卫、气、营、血的病机及其治疗原则。在全篇中有提纲挈领的作用。

卫气营血是反映温热病浅深轻重的几个不同阶段。卫分证是温热邪气刚刚侵入人体，正气尚强，正邪交争于肺卫，称为表证，病势轻，病位浅。气分证是邪气盛，正气未衰，邪正剧烈交争，病变部位主要在肺、胃和大肠。营分证，是邪气甚而正气始衰，这是由于正气久战于卫分和气分，津液已耗伤，所以在营分时正气已衰，脉见细数，舌质红绛，病情重，病位深，病变部位主要是心与心包。血分证有两种情况：一是邪气甚，病变部位主要在肝，如热甚动血或热极生风；二是邪气少而正大衰。病变部位主要在肝肾，如亡阴失水、虚风内动。不管哪一种，病入血分，病情最重，病位最深，涉及下焦先天之本。从以上可以看出，卫气营血反映了温病浅深轻重的不同阶段。掌握了不同阶段的特点，举握了卫气营血的发展规律，对于治疗温病、判断预后有非常重要的意义。

在临床上，诊断温病时，首先要看有无卫分证，其次看有无气分证，再看有无营分证，最后看有无血分证。按照这样的规律思维，才不至于发生诊断上的错误。

"在卫汗之可也"，此处的"汗"，不是指发汗，而是透汗。感受温热邪气，大忌用辛温发汗，而是要用辛凉清解。这是因为辛温之品，助火灼阴，能酿燎原之势。即使用辛凉之品，如薄荷、牛蒡之类，也是在清解之中，使药达于表，通其郁闭，和其阴阳，营卫调畅使邪热外泄，表清里和，自然邪透汗泄，不发汗而达到了出汗的目的。因此，治疗卫分证，应在"清解透邪"四字上下功夫。我们认为，这才是"在卫汗之可也"的真谛。

【原文】再论气病有不传血分，而邪留三焦，亦如伤寒中少阳病也。彼则和解表里之半，此则分消上下之势，随证变法，如近时杏、朴、苓等类，或如温胆汤之走泄。因其仍在气分，犹可望其战汗之门户，转疟之机括。

【语译】本节讨论了温病传变过程中病邪留于三焦气分的病理变化，并指出了邪留三焦的治疗大法及其转归。

叶氏提出邪留三焦亦属气分病，即温邪久在气分，既不能外解，又没有内传营血分，则可留于三焦。三焦属手少阳，总司人体气化作用，主气机之升降出入。如《难经·六十六难》说："三焦者，元气之别使也，主通行之气，经历于五脏六腑。"三焦又是人体饮食水谷，特别是水液通行的道路，如《难经·三十一难》说："三焦者，水谷之道路。"《素问·灵兰秘典论》说："三焦者，决渎之官，水道出焉。"因而，温邪羁留于三焦，势必引起人体气机郁滞，水道不利，水液潴滞而生痰湿，痰湿与温邪互结于三焦，又进一步加重了三焦气机的失调。湿热既是邪留三焦之因，又是邪留三焦之果，二者可互相影响。邪留三焦常见于各种湿热性温病之中，临床上可出现寒热起伏，胸满腹胀，溲短，苔腻等症。

温病邪留三焦与伤寒少阳病均属少阳病，为半表半里之证。但邪留三焦病在手少阳三焦，伤寒少阳病为足少阳胆经之病。在病机上，邪留三焦为温邪夹湿郁阻三焦气机；伤寒少阳病为邪在少阳胆经，枢机不利。在临床表现上，邪留三焦见寒热起伏、胸满腹胀、溲短、苔腻等；伤寒少阳病见寒热往来、口苦、咽干、目眩，胸胁苦满等。在治疗上，叶氏提出了邪留三焦治以"分消上下之势"，伤寒少阳病则"和解表里之半"。

【原文】且吾吴湿邪害人最广，如面色白者，须要顾其阳气，湿胜则阳微也，法应清凉，然到十分之六七，即不可过于寒凉，恐成功反弃，何以故耶？湿热一去，阳亦衰微也；面色苍者，须要顾其津液，清凉到十分之六七，往往热减身寒者，不可就云虚寒，而投补剂，恐炉烟虽熄，灰中有火也，须细察精详，方少少与之，慎不可直率而往也。又有酒客里湿素盛，外邪入里，里湿为合。在阳旺之躯，胃湿恒多；在阴盛之体，脾湿亦不少，然其化热则一。热病救阴犹易，通阳最难，救阴不在血，而在津与汗，通阳不在温，而在利小便，然较之杂证，则有不同也。

【语译】本条论述湿邪为病及其治疗大法和注意点。

脾胃失健，湿自内而生。凡嗜好饮酒之人，大多有湿邪蕴伏于里，一旦再受外湿，则必内外结合而酝酿为病。由于脾为湿土之脏，胃为水谷之海，湿土之气同类相召，故湿邪为病，多以中焦脾胃为重心，但又随着人体体质的不同，而有两种不同的病机转化。在阳旺之人，湿邪多从热化，而归阳明，病为热重于湿；在阴盛之体，则邪多从湿化，留恋太阴，而成湿重于热。这是湿热郁蒸的两大证型，临床须详加辨审。

温病过程中，使用滋阴之法，机会甚多，而运用通阳之法则较少。滋阴之品性偏甘凉，施治于温热之证，原属正治，故叶氏说"热病救阴犹易"。通阳之法一般温病无须用到，只有在湿温病过程中才有应用的机会。由于湿热留连，气化郁阻，既不能过于寒凉清热，亦不能过于苦燥化湿，气机不能一时舒展，所以说"通阳最难"。但须明确温病的救阴、通阳与杂病不同。温病救阴的目的并不在滋补阴血，而是在于生津养液与防汗泄过多而损津液；温病通阳，目的并不在运用温药温补阳气，而在于化气利湿通利小便，因气机宣通，水道通调则湿邪可从小便而去。

【选注】章虚谷：六气之邪，有阴阳不同，其伤人也，又随人身之阴阳强弱变化而为病。面白阳虚之人，其体丰者，本多痰湿，若受寒湿之邪，非姜、附、参、苓不能去，若湿热亦必黏滞难解，须通阳气以化湿，若过凉则湿闭而阳更困矣。面杏阴虚之人，其形瘦者，内火易动，湿从热化，反伤津液，与阳虚治法，正相反也。

【原文】再论三焦不得从外解，必致成里结。里结于何？在阳阴胃与肠也。亦须用下法，不可以气血之分，就不可下也。但伤寒邪热在里，劫烁津液，下之宜猛；此多湿邪内搏，下之宜轻。伤寒大便溏为邪已尽，不可再下；湿温病大便溏为邪未尽，必大便硬，慎不可再攻也，以粪燥为无湿矣。

【语译】本条论述伤寒与湿邪内搏在运用下法上的不同。

"三焦者，决渎之官，水道出焉"，说明三焦是水液代谢的通路，在水的吸收、运化、敷布、排泄上都起着很重要的作用。一旦三焦水道不通，气机受阻，湿邪内停，蕴郁生热，就造成了湿热病。那么，治疗就要通利三焦，也就是开上焦以宣汗祛湿，宣气使小汗出，决不可大汗出，忌麻、桂猛剂，防止湿浊上蒙清窍；健中焦以燥化祛湿，所谓"脾健则湿自去"；利下焦以淡渗祛湿，所谓"治湿不利小便，非其治也"。"开上"是宣肺降气，"健中"是健脾，"利下"是淡渗利尿。否则，湿热不能从汗尿而走，逗留于三焦不解，三焦不能通畅，气机不降，大肠传导不通，也可以出现"里结"，形成阳明腑实证。本证虽属三焦不畅而来，与伤寒表邪入里之腑实证不同，但治疗亦当予攻下。

伤寒与湿温的里结情况不同。伤寒里结是阳明燥热与积滞相结，津液受劫，而形成阳明腑实证，故下之宜猛，如三承气汤之类；湿温系湿热郁滞，气机不降，湿与热相互搏结，虽然也形成便秘，或是大便不爽，但并非燥屎，所以下之宜轻、宜缓。否则，下之太猛，损伤脾阳，运化失职，可致湿邪再生，或洞泄不止。当然，湿邪化燥，与肠垢互结，舌呈老黄糙垢，脉象沉实有力，矢气恶臭，又当因病制宜，不可拘于轻剂缓下。

此外，由于伤寒内结属燥热所致，下后便溏，说明燥结已去，而不可再下，否则损伤胃气。湿温则不同，下后便溏，说明湿邪未尽，所谓"湿胜则濡泄"，还需一下再下，直到大便干，才说明湿邪已尽，即所谓"粪燥为无湿矣"，方不可再下。

临床上治湿热内阻，气机不降而大便不通者，应以宣通气机，清热导滞之法，如宣清导浊汤、枳实导滞汤等，而不是单纯用硝、黄。若用之，则徒伤胃气而湿浊不去。

【选注】章虚谷：伤寒化热，肠胃干结，故下宜峻猛。湿热凝滞，大便本不干结，以阴邪瘀闭不通，若用承气猛下，其行速而气徒伤，湿仍胶结不去，故当轻法频下，如下文所云小陷胸、泻心等，皆为轻下之法也。

王孟英：伤寒化热，固是阳邪，湿热凝滞者，大便虽不干结，黑如胶漆者有之，岂可目为阴邪，谓之浊邪可也。

【按语】二家分析，均很恰当，符合叶氏精神。尤其王氏提出湿温凝滞与阴邪内结的大便不通，需认真鉴别，这点是十分重要的。

【原文】再人之体，脘在腹上，其地位处于中，按之痛，或自痛，或痞胀，当用苦泄，以其入腹近也。必验之于舌，或黄或浊，可与小陷胸汤或泻心汤，随证治之。或白不燥，或黄白相兼，或灰白不渴，慎不可乱投苦泄。其中有外邪未解，里先结者，或邪郁未伸，或素属中冷者，虽有脘中痞闷，宜从开泄，宣通气滞，以达归于肺，如近俗之杏、蔻、橘、桔等，是轻苦微辛，具流动之品可耳。

【语译】本条主要论述湿热或温热夹痰成痞的证治，以及从舌诊辨痞证。

湿热证或温热夹痰之证，其邪每可结于胸脘而成痞证，证见胸脘痞胀，自觉疼痛而按之亦痛，舌苔黄浊，此乃湿热痰邪内阻，气机郁滞所致。因其邪在中、上二焦之间，单纯发散不能去中焦之邪，单纯苦降不能去上焦之邪，故当用辛开苦降之法，以宣上通下，如小陷胸汤、泻心汤之类。

辛开苦降一法，是治疗痞证的重要方法，是根据脾胃的生理特点而制定的。脾主运、主升，胃主和、主降，辛可醒脾而升，苦可和胃而降，故脾胃失和，脾气不升，胃气失降，气结于心下而成痞证，即可辛苦同用，使脾气得升，胃气得降，气机得畅，则痞证自愈。

辨痞证当验之于舌，凡舌苔黄油者是痰热成痞，施治应苦寒泄降；舌苔白而不燥，属痰浊成宿，施治应辛苦通降；凡舌苔黄白相兼，则为表未解而痞已成，施治应予微辛微苦，宣通气滞；凡舌苔白而不渴，则为阳气不化，阴邪壅滞，施治应以温通为主，慎不可苦寒通降。如杏仁、蔻仁、橘皮、桔梗等，全是开泄气机的要药，若表未解时可少佐解表，痰湿重时少佐化痰，气分郁闭时当以开郁宣气为主。

【选注】章虚谷：此言苔白为寒，不燥则有痰湿，其黄白相兼，灰白而不渴者，皆阳气不化，阴邪壅滞，故不可乱投苦寒滑泄，以伤阳也。其外邪未解，而里先结，故苔黄白相兼而脘痞，皆宜轻苦微辛，以宣通其气滞也。

王孟英：凡视温证，必察胸脘，如拒按者，必先开泄。若苔白不渴，多夹痰湿，轻者橘、蔻、菖、蒌，重者枳实、连、夏，皆可用之。虽舌绛神昏，但胸下

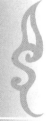

拒按，即不可率投凉润，必参以辛开之品，始有效也。

陈光淞：盖脘居中焦之部署，其按之痛，或自痛，或痞胀，属湿热互结，浊痰凝滞，阻中焦气分而然，皆属于痞，故宜用小陷胸汤或泻心汤，苦辛通降，涤除痰热。必验之于舌，或黄或浊者，以舌见黄浊，已入中焦，中焦入腹近，不复能提归上焦，再事宣泄，只能使之下达耳，熟知下文自明，吴氏《温病条辨》治浊痰凝聚心下痞者，用半夏泻心汤去参、姜、大枣、甘草，加枳实、杏仁，深合苦泄之法。……不宜苦泄者，当用开泄，盖苔白不燥，湿未化热，只伤气分，黄白相兼，为气分之邪未尽，灰白不渴，属脾湿盛。外邪未解，里先结者，湿温风温均有，盖邪未透达，湿阻中焦也。邪郁未伸者，指湿遏热伏之证。素属中冷者，谓里湿素盛。宿有痰饮之疾者，其脘中痞痛，系湿阻气分，中焦失运所致，故宜从开泄，以杏、蔻、橘、桔轻苦微辛之品，宣通气滞。必达归于肺者，以肺主一身之气，气则湿亦化也，按《温病条辨》中有三仁汤、宣痹汤、三香汤等，均于此证相合，可随其轻重而选用之。

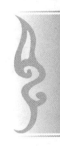

【按语】章氏对于"不可乱投苦泄"的道理论述尤详，值得一读。王氏对于痰浊上蒙心窍的昏迷，治疗应辛开也属经验之谈。盖痰湿内阻，胸下拒按，舌绛神昏，必舌苔白腻或黄腻，以此与热陷心包作鉴别。既然病因是痰湿，就不能用凉润之品，否则助长痰湿，只能用辛苦开泄之药，宣通气机，芳香化湿。陈氏对于痰热结于心下的痞证的病机、证治作了详细论述，内容分析中肯，适合临床使用。

【原文】再前云舌黄或浊，须要有地之黄，若滑光者，乃无形温热中有虚象，大忌前法。其脐以上为大腹，或满或胀或痛，此必邪已入里矣，表证必无，或十只存一。亦要验之于舌，或黄甚，或如沉香色，或如灰黄色，或老黄色，或中有断纹，皆当下之，如小承气汤，用槟榔、青皮、枳实、玄明粉、生首乌等。若未见此等舌，不宜用此等法，恐其中有湿聚太阴为满，或寒湿错杂为痛，或气壅为胀，又当以别法治之。

【语译】本节可分为两段来理解，前段主要是承上节进一步说明痞证运用苦泄法的辨舌要点，后段重点是论述有关腑实的辨证。

前已申述，凡痞证须用苦泄的，其舌苔必见黄浊，但黄浊舌苔亦有多种情况又必须加以辨别，所以本节再进一步加以说明。凡此种黄浊苔垢，必然是有根之黄，刮之不去，而不是黄滑或呈浮垢状，这才是湿热痰浊结滞的明证，施治才可予苦寒滑泄之品。如黄而光滑呈浮垢状，刮之即去，是为黄而无根，这是湿热内阻而中气已虚，治疗只可予清热利湿，而忌投苦泄，以免伤其中气。

阳明腑实之证，由于实邪内阻，腑气失于通降，故脐上之大腹部位，必有胀满疼痛的感觉，这说明邪已入里，而表证已解，或十分之中只存一分。但临床确诊也必须验之于舌，凡舌苔必现黄甚，或如沉香色，或如灰黄色，或老黄，或中有断纹，方为里结成实的征象，治疗才可予攻下，如小承气汤或槟榔、青皮、枳实、玄明粉等皆可择用。但如大腹虽然胀满，而舌苔未现上述种种情况，则说明病变非实邪内结，而是由于其他原因，其中可能系湿邪停聚，或因太阴失运，或因寒湿错杂，亦或因气机壅滞等所致，各宜随证施治，切忌攻下。

【按语】章氏认为原文所云"中有虚象"是想说明胃无结实之邪，此语可做参考。关于对腹满辨证治疗所做的论证十分详尽具体，能说明问题。再加王氏又对某些论点作了分析补充，使内容更臻完善。

【原文】再黄苔不甚厚而滑者，热未伤津，犹可清热透表；若虽薄而干者，邪虽去而津受伤也，苦重之药当禁，宜甘寒轻剂可也。

【语译】本节虽是专论黄苔，但内容比较简略，因前两节已有论述，可以互参。黄苔主里主热，为病在气分。凡温病之邪由表入里，由卫入气，舌苔亦必由白转黄。但黄苔亦有多种不同表现，除前两节已经论及的几种类型外，尚有润、燥等的区别。凡黄苔不甚厚而滑润的，为热虽传里，但津液犹未受伤，治当清热透邪，冀其从表而解。若苔薄而干燥的，则虽属邪已渐解或邪热不甚，但胃中津液已受耗伤，当禁用苦寒之品，而予甘寒之剂，以濡养津液，兼以清热。

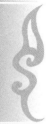

【选注】章虚谷：热初入营，舌绛苔黄。其不甚厚者，邪结未深，故可清热，以辛开之药，从表透发，舌滑而津未伤，得以化汗而解。若津伤舌干，虽苔薄邪轻，亦必秘结难出，故当先养其津，津回舌润，再清余邪也。

陈光淞：此条辨黄苔之不宜下者。……盖犹可清热透表，与苦重之药当禁。……甘寒轻剂如《温病条辨》中增液等法可师。

【按语】章氏认为热未伤津之治，应以辛开从表透发。所谓辛开从表透发，当是指辛凉轻透气分热邪，使其外透从汗而解，而不是指用辛温透表之品，发汗祛邪，这是应该注意的。

【原文】再论其热传营，舌色必绛，绛，深红色也。初传绛色，中兼黄白色，此气分之邪未尽也，泄卫透营，两和可也。纯绛鲜泽者，包络受病也，宜犀角、鲜生地、连翘、郁金、石菖蒲等。延之数日，或平素心虚有痰，外热一陷，里络就闭，非菖蒲、郁金等所能开，须用牛黄丸、至宝丹之类以开其闭，恐其昏厥为痓也。

【语译】本条继续论述舌诊在诊断中意义。

从舌诊辨卫气营血的基本原则是：舌苔一般反映卫气的病变；舌质一般反

映营血的病变。若只有舌苔的变化，病邪必然是在卫分或气分；若只有舌质的变化，没有舌苔，病邪必然是在营分或血分；若既有舌苔的变化，又有舌质的变化，多为卫营交炽或气血两燔。叶氏说："温热邪气传入于营，舌质必然见红绛。"因此说，红绛舌没有苔是营分的特点。若病初入营而见黄白苔，红绛舌，此为气分之邪未罢，营分之热已起，气营同病，治疗当以清营解毒之药，佐以清气透泄之品，如银花、连翘、竹叶之类。若舌苔杂白而舌质红绛，是卫分之邪未解，而初传入营分，属卫营合邪，治疗要辛凉清解，佐以清营，如银翘散加生地、丹皮、赤芍、大青叶之类。若舌质红绛鲜泽，苔黄燥，则是温热之邪灼液成痰，或邪热与宿痰相合，逆陷心包之故，治疗就要清心豁痰开窍，如清宫汤送服安宫牛黄丸、至宝丹、紫雪丹，以防其出现痉厥的险证。

　　舌诊是诊断的重要依据，但不是唯一的方法，一般说来，单纯营热者，除舌绛外，必有身热夜甚，夜寐不安，脉细数。气营两燔，除苔黄舌绛外，必见壮热有汗。卫营合邪，除苔薄白舌绛外，还常有皮疹隐现、咳嗽等。

　　【选注】章虚谷：绛者指舌本也，黄白者指舌苔也。舌本通心脾之气血，心主营，营热故舌绛也。脾胃为中土，邪入胃则生苔，如地上生草也。然无病之人，常有微薄苔如草根者，即胃中之生气也。若光滑如镜，则胃无生发之气，如不毛之地，其土枯矣。胃有生气而邪入之，其苔即长厚，如草根之得秽浊而长发也，故可以验病之虚实寒热，邪之浅深轻重也。……苔兼白，白厉气，故其邪未离气分，可用泄卫透热，仍从表解，勿使入内也。纯绛鲜泽者，言无苔色，则胃无浊结，而邪已离卫入营，其热在心包也。若平素有痰，必有舌苔；其心虚血少者，舌色多不鲜赤，或淡晦无神，邪陷多危而难治，于此可卜吉凶也。若邪火盛而色赤，宜牛黄丸；痰湿盛而有垢浊之苔者，宜至宝丹。

　　王孟英：绛而泽者，实因有痰。故不甚干燥也，问若胸闷者，无为痰垢，不必定有苔也，菖蒲、郁金亦为设也，若竟无苔，必不甚泽。

　　吴坤安：邪入营中，宜泄营透热，故用犀角以透营分之热邪，翘、丹、鲜地以清营分之热邪。邪入心包络，则神昏内闭，须加川郁金、石菖蒲以开之。若兼火痰，必致痰涎内闭，更当加大黄、川贝、天竺黄之类清火豁痰。

　　【按语】章氏对"其热传营，舌色必绛"的道理，对于舌苔产生的原因都做了理论上的解释，比较正确。唯对热入营分与热陷心包混为一谈，是不足之处。热在营分多由气分转来，属热伤营阴证。热陷心包多由卫分直接陷入。二者虽在生理上有所联系，但临床上即是两个证型，不可混为一谈。吴氏则纠正了章氏的说法，并对昏迷夹痰火的治疗，更切合实际。

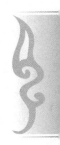

【原文】再色绛而舌中心干者，乃心胃火燔，劫烁津液，即黄连、石膏亦可加入。若烦渴烦热，舌心干，四边色红，中心或黄或白者，此非血分也，乃上焦气热烁津，急用凉膈散，散其无形之热，再看其后转变可也，慎勿用血药，以滋腻难散。至舌绛望之若干，手扪之原有津液，此津亏湿热熏蒸，将成浊痰蒙蔽心包也。

【语译】本条继续论述舌诊与治疗的关系。

舌色红绛是邪已入营之征，若兼见中心干燥，则不仅是心营热盛，而且兼胃火铄津，所以临床治疗在清营透热中应加清胃泻火之品，如黄连、石膏等皆可加入。如见舌心干燥，仅四边色红，或中有黄、白苔垢，则非邪在营血，乃上焦气分热炽，燔灼津液所致，当予凉膈泻热以散其无形之热，凉膈散最属合拍。治疗以后，可再根据证候的转化情况而随证治之。总之，本证切不可见其舌苔四边发红，误认为邪热入营而用营血分之药，因作用于营血的药物，多较腻滞，病在气分而误用之，反能恋邪不解，其中引邪深入，这是应该注意的。又如舌绛而望之若干，手扪之原有津液，则又系津液受伤，而湿热熏蒸，将欲酿成痰浊蒙蔽心包的现象，当急进清化湿热，涤痰开泄之剂以杜其内闭。

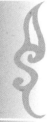

【选注】王孟英：热已入营，则舌色绛，胃火灼液，则舌心干，加黄连、石膏于犀角、生地等药中，以清营热而救胃津，即白虎加生地之例也。

章虚谷：其舌四边红而不绛，中兼黄白而渴，故知其热不在血分，而在上焦气分，当用凉膈散清之。勿用血药，引入血分，反难解也。盖胃以通降为用，若营热蒸其胃中浊气成痰，不能下降，反上泛而蒙蔽心包，望之若干，扪之仍湿者，是其先兆也。

陈光淞：按黄连清心火，石膏平胃热，以心胃火燔，劫烁津液，故加二味于前犀角、生地等药中。至白虎加生地，救斑出热不解而胃阴亡之证，与此不同，王氏引以为例，非是。

【按语】关于心胃火燔加黄连、石膏之治，王氏认为与白虎加生地之法同例，而陈氏则认为非是，这是陈氏独具见地处。因本证之治，于犀角、生地等味中加黄连、石膏，其药物虽与白虎加生地法有些类同，但其立法意旨却有区别，陈氏所作分析，甚能说明问题。

【原文】舌色绛而上有黏腻似苔非苔者，中挟秽浊之气，急加芳香逐之。舌绛欲伸出口，而抵齿难骤伸者，痰阻舌根，有内风也。舌绛而光亮，胃阴亡也，急用甘凉濡润之品。若舌绛而干燥者，火邪劫营，凉血清火为要。舌绛而有碎点白黄者，当生疳也，大红点者，热毒乘心也，用黄连、金汁。其有虽绛而不鲜，干枯而痿者，肾阴涸也，急以阿胶、鸡子黄、地黄、天冬等救之，缓则恐涸极而无救也。

【语译】本条继前再论绛舌的几种临床表现、病机及其治法。如营热夹秽、痰阻风动、胃阴衰亡、营热灼阴、热毒炽盛生疳、热毒乘心、肾阴涸极等证出现绛舌的临床特征、治法。现按本节所论七种绛舌的不同病机而分别说明于下：

(1) 营热夹秽。舌苔表现多为舌质色绛，舌面上有黏腻似苔非苔，每伴有胸脘痞闷、呕恶等症状。此为邪在营分，中焦兼夹秽浊之气。其治疗应在清营透热的同时配合芳香化浊之品，如藿香、佩兰、白豆蔻、菖蒲、郁金等，以开逐秽浊，否则其秽浊之气易与营热相合而致蒙蔽心包之证。

(2) 痰阻风动，其舌质红绛，舌体伸展不利，以致欲伸舌出口，而舌抵齿却难以骤伸。此为营血热甚，肝风内动，且兼有痰浊阻于舌根，以致舌体伸展不能自如。叶氏未提治法，总不外清营凉血、息风化痰之类，如犀角、钩藤、鲜菖蒲、天竺黄等。

(3) 胃阴衰亡。其舌质绛而光亮，质地柔嫩，望之鲜泽，扪之却不潮润，又称为"镜面舌"。此为胃阴衰亡的表现。对此类舌者，不可作热入营分而投清营泄热，应急投重剂甘凉濡润之品以救养胃阴，苦寒之品更属大忌。

(4) 营热灼阴。其舌质红绛而干燥无津，此为营热炽盛，劫耗营阴之证。治疗主以清营凉血泻火，亦佐以养阴滋液之法，可用清营汤，或用犀角地黄汤合增液汤加味。

(5) 热毒炽盛生疳。其舌绛，舌面有黄白色小碎点，为热毒炽盛，舌将生疳疮之象。治疗以清营凉血降火为主。

(6) 热毒乘心。其舌绛而舌面上有大红点，属热毒乘心，即心火炽盛之象。治当清心泻火解毒，如黄连、金汁等，并可佐以甘寒养阴的鲜生地、鲜石斛等。

(7) 肾阴涸竭。舌质色绛而不鲜泽，干枯而痿软，毫无荣润之气。此种舌多见于温病后期，病邪已衰而肾阴已涸竭之时，病情危笃，与热入营分所见的绛舌显然不同。其治疗应急投阿胶、鸡子黄、地黄、天冬等大剂滋养肾液之品，吴鞠通《温病条辨》下焦篇中的加减复脉汤、大小定风珠便为此而设。如治不及时，精气涸竭，则可出现阴阳离决，而致阳气外脱。

【选注】尤在泾：阳明津涸，舌干口燥者，不足虑也，若并亡其阳则殆矣；少阴阳虚汗出而厥者，不足虑也，若并亡其阴则危矣。是以阳明燥渴，能饮冷者生，不能饮者死；少阴厥逆，舌不干者生，干者死。

吴坤安：若湿温证，舌现红星点点，此热毒乘心，必神昏谵语，宜苦寒之品治之。

章虚谷：夹秽者，必加芳香方能开泄也。痰阻舌根，由内风上逆之故，则开降中又当加辛凉咸润以息内风也。脾肾之脉皆连舌本，亦有脾肾气败而舌短不能伸者，其形貌面色，亦必枯痿，多为死证，不独风痰所阻之故也。其舌绛不鲜，干枯而痿，肾阴将涸，亦为危证，而黄连、金汁并可治痊也。

【原文】其有舌独中心绛干者，此胃热心营受灼也，当于清胃方中，加入清心之品，否则延及于尖，为津干火盛也。舌尖绛独干，此心火上炎，用导赤散泻其腑。

【语译】本节继续讨论绛舌中舌中心绛干与舌尖绛干的辨治。

"胃热燔灼心营"，因舌中心属胃之分野，故其舌象表现为舌心干绛，其余部位虽红而不绛。此属胃经热邪亢盛，燔灼心营阴液。其治法则在清胃泄热方中加入清心凉营之品。叶氏进而指出，如病情再发展，其舌绛可由舌心扩展至舌尖，则为心胃热度更盛而津液干涸之证。

"心火上炎"，因舌尖为心之外候，故其舌象表现为舌尖干绛，其余部位则红赤而不绛。其治疗可用导赤散以引心火下行。因心与小肠相表里，故导赤散可作为泄小肠火以清心火的代表方剂。

以上两种绛舌，均非通舌皆绛，所主病证亦以气分热为主，尽管有波及心营者，但与营分证之绛舌不同。

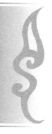

【选注】章虚谷：其干独在舌心舌尖，又有热邪在心、兼胃之别。尖独干止心热而用导赤散，其热在气分者必渴，以气热劫津也；热在血分，其津虽耗，其气不热，故口干而不渴也。多饮能消水者为渴；不能多饮，但欲略润者为干。又如血分无热而口干者，是阳气虚不能生化津液，此大不同也。（《医门棒喝·卷六》）

王孟英：舌心是胃之分野，舌尖乃心之外候，心胃两清，即白虎加生地、黄连、犀角、竹叶、莲子心也；津干火盛者，再加西洋参、花粉、梨汁、蔗浆可耳；心火上炎者，导赤散加入童溲尤良。（《温热经纬·卷三》）

凌嘉六：清胃方中加入清心之品，用石斛、花粉、辰砂、麦冬、玄参、连翘、黑山栀等，重则竹叶石膏汤加减。（《温热类编·卷六》）

陈光淞：此条与上节色绛而舌中心干者不同。彼则通体皆绛，中心独干；此则通体不绛，唯独中心绛干耳。彼则邪已入营，为气血两燔之候，故宜黄连、石膏，两清心胃；此则胃热灼心，邪热在胃，重在平胃热，使心营不受胃灼。故予清胃方中加入清心之品，如《温病条辨》加味清宫汤可耳。（《温热论笺正》）

【按语】后世注家对舌独中心绛干及舌尖绛独干两种舌象的辨治作了许多发挥，如王氏提出对于舌中心绛干属胃热心营受灼者，可用白虎汤加清心凉营诸药；凌氏亦举出在清胃方中加入清心之品，或用竹叶石膏汤加减，均可根据临床病情择用。惟本证病机重点在胃热，心营之热仅是胃热的波及，治疗重点当放在清胃方面。

此外，王氏对于津干火盛者于心胃两清方中再加重养阴之品，以及对于舌尖绛干者，导赤散加童便，亦可供临床参考。陈氏提出舌独中心绛干与舌绛而中心干者不同，并从舌象、病机、治疗上进行比较，说理明白可取。

【原文】再舌苔白厚而干燥者，此胃燥气伤也，滋润药中加甘草，令甘守津还之意。舌白而薄者，外感风寒也，当疏散之。若白干薄者，肺津伤也，加麦冬、花露、芦根汁等轻清之品，为上者上之也。若白苔绛底者，湿遏热伏也，当先泄湿透热，防其就干也，勿忧之，再从里透于外，则变润矣。初病舌就干，神不昏者，急加养正透邪之药；若神已昏，此内匮矣，不可救药。

【语译】本条是论述白苔的类型及其治法。

白苔类型甚多，病机各异，临床必须仔细检查，结合脉证全面分析，才能辨证施治，才能推敲用药，提高疗效。

舌的变化，不是单纯看苔色，如黄、白、灰、黑，更重要的是观察舌的情况如何。苔是薄白、白腻，抑或是白厚。其上有无津液，干燥的程度如何。白苔之上是否罩有其他颜色，如浮罩略黄、略灰、略黑等。苔是腻润、粗糙，抑或是垢厚。舌形是瘦，抑或是胖、是斜、是颤。尖部、中部、根部情况如何。舌的纹理是糙老还是嫩润。舌质是红、是绛，抑或是紫、有无瘀点等。必须细致观察，再做结论，分析标本，给予治疗。

(1) 舌苔白而薄者，外感风寒，其舌必润，舌质无变化，口中津液多而不渴，再参以恶寒体痛，咳嗽脉浮紧，即为风寒外束之象，治以辛温解表之品，以除风寒。轻者九味羌活汤，重者麻黄汤。

(2) 舌苔薄白而边尖红者，外感风热之邪，其舌必稍干，咽部多红，口中津液较少而渴，再参以发热较重，恶寒较轻，干咳，脉浮数等，即为风热伤卫，治以辛凉清解，如银翘散之类。若略有表气不宣，无汗体痛，酌加疏散之品，如：防风、大豆黄卷少许。切不可用辛温发汗，防其耗阴动血而助热。

(3) 舌苔薄白而干者，肺卫之邪未解，而肺津已伤，治以辛凉清解之中加入清润之品，如麦冬、花露、芦根等。不可过度滋腻，否则恋邪，影响解表，延长病期，所谓"上者上之"，就是指病在上，用轻清宣上之品治之。

(4) 白苔厚而干燥，是胃燥气伤的结果。白厚是湿浊不化，干燥是胃津受伤，故治宜甘寒之品，先润其燥，如麦冬、花露、芦根。继之用化湿之品，并加入甘草。因甘草有益气守津之功，扶脾之力，又能缓冲化湿之品的辛燥，故杏、蔻、

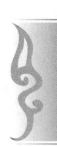

橘、桔之中加甘草是有特殊意义的。

见这种舌苔时，用几分润、几分燥，是关键的一环，过润则有助湿之弊，过燥则有伤津之害，酌情用药，先后循法，方不致出现流弊。

(5) 白苔绛底，是湿遏热伏，治以辛开苦降。此种舌之病机，多为营分有热，脾胃有湿。治宜先去脾胃之湿浊，用辛开苦降之法，使脾胃健，湿浊开，营热就可外透，这也是一种透热转气的方法。但去湿之药，多为辛温香窜，最易耗津伤血，故用去湿之品时，要适可而止，不可过度。也可酌情配苦寒燥湿之品，如半夏与黄连同用，这样就可以达到"防其就干"的目的。湿若得泄，则热易外透，热邪透达，则津液自布，营热自除，这样就可使干燥之苔转为湿润之苔。湿浊已去，营热显露，舌绛无苔者，多是湿热化燥的结果，可按营热治之。

(6) 初病湿热，舌即干燥，为素体津亏，又患湿热的结果。此时若神志清晰，则要在补正气之中透湿浊之邪。补正是指补津气而言，如西洋参、北沙参之类。但补药常易恋邪，若因湿郁而致舌干者，则不可用补药，正如王孟英指出："有初起舌干而脉滑脘闷者，乃痰阻于中而液不上潮，未可率投补益也"。除王氏指出的痰阻于中见舌白而干外，血、气、痰、饮、热等郁阻，也可见之，须——辨明。若见神昏，为正气内衰，为难治。

【原文】又不拘何色，舌上生芒刺者，皆是上焦热极也，当用青布拭冷薄荷水揩之，即去者轻，旋即生者险矣。

【语译】舌上生芒刺，是由于上焦邪热盛极所致。原文虽指出其舌苔"不拘何色"，但根据病情推断，大多是舌红苔黄，方是热盛之征。临床施治除内服药物外，局部可用消毒过的青布拭冷薄荷水揩之。如揩之芒刺即能除去者，说明热邪尚未固结，病情较轻；如揩后芒刺虽去而旋即又复生长者，则是热毒极盛，胶结难解，病情重险的标志。

【选注】章虚谷：生芒刺者，苔必焦黄或黑。无苔者，舌必深绛。其苔白或淡黄者，胃无大热，必无芒刺。或舌尖，或两边有小赤瘰，是营热郁结，当开泄气分，以通营清热也。上焦热极者，宜凉膈散主之。

秦皇士：凡渴不消水，脉滑不数，亦有舌苔生刺者，多是表邪夹食，用保和丸加竹沥、莱菔汁，或栀豉加枳实并效。若以寒凉抑郁，则谵语发狂愈甚，甚则口噤不语矣。

【按语】章氏认为凡舌生芒刺，其苔必焦黄或黑，舌多深绛，这是切合病变情况的，并且指出除上焦热盛，舌生芒刺外，营分热结不解，舌边尖也可产生小赤瘰，亦切合临床实际。秦皇士更指出，表邪夹食亦可舌生芒刺，其证治与热盛所致者截然有异。因此临床辨证，必须结合证候全面分析，而绝不可一见舌有芒刺，即认为是热盛所致而径投寒凉。

【原文】舌苔不燥，自觉闷极者，属脾湿盛也。或有伤痕血迹者，必问曾经搔挖否，不可以有血便为枯证，仍从湿治可也。再有神情清爽，舌胀大不能出口者，此脾湿胃热，郁极化风，而毒延口也，用大黄磨入当用剂内，则舌胀自消矣。

【语译】本条是论述白苔及胀舌的辨证。

白苔有薄厚之分，干润之别。苔白而薄者，外感风寒；苔白而厚腻，乃湿邪内盛，若兼中脘痞闷，更说明脾湿盛，治疗宜芳香化湿，苦温燥湿，不可误投苦寒。因苦寒伤脾，反致湿不能运，故应慎之，另外，舌胀大不能伸出口者，为脾湿胃热，热郁化风，治宜清化湿热之中，加入大黄以泄胃热。

【原文】再舌上白苔黏腻，吐出浊厚涎沫，口必甜味也，为脾瘅病，乃湿热气聚与谷气相搏，土有余也，盈满则上泛，当用省头草芳香辛散以逐之则退。若舌上苔如碱者，胃中宿滞挟浊秽郁伏，当急急开泄，否则闭结中焦，不能从膜原达出矣。

【语译】本条是论述脾瘅病。

脾瘅病，即是嗜睡症一类疾病，古人曾说："脾瘅喜睡"，就是说由于湿热蕴蒸，脾土不运，湿热与谷气相搏，浊邪过重而上泛，迷阻清阳，可导致嗜睡。湿热外窜经络，阳气不得通达四肢，则乏力。舌上白苔黏腻，吐出独厚涎沫，口中有甜味，全是脾热之征，用芳香醒脾药物治之。《内经》说："治之以兰，除陈气也"用省头草（即佩兰）芳香化浊，且能清利，故曰"芳香辛散以逐之"，临床中也可配入藿香、豆豉之类。

若舌上苔如碱者，是胃中宿滞夹秽浊郁伏，当急予开泄，用辛开苦降，宣透膜原，否则，浊邪就不能从膜原透发，而造成中焦闭结。

【选注】章虚谷：脾瘅而浊泛口甜者，更当视其舌本，如红赤者为热，当辛通苦降以泄浊，如色淡不红，由脾虚不能摄涎而上泛，当健脾以降浊也。苔如碱者，浊结甚，故当急急开泄，恐内闭也。

王孟英：浊气上泛者，涎沫厚浊，小溲黄赤；脾虚不摄者，涎沫稀黏，小溲清白，见证迥异。虚证宜温中摄液，如理中或四君加益智之类可也。

【按语】脾瘅一证，章王二氏均认为有虚实的不同。实则舌红，虚则舌淡，实则小便黄赤，虚则小便清白，实为湿热内蕴，虚为脾气不足，分析中肯，论治切当。

【原文】若舌无苔而有如烟煤隐隐者，不渴肢寒，知挟阴病。如口渴烦热，平时胃燥舌也，不可攻之。若燥者，甘寒益胃；若润者，甘温扶中。此何故？外露而里无也。

【语译】本条述舌如烟煤的辨证。

舌如烟煤隐隐之色，其性质有虚实寒热之别，临床必须根据舌之润燥，结合证候辨之。凡黄白之苔，因食酸味，其色即黑，是属染苔，当询问清楚。苔如烟煤，润而不燥，不渴肢寒，是中阳不足，阴邪内盛，治以甘温益气，以补中阳，如四君子汤之类，正如王孟英所说："虚寒证虽见黑苔，其舌色必润而不紫赤，识此最为秘诀"。若舌苔呈现烟煤隐隐之色，质地干燥，再兼口渴烦热者，则非夹阴之象，而系患者中阳素旺，津亏胃燥所致，治疗不可攻下，只宜甘寒之剂，濡养胃津，如益胃汤之类。

王孟英说："更有阴虚而黑者，苔不甚燥，口不甚渴，其舌甚赤，或舌心虽黑，无甚苔垢，舌本枯而不甚赤，证虽烦渴便秘，腹无满痛，神不甚昏，俱宜壮水滋阴，不可以为阳虚也。若黑苔望之虽燥而生刺，但渴不多饮，或不渴，其边或有白苔，其舌本淡而润者，亦属假热，治宜温补"，对叶氏的原文做了很好的补充。若其舌心并无黑苔，而舌根有黑苔而燥，质糙老且赤，脉象右关、尺滑实，为热在肠腑也，宜通导攻下。若舌无苔，尖部黑燥，为心火之象，可用甘润之法。

【原文】若舌黑而滑者，水来克火，为阴证，当温之。若见短缩，此肾气竭也，为难治；欲救之，加人参、五味子勉希万一。舌黑而干者，津枯火炽，急急泻南补北。若燥而中心厚者，土燥水竭，急以咸苦下之。

【语译】本节是承接上文，进一步论述黑苔的变化。上节所论舌色如烟煤隐隐，乃是指黑苔的一种轻微类型。本节所论的黑苔，程度则比较严重，但亦有虚实寒热之分。凡属于阴寒的黑苔，必黑而滑润，此为阴寒内盛，真阳衰微所致，必见有肢冷脉微，甚或下利等阴寒证候，治疗当予温阳祛寒。此与上条所论阴证舌苔相较，程度更为严重。上条仅是中阳不足，而本条则是属于下焦肾中阳气衰微，故前者治疗着重温补中焦，而本证则须温补肾阳，祛寒救逆。再如黑苔兼见舌体短缩，则又是肾气竭绝，证情极为险恶，所以说"为难治"。治疗可于方中加入敛补元气之品，如人参、五味子之类，以冀挽回于万一。至于在温病过程中的黑苔变化，大多系阴亏火盛所致，其舌多黑而干燥，这是下焦肾阴枯竭，上焦心火亢炽的表现，治疗应用滋肾救阴，清心泻火之剂。此外，阳明腑实，由于热邪内盛而下劫肾水，即所谓"土燥水竭"之候，亦可出现黑苔，其苔固是黑而干燥，而舌之中心，亦必有较厚苔垢。由于土燥而导致水竭，故治疗当以攻下为急务，因中焦之腑实既去，则下焦之肾水亦可不受耗灼，此即所谓"急下存阴"之意。这也是治病求本、先其所因的治疗原则。

【选注】何报之：暑热证夹血，多有中心黑润者，勿误作阴证治之。

章虚谷：黑苔而虚寒者，非桂、附不可治，佐以调补气血，随宜而施。若黑燥无苔，胃无浊邪，故当泻南方之火，以补北方之水，仲景黄连阿胶汤主之。黑燥而中心厚者，胃浊邪热干结也，宜用硝、黄咸苦下之矣。

【原文】再有热传营血，其人素有瘀伤宿血在胸膈中，挟热而搏，其舌色必紫而暗，扪之湿，当加入散血之品，如琥珀、丹参、桃仁、丹皮等。不尔，瘀血与热为伍，阻遏正气，遂变如狂发狂之证。若紫而肿大者，乃酒毒冲心。若紫而干晦者，肾肝色泛也，难治。

【语译】本条主要讨论了紫舌的临床特征、病变机制和治疗。紫舌多由绛舌转来，为营血分热毒盛极，主病亦更危重。现分述之如下。

(1) 瘀热相搏之紫舌。叶氏指出，当热传营血而素体又有瘀伤宿血在胸膈者，可致瘀热相搏，舌可呈紫色，其特点为紫而暗，手扪之潮湿。此类舌与营血分热毒盛极所出现的舌紫绛而干燥，甚至起芒刺者显然不同。而瘀热相搏也非必须有瘀伤宿血在胸膈中，如温热病中有营血津液耗伤可致血脉干涸而致瘀者，有因血热动血而有离经之血成瘀者，有血蓄下焦成瘀者等，其瘀均可与热相搏而出现上述紫舌。对这类病证的治疗，叶氏提出应加入活血散瘀之品，即加入于清营凉血方中。叶氏在血分证的治疗中提出"直须凉血散血"，可见血分证中瘀血的形成并不限于素有瘀伤宿血，而是血分证的一个较普遍的病理变化。惟此处瘀血较为突出，故散血之法更须强调，常用散血药物如琥珀、丹参、桃仁、丹皮等。如不用散血之法，其瘀血必然与营血分热邪互结，导致瘀热阻遏扰乱神明而出现如狂、发狂等险情。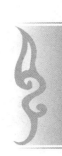

(2) 酒毒冲心之紫舌。多表现为紫而肿大，为平素嗜酒，致酒毒生湿，内阻脉络，上冲心经而致。此等人若患温热病，不可见其舌紫而误作营血热极。

(3) 肾肝色泛之紫舌。多表现为紫而晦暗干涩，亦可表现为青紫干晦，无苔，舌面如剥，如肾及肝脏之样，因而为肾肝之色外泛的表现。此时肾、肝之气俱衰，胃气亦竭，故甚难救治，预后极差。当然，本证也并非无法可治，《温病条辨》中加减复脉汤、定风珠之类均为救治此证的方剂。

【选注】何报之：酒毒内蕴，舌必深紫而赤，或干涸；若淡紫而带青滑，则为寒证矣，须辨。

章虚谷：舌紫而暗，暗即晦也；扪之潮湿不干，故为瘀血。其晦而干者，精血已枯，邪热乘之，故为难治。肾色黑，肝色黑，青黑相合而现于舌，变成紫晦，故曰肾肝色泛也。酒毒冲心，急加黄连清之。

陈光淞：按血性柔腻，故扪之亦湿，其辨在舌色之紫而暗。酒毒冲心，故紫而肿大，寒证则无肿大也。

【按语】本条为本篇唯一讨论紫舌的主病与治法的条文。但其内容仅侧重在瘀热相搏所致的紫舌，对于营血热盛而致的紫舌未作论述，其次又简单地列举了酒毒冲心及肝肾色泛所致的紫色，其意在与瘀热相搏所致的紫舌作一鉴别。后世注家如何、陈二氏又提出虚寒证之紫舌与酒毒内蕴之紫舌的区别，对于临床鉴别有一定参考价值。章氏对紫暗湿润之舌与紫晦而干舌的病变机制做了分析，可供参考，但临床上亦须结合全身症状予以全面分析。

【原文】舌淡红无色者，或干而色不荣者，当是胃津伤而气无化液也，当用炙甘草汤，不可用寒凉药。

【语译】本条论述舌淡红无色的辨证。

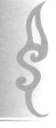

舌淡红是气血两虚的表现，这种舌常干燥无津，色泽不荣，这是由于气伤不能化液所致，不可见干燥就认为是热甚伤津。前者舌质是淡红而干，后者舌质为红绛而干；前者用甘温补中，后者用甘寒养阴，病机不同，治法迥异。叶氏明确提出用炙甘草汤，不可用凉药，确是经验之谈。

另外，淡红色舌一般多见于温病后期，因其气血两伤，故治疗应着重补益。炙甘草汤中之姜、桂性属辛温，本证仍用之，是取其通阳化气，使津液得以输布。

【选注】章虚谷：淡红无色，心脾气血素虚也，更加干而色不荣，胃中津气亦亡也，故不可用苦寒药，炙甘草汤养气血以通经脉，其邪自可渐却矣。

陈光淞：按此条证治，系属邪退而气血两亏之候，寒凉药不可用，宜复脉汤，不避姜、桂之辛温。若邪未净，则《温病条辨》有加减复脉之法，本宜径用姜、桂也。

【按语】淡红舌一般多见于温病后期，正如陈氏所说"邪退而气血两亏"，故治疗着重补益。至于用炙甘草汤，似有不当之处。因炙甘草汤内有姜、桂大辛热之药，能伤津耗液，助热化燥，故应用加减复脉汤为宜。

【原文】若舌白如粉而滑，四边舌色紫绛者，温疫病初入膜原，未归胃府，急急透解，莫待传陷而入，为险恶之病，且见此舌者，病必见凶，须要小心。

【语译】本条论述积粉苔的辨治。

积粉苔多见于温疫病，而温疫病又分为两大类：一类为暑燥疫，一类为湿热疫，本条是湿热疫的舌诊。湿热疫的舌苔为苔白如积粉而水滑，但舌质是红绛的，说明湿热秽浊之邪郁于膜原，苔白如积粉是湿遏，舌质红绛是热伏，病变部位为膜原，属半表半里。治疗应开泄透解，如达原饮。这种疫证，病情险恶，变化多端，不及时治疗，往往内传阳明而成腑实。

【原文】凡斑疹初见，须用纸捻照看胸背两胁，点大而在皮肤之上者为斑，或云头隐隐，或琐碎小粒者为疹，又宜见而不宜见多。按方书谓斑色红者属胃热，紫者热极，黑者胃烂，然亦必看外证所合，方可断之。

【语译】本条是论述斑和疹的鉴别及斑的病机。

斑是点大成片，平摊于皮肤之上，拂之不碍手。斑疹的出现标志着邪气有外达之势，一般属于好的现象。但是斑疹宜见而不宜多见，斑疹过多、稠密，说明热毒盛，这是从形态上来看。斑疹的色泽也能反映病情的轻重，如上所说"色红者属胃热，紫者热极，黑者胃烂"。这是根据斑发阳明立论的，因温病发斑乃阳明热盛，内迫于血所致，所以斑的红、紫、黑可以反映阳明热邪的轻重，也反映血分热毒的深浅。当然要全面综合分析，方能做出诊断，所以叶氏指出"然亦必看外证所合，方可断之"。

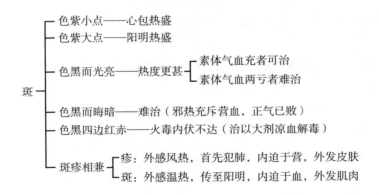

一般说来，斑疹相兼，由于病邪不一，故治疗各异。疹多于斑，重在治疹，宣透凉营为要。斑多于疹，重在治斑，清气凉血解毒。临床见斑疹相兼，一般以治斑为主。所以叶氏说"皆是邪之不一，各随其部而泄"。

"斑属血者恒多，疹属气者不少"，此处的气、血是广义之词，不是单纯指的气和血，应理解为：斑是气血同病者多，疹是卫营合邪者多。因为有人把温病的卫气营血合成为两个阶段，即气分和血分，因而叶氏就提出"斑多属血，疹多属气"的说法，以示其有轻、重之别。

斑疹出透，理当热退身凉，脉静情怡，神志清楚。若斑疹出后，神志不清，热势退而不净，或高热再起，虚烦不能卧，甚则脉象躁疾，是邪仍未退，病情发展，或可能有其他转变，预后不良，有内陷或津枯的可能。

【原文】再温热之病，看舌之后亦须验齿。齿为肾之余，龈为胃之络。热邪不燥胃津必耗肾液，且二经之血皆走其地，病深动血，结瓣于上。阳血者色必紫，紫如干漆；阴血者色必黄，黄如酱瓣。阳血若见，安胃为主；阴血若见，救肾为要。然豆瓣色者多险，若证还不逆者尚可治，否则难治矣。何以故耶？盖阴下竭阳上厥也。

【语译】本条论述了齿龈出血的机制、诊断意义、治疗大法及预后判断。

本条总论了验齿的诊断价值。叶氏提出牙齿以及牙龈与内在脏腑的肾与胃有着密切的联系，如《灵枢·经脉》篇说："胃足阳明之脉……入上齿中，还出挟口，环唇，下交承浆……"《内经》中指出"肾主骨"，齿是骨之余。因而从齿的变化可以推断出胃与肾的某些病变，温热病热邪最易伤津液而又以耗伤胃津与肾液为主。因此，从牙齿、齿龈的变化状态可了解热邪的轻重、病变重心与津液的存亡。

热邪盛于阳明或少阴，影响血分，可以引起血热动血，导致齿龈间出血，其血凝结于齿龈部可形成瓣状之物。而齿龈处又与胃、肾有一定内在联系，因而从龈血的色泽变化可以反映出胃、肾的病变状况。

叶氏提出，龈血结瓣色紫，或紫如干漆者，多属阳明热盛动血，其证属实，称为"阳血"。若瓣色发黄，或黄如酱瓣者，多属肾阴耗伤，虚火上浮而动血，其证属虚，称为"阴血"。因而，从龈血结瓣的色泽可以判断病变的重心、病情之虚实。当然，在临床上还应结合全身表现予以全面分析判断。

叶氏指出龈血结瓣呈豆瓣色者，证多险恶，因其病已深入下焦，真阴耗竭而虚火上炎。同时还需与全身证候结合起来，若全身尚无衰败之象，犹可救治，若全身已呈衰败之象，则属真阴下竭而虚阳上逆之候，为阴阳离决之兆，故难救治。若见龈血结瓣色紫属阳血者，其证属实，预后自然较阴血者为佳。

【选注】章虚谷：肾主骨，齿为骨之余，故齿浮龈不肿者，为肾火，水亏也。胃脉络于上龈，大肠脉络于下龈，皆属阳明，故牙龈肿痛为阳明风火，或湿遏其火也。若邪热入胃则必连及大肠，血循经络而行，邪热动血而上溢结于龈。紫者为阳明之血，阳明之热可清可泻；黄者为少阴之血，少阴血伤为下竭，其阳邪上亢而气厥逆，故为难治也。

【原文】齿若光燥如石者，胃热甚也。若无汗恶寒，卫偏胜也，辛凉泄卫，透汗为要。若枯骨色者，肾液枯也，为难治。若上半截润，水不上承，心火上炎也，急急清心救水，俟枯处转润为妥。

【语译】本条继续论述验齿。

齿光亮干燥如石者，多属胃热较甚，灼伤胃津。若见无汗恶寒，是卫分邪气偏胜。由于卫气不畅，则无汗，热郁卫气，卫外功能失常则恶寒。要泄卫之有余，故曰"泄卫"，用辛以宣透，凉以泄热的药物。这里用辛凉不是想发汗，而是用辛凉之品，使卫热得泄，表气疏通，邪气外散，营卫通和，则汗出皮表之外，从而达到透汗的目的。

若齿如枯骨，灰白不泽，为肾水枯竭，预后多属不良，故叶氏称"难治"。此时可选用加减复脉汤治之，以救欲枯之阴。

还有一种情况，是牙齿的上半截润，下半截燥，是肾水不能上润其根，而心火燔灼所致，治疗当滋水清心同时并举，以使肾水复，心火降，牙齿干燥部分就能转润了。此时可选用黄连阿胶汤泻南补北，滋水清心。

【选注】章虚谷：胃热甚而反恶寒者，阳内郁而表气不通，故无汗而为卫气偏胜，当泄卫以透发其汗，则内热即从表散矣。凡恶寒而汗出者，为表阳虚，腠理不固，虽有内热，亦非实火矣。齿燥有光者，胃津虽干，肾气未竭也。如枯骨者，肾亦败矣，故难治也。上半截润，胃津养之，下半截燥，由肾水不能上滋其根，而心火燔灼，故急当清心救水，仲景黄连阿胶汤主之。

陈光淞：按无汗恶寒，唇干齿燥，外感多有之，所谓卫气偏胜，邪热熏蒸肺胃所致，非胃津干也，故辛凉泄卫为治，若胃津干，又当甘寒濡润矣。宜辨之。

吴锡璜：按白如枯骨，大剂养肝肾之阴，亦有愈者。

【按语】凡温病最易伤津，故一般可见齿燥。卫分齿燥多兼发热，微恶风寒。胃热的齿燥则口渴甚，大便干。营热齿燥，舌必绛，血热齿燥则又兼动血。虽均为齿燥，但病机不同。至于章氏所说，欠妥。

【原文】若咬牙啮齿者，湿热化风，痉病；但咬牙者，胃热气走其络也。若咬牙而脉证皆衰者，胃虚无谷以内荣，亦咬牙也，何以故耶？虚则喜实也。舌本不缩而硬，而牙关咬定难开者，此非风痰阻络，即欲作痉证，用酸物擦之即开，木来泄土故也。

【语译】本条论述咬牙和舌硬的辨治。

咬牙啮齿有两种不同的表现，又有虚实之分。凡咬牙啮齿同时并见，脉、舌皆属有余，是湿热动风，将成痉病。咬牙而不啮齿，多属胃热，气窜经络之故。

若咬牙而见脉衰，则又非胃热所致，乃胃气不足，筋脉失养之故。若牙关咬定难开，而兼舌硬，多属实证，或为风痰阻络，或为热盛动风。咬牙的局部处理，通常用乌梅擦牙，往往得开。

【选注】章虚谷：牙齿相啮者，以内风鼓动也；不咬不啮者，热气盛而络满，牙关紧急也；若脉证皆虚，胃无谷养，内风乘虚袭之入络而亦咬牙，虚而反见实象，是谓虚则有实，当详辨也。又如风痰阻络为邪实，其热盛化风，欲作痉者，或由伤阴而夹虚者，皆当辨之。

【按语】章氏注释，尚可取。并提出咬牙舌硬也有"伤风夹虚者"补充了叶氏的不足。

【原文】若齿垢如灰糕样者，胃气无权，津亡湿浊用事，多死。而初病齿缝流清血，痛者，胃火冲激也；不痛者，龙火内燔也。齿焦无垢者，死；齿焦有垢者，肾热胃劫也，当微下之，或玉女煎清胃救肾可也。

【语译】本条是论述齿垢与齿缝流血两种情况。

温病过程中出现齿垢，多由热邪蒸腾胃中浊气所结，故凡齿焦而有垢的，虽属胃热劫灼阴水，但气液未竭，预后尚属良好，治疗可根据具体证候，微予攻下，以泄胃热或清胃滋水，用玉女煎治疗。若齿虽有垢，但如灰糕之样，则为胃中津气两竭，其所以有齿垢，乃湿浊用事之故，其预后多属不良。如齿焦而无垢，则又为肾胃气液均竭，是属死候。

齿缝流血有虚实之分，凡流血而有疼痛感觉的，是为阳明胃热冲激所致，属实；如齿缝流血而无疼痛之感的，则系肾水不足，龙火内燔，属虚。属实者病多轻浅，属虚者病势深重。

【选注】章虚谷：齿垢由肾热蒸胃中浊气所结，其色如灰糕，则枯败而津气俱亡，肾胃两竭，唯有湿浊用事，故死也。齿缝流清血，因胃热者出于龈，胃火冲激故痛；不痛者出于牙根，肾火上炎故也。齿焦者肾水枯，无垢，则胃液竭，故死；有垢者火盛而气液未竭，故审其邪热甚者，以调胃承气微下其胃热，肾水亏者，玉女煎清胃滋肾可也。

【按语】章氏之注，颇能关发原旨。尤其对齿缝流血之虚实辨证，指出其出血部位有所不同，实为经验之谈，有助临床辨证。

【原文】再妇人病温与男子同，但多胎前产后，以及经水适来适断。大凡胎前病，古人皆以四物加减用之，谓护胎为要，恐来害妊，如热极用井底泥，蓝布浸冷，复盖腹上等，皆是保护之意，但亦要看其邪之可解处。用血腻之药不灵，又当省察，不可认板法。然须步步保护胎元，恐损正邪陷也。

【语译】本条是论述妇女妊娠时患温病的治疗原则。

妇女患温病与男子患温病相同。但在妊娠期间患温病时，治疗要注意保护胎元，古人常以四物汤加减用之。叶氏指出"但亦要看邪之可解处"，如邪在肺卫，仍当辛凉清解；邪入于气，仍当清泄；邪入营、血，仍当清营透热，凉血解毒，只不过注意胎元而已，切不可为护胎而不治温病，否则温热之邪嚣张，内迫于胎，想护胎也护不住。只有治好了温病，才能更好地、间接地起到护胎的作用，只不过用药时稍加注意而已。如果一心想护胎，单纯用补虚护胎药。不顾温病的发展，表面上似想护胎，实质是有助温病，胎反不能护住，这是治温病与护胎的辨证关系。

至于热极用井底泥覆盖腹上护胎，是科学的，和现在的冷敷物理降温是一致的，当然必要时还需要给药，单纯冷敷不能治疗疾病的根本。

【选注】章虚谷：保护胎元者，勿使邪热入内伤胎也。如邪犹在表分，当从开达外解倘执用四物之说，则反引邪入内，轻病变重矣，故必审其邪之浅深而治，为至要也。……若助气和气以达邪，犹可酌用，卖补血腻药，恐反遏其邪也。……故要在辨证明析，用法得当，非区区四物所能保胎者也。

【按语】章氏护胎，立意新颖，其认识高出叶氏一着。如邪犹在表，当从开达外解，并不一定拘泥于四物补血滋腻之药，而仍是着眼于整个病情，着眼于邪之所在部位，总以祛邪为第一要义，这是正确的。邪不去则病不除，病不除则胎气难保。只不过在遣方用药上要适当注意，使用祛邪而不伤胎，护胎而不恋邪的药物即可。

【原文】至于产后之法，按方书谓、慎用苦寒，恐伤其已亡之阴也。然亦要辨其邪能从上中解者，稍从证用之，亦无妨也，不过勿犯下焦，且属体虚，当如虚怯人病邪而治。总之无犯实实虚虚之禁，况产后当气血沸腾之候，最多空窦，邪势必乘虚内陷，虚处受邪，为难治也。

【语译】本条论述产后温病的治法。

分娩以后，阴血已伤，正气不足，要慎用苦寒药，因为苦易化火伤阴，寒能遏伤阳气，影响人体正气的恢复。这是符合古人"胎前宜凉，产后宜温"之说法的。但是，产后患了温病，还是要重在治温。如邪在上、中二焦时，苦寒之药也可考虑，但用量要轻，适当配伍只泄其有余的十分之六、七而已，不可过度，以免伤正。

产后体虚，在治疗温病时，不可损其下焦肝肾。照顾下元，是治疗虚人病温的原则。总之，要注意虚虚实实之禁，何况产后体弱，气血显然大虚，邪气易于乘虚而入，更要特别注意。

【选注】章虚谷：产后大伤下元，每见有素体阳虚者，偶伤寒饮食，泄利不止，脾肾气脱，往往二三日即死；其阴虚者，肝风易炽，热邪乘之，即成痉厥者有之，故最为难治，阳虚者以扶阳为主，阴虚者当养阴为先。勿犯下焦肝肾一句为要旨也。若初治不善，邪陷入脏即死。其有本质强旺者，随证用药，必辨其邪之深浅，勿使内陷而伤本元也。

徐灵胎：产后血脱，孤阳独旺，虽石膏、犀角对证亦不禁用。而世之庸医，误信产后宜温之说，不论病证，皆以辛热之药，戕其阴而益其火，无不立毙，我见甚多，惟叶案中绝无此弊。

【原文】如经水适来适断，邪将陷血室，少阳伤寒言之详悉，不必多赘。但数动与正伤寒不同。仲景立小柴胡汤，提出所陷热邪，参、枣扶胃气，以冲脉隶属阳明也，此与虚者为合治。若热邪陷入，与血相结者，当从陶氏小柴胡汤去参、枣加生地、桃仁、楂肉、丹皮或犀角等。若本经血结自甚，必少腹满痛，轻者刺期门，重者小柴胡汤去甘药加延胡、归尾、桃仁。挟寒加肉桂心，气滞者加香附、陈皮、枳壳等。然热陷血室之证，多有谵语如狂之象，防是阳明胃实，当辨之。血结者身体必重，非若阳明之轻旋变捷者，何以故耶？阴主重浊，络脉被阻，侧旁气痹，连胸背皆拘束不遂，故祛邪通络，正合其病。往往延久，上逆心包，胸中痛，即陶氏所谓血结胸也。王海藏出一桂枝红花汤如海蛤、桃仁，原是表里上下一齐尽解之理，看此方大有巧手，故录出以备学者之用。

【语译】本节主要讨论了热入血室的证治。其中主要讨论热入血室的成因与证治、热入血室与阳明胃实证之异同、血结胸的证治。

在温热病过程中，由于妇女适逢月经来潮，或即将月经干净血室较空虚，每有邪热乘虚而内陷，以致形成热入血室。《伤寒论》中对热入血室证已有论述，其内容虽归于太阳病篇，但证治多从少阳，提出了刺期门或予小柴胡汤的治疗方法。小柴胡汤有和解枢机，透邪外达的作用，方中用人参、大枣等扶助胃气，因血室与冲脉相系，而冲脉又隶属阳明，故在方内加入补益胃气之药。适用于热入血室而邪热初陷未深，症见寒热如疟而血结不著者。但《伤寒论》中对热入血室的证治较为简单，而小柴胡汤也并非可通治所有的热入血室证。若热邪陷入，与血相结，症见时有神昏谵语、舌绛者，可用陶氏小柴胡汤去人参、大枣，因热与血结，甘温补益之品易助热留邪，因有血结故加入生地、桃仁、桂心、丹皮、犀角等清热凉血、活血祛瘀的药物。若肝经血结较甚而见少腹满痛者，轻者可刺期门，重则用小柴胡汤去人参、甘草、大枣等甘味之药，加入延胡、归尾、桃仁等活血散瘀药。若兼有寒邪者加肉桂心；兼有气滞者，加香附、陈皮、枳壳等理气药。

叶氏指出热陷血室所见谵语如狂易与阳明胃实之证相混淆，但二者在其他证候表现上有所不同，可作鉴别。热陷血室者，因有瘀血阻滞经络，气机不通，故身体多困重，常伴有胸背拘束不遂，甚则疼痛等；而阳明胃实者多见躁动不安，不见有活动不遂的症状。当然，这仅是从一个方面来鉴别举例而已，其他还有许多症状可资鉴别。如热入血室者多见寒热往来如疟，小腹硬痛，舌质紫绛；而阳明胃实者多见潮热，腹痞满硬痛，大便秘结或热结旁流，舌红苔黄燥等。故二者虽俱可见神昏谵语，若以全身症状进行辨证亦不难鉴别。

热入血室为下焦热邪与血相结，若热与血结于胸，则称为血结胸，可有胸部胀满硬痛，身热，嗽水不咽，喜妄如狂，大便黑，小便利等表现。叶氏认为其多由热与血结，延久在胸，并上逆心包而致，因而瘀热闭阻心包可出现喜妄如狂等症状。叶氏推荐王海藏所用桂枝红花汤加海蛤、桃仁以治血结胸，认为这样可有表里上下一齐尽解之效。

【选注】章虚谷：但数动与正伤寒不同，"数动"二字恐错，或是"变动"二字，更俟明者详之。冲脉为血室，肝所主，其脉起于气街。气街，阳明胃经之穴，故又隶属阳明也。邪入血室，仲景分浅深而立两法：其邪深者，云如结胸状；谵语者，刺期门，随其实而泻之，是从肝而泻其邪，亦即陶氏所谓血结胸也。其邪浅者，云往来寒热如疟状而无谵语，用小柴胡汤，是从胆治也。盖往来寒热是少阳之症，故以小柴胡汤祛少阳之邪，则血室之热亦可随之而外出，以肝胆为表里，故深则从肝，浅则从胆，以导泄血室之邪也。今先生更详症状，并采陶氏、王氏之方法，与仲景各条合观，诚为精细周至矣。其言小柴胡汤惟虚者为合法何也？盖伤寒之邪，由经而入血室，其胃无邪，故可用参、枣。若温热之邪先已犯胃，后入血室，故当去参、枣，惟胃无邪及中虚之人，方可用之耳。须知伤寒之用小柴胡汤者，正防少阳经邪乘虚入胃，故用参、枣先助胃以御之，其与温热之邪来路不同，故治法有异也。

【按语】本段专论热入血室。由于热入血室的临床类型颇多，叶氏之论仅为举例，故后世注家做了许多补充。尤其是王氏把热入血室分为三种：热与血结者，宜破其血结；血虚热陷者，宜养营以清热；逼血妄行者，宜清热以安营。论述简明扼要，较为全面。章氏之论对热入血室证甚有发挥，可供参考。但多为对原文之阐发，较少补充新意，亦似欠把握要领。

小　结

《温热论》虽篇幅不长，但内容极为丰富，其主要论述有以下几个方面。

1. 阐明了温病的发生发展规律

(1) 明确提出了温邪是温病的病因，突破了前人关于温病是"伏寒化温"而致的定论，特别是对于说明新感温病的病因做出了贡献。

(2) 提出了温邪的感邪途径是"上受"，即邪自口鼻而入，强调了"首先犯肺"，比过去认为外邪致病自皮毛而入的传统认识进了一步。

(3) 初起的病变部位以肺为主，然后可顺传气分，也可逆传心包。病至气分可致邪留三焦，亦可致成里结，并可继而入营分、血分。

(4) 温病大致有从卫分到气分，再入营分，继入血分的发展规律，反映了疾病由表入里，从轻到重的发展过程。

2. 创卫气营血学说，奠定了温病辨证论治的理论体系

(1) 以卫气营血作为温病辨证的纲领，以卫气营血来划分温病病变的浅深层次，确定病变涉及的范围，判断病变的轻重。

(2) 按卫气营血确立温病的治疗原则，从而使温病的辨证论治自成体系，并能提纲挈领，执简驭繁。

3. 辨明温病与伤寒之异

(1) 温病系感受温邪而致，与伤寒之病因有寒温之别。

(2) 在传变上，温邪热变最速，在病变过程中始终以热象为主要标志，又易伤阴。伤寒则初见表寒证，然后化热传里而出现里热证，后期又易转为虚寒证。

(3) 在治疗上，温病与伤寒大异。如初起时温病主以辛凉，而伤寒主以辛温；邪在少阳时，温病多属手少阳三焦之病，治以分消上下，伤寒则多为足少阳胆之病，治以和解表里；温病中有湿热结于阳明者，其攻下之法宜轻，下后便硬不可再下，伤寒里结阳明每宜用峻下之法，下后便溏不可再下等。

4. 丰富和发展了温病诊断学的内容

(1) 文中舌诊的内容相当丰富，奠定了温病舌诊的基础。

(2) 对于诊断温病的一些特殊方法，如验齿、辨斑疹、白㾦等均有详细的论述，其中有些诊法是前人从未论及的。

(3) 本篇诊断学内容占全文 2/3，对于中医诊断学的发展起了重要的作用。同时，叶氏还提出了许多相应的治法和具体的方药，更增加本篇的临床实用价值。

5. 论述了妇人温病的证治特点

本篇后三条是论述妇人胎前、产后患温病以及月经期热入血室的证治特点。文中对病与护胎的关系、产后能否用苦寒之药，及热入血室的证治和鉴别等做了详细的阐述。

复习思考题

1. 什么是"逆传心包"？其与"逆证"的概念是否相同？

2. "温邪上受，首先犯肺"是否可以概括所有温病的起病形式？为什么？

3. 温邪在表夹风与夹湿各有什么临床特点？应如何治疗？

4. 什么是"两阳相劫"？什么是"浊邪害清"？如何理解"伤寒多有变证，温热虽久，在一经不移"？

5. 温邪入营的病机、临床表现是什么？如何理解"即撤去气药"？

6. 在温病的治疗中如何掌握"先安未受邪之地"？

7. 战汗与脱证如何鉴别？

8. 试分析"邪留三焦"的病机特点及其治法。

9. 如何全面理解血分证的病机及其治法？

10. 对湿热为患的治疗，从体质方面应考虑哪些问题？

11. 为什么说热病"救阴不在血，而在津与汗，通阳不在温，而在利小便"？

12. 如何理解三焦致成里结所用下法与伤寒下法的区别？

13. 开泄法与苦泄法的作用机制、适应证及所用方药有何不同？

14. 胃阴亡与肾阴涸的舌苔表现及治法有何区别？

15. 临床见绛舌是否都主营热？为什么？

16. 初病舌即见干燥者应如何判断其预后？为什么？

17. 对温病见黑苔者如何辨治？

18. 斑与疹如何区别？为什么说"宜见而不宜见多"？

19. 如何从白㾦的形态、色泽来诊断病情，确立治法？

20. 温病辨齿应注意哪几个方面？对于指导辨治有什么意义？

21. 妇人产后温病治疗中应注意些什么？为什么？

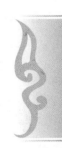

第16章 吴又可《温疫论》

【学习要求】

1. 掌握吴氏的主要学术观点。

2. 掌握吴氏温疫病的病因病理、临床表现、九种传变、治法方药、后期调理。

吴有性，字又可，明崇祯吴县人。吴氏所处年代正当明代末年，战争频繁，疫病狂獗。山东、浙江，南北直隶，广泛流行，死亡不计其数，这给吴又可的认识提供了实践基础。吴氏根据临床实践，静心穷理，格其所感之气，所入之门，所抵之处，及其传变之体，平日所用历验之法，写成了一部温病学专著《温疫论》。这部书是我国第一部专门论述温疫病的临床医籍，打破了过去"外感不外六淫"的致病学说，提出了温疫病的致病因素是"异气"的观点；详论了温疫与伤寒的不同，提出了"守古法不合今病"的观点；治疗上提出以祛邪为主的观点。

本篇内容要点如下。

1. 论述温疫的病因—疠气

在吴氏以前，宗"外感不外六淫"之说，吴氏则否认温疫是六淫引起，他说："夫温疫之为病，非风、非寒、非暑、非湿，乃天地间别有一种异气所感"。吴氏还否认时行之气为病，他说："病疫之由，昔以为非其时有其气，春应温而反大寒，夏应热而反大凉，秋应凉而反大热，冬应寒而反大温，得非时之气，长幼之病相似以为疫。余论则不然"。此外，他还指出温病的流行"不可以年岁四时为拘，盖非五运六气所能定"。吴氏提出温疫是由杂气引起的，而杂气为多种致病因素的总称，其中致病力最强、发病较重者称为疠气，或疫气，或戾气。不同的杂气可引起不同的疾病，即"各随其气而为诸病焉"，"为病种种，是知气之不一也"。不同的杂气具有只侵犯某些脏腑经络的特性，即"专入某脏腑某经络，专发为某病"。杂气对不同物种的致病又有选择性，即"牛病而羊不病，鸡病而鸭不病，人病而禽兽不病，究其所伤不同，因其气各异也"。杂气四时皆有，常年不断，其传播、流行不受时间、地区的限制，流行程度有"行""衰少""不行"的差别。吴氏在强调杂气致病的外在因素时，亦重视正气的抗病作用，指出："本气充满，邪不易入，本气适逢亏欠，呼吸之间，外邪因而乘之"。

由于吴氏认识到温疫是由杂气引起，所以提出要寻出治疗温疫的特效药物，他说："能知以物制气，一病只有一药，药到病已，不烦君臣佐使品味加减之劳矣"。又说："今时疫首尾一于为热，独不言清热者，是知因邪而发热，但能治其邪，不治其热，而热自已"。

2. 明辨温病伤寒之异

温病学说从《伤寒论》体系中分化出来，是中医学学术上的重要发展。元代王履虽始论温病脱却伤寒，然而论述欠详，立法未备。吴氏在疫病流行的岁月，通过仔细观察，终于辨别出伤寒与温病的许多不同点，如吴氏认为伤寒系寒邪"自毫窍而入"，始于太阳，有六经传变；温疫则是杂气"自口鼻而入"，始客于膜原，虽能外溢于经，但无传经之变，温疫传染性强，流行甚多，认为求其真伤寒则百无一二。因此提出以治伤寒之法辨治温疫是"指鹿为马""守古法不合今病"。

3. 细析温疫的传变规律

吴氏认为温疫病其口鼻，所受之邪始客于膜原，而膜原位居半表半里，外连经络，去表不远，内近于胃，"正当经、胃交关之所"，故属半表半里。邪离膜原则有九种传变：传表不传里；邪传于表而从表解，但膜原伏邪复传于表，即表而再表；传里不传表；邪传于里，里证解后，膜原伏邪再传入里，即里而再里；邪半出于表，半传入里，即表里分传；表里分传再分传；传表之邪多，传里之邪少，即表胜于里；先表后里；先里后表。虽列九传，总不出表里之间。传于表者，病势趋向痊愈，传于里者，病情较重，甚至会发生变证，故吴氏说："从外解者顺，从内陷者逆"。掌握温疫的传变规律，有助于温疫的治疗和对预后的判断。

4. 明确气分、血分病机特点

吴氏对温疫病的病机特点立气分、血分以区别之，指出"气属阳而轻清，血属阴而重浊"，因而留于气分之邪可随汗而疏泄，血分胶滞之邪，可从斑外透。

吴氏所说的气分汗解，并非发汗解表，而是指一种邪解的方式，包括战汗、自汗、狂汗、盗汗等，其中尤以战汗为要，故吴氏说："凡疫邪留于气分，解以战汗"。所谓战汗，是气分邪正相持，正气蓄积为量奋起鼓邪外出的过程。若正胜邪却，则在战栗、高热、汗出之后，旋即脉静、身凉、烦渴顿除，此系经气输泄，邪随汗泄的标志。

吴氏又提出"留于血分，解以发斑，时疫发斑则病衰"，并认为透斑之法在于攻下，因"内壅一通，则卫气亦从而疏畅，或出表为斑，则毒邪亦从而外解矣"。后世叶天士对"透斑"之法又补充了清热凉血等法，使之更加完备。

5. 创立各种治疫大法

吴氏对温疫初起邪在膜原者，认为汗之徒伤卫气，下之徒伤胃气，惟宜疏利透达，使邪结渐开，分离膜原，制达原饮，以厚朴、槟榔、草果直达膜原，捣其窝巢之害。

吴氏又强调对温疫的治疗"全在后段工夫"，是指经疏利透达后，伏邪已溃，不从表解而入于胃腑的治疗。其中属邪热散漫于阳明经者，用白虎汤清肃肌表气分之热；邪结于肠腑而成里实证者，用承气汤攻下逐邪。此外，有邪热留于胸膈者，宜瓜蒂散吐之等。虽均为《伤寒论》之方，但吴氏对其作用机理及临床具体运用却有很大的发展。如强调"逐邪勿拘结粪""邪为本，热为标，结粪又其标也。能早去其邪，安患燥结也"。同时，吴氏又把大便"溏垢"，如败酱，如藕泥，以及大便"胶闭"列为当下之证，亦主用三承气汤峻下。可见吴氏从实际出发，从《伤寒论》有关下法理论的束缚中解脱出来，发展了攻下理论。

吴氏认为，温疫为热病，人之阴血每为热搏而耗损，或因"不得已而下之"重亡其津液，故提出治疗温疫当重视复阴。如治疗热盛阴伤出现的渴饮证，用梨汁、藕汁、蔗浆、西瓜汁等滋养津液；热渴未除，里证仍在者，用承气养荣汤，方中以知母、当归、芍药、生地等养阴药与大黄、枳实、厚朴等攻下药共奏滋阴攻下之效。此外，还有清燥养荣汤、柴胡养荣汤、蒌贝养荣汤等以滋养阴液为主的方剂。

从以上介绍可以看出，《温疫论》在许多方面开创了温病理论的先河，为温病学至叶、薛、吴、王时期形成一门自成体系的独立学科做出了重大的贡献。

【原文】夫温疫之为病，非风、非寒、非暑、非湿，乃天地间别有一种异气[1]所感，其传有九，此治疫紧要关节。奈何自古迄今，从未有发明者。仲景虽有《伤寒论》，然其治始自太阳，或传阳明，或传少阳，或三阳竟自传胃，盖为外感风寒而设，故其传法与温疫自是迥别。嗣后论之者纷纷，不止数十家，皆以伤寒为辞[2]。其于温疫症，则甚略之。是以业医者，所记所诵，连篇累读，俱系伤寒，及其临证，悉见态疫，求其真伤寒百无一二。不知屠龙之艺虽成而无所施[3]。未免指鹿为马[4]矣。余初按诸家咸谓春夏秋皆是温病，而伤寒必在冬时。然历年较之，温疫四时皆有，及究伤寒，每至严寒，虽有头疼、身痛、恶寒、无汗、发热，总似太阳证，至六七气失治，未尝传经。每用发散之剂，一汗而解。间有不药，自解者，并未尝因失汗以致发黄、谵语、狂乱、胎刺等证。此皆感冒肤浅之病，非真伤寒也。伤寒感冒，均系风寒，不无轻重之殊。究竟感冒居多，伤寒稀有。况温疫与伤寒，感受有霄壤之隔。今鹿马攸分，益见伤寒世所绝少。仲景以伤寒为急病，仓卒失治，多致伤生，因立论以济天下万世，用心可谓仁矣。然伤寒与温疫皆急病也。以病之少者，尚谆谆告世。至于温疫多于伤寒百倍，安忍置之勿论？或谓温疫之证，仲景别有方论，历年既久，兵火湮没，即《伤寒论》乃称散亡之余，王叔和补方造论，辑成全书，温疫之论，未必不由散亡也明矣。崇祯辛巳，疫气流行，山东、浙江、南北二直⑤，感者尤多，至五六月益甚，或至阖门传染。始发之际，时师误以伤寒法治之，未尝见其不殆也，或病家误听七日当自愈，不尔十四日必瘳，因此失治，有不及期而死者；或有妄用峻剂，攻补失序而死者；或遇医家见解不到，心疑胆垏，以急病用缓药，虽不即受其害，然迁延而致死，比比皆是。所感之轻者，尚获侥幸；感之重者，更加失治，枉死不可胜计。嗟乎！守古法不合今病，以今病简古书，原无明论，是以投剂不效，医者彷徨无措，病者日近危笃，病愈急，投药愈乱，不死于病，乃死于医，不死于医，乃死于圣经之遗亡也。吁！千载以来，何生民不幸如此。余虽固陋，静心穷理，格其所感之气，所入之门，所受之处，及其传变之体，平日所用历验方法。详述于左，以俟⑥高明者正之。

【词解】① 异气：又称戾气、疬气、疫气、杂气，是具有强烈传染性的一种致病性气体，作用人体后能引起大流行。

② 皆以伤寒为辞：意思是都以《伤寒论》作为论述的根据。

③ 屠龙之艺虽成而无所施：是一个典故，原载《庄子》，意思是有一个人用了三年的时间，刻苦学成了一套屠龙的技术，但是这种技术，没有地方应用。比喻学 而无用。

④指鹿为马：是一个典故，原载于《史记》，意思是混淆是非，鹿马不分，这里指的是把温病当成伤寒治疗。混淆了寒温的界限。

⑤南北二直：指江苏、河北而言。

⑥俟：等待。

【语译】本节主要论述了温疫病的产生原因；温疫与伤寒、伤寒与感冒的不同；作者的写作目的。

温疫病的发生，不是六淫邪气，而是自然界中有一种特殊的能引起强烈传染的气体，侵犯人体而形成的。这种病发生后其传变规律有九种，这是诊断治疗温疫病的关键。但是从古到今，没有一位医学家对温疫病进行过详细的研究，更没有提出新的观点来。张仲景虽然著有《伤寒论》，开创了外感病的先河，但也只谈了感受风寒，由太阳传阳明，或传少阳，或三阳传胃的规律，这和感受异气，有九种传变的温疫是截然不同的。

自《伤寒论》以后，注解《伤寒论》的不下数十家，他们都是以《伤寒论》

作为准绳。至于温疫病则忽略不谈。这种医生熟读的是《伤寒论》，但临床见的却是温疫病，真正的伤寒百里也挑不出一二来，这不是所学无用武之地了吗？这不是把伤寒和温疫混淆了吗？我起初也跟其他医学家一样认为春夏秋多温病，而伤寒必在严寒的冬天。然和历年比较，温疫病春夏秋冬四季均有，再看冬天发生头痛、身痛、畏寒、无汗、发热等类似伤寒太阳经证的症状，有的不经过治疗，过六、七天仍然没有传经，服用发散药，出一身汗也就痊愈了。也有不用药而自身缓解的，这些并不因为失于汗解，而发生传经，也没有发生发黄、谵语、狂乱、胎刺（指黄燥苔起刺）等证的传经现象。这些是一种病情较轻的感冒，而不是伤寒，伤寒和感冒都是风寒引起的，但两者之间有轻重之别，临床上感冒是多见的，伤寒是少见的。更何况温疫和伤寒，差别那就更大了。张仲景认为伤寒是急性病，起病快，一旦失治，多变成坏证，甚至预后不好，因此张氏著《伤寒论》以普救天下，这给人民做了一件很有益的事。伤寒和温疫都是急性病，但张氏把少见的伤寒谆谆地告诫我们，难道把多见的温疫却忽略不提，因而有人推察，对于温疫之证，仲景原来有方论，但是由于经历了很多年，战争兵火给遗失了。《伤寒论》就是失传中留下的一个部分，王叔和加以整理后而称今天的《伤寒论》全部，我看未必吧，同时也说明了张仲景对温疫的论著确也有失传的说法，也有一定的可能。

【原文】日月星辰，天之有象可睹；水火土石，地之有形可求；昆虫草木，动植之物可见；寒热温凉，四时之气往来可觉。至于山岚瘴气①，岭南毒雾②，咸得地之浊气，犹或可察，而惟天地之杂气，种种不一，亦犹天之有日月星辰，地之有水火土石，气交之中有昆虫草木之不一也。草木有野葛巴豆，星辰有罗计荧惑③，昆虫有毒蛇猛兽，土石有雄硫碯信④，万物各有善恶不等，是杂气之毒亦有优劣也。然气无形可求，无象可见，况无声复无臭，何能得睹得闻？又恶得而知气？又恶得而知其气之不一也？

是气也，其来无时，其着无方，众人有触之者，各随其气而为诸病焉。其为病也，或时众人发颐，或时众人头面浮肿，俗名为大头瘟是也，或时众人咽痛，或时音哑，俗名为虾蟆瘟是也，或时众人疟痢，或为痹气⑤或为痘疮，或为斑疹，或为疮疥疔肿，或时众人目赤肿痛，或时众人呕血暴下，俗名为瓜瓤瘟、探头瘟是也，或时众人瘿痢，俗名为疙瘩瘟是也，为病种种，难以枚举，大约病偏于一方，延门合户，众人相同者，皆时行之气，即杂气为病也，为病种种是知气之不一也。盖当时，适有某气专入某脏腑某经络，专发为某病，故众人之病相同，是知气之不一，非关脏腑经络或为之证也，夫病不可以年岁四时为拘，盖非五运六气所能定者，是知气之所至无时也。或发于城市，或发于村落，他处安然无有，是知气之所着无方也。疫气者亦杂气中之一，但有甚于他气，故为病颇重，既名之疠气。虽有多寡不同，然无岁不有。至于瓜瓤瘟、疙瘩瘟，缓者朝发夕死，急者顷刻而亡，此又诸疫之最重者，幸而几百年来罕有之证，不可以常疫并论也。至于发颐、咽痛、目赤、斑疹之类，其时村落中偶有一、二人所患者，虽不与众人等，然考其证，甚合某年某处众人所患之病纤悉相同①，治法无异。此即当年之杂气，但目今所钟不厚辱，所患者稀少耳。此又不可以众人无有，断为非杂气也。况杂气为病最多，然举世皆误认为六气。假如误认为风者，如大麻风、鹤膝风、痛风、历节风、老人中风、肠风、疠风、痫风之类，概用风药，未尝一效，实非风也，皆杂气为病耳。至又误认为火者，如疔疮、发背、痈疽、肿毒、气毒、流注、流火、丹毒，与夫发斑、痘疹之类，以为痛痒疮疡皆属心火，投芩、连、栀、柏未尝一效，实非火也，亦杂气之所为耳。至于误认为暑者，如霍乱、吐泻、疟、痢、暴去、腹痛、绞肠痧之类，皆误认为暑，因作暑证治之，未尝一效，与暑何与焉？至于一切杂证，无因而生者，并皆杂气所成。从古未闻者，何耶？盖因诸气而不知，感而不觉，惟向风寒暑湿所见之气求之，是舍无声无臭、不睹不闻之气推察。既错认病原，未免吴投他药。《大易》所谓："或系之牛，行人得之，邑人之灾也。"刘河间作《原病式》，盖祖五运六气，百病皆原于风寒暑湿燥火，无出此六气为病，实不知杂气为病，更多于六气为病者百倍。不知六气有限，现在可测，杂气无穷，茫然不可测也。专务六气，不言杂气，焉能包括天下之病欤！

【词解】①山岚瘴气：山林中令人致病的毒气。

②岭南毒雾：岭南，指南方五岭以南地区；毒雾，因岭南空气潮湿多雾，古人认为这些地区发生的传染病与雾有关，故称毒雾。

③罗计荧惑：古之星辰名称，罗，指罗睺星；计，指计都星；荧惑，即火星。

④雄硫硇信：指四种矿物药。雄，即雄黄；硫，即硫黄；硇，即硇砂；信，即倍石（砒石）。

⑤痹气：指关节、肌肉以麻木、疼痛为主症的一类疾病。痹气一词，首见于《素问·逆调论》："是人多痹气也，阳气少，阴气多，故身寒，如从水中出"。

【语译】本节主要论述了杂气的性质、种类、特点、证候，内容广泛全面，集中体现了吴氏对温疫病的认识，也是吴氏学术思想的主要部分。

天上的日月星辰是有形象可以看到的；地上的水火土木是有形的物质，可以找到；动物植物、昆虫草木是可以眼见的；一年四季寒热温凉，往来复始是可以感觉到的。至于深山老林中产生的毒气，也是可以察觉发现的；唯独自然界出现的杂气是不容易察觉的。这种杂气种类很多，草木中的有毒的巴豆、野葛；星辰中不吉利的罗睺星、计都星、荧惑星；虫兽中有毒的毒蛇、猛兽；土石中有毒的雄黄、硫黄、硇砂、砒霜等。杂气是气体中有毒的物质，它的毒力的大小是不同的。虽然杂气是一种毒气，不容易被人看到，也不能被人听到，更没有气味被人嗅到，但是人们能不能察觉它呢？是可以察觉的，主要是通过临床症状和患者体会感觉出来的。杂气一来，流行漫延，它既没有一定的时间规律，也没有固定地方，人感受了这种杂气，随着杂气的不同性质，不同种类，可以发生各种各样的温疫病。例如，有的时候，很多人同时发生颐颌部的肿大疼痛，我们称为"发颐"；有的时候，很多人同时发生头面红肿热痛，大家称之为"大头瘟"；有的时候，很多人同时发生咽喉痛，声音嘶哑，大家又称之为"虾蟆瘟"；有的时候，很多人同时发生疟疾，或痢疾，或痹气，或痘疮，或斑疹，或疮疡、疥疮、疔疮、痈肿；有时很多人同时发生红眼病；有时很多人同时发生呕血暴下病，大家称之为"瓜瓤瘟""探头瘟"。有时很多人同时发生瘿核，大家称之为"疙瘩瘟"，种类太多，不能一一枚举了。总之，凡是某一地方发生了疾病，这种病相互传染，流行扩散，症状几乎都一样，都是因感染时行之气，也就是杂气而致。通过上述不同的病种，也反映出了杂气是多种多样的。

吴氏认为：某一时间，所流行的某种杂气，专门侵犯某一脏腑，某一经络，专发为某种疾病。因此只要感受了同一种杂气，表现出的症状几乎是相同的。这些温疫病的出现，与原来脏腑经络的强弱没有什么关系，与四时气候的变化也没有什么联系，因此，杂气的流行是没有时间限制的。另外，杂气可以在城市流行，也可以在农村流行，有的地区根本不流行，这说明杂气的发生是没有固定地方的。

吴氏说：疫气也是杂气中的一种，但是疫气比一般的杂气厉害，起病急剧，病情险恶，故又称之为"疠气"。这种疠气为病，虽然每年都要发生，但有时多，有时少。至于前面所说的疙瘩瘟、瓜瓤瘟，病情最重，常常早上发病，晚上即死亡了，有的甚至顷刻死亡，当然像这样重的疠气病，几百年才流行一次，不能把它当作一般的温疫病而论。至于发颐、咽痛、目赤、斑疹之类，虽然偶尔见一二人发病，没有引起大传染、大流行，但是研究一下发病的症状正好和某年某处很多人发的病一样，治疗的方法也一样。这是杂气集聚不多的结果，所以出现了散发。而不能因为没有流行，就认为不是杂气。

杂气引起的病种有很多，有些人却把杂气引起的温疫病，错误地认为是六淫所引起的疾病。比如把疫病当成风证，如大麻风、鹤膝风、痛风、历节风、老人中风、肠风、疠风之类等，治疗均用风药，都没有效果，因为这是疫，是杂气为病的结果，而不是风。至于把疫病错误地认为是火证，如疔疮、发背、痈疽、流注、流火、丹毒、与夫发斑、痘疹等，以为这些都是诸痛痒疮，都属于心火的病变，治疗投以黄芩、黄连、山栀、黄柏等均无效，因为这是疫，不是火，是杂气造成的疾病。至于把疫病错误地当成暑病，如霍乱吐泻、疟疾、痢疾、绞肠痧等，而用治暑的办法治疗，也没有效果，这与暑没有关系，所以用治暑的办法治疗就没有效。大凡一切外感病，都是有原因的，如果查不出原因，那就是杂气为病的结果。由于杂气之来感觉不到，只好向常见的六气中寻找原因，病原找错了，治疗当然也就错了。刘河间著《素问玄机原病贰》一书，根据古人的认识，一切病都是六淫所致，他不知道杂气为病更多。六淫致病有限，可以推知，杂气致病无限，只研究六淫，不研究杂气，怎能全面认识外感病呢？

【原文】所谓杂气者，虽曰天地之气，实由方土^①之气也。盖其气从地而起，有是气则有是病，譬如所言天地生万物，然亦由方土之产也，但植物借雨露而滋生，动物借饮食而颐养^②，盖先有是气，然后有是物。推而广之，有无限之气，因有无限之物也。但二五之精^③，未免生克制化，是以万物各有宜忌，宜者益而忌者损，损者制也。故万物各有所制，如猫制鼠，如鼠制象之类，既知以物制物，即知以气制物矣。以气制物者，蟹得雾则死，枣得雾则枯之类，此有形之气，动植之物皆为所制也。至于无形之气，偏中于动物者，如牛瘟、羊瘟、鸡瘟、鸭瘟，岂但人疫而已哉？然牛病而羊不病，鸡病而鸭不病，人病而禽兽不病，究其所伤不同，因其气各异也。知其气各异，故谓之杂气。夫物者气之化也，气者物之变也，气即是物，物即是气，知气可以制物，则知物之可以制气矣。夫物之可以制气者药物也，如蜒蚰^④解蜈蚣之毒，猫肉治鼠瘘^⑤之溃，此受物气之为病，是以物之气制物之气，犹或可测。至于受无形杂气为病，莫知何物之能制矣，惟其不知何物之能制，故勉用汗、吐、下三法以决之。嗟乎！即三法且不能尽善，况乃知物乎？能知以物制气一病只有一药之到病已，不烦君臣佐使品味加减之劳矣。

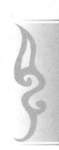

【词解】

① 方土：泛指各地方而言。

② 颐养：营养。

③ 二五之精：二指阴阳，五指金、木、水、火、土五行。二五之精指阴阳五行之精华。

④ 蜒蚰：即蛞蝓，寇宗奭云，"蜈蚣畏蛞蝓，不敢过所行之路，触其身即死，故人取以治蜈蚣毒"。

⑤ 鼠瘘：瘰疬病溃后形成的瘘管。

【语译】本节进一步论述杂气的特点，及气与物之间的辩证唯物主义观点。并说明疫病有种族性。

杂气虽然弥漫在空气中，但实质上是产生在土地里。既然杂气是从地面土中产生的，所以产生了某种杂气，就会发生某种疫病。比如说，天地生万物，然而也是由乡土产生的。植物有雨水才能生长，动物靠食物才能生存，所以自然界的物质是先有了气，而后生成物，进一步说，有了无限的气存在，才有了无限的物产生。但二五之精，有生克制化的规律，所以万物各有适应的条件和禁忌的地方，凡适应的相互补充、促进，凡不适应的则相互制约、损害。任何事物都有克制的东西，如猫能制老鼠，而老鼠又能制大象等。既然了解了自然界是一物制一物的，那么也就知道了气也能制物的道理。以气制物自然界也是存在的，比如蟹遇雾就死，枣树遇到雾就枯等，因此可见，动植物都受到气的抑制。至于无形之气侵犯动物也可以得温疫病，如牛瘟、羊瘟、鸡瘟、鸭瘟，难道只是人类才得温瘟病吗？但也确实有特殊情况，如牛得温疫病而羊不得，鸡得温疫病而鸭不得，追其原因是所感受的杂气不同。物质是由气生成的，气是由物质变化的，所以说气就是物，物就是气，气能制物，当然物也能制气。药是物，杂气是气，药物是能够制气的，如蜒蚰可解蜈蚣之毒，猫肉可以治鼠瘘，这是物产生的气得的病，还用物产生的气来制伏它。那么无形的杂气用什么药物来治疗，还没有找到，只好勉强用汗、吐、下三法治之，可惜汗、吐、下三法不完备，又怎能达到以物治气的目的呢？如果我们知道了以物制气这个道理，又能找到一病只用一种特效的药物，那么就不需要研究处方的君臣佐使和加减了。

吴氏明确地提出了"气即是物，物即是气"，肯定气是物质，即使看不见，也摸不到，但也不能排除它的物质性。另外吴氏利用古代的辩证法思想认为宇宙间的事物存在互相资生、互相制约的关系，而且这种物质又不断地在运动着、变化着的理论，推导出了"以物制气"的原则，用在了药物治病上，他希望能找到"一病只有一药之到病已"的特效疗法，这种想法无疑是积极的，在科学如此发达的今天，这种想法是可以逐步实现的。

本篇的另一意义是提出了种族的免疫性和动物的传染性，这说明吴氏在认识某些传染病上已大大地前进了一步。

【选注】孔毓礼：既曰杂气，则不一其气矣。物可以制一时之气，未可制时时之气，况气同而受此气者不同，又岂能治人人之病哉？

龚绍林：汗吐下三法，乃治伤寒之法也。治疫大法，始宜疏邪清火，即或宜吐宜下，从未宜汗者。盖疫证汗解在后，其病将愈，自然汗出，不可用药以表其汗也，如执用三法以治杂气宜乎？不能尽善矣。

【按语】孔氏提出"况气同而受此气者不同"的认识，这也是正确的。认识到不但要看到杂气一面，而且还要看到人体体质的差异性这一面。

【原文】温疫初起，先憎寒而后发热，日后但热而无憎寒也。初得之二三日，其脉不浮不沉而数，昼夜发热，日晡①益甚，头疼身痛。其时邪在伏脊之前，肠胃之后，虽有头疼身痛，此邪热浮越于经，不可认为伤寒表证，辄用麻黄、桂枝之类强发其汗。此邪不在经，汗之徒伤表气，热亦不减。又不可下，此邪不在里，下之徒伤胃气，其渴愈甚。宜达原饮。

达原饮

槟榔二钱　厚朴一钱　草果仁五分　知母一钱　芍药一钱　黄芩一钱　甘草五分

上用水二盅，煎八分，午后温服。

按：槟榔能消能磨，除伏邪，为疏利之药，又除岭南瘴气；厚朴破戾气所结；草果辛烈气雄，除伏邪盘踞；三味协力，直达其巢穴，使邪气溃败，速离膜原，是以为达原也。热伤津液，加知母以滋阴；热伤营气，加白芍以和血；黄芩清燥热之余；甘草为和中之用；以后四味，不过调和之剂，如渴与饮，非拔病之药也。凡疫邪游溢②诸经，当随经引用，以助升泄，如胁痛、耳聋、寒热、呕而口苦，此邪热溢于少阳经也，本方加柴胡一钱；如腰背项痛，此邪热溢于太阳经也，本方加羌活一钱；如目痛、眉棱骨痛、眼眶痛、鼻干不眠，此邪热溢于阳明经也，本方加干葛一钱。证有迟速轻重不等，药有多寡缓急之分，务在临时斟酌，所定分两，大略而已，不可执滞。间有感之轻者，舌白苔亦薄。热亦不甚，而无数脉，其不传里者，一二剂自解，稍重者，必从汗解，如不能汗，乃邪气盘踞于膜原，内外隔绝，表气不能通于内，里气不能达于外，不可强汗。或者见加发散之药，便欲求汗，误用衣被壅遏，或将汤火熨蒸，甚非法也。然表里隔绝，此时无游溢之邪在经，三阳加法不必用，宜照本方可也。感之重者，舌上苔如积粉满布无隙，服汤后不从汗解，而从内陷者。舌根先黄，渐至中央，邪渐入胃，此三消饮证。若脉长洪而数，大汗多渴，此邪气适离膜原，欲表未表，此白虎汤证。如舌上纯黄色，兼之里证，为邪已入胃，此又承气汤证也。有二三日即溃而离膜原者，有半月十数日不传者，有初得之四五日，淹淹摄摄，五六日后陡然势张者。凡元气胜者毒易传化，元气薄者邪不易化，即不易传。设遇他病久亏，适又染疫能感不能化，安望其传？不传则邪不去，邪不去则病不瘳。延缠日久，愈沉愈伏，多致不起，时师误认怯证，日进参芪，愈壅愈固，不死不休也。

【词解】① 日晡（bū 逋）：指申时，相当于下午 3—5 时。

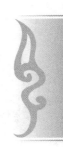

②游溢：在这里有波及、侵犯之意。

【语译】疫邪初伏于膜原，用达原饮逐邪溃散、分离，是治疗温疫的关键。只要膜原邪气松动，即可乘势导邪外出。需要注意的是，膜原伏邪波及于表，不可误作伤寒表证而发汗，吴氏于此作了详细鉴别，可供临床参考；同时，膜原内近胃腑，其伏邪较盛；舌上苔厚如积粉，不可误作里证而妄用攻下，徒伤胃气。只有膜原邪溃，才能分离传变。除药物达原饮能疏利透达，促邪溃散外，还有正气的逐邪作用。元气盛的，逐邪有力，易使伏邪松动传变，元气虚者，逐邪无力，伏邪不易传变。达原饮虽能逐邪，但性偏温燥，用之不当，易助热化火，劫夺阴津。在应用过程中，可见膜原伏邪溃散分离时，热势反而上升，此时即应转手清化，否则因热盛动风，而致痉厥。

吴鞠通认为，凡病温者始于上焦在手太阴，否认有始发于膜原一类温病的存在，故对吴又可首立达原饮持异议。吴鞠通所论述的始于上焦的温病，多属有热无湿的温热类温病，而吴又可所论述的温疫则多属于湿热类温病，这类温病未必始于上焦，故吴鞠通评达原饮是以中下焦治法治上焦温病，其论据不充分，不可取。但是，吴鞠通说身体不甚壮实者，用达原饮未有不败者，确有道理，该方不可滥施于体虚之人。

达原饮中白芍、知母有滋腻敛邪之弊，后世医家多对其化裁，变化为针对性更强、方剂结构更合理的新方，如雷少逸宣透膜原法（厚朴、槟榔、草果、黄芩、甘草、藿香、半夏）；俞根初柴胡达原饮（柴胡、枳壳、川朴、青皮、炙草、黄芩、桔梗、草果、槟榔、荷梗）；薛生白湿热阻遏膜原方（方见《湿热病篇》），亦颇为临床所应用。

龚氏谓达原饮，气虚加党参，血虚加熟地，这种加减必须谨慎，因补气养阴，有助湿恋邪之弊。本方槟榔苦温，行气破积，消磨积滞，用以祛除邪毒，是一种流利通达的药物，又能祛除山岚瘴气；厚朴辛苦温，宽中下气，破除郁结之戾气；草果辛温燥烈，可排除伏在膜原之疫邪。三药相配，"直达其巢穴，使邪气溃败，速离膜原，是以为达原也"，这是吴氏用达原饮的真正目的。知母苦寒，泻火以坚阴。芍药和血养阴，清营血中之伏热。黄芩苦寒，清热燥湿，并有抑制朴、槟、果的温燥作用。甘草和中，生用还可解毒。

本方吴氏有加减：邪热溢于少阳，证见胁痛，耳聋，寒热往来，呕而口苦加柴胡；邪热迫于太阳，证见腰背项痛加羌活；邪热内淫阳明，证见目痛，眉棱骨痛，眼眶痛，鼻干不眠加干葛。如果感邪较重，舌上满布白苔，状如积粉，应用达原饮。若服后邪未解，而内陷阳明，症见舌根由白苔转为黄苔，黄苔逐步由根部发展到中央，治疗应投三消饮。方用槟榔、草果、厚朴、白芍、甘草、知母、黄芩、大黄、葛根、羌活、柴胡、姜枣，以消除太阳、少阳、阳明三经的疫邪，对邪既向表传，又向里传，而膜原之余邪还残留时，最为切当。服达原后，若脉洪数，壮热，口大渴，大汗出，宜服白虎汤，达热出表。

总之达原饮是治温疫病的主方，后人根据温疫病初起的不同证候，分了两类：一种是湿热疫，一种是暑燥疫。那么吴又可所论述的是哪种呢？据我们研究本篇所论述的特点，尤其是苔白如积粉，再加上所用之药物多属辛温燥湿，行气导滞之品，可以推察吴氏所指的是湿热疫。虽然本文未提"湿"字，也未明言湿与温疫的关系，但把"湿"作为温疫病的性质和类型是有一定指导作用的。

【原文】温疫可下者，约三十余证，不必悉具，但见舌黄、心腹痞满，便于达原饮加大黄下之。设邪在膜原者，已有行动之机，欲离未离之际，得大黄促之而下，实为开门祛贼之法，即使未愈，邪亦不能久羁。二三日后，余邪入胃，仍用小承气彻其余毒。大凡客邪贵乎早治，乘人气血未乱，肌肉未消，津液未耗，病人不至危殆，投剂不至掣肘，愈后亦易平复。欲为万全之策者，不过知邪之所在，早拔去病根为要耳。但要谅人之虚实，度邪之轻重，察病之缓急，揣邪气离膜原之多寡，然后药不空投，投药无太过不及之弊。是以仲景自大柴胡以下，立三承气，多与少与，自有轻重之殊。勿拘于下不厌迟之说，应下之证，见下无结粪，以为下之早，或以为不应下之证，误投下药，殊不知承气本为逐邪而设，非专为结粪而设也。必俟其粪结，血液为热所搏，变证迭起，是犹养虎遗患，医之咎也。况多有溏粪失下，但蒸作极臭如败酱，或如藕泥，临死不结者，但得秽恶一去，邪毒从此而消，脉证从此而退，岂徒孜孜粪结而后行哉！假如经枯血燥之人，或老人血液衰少，多生燥结；或病后血气未衰，亦多燥结。在经所谓不更衣十日无所苦，有何妨害，是知燥结不致损人，邪毒之为殒命也。要知因邪热致燥结，非燥结而致邪热也。但有病久失下，燥结为之壅闭，瘀邪郁热，益难得泄，结粪一行，气通而邪热乃泄，此又前后之不同。总之，邪为本，热为标，结粪又其标也。能早去其邪，安患燥结耶。

假令滞下，本无结粪，初起质实，频数窘急者，宜芍药汤加大黄下之。此岂亦因结粪而然耶？乃为逐邪而设也。或曰得毋为积滞而设与？余曰：非也。邪气客于下焦，气血壅滞泣①而为积，若去积以为治，已成之积方去，未成之积复生，须用大黄逐去其邪，是乃断其生积之源，营卫流通，其积不治而自愈矣。更有虚痢，又非此论。

或问：脉证相同，其粪有结有不结者何也？曰：原其人病至大便当即不行，续得蕴热，益难得出，蒸而为结也。一者其人平素大便不实，虽胃家热甚，但蒸作极臭，状如粘胶，至死不结。应下之证，设引经论初硬后必溏，不可攻之句②，诚为千古之弊。

大承气汤

大黄五钱　厚朴一钱　枳实一钱　芒硝三钱

水姜煎服，弱人减半，邪微者各复减半。

小承气汤

大黄五钱　厚朴一钱　枳实一钱

水姜煎服。

调胃承气汤

大黄五钱　芒硝二钱五分　甘草一钱

按：三承气汤功用仿佛。热邪传里；但上焦痞满者，宜小承气汤；中有坚结者，加芒硝软坚而润燥，病久失下，虽无结粪，然多枯腻极臭恶物，得芒硝助大黄，有荡涤之能，设无痞满，惟存宿结，而有瘀热者，调胃承气宜之。三承气功效俱在大黄，余皆治标之品也。不耐汤药者，或呕或畏，当为细末，蜜丸汤下。

【词解】① 泣：不滑溜，同"涩"。

② 初硬后必溏，不可攻之句：语出《伤寒论》，其云，"阳明病下之，心中懊侬而烦，胃中有炼屎者，可攻；腹微满，初头硬，后必溏，不可攻之"，即指燥屎未成，不可用大承气汤妄下。

【语译】本节主要论述攻下法的意义、目的、使用范围和应注意的问题。

温疫病有三十多个可下的证候，但是不必全部具备，只要见到舌苔黄，脘腹胀满，便可以使用达原饮加大黄，攻下热邪。若疫邪还在膜原，但已有溃散之象，投以大黄，使邪迅速脱离膜原，随大便而去，就如同开门打贼一样，这样做，即使病不能痊愈，邪气也不能久留了。如果下后，二三天，余邪入胃，仍用下法，但不能用大承气汤，而要用力稍缓的小承气汤，免得一荡而过。总的来说，对于邪气客居人体，以及时把邪气驱逐出去为宜，也就是乘人体气血尚未被扰乱，津液未被消耗，肌肉还没有大脱，患者的情况还没有到危重的时候，这时给药不至于受到限制，痊愈后也易恢复健康。

以上吴氏主要提出一个观点，就是使用下法，要早下急下，不要等人的正气已消耗而再下，那就晚了。吴氏的这个观点，对后人启发很大，直至今日仍具有指导意义。

接着吴氏提出使用下法应注意的问题，吴氏认为要想使用下法安全可靠，不出问题，首先要详细地了解疫邪的部位，从而有针对性地消灭疫邪。但是在用药时要认真地考察患者体质的虚实，估计邪气的轻重，了解病情的缓急，推测邪气离开膜原的程度，然后投药不至于无的放矢，也会避免给药不够或太过的弊端。正因为如此，张仲景在立大柴胡以后，又设立了大、小、调味承气汤，它们多给少给，给轻给重，各有各的适应范围和使用剂量。使用下法，攻逐祛邪，不要拘泥于下不厌迟之说。应下之证，给了攻下之药，但没有下出结粪，就不能认为下的过早了，或者认为不是下证，不该下。要认识到承气汤不是专下结粪的，而是在于攻逐邪气的。有的医生使用下法，必等到大便燥结时才用，这时患者的血液被耗伤，各种各样的变证、坏证、已经发生了，就如同养虎被虎伤一样，这是医生的过错呀！何况有一些病本身就不大便干，热极蒸作使大便极臭如败酱，或者如黏胶，直到病情严重也有大便不结的。但是如果使用下法，热邪秽恶一去，邪毒亦随之而消散，脉证平复而疾病痊愈。由此可见攻下法不是单纯地为了大便干结而使用的。如平时体质虚弱，津枯血燥的人；或者老年人血液少，血少不濡而生燥结；或者病后气血未复，而产生燥结的人，十余日不大便，不感到腹满、腹痛，无所痛苦，这没有什么大的损害，从而知道燥结不至于损害人。但邪毒是要损害人的。要知道因热邪而致燥结，而不是因燥结而生热邪。但也有久病失下，腑实愈结愈甚，热邪无出路，益增其热。此时如果采用下法，使燥结去，气机通，邪热泄。这种因热邪而结，因结而增热的因果关系，一定要搞清楚。总之，疫邪是疾病之根本，发热是疾病之标，结粪更是标中之标（因热而结），因此早一点驱逐疫邪，就不会出现大便干结的现象。

假如是痢疾病，这个病本来就没有结粪，初起就是邪气盛的实证；表现出腹中绞痛，大便频数，里急后重，治疗宜芍药汤加大黄下之。这种治疗原则不是因大便燥结而设的，而是为了逐邪而设立的。有人或者会说芍药汤加大黄是为了涤荡肠滞而组成的。我认为不是。

邪气客居于下焦大肠，气血为之凝滞不行，不行而成积。如果加大黄是为了去积，而不是去邪气，那么旧积去了，新的积还会产生，以致疾病迁延不愈。因此我认为加大黄是为了祛除邪气，不是为了涤荡肠积，邪气一去，气血通畅，积自然不能再生。当然也有一种久痢，气血已虚，就又当别论了。

有人问：脉证相同，其粪有结有不结者是什么原因呢？我认为这与患者平时有无胃热便干有关。素来胃热便干，温疫病刚开始，胃热益增，热蒸则津伤，津伤则不润，故见大便干结。平时无胃热便干，即使得温疫病后，胃热极盛，也只是大便恶臭，黏滞而不结。因此本来应下的证候，由于《伤寒论》提出的"初硬后必溏，不可攻之"之句，而不敢下，这就是自古以来的弊病吧！

【原文】或曰：子言伤寒与时疫有霄壤之隔，今用三承气，及桃仁承气、抵当、茵陈诸汤，皆伤寒方也，既用其方，必同其证，子何言之异也？曰：夫伤寒必有感冒之因，或单衣风露，或强力入水，或临风脱衣，或当檐出浴，当觉肌肉粟起，既而四肢拘急，恶风恶寒，然后头疼身痛，发热恶寒，脉浮而数，脉紧无汗为伤寒，脉缓有汗为伤风；时疫初起，原无感冒之因，忽觉凛凛，以后但热而不恶寒，然亦有所触因而发者，或饥饱劳碌，或焦思气郁，皆能触动其邪，是促其发也，不因所触无故自发者居多，促而发者，十中之一二耳。且伤寒投剂，一汗而解，时疫发散，虽汗不解。伤寒不传染于人，时疫能传染于人，伤寒之邪，自毫窍而入；时疫之邪，自口鼻而入。伤寒感而即发；时疫感久而后发。伤寒汗解在前；时疫汗解在后。伤寒投剂可使立汗；时疫汗解，俟其内溃，汗出自然，不可以期。伤寒解以发汗；时疫解以战汗。伤寒发斑则病笃；时疫发斑则病衰。伤寒感邪在经，以经传经；时疫感邪在内，内溢于经，经不自传。伤寒感发甚暴；时疫多有淹缠二三日，或渐加重，或淹缠五六日，忽然加重。伤寒初起，以发表为先；时疫初起，以疏利为主。种种不同。其所同者，伤寒时疫皆能传胃，至是同归于一，故用承气汤辈，导邪而出。要之，伤寒时疫，始异而终同也。夫伤寒之邪，自肌表一径传里，如浮云之过太虚，原无根蒂，惟其传法，始终有进而无退，故下后皆能脱然而愈。时疫之邪，始则匿于膜原，根深蒂固，发时与营卫交并，客邪经由之处，营卫未有不被其所伤者，因其伤，故名曰溃。然不溃则不能传，不传邪不能出，邪不出而疾不瘳。时疫下后多有未能顿解者何耶？盖疫邪每有表里分传者，因有一半向外传，则邪留于肌肉，一半向内传，则邪留于胃家，邪留于胃，故里气结滞，里气结，表气因而不通，于是肌肉之邪，不能即达于肌表，下后里气一通，表气亦顺，向者郁于肌肉之邪，方能尽发于肌表，或斑或汗，然后脱然而愈，伤寒下后无有此法。虽曰终同，及细较之，而终又有不同者矣。

或曰：伤寒感天地之正气，时疫感天地之戾气，气既不同，俱用承气，又何药之相同也？曰：风寒疫邪，与吾身之真气，势不两立，一有所着，气壅火积，气也、火也、邪也，三者混一，与之俱化，失其本然之面目，至是均为之邪矣，但以驱逐为功，何论邪之同异也。假如初得伤寒为阴邪，主闭藏而无汗，伤风为阳邪，主开发而多汗，始有桂枝、麻黄之分，原其感而未化也，传至少阳，并用柴胡，传至胃家，并用承气，至是亦无复有风寒之分矣。推而广之，是知疫邪传胃，治法无异也。

【语译】本节主要是论述伤寒与温疫的区别及其治法的不同。

或许有人问：伤寒和温疫有天地之别，可是治温疫所用的方剂如三承汤、桃仁承气汤、抵当汤、茵陈蒿汤都是原载于伤寒论的。既然用了同样的方药，那就必然有相同的证候，但为什么又说温疫和伤寒有天地的差别呢？我认为：伤寒在病因必先有感冒一类的证候，往往是由于衣服穿得少，感受了风寒，或过度劳累后又洗凉水澡，或在风口中脱衣服，或在露天里洗澡，由于风寒邪气入侵，正气被闭，以致恶寒，全身起鸡皮疙瘩，四肢拘急不舒，怕风吹，继之则头痛身痛，身热畏寒，脉浮而数。脉紧而不出汗是伤寒，脉缓而有汗是伤风。时疫初起，在病因上没有受寒邪，初起无感冒一类的病变，而是突然感到凛凛恶寒，继之但热而不恶寒。时疫常常因饥饱劳动、情绪忧郁等促动膜原的疫邪而发病，但是绝大多数的时疫是没有诱因的。伤寒服药后，出一身汗病就好转；时疫用了发汗药以后，也可以出一身汗，但病情不好转。这是由于寒邪在表，发汗可以祛邪，疫邪在膜原，发汗不能祛邪，故病不轻减。伤寒没有传染性，时疫有传染性。伤寒的病邪是由皮毛而入，时疫的病邪是由口鼻而入。伤寒感染邪气后，很快发病，时疫感染邪气后，当时不发病，潜伏一个阶段才表现出症状来。伤寒初起在太阳时，通过发汗而病愈；时疫后期，通过自然得汗后，病情才缓解。伤寒用药强行发汗，时疫要等到邪气消灭后自然出汗，因此时疫出汗没有固定的时间。伤寒出斑是病情严重的象征，时疫出斑是邪向外溃，病可向好的方向发展。伤寒可通过发汗使病消退，时疫发生战汗后才能使病情消退。伤寒是寒邪侵犯经络，以经传经；时疫是疫邪侵犯膜原，再传经络。伤寒是六经传变，疫邪是九种传变。伤寒发病快，时疫感邪二三天后才发病加重，或五六天突然变重。伤寒治以发汗，时疫治以疏利。以上种种是伤寒和时疫的不同。但也有相同的地方，即都传于胃，正因为这一点，所以都治以承气汤一类的方药，攻邪外出。由于这一点可以看出伤寒时疫初起不同，传变于胃则相同。伤寒的病邪是由肌表太阳向阳明里传变，传变快，而且传的方向有进无退，故下后则病忽然而愈。时疫的病邪是潜伏于膜原，根深蒂固，发病后邪与营卫交争，病邪传变时，就会损伤营卫，我把邪气损伤营卫叫作"溃"，只有邪从膜原溃出，才能传变，不溃则不传，不传则邪不能出，邪不出则病不能愈。在这种情况下，时疫也使用下法，但下后大多数不能很快痊愈，这是为什么呢？原因是时疫传变，表里分传，一半向外向表，传至肌肉；一半向里，传至于胃。邪留滞于胃，则胃气结，胃气结则表气不通，故邪只达于肌肉，不能进一步达于肌表（皮毛而言）。如果采取下法，里气一通，表气也顺，郁于肌肉之邪，方能达于肌表，可通过发斑或发汗，而病亦很快痊愈。伤寒用承气攻下，就没有这种里通则表解的现象。所以说伤寒和时疫虽然传胃相同，治疗相同，但细细地研究在相同之中还有不同的地方。

　　有人又问：既然伤寒是感受天地之正气，时疫是感受天地之戾气，病因不同，那为什么用药相同呢？我认为风寒也好，时疫也好，与人体的正气是势不两立的。只要有邪气侵犯，都会引起气壅火结，气、火、邪三者混为一体，各自失去原来的特性，都成了病邪，因此我主张是逐邪气，不用分它们是气、是火、是疫。当然伤寒初起，是阴邪郁闭，故表实无汗。伤风则为阳邪，风主开泄，故表虚有汗。仲景用麻黄汤、桂枝汤给予不同的治疗。可见初起邪气性质不同，到后来传至少阳用柴胡剂，传至阳明用承气剂，这时就不用分是寒邪还是风邪了。从这个道理，也可以类推温疫用下法的道理了。

吴氏通过以上论述，把伤寒和时疫做了详细的鉴别：从病因、诱因、邪入途径、传化过程、初起证候、传染性、治疗方法、解邪的方式等方面，一一加以分析，导出了伤寒时疫不同的地方，也指出相同的地方，也体现了中医的一大特色，即证同治同，证异治异，因同治同，因异治异的原则。

【原文】凡疫邪留于气分，解以战汗；留于血分，解以发斑。气属阳而轻清，血属阴而重浊，是以邪在气分则易疏透，邪在血分恒多肢滞，故阳主速而阴主迟，所以从战汗者，可使顿解；从发斑者，当图渐愈。

【语译】本节主要论述温疫病发斑战汗的病机。吴氏说：凡疫疠之邪留于气分，主要指邪气留于膜原，可以通过战汗，使邪随汗出而达到病愈。凡疫疠之邪留于血分，主要是指疫邪溃散，向血分传变，可以通过发斑而达到邪气外透。因为气分属阳，血分属阴，故病在阳分轻清而上浮，病在阴分则重浊而下沉。上浮的容易透达，下沉的往往胶滞难解。所以在气分通过战汗，病情很快好转，在血分通过发斑，病情就缓慢地向好的方向发展。

【原文】夫疫之传有九，然亦不出乎表里之间而已矣。所谓九传者，病人各得其一，非谓一病而有九传也。盖温疫之来，邪自口鼻而感，入于募原，伏而未发，不知不觉。已发之后，渐加发热，脉洪而数，此众所同，宜达原饮疏之。继而邪气一离募原，察其传变，众人不同者，以其表里各异耳。有但表而不里者，有但里而不表者，有表而再表者，有里而再里者，有表里分传者，有表里分传而再分传者，有表胜于里者，有里胜于表者，有先表而后里者，有先里而后表者，凡此九传，其去病一。医者不知九传之法，不知邪之所在，如盲者之不任杖，聋者之听宫商[①]，无音可求，无路可适，未免当汗不汗，当下不下，或颠倒误用，或寻枝摘叶，但治其证，不治其邪，同归于误一也。

所言但表而不里者，其证头疼，身痛，发热，而复凛凛，内无胸满腹胀等证，谷食不绝，不烦不渴。此邪外传，由肌表而出，或自斑消，或从汗解，斑者有斑疹、桃花斑[②]、紫云斑[③]，汗则有自汗、盗汗、狂汗、战汗之异，此病气之使然，不必较论，但求得斑得汗为愈疾耳。凡自外传者为顺，勿药亦能自愈。间有汗出不彻而热不退者，宜白虎汤；斑出不透而热不退者，宜举斑汤；有斑汗并行而愈者，若斑出不透，汗出不彻而热不除者，宜白虎合举斑汤。

间有表而再表者，所发未尽，募原仍项隐伏之邪，或二、三日后，四、五日后，依前发热，脉洪而数。乃其解也。斑者仍斑，汗者仍汗而愈，未愈者，仍如前法治之，然亦希有。至于三表者，更希有也。

若但里而不表者，外无头疼身痛，继而亦无三斑四汗，惟胸膈痞闷，欲吐不吐，虽得少吐而不快，此邪传里之上者，宜瓜蒂散吐之，邪从其减，邪尽病已。邪传里之中下者，心腹胀满，不呕不吐，或燥结便闭，或热结旁流，或胁热下利，或大肠胶闭，并宜承气辈导去其邪，邪减病减，邪尽病已。上中下皆病者，不可吐，吐之为逆，但宜承气导之，则在上之邪，顺流而下，呕吐立止，胀满渐除矣。

有里而再里者，愈后二、三日或四、五日，依前之证复发，在上者仍吐之，在下者仍下之，再里者常事，甚有三里者，希有也。虽有上中下之分，皆为里证。

若表里分传者，始则邪气伏于募原，募原者，即半表半里也。此传法以邪气平分，半入于里，则现里证，半出于表，则现表证，此疫家之常事。然表里俱病，内外壅闭，既不得汗，而复不得下，此不可汗，强求其汗，必不可得，宜承气汤先通其里。里邪先去，邪去则里气通，中气方能达表，向者郁于肌肉之邪，乘势尽发于肌表矣，或斑或吐，盖随其性而升泄之也。诸证悉去，既无表里证而热不退者，募原尚有已发之邪未尽也，宜三消饮调之。

若表里分传而再分传者，照前表里俱病，宜三消饮，复下复汗如前而愈，此亦常事。至于三发者，亦希有也。

若表胜于里者，募原伏邪发时，传表之邪多，传里之邪少，何以治之？表证多而里证少，当治其表，里证兼之；若里证多而表证少者，但治其里，表证自愈。

若先表而后里者，始则但有表证而无里证，宜达原饮。有经证者，当用三阳加法。经证不显，但发热者不用加法。继而脉洪大而数，自汗而渴，邪离募原未能出表耳，宜白虎汤辛凉解散，邪从汗解，脉静身凉而愈。愈后二、三日或四、五日后，根据前发热，宜达原饮。至后反加胸满腹胀，不思谷食，烦渴，舌上苔刺等证，加大黄微利之。久而不去，在上者宜瓜蒂散吐之，如在下者，宜承气汤导之。

若先里而后表者，始则发热，渐盖里证，下之里证除，二、三日内复发热，反加头疼身痛脉浮者，宜白虎汤。若下后热减不甚，三、四日后，精神不慧，脉浮者宜白虎汤汗之。服汤后不得汗者，因精液枯竭也，加人参覆卧则汗解。此近表里分传之证，不在此例。

若大下后，大汗后，表里之证悉去，继而一身尽痛，身如被杖，甚则不可反侧，周身骨寒而痛，非表证也，此不必治，二三日内阳气自回，身痛自愈。

　　凡疫邪再表再里，或再表里分传者，医家不解，反责病家不善调理，以致反复，病家不解，每责医家用药有误，致病复起，彼此归咎，胥失之矣！殊不知病势之所当然，盖气性如此，一者不可为二，二者不可为一，绝非医家病家之过也，但得病者向赖精神完固，虽再三反复，随复随治，随治随愈。

　　间有延挨失治，或治之不得其法，日久不除，精神耗竭，嗣后更医，投药固当，现下之邪拔去，因而得效。殊不知募原尚有伏邪，在一、二日内，前证复起，反加循衣摸床，神思昏愦，目中不及矣。病家不咎于前医耽误时日，反咎于后医既生之而又杀之，良可叹也！

　　当此之际，攻之则元气几微，是求速死；补之则邪火益炽，精气枯燥；守之则正不胜邪，必无生理矣。

　　【词解】① 宫商：即五音中之二音阶，这里指声音言，古乐中有角、徵、宫、商、羽五个音阶，称为五音。

　　② 桃花斑：斑之形色似桃花。

　　③ 紫云斑：斑之形色如紫云。

　　【语译】本节主要论述温疫病九种传变的不同机理及证治。

　　温疫病有九种传变，然这九种传变不外乎表证、里证、表里之间而已。我所指的九种，不是说一个病同时有九种传变，而是指每位患者常常是只有一种传变。

　　温疫病的产生是疫疠邪气由口鼻而入，客于膜原，潜伏而未发，过一定时间，才开始发病，体温渐渐升高，脉也变成了洪数，这是患者的共同证候，治疗应该用达原饮疏利开泄。当病邪离开膜原后，由于每个人的传变不同，因此要认真地观察疾病的发展，主要是鉴别表证和里证的不同。临床上最多见的是九种传变：有但见表证而没有里证的；有但见里证而没有表证的；有表证解后再出现表证的；有里证解后再出现里证的；有表证里证同时分传的；有表里分传再分传的；有表证比里证重和里证比表证重的；有先表而后里的；有先里而后表的。这九种不同的传变，都是指温疫病而言。医生不晓得九种传变，就不知病在何处，就像是瞎子扔掉手杖，聋子去辨别五音一样。由于不懂九种，不知病位，那么该发汗的不发汗，该攻下的不攻下，治疗颠倒，抓不住主要矛盾，只知道治疗症状，不知道祛其邪气，这些都是错误的。下面分别把九种传变详述之。

　　第一种是但传表而不传里。疫邪由膜原溃出，只向肌表传变，不向里传变，故只见肌表证，而不见里证。表证有发热恶寒，头身疼痛，没有胸腹胀满等里证，照常进食，不烦躁，不口渴。这是病邪外传的结果。经过发斑或出汗可以解除疾病。出斑可见到的有斑疹、桃花斑、紫云斑；出汗可见到的有自汗、盗汗、狂汗、战汗，不管什么样，出斑或出汗都是病邪传变于表的现象，都能使病向痊愈的方向转化，因此病邪向外传是属顺证，即使不吃药也可能好。有的因汗出不透，身热不退的可以用白虎汤治疗。有的因斑出不透而身热不退的，可以用托里举斑汤。也有因斑出不透，汗出不彻而身热不退的，可以用白虎合举斑汤治疗。

第二种是少数的，即表证解后，再传表证。这是膜原的邪气没有完全透发出来的结果。透发一部分，见一次表证。再透发一部分，又见一次表证。常常是在热退二三日或四五日后，又出现上述的发热、恶寒、头痛、身痛、脉洪数等症，患者仍需外解，仍通过发斑汗出而愈。如不能自愈，仍照前法治疗。不过这种情况少见，至于第三次见传表的就更少见了。

第三种是只传于里，不传于表，但见里证，不见表证。这种传变开始就不见头痛身痛，发热恶寒，后期也不见发斑和出汗，故言没有传表。但可见胸膈痞闷，想吐吐不出，即使吐出也不感觉轻松，这是病邪向里传变的结果。若在上焦，应用吐法治之，如瓜蒂散，使病邪从吐中排除，病可向痊愈方向转化。若在中下焦，会出现脘腹胀满，不呕不吐，或者大便干结，或者热结旁流，或者胁热下利，或者大便胶闭，都应该用承气汤攻逐邪热，邪去则病愈。如果上中下三焦皆有病，不可催吐，催吐后会变成坏证，应该攻下，投大承气，使上焦的邪气也可从上到下排出，中下焦的症状也可消除。

第四种是只传于里后，经治疗里证解除。再出现里证。当膜原之邪，只向里传变，出现了里证，经治疗后里证被解除，再过二三日或四五，如前面所说的里证又出现了。这是膜原之邪一次未能全部溃出的结果，故又有第二次或第三次里证的出现，当然这是少数的。治疗的办法在上焦的仍用吐法，在中下焦的仍用下法。总之病位虽有上、中、下之分，但都属于里证。

第五种是表里分传。病邪潜伏在膜原，膜原是半表半里，邪气离开膜原时，分为二路传变，一半入里，表现出里证，一半出表，表现出表证，这是温疫病传变时最常见到的一种。发生了表里同病证，外有郁闭不开，内有壅结不通，外见无汗，内见便秘。这时治疗不应强行发汗，如果强行发汗，汗不能出，因为内壅特甚，里气不通，正气不能外达鼓动，故发汗也发不出。这时应先用承气汤疏通气机，使里面的病邪先排出去，邪一去，里气和，中气就能鼓动于肌表，使郁滞在肌表的邪气被驱赶出去，出现发斑或出汗，或呕吐等现象。以后的治疗当根据病邪的转归，因势利导，疾病就可以治愈了。如果出现表里同病证已明显消退，但发热不退，是膜原之邪没有透尽的结果，治疗应投三消饮。

第六种是表里分传后，又出现表里同病证。意思是膜原之邪，分传于表里，经给三消饮，表里之邪均被消灭，但过二三日又出现表里症状，治疗仍投三消饮。这种两次出现表里同病证是多见的，但第三次少见。

第七种也是表里分传，但是表证胜于里证，或里证胜于表证，这取决于传变时邪气进入表或进入里的多少。进入表的邪气多则表证重，进入里的邪气多，则里证重。治疗表证重的，重在治表，兼治里；里证重的，重在治里，兼治表。

第八种是先传变于表，后传变于里。也就是膜原之邪透出，先传于表，故先见表证，继传于里，又见里证。传表而没有见里证的可给达原饮。如果见到有经证的，则根据三阳经证加引经药。当然三阳经证不明显的，就不用加减了。以后若见脉洪大而数，自汗口渴，是病邪离开膜原，还不能达出肌表，此时应给白虎汤辛凉清解，达热出表，使邪与汗并，一起外泄，病就好了。再过二三日，或四五日，又出现前面的症状，仍给达原饮。药后如果出现胸腹胀满，不思饮食，心烦口渴，舌苔起芒刺等症状，应在达原饮的基础上加大黄微下之。总之邪气久留不去，病在上焦者用吐法，病在下焦用泻法。

第九种是先传于里，后传于表。意思是膜原之邪先传于里，见里证，后传于表，见表证。先见里证的主要是一开始就发热，胸腹胀满，里证益增，明显突出。后见表证的是指里证经攻下后，于二三日又出现发热，头痛，身痛，脉浮等表证，应该给白虎汤以解肌表之热。但需要补充说明的是服白虎汤后不出汗，精神不振，是精液枯竭的表现，应该给白虎加人参汤，静卧等待汗出而解。此种传变很像表里分传，应该鉴别。

以上是温疫病的九种传变。

如果经大下大汗后，表证里证都已解除，反而出现全身怕冷，身疼痛如被杖打，甚至不能转侧，不能错误地认为这是表证，这是经络之气还未恢复的结果，等经气恢复，诸症也就不治自愈了。

我们前面说过疫邪有再传于里，再传于表，再表里分传的不同，传变复杂，病情变化反复，这是温疫病的特点。医生认识不到这一点，出现反复就批评病家调理不好。相反病家认为是医生治疗不当，相互埋怨，实际是由于这种病的特性决定的。正气不衰的患者，不要害怕，患者反复三四次，随证治之，同样可以治愈。如果患者正气已虚，那就又当别论了。

有的耽搁失治，有的诊断不清误治，致使病证久经不愈，气血津液大耗，即使后来的医生治的对，用药得当，也只能祛除现在的邪气而有暂时的疗效，因膜原还有邪气未出，故一两日内，又出现症状，甚至见到循衣摸床，搓空理线，神志昏糊，视物不清等症，这是病情危重的预兆。病家不责怪前医的误治，反而认为后医治错造成了死亡，这是因为病到这个程度，若用攻药，正气已大伤，经不起一攻，攻后反而促使病人早死。若用补药，邪气更加旺盛，精气更快枯竭。攻不得，补不可，正不胜邪，欲坐守待愈，那就更没有什么生机了。病到此时，虽有卢扁之能也没有办法了。

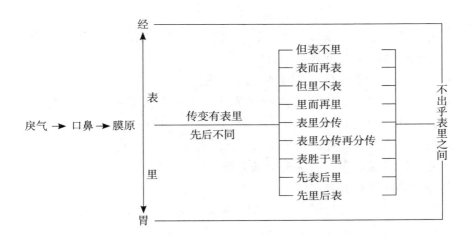

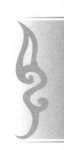

【选注】熊立品：按先表而后里者，此不是表邪入里，乃膜原伏邪溃有先后也。先溃者先传，后溃者后传。若先传表者，宜先行表，解表已而里证复见者，乃后溃之邪，至是方传里也。其先里而后表者，亦不是里邪出表，仍是后溃之伏邪，至是方传表也。至于表里分传，亦伏邪分溃也。

小　结

吴又可《温疫论》是我国第一部温疫专著，他认为温疫即为温病，说："热病即温病也，又名疫者，以其延门阖户，如徭役之疫，众人均等之谓也"。吴氏论述温疫与伤寒有"霄壤之隔"，它们在病因、入侵门户和途径、初起病变部位、发病时临床表现、病邪的传变、邪解的方式等方面迥然有别。温疫的病因是杂气，其中致病较重者称为疠气，又称戾气。杂气是多种致病因素的总称，不同的杂气引起不同的疫病，可入侵不同的脏腑经络，专发为某种疾病，杂气致病对不同的物种有选择性，因而能致人生病而不一定致禽兽生病。疫疠之邪从口鼻而入，始客于膜原。膜原处于经胃交关之处，属于半表半里，膜原邪溃则有九种传变，但不外出表入里。温疫初起，邪在膜原，宜达原饮疏利透达，逐邪速离膜原，或从汗解，或从斑解。若伏邪从膜原内陷胃腑，则以攻下为主。因邪气而引起发热及燥结者，则邪为本，热为标，燥粪更为其标。攻下的目的是去其邪气，故逐邪勿拘结粪。急证则宜急攻，甚至集数日之法于一日行之。但是亦有正虚不能逐邪者，如邪火壅闭，元神欲脱，则当投以黄龙汤攻补兼施。温疫属热性病，阴血为邪热所耗伤，或因治疗失当而损伤阴血，故在后期治宜养阴而忌投参术等甘温助邪耗阴之品。总之，吴又可《温疫论》对后世温病学说的发展有极深刻的影响，是温病学发展史上的一部划时代著作。

复习思考题

1. 吴又可是怎样论述疠气（戾气）入侵人体的？对后世叶天士有何影响？

2. 吴氏论述的杂气有哪些特性？

3. 温疫病始发于膜原，有哪些临床表现？怎样治疗？

4. 吴鞠通批评吴又可开首立一达原饮，以中下焦治法治上焦温病是一个大错误，对此，你是如何认识的？

5. 吴又可主张以祛邪为第一要义，主要体现在哪些方面？

6. 吴又可在温病学上的主要贡献是什么？

7. 如何鉴别温疫和伤寒？

8. 吴氏治温疫初起的主方是什么？请从证候、治法、方药分析之。

9. 九传的内容是什么？如何治疗？

10. 对吴氏"勿拘于下不厌迟之说"有何体会？

11. "承气本为逐邪，而非专为结粪设也"的含义是什么？

第17章　吴瑭《温病条辨》

【学习要求】

1. 了解温病的含义。

2. 掌握三焦辨治纲领。

3. 掌握温病的病因及诊治。

吴瑭，字佩珩，号鞠通，生于清乾隆二十三年（1758年），卒于道光十六年（1836年），江苏淮阴人。吴氏少习儒学，后因父、侄身亡而慨然弃举子业，发愤习医，专事方术，怀救世之志，学而不厌，研理务精，终成一代医学巨匠。吴氏的著作主要有《温病条辨》《医医病书》《吴鞠通医案》等。

《温病条辨》是吴鞠通的代表著作。吴氏以《内经》对三焦的论述为依据，汇集历代医家精华，远效仲景，近承天士，结合自己的临床经验于清嘉庆三年（1798年）著成本书。全书共为6卷，并卷首1卷，计265条，附方208首。该书以三焦为纲，病名为目。分别论述了风温、温热、温疫、温毒、冬温、暑温、伏暑、湿温、秋燥、寒湿以及疟、痢、疸、痹等病证治。书中并附论说若干则，以补充三焦分证中未尽之内容。在体裁上采用"自条自辨"的形式，逐条叙证，便于记诵。但又恐简则不明，于是又在每一条后自加注释以阐述其未尽之义。

《温病条辨》创立了温病三焦辨治纲领，并将三焦及卫气营血一炉而冶，相辅而行，完善了温病的辨证论治体系，丰富了温病的证治内容，详备了温病病证的理、法、方、药，具有很高的理论水平和实用价值，直到现在仍是研究温病学和指导温病临床的重要参考书，该书刊行后流传甚广，一直被列为学习温病学的必读之书。

吴氏以其在温病学方面的重要贡献而闻名于世。早年受吴又可《温疫论》影响较深，"观其议论宏阔，实有发前人所未发"，但"细察其法，亦不免支离驳杂"，尚不能完全切合临床实际。后又师法叶天士，认为叶氏"持论平和，立法精细"，但叶氏"立论甚简，但有医案，散见于杂症之中，人多忽之而不深究"。因而吴氏温病学的理论证治多源于叶氏，即以《温病条辨》而言，其中直接或间接引自叶氏《临证指南医案》而制方者达半数以上。与此同时，吴氏也继承了《内经》《伤寒论》有关外感热病的理论和证治内容，故强调"考之《内经》"，并称著《温病条辨》乃是"羽翼伤寒"，于每方条下，都注明系用《内经》何法，并引用《伤寒论》原方或以原方变化成新方者甚多。可见吴氏能广泛地继承前人成就，加以整理、加工、提高，从而在医学方面，特别是在温病学方面做出了重大贡献，成为清代温病学四大家之一。

1. 创立三焦辨治纲领，完善温病理论体系

自叶天士创温病卫气营血辨治纲领后，对于明确温病不同阶段和层次的病机特点、诊断要点和治疗大法做出了重大的贡献。但是，仅以卫气营血还不能全面地说明病变的所在脏腑部位，因而叶天士对温病的辨证仍然要联系脏腑辨证，并提出了"温热须究三焦"。吴氏在继承前人理论和证治经验的基础上，通过自己丰富的临床实践，深刻地体会到，温病的发生发展与三焦所属脏腑的病机变化有密切的关系，而且在温病过程中，三焦的传变有一定的规律，对三焦所属脏腑的治疗也有原则可循，因而创立了温病三焦辨证，即以肺与心包为上焦，脾与胃为中焦，肝与肾为下焦。

2. 三焦辨治纲领的内容

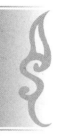

在发病和传变规律方面，吴氏认为："温病由口鼻而入，鼻气通于肺，口气通于胃。肺病逆传，则为心包。上焦病不治，则传于中焦，胃与脾也。中焦病不治，即传下焦，肝与肾也。始上焦，终下焦"。这一观点实质是对叶氏《温热论》中有关温邪发病、传变规律的阐发和补充。其主要说明了温病初起邪多从口鼻而犯于肺，继则有传胃与传心包之不同，传入中焦邪热甚而胃阴伤，最后邪热衰而肝肾真阴耗伤，反映了由表入里、由轻转重、由实到虚的发展规律。当然，由于温病种类有别，人体正气虚实各异，治疗亦有准确与否，故并不是所有的温病都按吴氏所述而发展。

在治疗原则方面，吴氏提出：治上焦如羽，非轻不举；治中焦如衡，非平不安；治下焦如权，非重不沉。这是根据上中下三焦病变的邪正特点而提出来的。所谓"治上焦如羽"，是因为肺位最高，药过重则过病所，少用又有病重药轻之患。此处"轻"是指轻可去实，即选取药物性味偏轻薄而不用沉降之品，剂量不宜过重，煎药时间不宜久。所谓"治中焦如衡"，是因为邪在中焦，其势已盛，而人体正气尚实，故治疗以祛邪为主，邪去则人体阴阳可恢复平衡。在选方用药上，既不宜味薄质轻者，又不可用味厚质重者，介于二者之间，故称为"衡"。同时，中焦病变每有热盛阴伤或湿热蕴阻，用药又当权衡其邪正虚实或湿热偏盛，以防偏倚之弊，故也类"衡"。所谓"治下焦如权"，是因为下焦病变系肝肾真阴耗竭，甚则阴虚而动风，故其治疗每取味厚质重之品以滋补真阴，平息虚风。

三焦辨证的实质也就是脏腑辨证，然而比脏腑辨证更能反映出温病传变的动

态规律和治疗原则，其与卫气营血辨证又相互补充，相辅相成，分别反映了温病病程变化中的纵与横的关系，因而使温病的理论体系趋于完善。

3. 细析病情同中求异，各种病证辨治详备

吴氏不仅注意各种疾病辨治规律的探求，而且对各种相似的病证能同中求异，分析其产生机理之不同以及各自的治疗方法。如对温病中所出现的神昏谵语，自《伤寒论》之后多数医家将其责之于胃家实，叶天士立"逆传心包"说，并于《临证指南医案》中载多种病证所出现的神昏谵语，提示了神昏谵语产生的复杂原因，并提出不同的治法。吴氏在此基础上论述了温病过程中出现神昏谵语的各种病证。其中如有手太阴肺经之邪逆传心包者，治以芳香开窍，用牛黄丸、紫雪丹、至宝丹之类；有邪入营分而扰心神者，其昏谵程度较轻，故用清营汤清泄营热；有阳明腑实，邪热上扰心神者，主以小承气汤；有阳明腑实又兼热闭心包者，主以牛黄承气汤；有湿热之气上蒙心包而神识昏蒙者，主以人参泻心汤、泻心汤类；有湿热弥漫三焦而窍阻神昏者，主以宣清导浊汤；有瘀热在里而致神气忽清忽乱者，主以桃仁承气汤。亦有因阴液元气亏虚而致心神失养神识失常者，其中真阴欲竭者以加减复脉汤合牛黄丸、紫雪丹；阴液元气两伤而致者，主以三才汤等。

4. 明确各法适用范围，指出温病治疗禁忌

吴氏不仅确立了各种温病病证的治疗大法，而且指出了各种治疗禁忌，其内容涉及之广泛、论述深入，在温病学各种专著中是少见的。这些治禁对于指导临床、真正掌握治疗大法有很重要的指导价值。以下简要地介绍吴氏于《温病条辨》中指出的温病十大治禁。

如白虎之禁。吴氏说："白虎本为达热出表，若其人脉浮弦而细者不可与也，脉沉者不可与也，不渴者不可与也，汗不出者不可与也。"即指出白虎汤的适应证是阳明无形邪热浮盛于外，若见脉弦或沉，是邪在表，或在半表半里，或属阴虚血少，或为热结于里，故不可用白虎汤。若不渴，为邪热不盛，津液未伤，亦不可用白虎汤。若汗不出为邪遏于里，非浮盛之热，故亦不宜白虎汤。但若见阳明热盛之证已成，而因气郁闭无汗者，白虎汤仍可投用，以取其达热出表之功，使热达腠开，汗出而热解。

又如温病发汗之禁。吴氏说："温病忌汗，汗之不惟不解，反生他患"。其所谓忌汗是指不可用辛温发汗法，如麻、桂之类，并非指不可疏散表邪。吴氏所创银翘散，有疏风泻热之功，亦属汗剂范围，但其性辛凉，与辛温解表法不同。吴氏又指出，在某些特定情况下，辛温解表亦属可用之例。如温病初起兼有风寒外搏者，可暂用辛温以解表寒，湿热性温病初起，其治疗主以芳化，多属辛温之

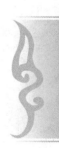

品，吴氏说："湿为阴邪，非温不解"，此类辛温药与辛温发汗剂当然迥然有别。

【原文】温病者，有风温，有温热，有温疫，有温毒，有暑温，有湿温，有秋燥，有冬温，有温疟。

【自注】此九条，见于王叔和《伤寒例》中居多。叔和又牵引《难经》之文以神其说。按时推病，实有是证，叔和治病时，亦实遇是证。但叔和不能别立治法，而叙于《伤寒例》中，实属蒙混。以《伤寒论》为治外感之妙法，遂将一切外感悉收入《伤寒例》中，而悉以治伤寒之法治之。后人亦不能打破此关，因仍苟简，千余年来，遗患无穷，皆叔和之作俑，无怪见驳于方有执，喻嘉言诸公也。然诸公虽驳叔和，亦未曾另立方法，喻氏虽立治法，仍不能脱却伤寒圈子，弊与叔和无二，以致后人无所遵依。本论详加考核，准古酌今，细立治法，除伤寒宗仲景法外，俾四时杂感，朗若列眉。未始非叔和有以肇其端，东垣、河间、安道、又可、嘉言、天士宏其议，而瑭得以善其后也。

风温者，初春阳气始开，厥阴行令，风夹温也。湿热者，春末夏初，阳气弛张，温盛为热也。湿疫者，厉气流行，多兼秽浊，家家如是，若役使然也。温毒者，诸温夹毒，秽浊太甚也。暑温者，正夏之时，暑病之偏于热者也。湿温者，长夏初秋，湿中生热，即暑病之偏于湿者也。秋燥者，秋金燥烈之气也。冬温者，冬应寒而反温，阳不潜藏，民病温也。温疟者，阴气先伤，又因于暑，阳气独发也。

【语译】王氏指出吴鞠通所论九种温病的含义有不妥之处，并进而论述了风温、冬温、春温的含义。其所说风温、冬温的含义一直沿用至今。但其所说春温为风热之邪首先犯肺而发于春者，与叶天士《三时伏气外感篇》中所论春温的概念不尽一致，与近代所指春温的概念亦不同。王氏又认为"暑温"这一病名提法不通，其实吴氏提出这一病名有他自己的考虑。《内经》有"先夏至日者为病温，后夏至日者为病暑"之义，所以"暑疫温之类"，故"不得言温而遗暑，言暑而遗湿"，因感暑邪致病故名"暑温"。

【原文】凡病温者，始于上焦，在手太阴。

【自注】伤寒由毛窍而入，自下而上，始足太阳。足太阳膀胱属水，寒即水之气，同类相从，故病始于此。古来但言膀胱主表，殆未尽其义。肺者，皮毛之合也，独不主表乎！（按人身一脏一腑，主表之理，人皆习焉不察。以三才大道言之：天为万物之大表，天属金，人之肺亦属金，肺主皮毛，经曰皮应天，天一生水；地支始于子，而亥为天门，乃贞元之会；人之膀胱为寒水之腑；故俱同天气，而俱主表也。）治法必以仲景六经次传为祖法。温病由口鼻而入，自上而下，鼻通于肺，始手太阴。太阴金也，温者火之气，风者火之母，火未有不克金者，故病始于此，必从河间三焦定论。再寒为阴邪。虽《伤寒论》中亦言中风，此风从西北方来，乃蹙发之寒风也，最善收引，阴盛必伤阳，故首郁遏太阳经中之阳气。而为头痛、身热等症。太阳阳腑也，伤寒阴邪也，阴盛伤人之阳也。温为阳邪，此论中亦言伤风，此风从东方来，乃解冻之温风也，最善发泄，阳盛必伤阴，故首郁遏太阴经中之阴气，而为咳嗽、自汗、口渴、头痛、身热、尺热等症。太阴阴脏也，温热阳邪也，阳盛伤人之阴也。阴阳两大法门之辨，可了然于心目间矣。

【语译】本节论述了温病感邪途径，与发病部位。

自吴又可提出"邪从口鼻而入"之后，叶天士继之，而有"温邪上受，首先犯肺"之说。吴鞠通亦承继此说，故有本条的论述。

对于本条，吴鞠通发挥了他的理论，言："古来但言膀胱主表，殆未尽其义。肺者，皮毛之合也，独不主表乎"。这种敢于持新说向前人挑战的精神是很可贵的。由于本书宗旨是"羽翼伤寒"，所以他在说明肺主一身之表的同时，也为膀胱主一身之表曲为回护，可见其对仲景的尊崇。

应指出的是，吴氏在这里所说的"凡病温者，始于上焦，在手太阴"是指风温、温热、温疫、温毒、冬温这几种温病而言的，并不代表其他各种温病皆起病于肺经。即使是上述几种温病有的也并不起始于肺经，如温疫。至于其他温病有起自少阳的，如春温；有起自阳明的，如暑温；有起自中焦脾胃的，如湿温等。故我们可以认为，温病始于上焦只是其中较为常见的一种形式，不是说所有的温病都如此。

【原文】太阴风温、温热、温疫、冬温，初起恶风寒者，桂枝汤主之；但热不恶寒而渴者，辛凉平剂银翘散主之。温毒，暑温、湿温、温疟不在此例。

【自注】按仲景《伤寒论》原文，太阳病（谓如太阳证，即上文头痛、身热、恶风、自汗也），但恶热不恶寒而渴者，名曰温病，桂枝汤主之。盖温病忌汗，最喜解肌，桂枝本为解肌，且桂枝芳香化浊，芍药收阴敛液，甘草败毒和中，姜枣调和营卫，温病初起原可用之。此处却变易前法，恶风寒者主以桂枝，不恶风寒主以辛凉者，非敢擅违古训也。仲景所云不恶风寒者，非全不恶风寒也，其先亦恶风寒，迨既热之后，乃不恶风寒耳，古文简质，且对太阳中风热时亦恶风寒言之，故不暇详耳。盖寒水之病，冬气也，非辛温春夏之气不足以解之，虽曰温病，既恶风寒，明是温自内发，风寒从外搏，成内热外寒之证，故仍旧用桂枝辛温解肌法，俾得微汗，而寒热之邪皆解矣。温热之邪，春夏气也，不恶风寒，则

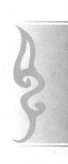

不兼寒风可知，此非辛凉秋金之气不足以解之，桂枝辛温，以之治温，是以火济火也，故改从《内经》"风淫于内，治以辛凉，佐以苦甘"法。

桂枝汤方

桂枝六钱　芍药（炒）三钱　炙甘草二钱　生姜三片　大枣（去核）二枚

煎法服法，必如《伤寒论》原文而后可，不然，不惟失桂枝汤之妙，反生他变，病必不除。

辛凉平剂银翘散方

连翘一两　银花一两　苦桔梗六钱　薄荷六钱　竹叶四钱　生甘草五钱　芥穗四钱 淡豆豉五钱　牛蒡子六钱

上杵为散，每服六钱，鲜苇根汤煎，香气大出，即取服，勿过煎。肺药取轻清，过煮则味厚而入中焦矣。病重者，约二时一服，日三服，夜一服；轻者三时一服，日二服，夜一服；病不解者，作再服。盖肺位最高，药过重则过病所，少用又有病重药轻之患，故从普济消毒饮时时清扬法。今人亦间有用辛凉法者，多不见效，盖病大药轻之故，一不见效，随改弦易辙，转去转远，即不更张，缓缓延至数日后，必成中下焦证矣。胸膈闷者，加藿香三钱、郁金三钱，护膻中；渴甚者，加花粉；项肿咽痛者，加马勃、玄参；衄者，去芥穗、豆豉，加白茅根三钱、侧柏炭三钱、栀子炭三钱；咳者，加杏仁利肺气；二、三日病犹在肺，热渐入里，加细生地、麦冬保津液；再不解，或小便短者，加知母、黄芩、栀子之苦寒，与麦、地之甘寒，合化阴气，而治热淫所胜。

方论：按温病忌汗，汗之不惟不解，反生他患。盖病在手经，徒伤足太阳无益；病自口鼻吸受而生，徒发其表亦无益也。且汗为心液，心阳受伤，必有神明内乱、谵语癫狂、内闭外脱之变。

误汗虽曰伤阳，汗乃五液之一，未始不伤阴也。《伤寒论》曰："尺脉微者，为里虚，禁汗"，其义可见。其曰伤阳者，特举其伤之重者而言之耳。温病最善伤阴，用药又复伤阴，岂非为贼立帜乎？此古来用伤寒法治温病之大错也。至若吴又可开首立一达原饮，其意以为直透膜原，使邪速溃，其方施于藜藿壮实人之温疫病，容有愈者，芳香辟秽之功也；若施于膏粱纨绔，及不甚壮实人，未有不败者。盖其方中首用槟榔、草果、厚朴为君。夫槟榔，子之坚者也，诸子皆降，槟榔苦辛而温，体重而坚，由中走下，直达肛门，中下焦药也；草果亦子也，其气臭烈大热，其味苦，太阴脾经之劫药也；厚朴苦温，亦中焦药也，岂有上焦温病，首用中下焦苦温雄烈劫夺之品，先动少阴津液之理！知母、黄芩，亦皆中焦苦燥里药，岂可用乎？况又有温邪游溢三阳之说，而有三阳经之羌活、葛根、柴胡加法，是仍以伤寒之法杂之，全不知温病治法，后人止谓其不分三焦，犹浅说也，其三消饮加入大黄、芒硝，惟邪入阳明，气体稍壮者，幸得以下而解，或战汗而解，然往往成弱证，虚甚者则死矣。况邪有在卫者、在胸中者、在营者、入血者，妄用下法，其害可胜言耶？岂视人与铁石一般，并非气血生成者哉？究其始意，原以矫世医以伤寒治病温之弊，颇能正陶氏之失，奈学未精纯，未足为法。至喻氏、张氏多以伤寒三阴经法治温病，其说亦非，以世医从之者少，而宗又可者多，故不深辩耳。本方谨遵《内经》"风淫于内，治以辛凉，佐以苦甘；热淫于内，治以咸寒，佐以甘苦"之训（王安道《溯洄集》，亦有温暑当用辛凉不当用辛温之论，谓仲景之书，为即病之伤寒而设，并未尝为不即病之温暑而设。张凤逵集治暑方，亦有暑病首用辛凉，继用甘寒，再用酸泄酸敛，不必用下之论。皆先得我心者）。又宗喻嘉言芳香逐秽之说，用东垣清心凉膈散，辛凉苦甘。病初起，且去入里之黄芩，勿犯中焦；加银花辛凉，芥穗芳香，散热解毒；牛蒡子辛平润肺，解热散结，除风利咽；皆手太阴药也。合而论之，经谓"冬不藏精，春必病温"，又谓"藏于精者，春不病温"，又谓"病温虚甚死"，可见病温者，精气先虚。此方之妙，预护其虚，纯然清肃上焦，不犯中下，无开门揖盗之弊，有轻以去实之能，用之得法，自然奏效，此叶氏立法，所以迥出诸家也。

【语译】"……方用桂枝汤者，以初春余寒之气未消，虽曰风温，少阳紧承厥阴，厥阴根予寒水，初起恶寒之证当多，故仍以桂枝汤首。"所以，桂枝汤的运用，只是一种权宜之计的变法，按常法还是以银翘散为第一方。辨证无差，知常通变，我们应采取这样的态度。但为初学者说法，初起外有寒邪，而里热征象尚未显露，可先取微辛轻解以透邪（如葱豉汤），继用银翘散辛凉以逐热，较之用桂枝汤自是稳当，桂枝汤必须在患者具有桂枝证时才可应用。

值得一提的是银翘散一方的服法，其法取药杵为散，每服二钱，鲜苇根汤煎，香气大出，即取服。病重者约二时一服（二时即两个时辰，现约计四小时），日三服，夜再一服；轻者三时一服，日二服，夜再一服；病不解者，作再服。因肺位最高，药重则过病所，少用又有病重药轻之患……吴氏用药，讲究服药方法，这对现在临证来说，仍有指导意义。

银翘散组成是遵《内经》："风淫于内，治以辛凉，佐以苦甘，热淫于内，治以咸寒，佐以甘苦"之训。此方之妙，在于能顾护其虚，纯然清肃上焦，不犯中下，无开门揖盗之弊，有轻可去实之能，用之得当，自然奏效。吴氏不讳言其书许多方来自叶天士《临证指南医案》，即如本方的方后说明便提到"此叶氏立法，所以回出诸家也"。

本书虽以三焦为纲，病名为目，而实以卫气营血贯穿其中，观本书对银翘散之化裁的运用，即银翘散去豆豉，加生地、丹皮、大青叶、倍玄参方；银翘散加生地、丹皮、赤芍、麦冬方，银翘散去牛蒡子、玄参、芥穗加杏仁、石膏、黄芩方以及加减银翘散等，便充分说明了此点。而在银翘散的方后说明中，便提到"邪有在卫者，在胸中者，在营中者，入血者"可知其论三焦，实际是结合卫气营血辨证。

病在手太阴，法取辛凉，吴氏共列了三方：其病势较轻，只见"但咳，身不甚热，微渴者"，只取辛凉轻剂之桑菊饮即可；病位虽在上焦，然邪热甚炽，已呈热渴脉洪之气分症状者，则用辛凉重剂之白虎汤，此皆属于辛凉法之运用；然就温病的一般发病情况来说，银翘散应是温病开首的第一方，具有其代表性。

吴氏对温病忌汗的论述颇为精辟，这里所谓"温邪忌汗"，是指麻、桂等辛温开表发汗而言，至于桑、菊、薄荷等辛凉透邪之法，则不在禁忌之例。本节阐述温病忌汗的意义。约言之，有如下几方面。

一是寒温异气，温为阳邪，极易化热劫液，用药一般喜凉润而恶辛温，倘以治伤寒之法治温热，而投以麻、桂等开表发汗之剂，不啻以热治热。即得汗，反足以张其焰而劫其液。所以作者说："温病最善伤阴，用药又复伤阴，岂非为贼立帜乎？"

二是受邪途径不同。温邪受自口鼻，鼻气通于肺，肺居膈上，与心相依，二者同在上焦。用辛温发表将使邪势更张，极易导致"逆传"，而出现神明内乱、谵语如狂诸证。如果阴损及阳，则内闭外脱，种种变局可以接踵而至，病势更危。

三是从汗的本身来说，汗为五液之一，是属于津液的一部分。误汗可以伤阴，也未尝不可以伤阳。

基于上述三方面的原因，所以吴氏认为温病应该忌用辛温发汗之法，"汗之不惟不解，反生他患"。

【原文】面目俱赤，语声重浊，呼吸俱粗，大便闭，小便涩，舌苔老黄，甚则黑有芒刺，但恶热不恶寒，日晡益甚者，传至中焦，阳明温病也。脉浮洪躁甚者，白虎汤主之。脉沉数有力，甚则脉体反小而实者，大承气汤主之。暑温、湿温、温疟，不在此例。

【自注】阳明之脉荣于面，《伤寒论》谓阳明病，面缘缘正赤，火盛必克金，故目白睛亦赤也。语声重浊，金受火刑，而音不清也。呼吸俱粗，谓鼻息来去俱粗，其粗也平等，方是实证，若来粗去不粗，去粗来不粗，或竟不粗，则非阳明实证，当细辨之。粗则喘之渐也。大便闭，阳明实也。小便涩，火腑不通，而阴气不化也。口燥渴，火铄津也。舌苔老黄，肺受胃浊，气不化津也（按《灵枢》

论诸脏温病，独肺温病有舌苔之明文，余则无有。可见舌苔乃胃中浊气，熏蒸肺脏，肺气不化而然）。甚则黑者，黑水色也，火极而似水也，又水胜火。大凡五行之极盛，必兼胜己之形，芒刺苔久不化，热极而起坚硬之刺也，倘刺软者，非实证也。不恶寒，但恶热者，传至中焦，已无肺证。阳明者，两阳合明也，温邪之热与阳明之热相搏，故但恶热也。或用白虎，或用承气者，证同而脉异也。浮洪躁甚，邪气近表，脉浮者不可下。凡逐邪者，随其所在，就近而逐之，脉浮则出表为顺，故以白虎之金飙以退烦热。若沉小有力，病纯在里，则非下夺不可矣，故主以大承气。按吴又可《温疫论》中云，舌苔边白，但见中微黄者，即加大黄，甚不可从。虽云伤寒重在误下，温病重在误汗，即误下不似伤寒之逆之甚，究竟承气非可轻尝之品，故云舌苔老黄，甚则黑有芒刺，脉体沉实的系燥结痞满，方可用之。

【语译】本节言阳明经腑证治。在吴氏本意，认为凡逐邪当随其所近而逐之。在经者以出表为顺，故主以白虎而退烦热；若邪已入腑，病纯在里，则非以承气等下夺不可。在这里，除舌诊外，脉象的变化最足为据：阳明经证系阳明无形邪热亢盛，充斥表里，故其脉形浮洪躁甚，治疗当用白虎汤清之；阳明腑证系热邪与燥屎互结于肠腑，故其脉形沉数有力，甚则小而实，治疗当用大承气汤下之。但攻下之法易耗阴伤正，用时宜慎，一般应见舌苔老黄或黑有芒刺，脉沉实，确属热结肠腑者方可用下。当然，也不可强调等待痞满燥实坚诸症具备而坐失时机。

读本条应注意"甚则脉体反小而实者，大承气汤主之"之文，作者自注云："沉小有力，病纯在里，非下夺不可矣。"此种阳格似阴之脉，一经误诊误治，祸如反掌。一是不能作为虚脉虚证看，而误用壅补；二是病纯在里，而仅予白虎，反抑麝毒，亦足偾事。

【原文】阳明温病，无上焦证，数日不大便，当下之。若其人阴素虚，不可行承气者，增液汤主之。服增液汤已，周十二时观之，若大便不下者，合调胃承气汤微和之。

【语译】所需说明者，人体津液一旦丧失，恢复本自不易，故对"周十二时"（相当于现在的 24 小时）一语亦不要拘执看待，无非说明遇上类似情况，既要注意津液之耗伤程度，亦须注意有无热结的因素。因为温病是邪外感，与纯虚致病毕竟是不一样的。

作者在自注中总结阳明用下三法：热结液干之大实证，用大承气；偏于热结而见旁流，用调胃承气；偏于液干，热结不属主要的，用增液承气。总的是不要人为地耗液，直接间接的治疗都是为了护液。还有一点不要忽略，即作者认为不可纯持承气以为攻病之具，此法用之得当，固可取效，用之不当，其弊有三。其一是邪在阳明心包两处，若不先开心包，徒攻阳明，则大便虽下仍然昏惑谵语。这好像是题外话，实则是作者对温病关键时刻处理方法的发挥，值得注意。有的医家（如陆九芝）执"阳明为成温之薮"之说，认为"胃热之甚，神为之昏""从来神昏之病，悉属胃家"，力斥"热入心包"之说这其实是一种误解，也是一种门户之见，应看到对神昏者开心包之邪是有其实践依据的。至于后文两点说明下后作战汗及虽作战汗而阴气大伤，转成上吐下泻，都无非是从多方面阐明津液关系着疾病的预后，所以必须密切注意。

【原文】头痛恶寒，身重疼痛，舌白不渴，脉弦细而濡，面色淡黄，胸闷不饥，午后身热，状若阴虚，病难速已，名曰湿温，汗之则神昏耳聋，甚则目瞑不欲言；下之则洞泄；润之则病深不解，长夏、深秋、冬日同法，三仁汤主之。

【自注】头痛恶寒，身重疼痛，有似伤寒，脉弦濡，则非伤寒矣。舌白不渴，面色淡黄，则非伤暑之偏于火者矣。胸闷不饥，湿闭清阳道路也。午后身热，状若阴虚者，湿为阴邪，阴邪自旺于阴分，故与阴虚同一午后身热也。湿为阴邪，自长夏而来，其来有渐，且其性氤氲黏腻，非若寒邪之一汗即解，温热之一凉即退，故难速已。世医不知其为湿温，见其头痛恶寒身重疼痛也，以为伤寒而汗之。汗伤心阳，湿随辛温发表之药蒸腾上逆，内蒙心窍则神昏，上蒙清窍则耳聋目瞑不言。见其中满不饥，以为停滞而大下之。误下伤阴，而重抑脾阳之升，脾气转陷，湿邪乘势内溃，故洞泄。见其午后身热，以为阴虚而用柔药润之，湿为胶滞阴邪，再加柔润阴药，二阴相合，同气相求，遂有锢结而不可解之势。惟以三仁汤轻开上焦肺气，盖肺主一身之气，气化则湿亦化也。湿气弥漫，本无形质，以重浊滋味之药治之，愈治愈坏。伏暑、湿温，吾乡俗名秋呆子，悉以陶氏《六书》法治之，不知从何处学来，医者呆，反名病呆，不亦诬乎！再按湿温较诸温病，势虽缓而实重，上焦最少，病势不甚显张，中焦病最多，详见中焦篇，以湿为阴邪故也。当于中焦求之。

三仁汤方

杏仁五钱　飞滑石六钱　白通草二钱　白蔻仁二钱　竹叶二钱　厚朴二钱生薏仁六钱　半夏五钱

甘澜水八碗，煮取三碗，每服一碗，日三服。

【原文】形似伤寒，但右脉洪大而数，左脉反小于右，口渴甚，面赤，汗大者，名曰暑温，在手太阴，白虎汤主之；脉芤甚者，白虎加人参汤主之。

【自注】此标暑温之大纲也。按温者热之渐，热者温之极也。温盛为热，木生火也；热极湿动，火生土也。上热下湿，人居其中而暑成矣。若纯热不兼湿者，仍归前条温热例；不得混入暑也。形似伤寒者，谓头痛、身痛、发热恶寒也。水火极不同性，各造其偏之极，反相同也。故经谓水极而似火也，火极而似水也。伤寒伤于水气之寒，故先恶寒而后发热，寒郁人身卫阳之气而为热也。故仲景《伤寒论》中，有"已发热""或未发"之文，若伤暑则先发热，热极而后恶寒。盖火盛必克金，肺性本寒，而复恶寒也。然则伤暑之发热恶寒，虽与伤寒相似，其所以然之故实不同也。学者诚则究心于此，思过半矣。脉洪大而数，甚则芤，对伤寒之脉浮紧而言也。独见于右手者，对伤寒之左脉大而言也。右手主上焦气分，且火克金也，暑从上而下，不比伤寒从下而上，左手主下焦血分也，故伤暑之左脉反小于右。口渴甚面赤者，对伤寒太阳证面不赤，口不渴而言也。火烁津液，故口渴。火甚未有不烦者，面赤者，烦也，烦字从火从页，谓火现于面也。汗大出者，对伤寒汗不出而言也。首白虎例者，盖白虎乃秋金之气，所以退烦暑，白虎为暑温之正例也。其源出自《金匮》，守先圣之成法也。

【语译】本节论述暑温的致病特点与治法。

吴氏在本条里分析了暑的形成，热极湿动，上热下湿，因而成暑。故吴氏心目中所谓暑温一证，实质上是一种湿热相兼之病。至于暑温与湿痹的区别，则以热的多少为定。"暑兼湿热，偏于暑之热者为暑温，……偏于暑之湿者为湿温"，说明吴氏对暑温性质的看法，实质上是指一种湿热相兼的病。至于暑温与湿温的区别，以湿与热之偏重而定：偏于热重者为暑温；偏于湿重者为湿温。二者之间，可以说是"证本一源"，故其治法也就可以前后互参。

暑温也有发热恶寒的症状，但与伤寒似同而实异。伤寒是"或已发热，或未发热，必恶寒、体痛、呕逆……"就是说，病在阳经，病初发热必然先有恶寒；至于暑温，则往往是热象显著，热极而后恶寒。其病机，照吴氏分析，是火盛必克金，肺性本寒，所以热极而复恶寒，也有热为寒遏，致发热恶寒而无汗，那又是另一种情况。

白虎为辛凉透邪之重剂，也为退烦暑之正方，所以在此处取白虎以治暑温而见烦热口渴之证，如患者见脉芤甚，则以白虎加人参汤，以治邪热伤气，而救化源之欲绝。

【选注】叶子雨：《阴阳应象大论》曰，"左右者，阴阳之道路也，水火者，阴阳之征兆也"。左属血，右属气，寒伤血，热伤气。魏博王安道以热病脉盛右脉者，盖热邪伤气也，鞠通宗王氏说，颇有见地，然不合攘为己有，又不明经义，而以上焦、下焦辨之，谬矣。杜撰暑温两字，尤属不经。既云温者热之渐，热者温之极，热尚未极，何以便进白虎寒凉之剂？既见热盛脉证，当用白虎，何以又名之曰温？殊属矛盾。夫暑为天之阳热，原多夹湿，右脉洪大而数，无弦细芤迟濡象，其不夹湿可知，故宜白虎之辛寒也。

曹炳章：一则先寒后热，一则先热后寒。一则寒郁卫阳，故先寒后热；一则火盛克金，故先热而后寒。

【按语】前辈医家对吴氏立"暑温"之名颇多异议，其争论可能是从对《内经》"先夏至日者为病温，后夏至日者为病暑"的理解而来。如王孟英、叶子雨等认为暑与温为两种病，不可合称之。其实吴氏所说系指因暑邪而致的一种热性病，并非将暑病与温病二者混而为一。

【原文】手太阴暑温，如上条证，但汗不出者，新加香薷饮主之。

【自注】证如上条，指形似伤寒，右脉洪大，左脉反小，面赤口渴而言。但以汗不能自出，表实为异，故用香薷饮发暑邪之表也。

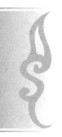

香薷辛温芳香，能由肺之经而达其络。鲜扁豆花，凡花皆散，取其芳香而散，且保肺液，以花易豆者，恶其呆滞也，夏日所生之物，多能解暑，惟扁豆花为最，如无花时，用鲜扁豆皮，若再无此，用生扁豆皮。厚朴苦温，能泄实满。厚朴，皮也，虽走中焦，究竟肺主皮毛，以皮从皮，不为治上犯中。若黄连、甘草，纯然里药，暑病初起，且不必用，恐引邪深入，故易以连翘、银花，取其辛凉达肺经之表，纯从外走，不必走中也。

温病最忌辛温，暑病不忌者，以暑必兼湿，湿为阴邪，非温不解，故此方香薷、厚朴用辛温，而余则佐以辛凉云，下文湿温论中，不惟不忌辛温，且用辛热也。

新加香薷饮方

香薷二钱　银花三钱　鲜扁豆花三钱　厚朴二钱　连翘二钱

水五杯，煮取二杯。先服一杯，得汗止后服；不汗再服；服尽不汗，再作服。

【原文】温毒咽痛喉肿，耳前耳后肿，颊肿，面正赤，或喉不痛，但外肿，甚则耳聋，俗名大头温、虾蟆温者，普济消毒饮去柴胡、升麻主之。初起一二日再去芩、连，三四日加之佳。

【自注】温毒者，秽浊也。凡地气之秽，未有不因少阳之气而自能上升者，春夏地气发泄，故多有是证；秋冬地气间有不藏之时，亦或有是证。人身之少阴素虚，不能上济少阳，少阳升腾莫制，亦多成是证；小儿纯阳火多，阴未充长，亦多有是证。咽痛者，经谓"一阴一阳结，谓之喉痹"。盖少阴少阳之脉，皆循喉咙，少阴主君火，少阳主相火，相济为灾也。耳前耳后颊前肿者，皆少阳经脉所过之地，颊车不独为阳明经穴也。面赤者，火色也。甚则耳聋者，两少阳之脉，皆入耳中，火有余则清窍闭也。治法总不能出李东垣普济消毒饮之外。其方之妙，妙在以凉膈散为主，而加化清气之马勃、僵蚕、银花，得轻可去实之妙；再加玄参、牛蒡、板蓝根，败毒而利肺气，补肾水以上济邪火；去柴胡、升麻者，以升腾飞越太过之病，不当再用升也。说者谓其引经，亦甚愚矣！凡药不能直至本经者，方用引经药作引，此方皆系轻药，总走上焦，开天气，肃肺气，岂须用升、柴直升经气耶？去黄芩、黄连者，芩、连清里药也。病初起未至中焦，不得先用里药，故犯中焦也。

【语译】本条阐述温毒的发病特点及治法。

温毒具火热特点，患者除发热恶寒等全身症状外，尚有某一局部红肿掀痛的症状，治疗原则上同其他温病，不过解毒一法尤应注重。作者认为温毒是一种秽浊之气致病，浊气在下，却可以借少阳升发之气，自口鼻而侵犯人体。同时又从气候因素、体质因素来阐发本病的发病机理：春夏地气发泄，易于上升，所以本病易于流行；秋冬一般肃杀潜藏，但也有"非其时而有其气"，如秋应凉而反热，冬应寒而反温，因此，虽在秋冬，也有不藏之时，温毒秽浊之邪，便可以趁此流行致病。至于人之体质，一是少阴素虚之人，不能上济少阳，致少阳之火升腾莫制，极易构成本病的发病条件，再就是小儿体秉纯阳，阴气未充，易致动火，也比较易于罹患本病。这种结合气候及人的内在因素等来认识外感病的发病机理，显然是以《内经》的理论为指导思想的。

吴氏于此类病比较强调护液，所以虽主用东垣普济消毒饮，却主张去升麻、柴胡，原因是本证既已升腾飞越太过，再加升提，恐其化火动风，重伤其液，这样考虑是比较周全的。叶子雨提出相反意见，也不无理由。总之，此证要结合其体质等来考虑，如患者真阴素亏，病初又有头痛头眩等火旺症状，去升、柴为稳，如果并无阴虚火旺，则虽为温毒初起，升、柴也不是绝不可用。再就是"初起一、二日去芩、连，三、四日加之佳"的问题，初起一、二日，尚无里证，用芩、连恐其凉遏，到了三、四日病邪入里，用芩、连恰是时候。这也是示初学者以大法，其实若初起邪势急重，里证已见，用芩、连亦未尝不可。总之，读古人书，务在领会其精神实质，不要株守。

温毒除内服药外亦可配合外治，如外敷水仙根，即取水仙根去赤皮，捣烂外敷，在局部中心留一孔以通气，干则易之，至皮肤间起小水疱（即所谓"小黄疱如黍米者"）为度，敷之过久易致皮肤溃烂。若已溃烂，则取三黄二香散，初用细茶汁调敷，干则易之，后可改用香油调敷。

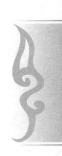

温毒病邪入里，与风温、温热等同法，在《温病条辨》一书里，虽有专条论及，却不是另立一门，而是与风温、温热诸病共同讨论的，按之临床实际，也确实如此。若证见阳明腑实，即用承气通腑；邪毒入营，内逼心包，则用清营、紫雪、牛黄丸等。

【原文】阳明温病，下之不通，其证有五：应下失下，正虚不能运药，不运药者死，新加黄龙汤主之。喘促不宁，痰涎壅滞，右寸实大，肺气不降者，宣白承气汤主之。左尺牢坚，小便赤痛，时烦渴甚，导赤承气汤主之。邪闭心包，神昏舌短，内窍不通，饮不解渴者，牛黄承气汤主之。津液不足，无水舟停者，间服增液，再不下者，增液承气汤主之。

【自注】《内经》谓下不通者死，盖下而至于不通，其为危险可知，不忍因其危险难治而遂弃之。兹按温病中下之不通者共看五因：其因正虚不运药者，正气既虚，邪气复实，勉拟黄龙法，以人参补正，以大黄逐邪，以冬、地增液，邪退正存一线，即可以大队补阴而生，此邪正合治法也。其因肺气不降，而里证又实者，必喘促寸实，则以杏仁、石膏宣肺气之弊，以大黄逐肠胃之结，此脏腑合治法也。其因火腑不通，左尺必现牢坚之脉（左尺，小肠脉也，俗候于左寸者非，细考《内经》自知），小肠热盛，下注膀胱，小便必涓滴赤且痛也，则以导赤去淡通之阳药，加连、柏之苦通火腑，大黄、芒硝承胃气而通大肠，此二肠同治法也。其因邪闭心包，内窍不通者，前第五条已有先与牛黄丸，再与承气之法，此条系已下而不通，舌短神昏，闭已甚矣，饮不解渴，消亦甚矣，较前条仅仅谵语，则更急而又急，立刻有闭脱之虞，阳明大实不通，有消亡肾液之虞，其势不可少缓须臾，则以牛黄丸开手少阴之闭，以承气急泻阳明，救足少阴之消，此两少阴合治法也。再此条亦系三焦俱急，当与前第九条用承气、陷胸合法者参看。其因阳明太热，津液枯燥，水不足以行舟，而结粪不下者，非增液不可。服增液两剂，法当自下，其或脏燥太甚之人，竟有不下者，则以增液合调胃承气汤，缓缓与服，约二时服半杯沃之，此一腑中气血合治法也。

【语译】本节讨论阳明温病，虽用承气后依然未能通下，而采用的变通治法。

吴氏指出"下而至于不通，其为危险可知"，可知病至阳明而用通下，是处理外感病的一大关键，此而失治，则土实而水亏，水亏则木旺，液涸风动，种种险候，可以接踵而至。但已下而尚不通，应该考虑有无其他因素，吴氏提出五个方面，临床处理时应该熟练掌握。

一是邪气流连而正气内虚，下之不通是正虚不能运药，可变陶氏黄龙汤法，而成新加黄龙汤，即所谓"邪正合治"。

二是肺气不降，痰涎壅盛，而阳明结热，里证又实，必须宣肺气之痹，同时逐胃肠之结，方用宣白承气汤，即所谓"脏腑合治"之法。

三是小肠火腑不通，致热注膀胱，小便涩痛，复兼里实，必须于通腑之同时兼泄小肠，方用导赤承气汤，即所谓"二肠合治"之法。

四是邪闭心包，又兼腑实，致神昏舌短，饮不解渴，此时徒攻阳明无益，必须同时开其窍闭，方用牛黄承气汤，即所谓"阳明心包合治"之法。

五是阳明热结，复兼津液枯燥，致结粪不下，应权衡虚实程度，用增液汤以增水行舟，如仍不下，可用增液承气汤，即所谓"气血合治"之法。

据上可知，温病下法较之《伤寒论》已大为丰富。又本书尚有承气合小陷胸法，以治痰壅盛三焦俱急之证，有护胃承气汤，以通下益护胃液，这说明本书论下法之化裁运用尚不止上述数法。

【选注】朱武曹：五证精细详核。此论反复详尽，无一字非义，诚得《内经》《金匮》之精。

曹炳章：应下不可迁延，迁延则水为热烁，立见消亡，分别浅深轻重，皆有至理，胪列险症，较上二条尤亟。

【按语】曹氏强调了温病见下证必须当机立断，予以下法。温病以护液为第一要义，应下失下，则邪气流连，水为热烁，不啻养痈以贻患。但不应下而妄下之，在初期则引邪入里；在后期则或重伤其阴，或有厥脱等变端，后果亦为严重。总之，温病用下，既须适其时，又须得其法。

【原文】邪入心包，舌謇肢厥，牛黄丸主之，紫雪丹亦主之。

【自注】厥者，尽也。阴阳极造其偏，皆能致厥。伤寒之厥，足厥阴病也，温热之厥，手厥阴病也。舌卷囊缩，虽同系厥阴见证，要之，舌属手，囊属足也。盖舌为心窍，包络代心用事，肾囊前后，皆肝经所过，断不可以阴阳二厥，混而为一，若陶节庵所云："冷过肘膝，便为阴寒"，恣用大热。再热厥之中，亦有三等：有邪在络居多，而阳明证少者，则从芳香，本条所云是也；有邪搏阳明，阳明太实，上冲心包，神迷肢厥，甚至通体皆厥，当从下法，本论载入中焦篇；有日久邪杀阴亏而厥者，则从育阴潜阳法，本论载入下焦篇。

【语译】本条言邪入心包之证治，着重阐述了厥的发病机理。

厥，有"极"之意。凡阴（寒）极或阳（热）极，均可致厥，厥在症状上表现为手足厥冷，但却有寒热之分。厥多出现在外感病的严重阶段，故对寒厥与热厥，必须明辨。

寒厥、热厥之辨，在处理外感病时必须切实掌握。因为此时邪势急重，一经误治，则有稍纵即逝之虞。故医者必需有识于平时，始能有定见于关键时刻。吴氏此篇，除阐明寒厥、热厥的病机外，对于热厥，又分别以三焦分证，提出了不同的治法。当然，分型论证，也还只能是言其大概而已，临证之时，尚须再化裁运用。例如阳明、心包俱病，徒泄阳明无益，而应阳明、心包同治；邪入下焦，真阴大伤而邪尚有余者，吴氏又用牛黄、紫雪之属以搜邪，而用复脉等以益阴之法。因此叶氏强调"有形、无形，治法大异"。曹氏又指出热厥较寒厥为多见，亦系有得之见，可作临床参考，但曹氏认定寒厥必为"伤寒延至多日，又系虚寒之体，乃见寒厥"，此又未必尽然。在温病中因阳气衰亡而出现寒厥者并非没有，不可误以为温病必无寒厥。

【原文】阳明温病，舌黄燥，肉色绛，不渴者，邪在血分，清营汤主之。若滑者不可与也，当于湿温中求之。

【自注】温病传里，理当渴甚，今反不渴者，以邪气深入血分，格阴于外，上潮于口，故反不渴也。曾过气分，故苔黄而燥；邪居血分，故舌之肉色绛也。若舌苔白滑、灰滑、淡黄而滑，不渴者，乃湿气蒸腾之象，不得用清营柔以济柔也。

【语译】本节指出阳明病入血的证治。

舌绛，是为邪入营血的证象，叶氏所谓"邪热入营，舌色必绛"，更何况是病在血分。由于邪系由阳明气分而来，所以舌黄燥。法用清营汤，虽清血热，实含有透营泄热之意。"手厥阴暑温，清营汤主之，舌白滑者，不可与也"，可知吴氏是把清营汤视为邪入手厥阴之方，出现营血证候之领，但必须舌赤或舌绛，而舌滑者则不可与。

本条可知舌诊的诊断意义，可以据此鉴别口渴的性质，并提示用清营汤之宜忌。综上所述，吴氏指出了邪入营血分的两个值得引起注意的症状。一是口反不渴。温为阳邪，最易耗液，病初即有口渴的见症。至邪气入里，气分热甚，口渴是常见症状。今邪入营血，而口反不渴，吴氏以"格阴于外，上潮于口"为解释，这说明邪热一旦伤及营阴，虽可出现舌干等症状，却并不渴而喜饮。二是舌质绛，叶氏云："其热传营，舌色必绛"。绛舌是邪入营血之据。当然，邪入营血也还有其他症状，但这两个症状有其一定的诊断意义，所以在这里仅举此两项，不等于不注意其他方面。

吴氏提到了"口反不渴"，这也是具有诊断意义的。自注云："温病传里，理当渴甚，今反不渴者，以邪气深入血分，格阴于上，上潮于口，故反不渴也。"这与"太阴病，……舌绛而干，法当渴，今反不渴者，热在营中也"，作者自注"邪热入营，蒸腾营气上升，故不渴"为同一机理。

要知，邪入营血，口反不渴，主以清营汤，这是作者的主张。窥其缘由，当系经过阳明阶段的邪正相搏，此时邪势已杀，而营阴大伤，证候由实转虚之故。也有邪势尚盛者，则属气血两燔，而口必大渴。

【原文】秋感燥气，右脉数大，伤手太阴气分者，桑杏汤主之。

【自注】前人有云：六气之中，惟燥不为病，似不尽然。盖以《内经》少秋感于燥一条，故有此议耳。如阳明司天之年，岂无燥金之病乎？大抵春秋二令，气候较夏冬之偏寒偏热为平和，其由于冬夏之伏气为病者多，其由于本气自病者少，其由于伏气而病者重，本气自病者轻耳。其由于本气自病之燥证，初起必在肺卫，故以桑杏汤清气分之燥也。

桑杏汤方（辛凉法）

桑叶一钱　杏仁一钱五分　沙参二钱　象贝一钱　香豉一钱　栀皮一钱　梨皮一钱

水二杯，煮取一杯，顿服之，重者再作服（轻药不得重用，重用必过病所。再一次煮成三杯，其二、三次之气味必变，药之气味俱轻故也）。

感燥而咳者，桑菊饮主之。亦救肺卫之轻剂也。

【语译】本节除阐明秋燥初起的常见症状及治法外，特别对前人所谓"六气之中，惟燥不为病"之说，提出了不同看法。然而窥其缘由，系由于《内经》没有"秋感于燥"的内容，所以后人对之有不同议论。其实《内经》一书，本非出自一人手笔，其所议论，亦多有未能完整之处，但如能前后互参，则善学者亦可看出前人意旨，故作者在此提出反问，即"如阳明司天之年，岂无燥金之病乎"？所以，秋燥致病还是有的，只是由于春秋二令，气候较冬夏为平和，伏气为病者多，本气自病者少耳。至于感受燥气之后，初起多病在肺卫，可予以辛凉清润之桑杏汤，以清气分之燥；若仅是感燥而咳，尚未伤及阴液，为防遏邪，也可选用桑菊饮。

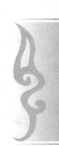

【原文】燥伤肺胃阴分，或热或咳者，沙参麦冬汤主之。

此条较上二条，则病深一层矣，故以甘寒救其津液。

【语译】本条是指燥伤肺卫阴分，虽病位仍在肺，但其热炽液伤程度则比前者近了一层，所以选用沙参麦冬汤，以甘寒清热，而救其津液。

【选注】曹炳章：此较上二条之病为深，故用药则多取救液。

【按语】本条已无剩义。前人有"治风燥莫如养血，治热燥莫如壮水"之说，风燥，可归于内伤阴分一类；热燥，则本条当属之；至于壮水，则含义颇广，叶氏谓肺为水主，则养肺阴当亦属之。

【原文】太阴温病，不可发汗，发汗而汗不出者，必发斑疹，汗出过多者，必神昏谵语。发斑者，化斑汤主之；发疹者，银翘散去豆豉加细生地、丹皮、大青叶，倍元参主之。禁升麻、柴胡、当归、防风、羌活、白芷、葛根、三春柳。神昏谵语者，清宫汤主之，牛黄丸、紫雪丹、局方至宝丹亦主之。

【自注】温病忌汗者，病由口鼻而入，邪不在足太阳之表，故不得伤太阳经也。时医不知而误发之，若其人热甚血燥，不能蒸汗，温邪郁于肌表血分，故必发斑疹也。若其人表疏，一发而汗出不止。汗为心液，误汗亡阳，心阳伤而神明乱，中无所主，故神昏；心液伤而心血虚，心以阴为体，心阴不能济阳，则心阳独亢，心主言，故谵语不休也。且手经逆传，世罕知之，手太阴病不解，本有必传手厥阴心包之理，况又伤其气血乎？

【语译】本节指出温邪忌汗之理，以及出现斑疹昏谵等变证的治法。

温邪忌汗当然是指辛温解表而言，这一类药如果使用不当，可以导致一系列变证，本节所提到的斑疹昏谵等便是指这种变证而言。

斑与疹，大者为斑，小者为疹，其病机皆为邪热伤及血络，只是轻重不同。吴氏主以化斑汤治斑，银翘散去豆豉加诸凉血药治疹，便是按这种轻重而分的，然大旨均以凉血透邪为要，若临床遇到夹斑带疹，则必须斟酌两者之轻重，化裁运用。至于本条提到的升麻、柴胡以及葛根、三春柳等均为寻常风疹、麻疹初起用药法。用于本证，宜犯"温邪忌汗"之戒。

【原文】斑疹，用升提则衄，或厥，或呛咳，或昏痉，用壅补则瞀乱。

【自注】此治斑疹之禁也。斑疹之邪在血络，只喜轻宣凉解。若用柴胡、升麻辛温之品，直升少阳，使热血上循清道则衄；过升则下竭，下竭者必上厥；肺为华盖，受热毒之熏蒸则呛咳；心位正阳，受升提之摧迫则昏痉。至若壅补，使邪无出路，络道比经道最细，诸疮痛痒，皆属于心，既不得外出，其势必返而归之于心，不瞀乱得乎？

【语译】本节言升、柴、归、防、羌、芷、葛、三春柳等为辛温发表之品，也为升提之品，升提对斑疹亦不适用。另外也提到斑疹不适合壅补。

斑疹本属邪入血络，逼血外窜，所以只须用轻宣凉解一法，以透营泄热。如用升提，直升少阳，则血循清道而为衄。且过升则下竭，下竭者上必厥。过升则肺热升腾，失其肃降之性，劫其津液，而为呛咳等症。营血内扰，本已病及神志，升提则益助其煽，故为昏痉。至于壅补，则逼邪气内归于心，而为昏瞀之证。但发斑疹者亦有属正虚邪陷者，正气无力托邪，斑疹透发不畅，甚至刚出即隐，此时培补正气之品不可不用，自不在禁忌之例。

总之，邪入营血外出斑疹，不适用辛温升提，也不适用壅补。至于寻常风疹、麻疹而用辛温升提之剂，阴斑而用扶正托邪，均属于另外两种情况的处理，证候与病机与本条均截然不同，作者在本条提及此，欲人于临证时注意鉴别。

【原文】温病小便不利者，淡渗不可与也，忌五苓、八正辈。

【自注】此用淡渗之禁也。热病有余于火，不足于水，惟以滋水泻火为急务，岂可再以淡渗动阳而烁津乎？奈何吴又可于小便条下，特立猪苓汤，乃去仲景原方之阿胶，反加木通、车前，渗而又渗乎？其治小便血分之桃仁汤中，仍用滑石，不识何解！

【语译】本节言温病小便不利忌用淡渗之机理。

吴鞠通《温病条辨》原概括温暑而言，此处则单指风温、温热等一类病证，凡见小便不利，首先应考虑是否津液不继所引起，而不得妄利其小便。淡渗如苓、泽，惟温邪夹湿者为宜，无湿而小便不利，增液犹恐不及，妄利则更损其阴，故曰"不可与"。本条系作者针对吴又可之猪苓汤去阿胶，加木通、车前以治小便不利而发，其实为数下亡阴之戒。

【原文】阳明温病，下后脉静，身不热，舌上津回，十数日不大便，可与益胃、增液辈，断不可再与承气也。下后舌苔未尽退，口微渴，面微赤，脉微数，身微热，日浅者，亦与增液辈。日深舌微干者，属下焦复脉法也。勿轻与承气，轻与者肺燥而咳，脾滑而泄，热反不除，渴反甚也，百日死。

【自注】此数下亡阴之大戒也。下后不大便十数日，甚至二十日，乃肠胃津液受伤之故，不可强责其便，但与复阴，自能便也。此条脉静身凉，人犹易解，至脉虽不躁而未静，身虽不壮热而未凉，俗医必谓邪气不尽，必当再下，在又可法中，亦必再下。不知大毒治病，十衰其六，但与存阴退热，断不误事。若轻与苦燥，频伤胃阴，肺之母气受伤，阳明化燥，肺无乘气，反为燥逼，焉得不咳？燥咳久者，必身热而渴也，若脾气为快利所伤，必致滑泄，滑泄则阴伤而热渴愈加矣。迁延三月，天道小变之期，其势不能再延，故曰百日死也。

【语译】本节指出数下亡阴，而致大便不下者，断不可妄用攻下。

温病本易伤液，数下之后，势必更伤其液，此时常见液亏而大便不下，应详审脉证，酌用生津养液之药，而断不可再与攻下。作者在这里列举了以下几种情况。

其一，脉静身凉，舌上津回，但十数日不大便，此为肠壁津液受伤过甚，虽舌上津回，胃肠尚乏液润，此时不可努责其便，但与复阴，阴液复则便自通。

其二，脉虽不躁而未静，身虽不壮热而未凉，如有十数日不大便，很容易被人误诊为邪气未尽，必议再下，在吴又可书中不乏再下的例子，其实大毒治病，十衰其六，而但予存阴泻热，断不误事。当然，若下后邪气复聚，大热大渴，面正赤，脉躁甚者，又不在此例。

其三，如果邪气已深，舌微干而不大便，应考虑下焦复脉一法，忌用承气攻下。总之，上面的例子都忌用苦寒下夺，下后胃阴更伤，肺之母病为燥所逼，焉得不咳，咳久阴伤，则必身热渴饮，再就是下夺又可能伤及脾气，脾气一伤，必致滑泄，而热反不除，日久而成虚损，后果必然不良。

【原文】风温、温热、温疫、温毒、冬温，邪在阳明久羁，或已下，或未下，身热面赤，口干舌燥，甚则齿黑唇裂，脉沉实者，仍可下之；脉虚大，手足心热甚于手足背者，加减复脉汤主之。

【自注】温邪久羁中焦，阳明阳土，未有不克少阴癸水者，或已下而阴伤，或未下而阴竭。若实证居多，正气未至溃败，脉来沉实有力，尚可假手于一下，即《伤寒论》中急下以存津液之谓。若中无结粪，邪热少而虚热多，其人脉必虚，手足心主里，其热必甚于手足背之主表也。若再下其热，是竭其津而速之死也。故以复脉汤复其津液，阴复则阳留，庶可不至于死也。去参、桂、姜、枣之补阳，加白芍收三阴之阴，故云加减复脉汤。在仲景当日，治伤于寒者之结代，自有取于参、桂、姜、枣，复脉中之阳；今治伤于温者之阳亢阴竭，不得再补其阳也。用古法而不拘古方，医者之化裁也。

【原文】夜热早凉，热退无汗，热自阴来者，青蒿鳖甲汤主之。

【自注】夜行阴分而热，日行阳分而凉，邪气深伏阴分可知；热退无汗，邪不出表而仍归阴分，更可知矣，故曰热自阴分而来，非上中焦之阳热也。邪气深伏阴分，混处气血之中，不能纯用养阴，又非壮火，更不得任用苦燥。故以鳖甲蠕动之物，入肝经至阴之分，既能养阴，又能入络搜邪；以青蒿芳香透络，从少阳领邪外出；细生地清阴络之热；丹皮泻血中之伏火；知母者，知病之母也，佐鳖甲、青蒿而成搜剔之功焉。再此方有先入后出之妙，青蒿不能直入阴分，有鳖甲领之入也；鳖甲不能独出阳分，有青蒿领之出也。

青蒿鳖甲汤方（辛凉合甘寒法）

青蒿二钱　鳖甲五钱　细生地四钱　知母二钱　丹皮三钱

水五杯，煮取二杯，日再服。

【原文】热邪深入下焦，脉沉数，舌干齿黑，手指但觉蠕动，急防痉厥，二甲复脉汤主之。

【自注】此示人痉厥之渐也。温病七八日以后，热深不解，口中津液干涸，但觉手指瘈动，即当防其痉厥，不必俟其已厥而后治也。故以复脉育阴，加入介属潜阳，使阴阳交纽，庶厥不可作也。

二甲复脉汤方（咸寒甘润法）

即于加减复脉汤内，加生牡蛎五钱，生鳖甲八钱。

【原文】下焦温病，热深厥甚，脉细促，心中憺憺大动，甚则心中痛者，三甲复脉汤主之。

【自注】前二甲复脉，防痉厥之渐；即痉厥已作，亦可以二甲复脉止厥。兹又加龟板三甲者，以心中大动，甚则痛而然也。心中动者，火以水为体，肝风鸱张，立刻有吸尽西江之势，肾水本虚，不能济肝而后发痉，既痉而水难猝补，心之本体欲失，故憺然大动也。甚则痛者，"阴维为病主心痛"，此证热久伤阴，八脉附于肝肾，肝肾虚而累及阴维故心痛，非如寒气客于心胸之心痛可用温通。故以镇肾气、补任脉、通阴维之龟板止心痛，合入肝搜邪之二甲，相济成功也。

三甲复脉汤方（同二甲汤法）

即于二甲复脉汤内，加生龟板一两。

【原文】即厥且哕（俗名呃忒），脉细而劲，小定风珠主之。

【自注】温邪久踞下焦，烁肝液为厥，扰冲脉为哕，脉阴阳俱减则细，肝木横强则劲，故以鸡子黄实土而定内风；龟板补任（谓任脉）而镇冲脉；阿胶沉降，补液而息肝风；淡菜生于咸水之中而能淡，外偶内奇，有坎卦之象，能补阴中之真阳，其形翕阖，故又能潜真阳之上动；童便以浊液仍归浊道，用以为使也。名定风珠者，以鸡子黄宛如珠形，得巽木之精。而能息肝风，肝为巽木，巽为风也。龟亦有珠，具真武之德而镇震木。震为雷，在人为胆，雷动未有无风者，雷静而风亦静矣。亢阳直上巅顶，龙上于天也，制龙者，龟也。古者豢龙御龙之法，失传已久，其大要不出乎此。

小定风珠方（甘寒咸法）

鸡子黄（生用）一枚　真阿胶二钱　生龟板六钱　童便一杯　淡菜三钱

水五杯，先煮龟板、淡菜得二杯，去滓，入阿胶，上火烊化，纳鸡子黄，搅令相得，再冲童便，顿服之。

【原文】热邪久羁，吸烁真阴，或因误表，或因亡攻，神倦瘈瘲，脉气虚弱，舌绛苔少，时时欲脱者，大定风珠主之。

【自注】此邪气已去八九，真阴仅存一二之治也。观脉虚苔少可知，故以大队浓浊填阴塞隙，介属潜阳镇定。以鸡子黄一味，从足太阴，下安足三阴，上济

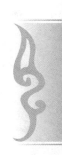

手三阴，使上下交合，阴得安其位，斯阳可立根基，俾阴阳有眷属一家之义，庶可不致绝脱欤！

大定风珠方（酸甘咸法）

生白芍六钱　阿胶三钱　生龟板四钱　干地黄六钱　麻仁二钱　五味子二钱　生牡蛎四钱　麦冬（连心）六钱　炙甘草四钱　鸡子黄（生）二枚　鳖甲（生）四钱

水八杯，煮取三杯，去滓，再入鸡子黄，搅令相得，分三次服。喘加人参，自汗者加龙骨、人参、小麦，悸者加茯神、人参、小麦。

小　结

《温病条辨》是清代温病学的代表作之一，书中所论以及各种治法方药，都是吴鞠通总结前人的经验并结合自身的实践而提出的，具有很高的理论和实用价值。

吴氏所论的温病包括了多种急性外感热病，如风温、温热、温疫、温毒、暑温、湿温、秋燥、冬温、温疟、伏暑等。其中多种温病起病始于手太阴肺卫。邪犯肺卫者当以辛凉解表剂如银翘散主之。若邪入阳明气分，属经证者主以白虎汤，属腑实证者主以承气汤。腑实而阴亏者用增液承气汤增液攻下，肠液亏虚而热邪不甚者用增液汤润肠通便。腑实而兼痰热壅肺者，主以宣白承气汤；兼小肠热盛者，主以导赤承气汤；兼热闭心包者，主以牛黄承气汤。邪热闭于心包者，以牛黄丸、紫雪丹之类开窍清心；邪热深入营分，可用清营汤；邪热虽衰而真阴耗伤，用加减复脉汤。

暑温初起主以白虎汤，热入营血，主以清营汤。湿温初起禁汗、下、润，主以三仁汤。温毒则以普济消毒饮为主方，伏暑治法可参暑温、湿温，吴氏认为发作愈迟，其病愈重。秋燥初犯肺卫，主以桑杏汤、桑菊饮，燥伤肺胃则主以沙参麦冬汤，燥气化火上干清窍，主以翘荷汤，燥热在肺，肺气郁者，主以清燥救肺汤，燥伤胃阴可用玉竹麦门冬汤，气血两燔则予玉女煎加减，燥伤肝肾之阴，可予三甲复脉汤之类。

吴氏又论及温病忌汗、斑疹治禁、淡渗之禁，苦寒之禁、数下亡阴之戒等治疗禁忌。在"汗论"中论述了温病与伤寒用汗法之异，在"治病法论"中论述了治外感与内伤之别以及三焦治则，在"吴又可温病禁黄连论"中论述了苦寒之品化燥之理，在"燥气论"中对燥气的性质又作了全面论述。

从以上所录各节，可以看到吴氏温病学术思想及诊治温病理法方药之大概，为进一步学习《温病条辨》全文打下了基础。

复习思考题

1. 如何理解"凡病温者，始于上焦，在手太阴"？

2. 对温病邪犯肺卫投用桂枝汤，你的看法如何？

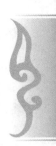

第18章 叶天士《三时伏气外感篇》

【学习要求】

1. 掌握春温病的发病机理、治疗原则及禁忌。

2. 掌握风湿病的病因病机、临床特点及治法方药。

3. 了解暑热病的特点、治疗原则及方药。

本篇也是叶天士的重要温病著作，来源于《临证指南医案》后所附《幼科要略》。我们在选载时主要依据王孟英的《温热经纬》，去其与温病关系不甚密切的内容，加入有关湿、暑疾病的原文。

本篇主要阐明叶氏对春湿、风温、暑热、秋燥等的病因、病机、诊断、治疗的观点，同时也对新感温病与伏邪温病的鉴别诊断及治疗提出了自己的看法。虽然本文来源于《幼科要略》，侧重于对婴幼儿的论述，但在临床上具有普遍意义，一直沿用至今。

【原文】夫春温、夏热、秋凉、冬寒，四时之序也。春应温而反大寒，夏应热而反大凉，秋应凉而反大热，冬应寒而反大温，皆不正之乖气也。病自外感，治从阳分。若因口鼻受气，未必恰在足太阳经矣。大凡吸入之邪，首先犯肺，发热咳喘。口鼻均入之邪，先上继中，咳喘必兼呕逆、瞋胀，虽因外邪，亦是表中之里。设宗世医发散阳经，虽汗不解，幼稚质薄神怯，日期多延，病变错综。兹以四气常法列左。

【语译】本条主要论述了四时外感病的病因、病机及治疗的禁忌。

一年四季，气候有序，春天当温，夏天当热，秋天当凉，冬天当寒；如果气候反常，春大寒，夏之凉，秋反热，冬大温，都是四时气候当至而不至，这就形成了六淫邪气，成为疾病产生的原因。

外来邪气，可以从皮毛而入，如伤寒；也可以由口鼻而入，如温病。由皮毛而入，首先侵犯足太阳膀胱经，治疗当以辛温发汗。由口鼻而入者则不同，鼻气通于肺，邪气由鼻随呼吸而犯于肺，首先出现肺卫证。口气通于胃，由口而入之邪，则侵犯胃，故出现中焦证。肺卫证多见发热、咳喘；中焦证则见呕逆、瞋胀。可见温病病机是先上焦后中焦，故叶氏称"先上继中"。温病治疗当以辛凉清解。不论伤寒也好，温病也好，治疗均以祛邪为主，解散在表之邪，故叶氏说"病自外感，治从阳分"。由于外邪入没人体，出现表证，或卫分证，但其生病部位与内在的脏腑有密切联系，不局限于体表，所产生的咳喘、呕逆也与肺、胃生理功能的失调有关，所以叶氏说"表中之里"，表即表证，里即脏腑。也就是说表证与脏腑有关。

"设宗世医发散阳经，虽汗不解"是告诫人们，温病不能用辛温发汗来表散阳经邪气，应用辛凉清解，宣通肺卫的办法，否则助热灼津，变证多端。至于小儿，就更要慎重，若误治失治，往往造成不良后果。

【原文】春温一证，由冬令收藏未固，昔人以冬寒内伏，藏于少阴，入春发于少阳，以春木内应肝胆也。寒邪深伏，已经化热。昔贤以黄芩汤为主方，苦寒直清里热，热伏于阴，苦味坚阴乃正治也。知温邪忌散，不与暴感门同法。若因外邪先受，引动在里伏热，必先辛凉以解新知，继进苦寒以清里热。况热乃无形之气，幼医多用消滞，攻治有形，胃汁先涸，阴液劫尽者多矣。

【语译】本条论述了春温病的病因、发病机制、治疗原则及禁忌，同时也提出新感引动伏邪及其治疗原则。

春温病，叶氏也承认是伏邪温病。这种观点都是根据《内经》推导出来的。《素问·阴阳应象大论》说："冬伤于寒，春必温病"；《素问·热论》也说："凡病伤寒而成温者，先夏至日为病温，后夏至日为病暑"。因此历代前贤都认为春温的产生是冬天封藏不固，精气大伤，外来寒邪，乘虚而入，伏于体内，到春天时随春阳之气外发，发生温病，所谓"冬不藏精，春必病温"。叶氏认为春温病是冬寒伏于少阴，迨春则发于少阳。这是因为寒邪化火，伏于少阴，少阴肾精被伤，肾水亏损，水不滋木，肝木偏旺，肝胆互为表里，故病发肝胆，这是其一。春天阳气始发，肝胆外应春天，故至春则肝胆内热升发，这是其二。所以春温一证的病机无非是少阴先伤，外发肝胆罢了。春温初期即见身热、口苦、烦渴等胆热证，同时在整个病变过程中都以津液不足为主，后期更多见心、肝、肾三脏的真阴耗竭证，都充分证明了这一点。

由于春温为伏气温病，初起里热偏甚，郁而化火，所以其治疗与一般外感病（主要指伤寒，叶氏称暴感）不同。以直折里热为主，并要保养津液。其代表方如黄芩汤，以黄芩苦寒清热坚阴，芍药敛阴养液。临床上可以加减使用，把原方甘温补气的大枣去掉，以避温燥。把炙甘草改为生甘草，以增清热解毒之功。

温病忌汗，尤其忌辛温发汗，若滥用发散之品，不但邪不去，反而会助热伤阴，故叶氏说"温病忌散"。但是如果是新感引动伏邪，则又当别论。

【原文】风温者，春月受风，其气已温。《经》谓"春气病在头"，治在上焦，肺位最高，邪必先伤。此手太阴气分先病，失治则入手厥阴心包络，血分亦伤。

盖足经顺传，如太阳传阳明，人皆知之；肺病失治，逆传心包络，幼科多不知者。俗医见身热咳喘，不知肺病在上之旨，妄投荆、防、柴、葛，加入枳、朴、杏、苏、卜子、楂、麦、广皮之属，辄云解肌消食。有见痰喘便用大黄礞石滚痰丸，大便数行，上热愈结。幼稚谷少胃薄，表里苦辛化燥，胃汁已伤，复用大黄大苦沉降丸药，致脾胃阳和伤极，陡变惊痫，莫救者多矣。

春季温暖，风温极多，温变热最速，若发散风寒、消食，劫伤津液，变症尤速。初起咳嗽喘促，通行用薄荷（汗多不用）、连翘、象贝、牛蒡、花粉、桔梗、沙参、木通、枳壳、橘红、桑皮、甘草、山栀（泄泻否用）、苏子（泻不用，降气）。表解，热不清，用黄芩、连翘、桑皮、花粉、地骨皮、川贝、知母、山礞。里热不清，早上凉，晚暮热，即当清解血分，久则滋清养阴。若热陷神昏，痰升喘促，急用牛黄丸、至宝丹之属。

【语译】本节论述了风温的病因、发病、传变特点、证候表现、治疗原则和具体方药，并强调了在治疗中应注意的一些问题。

风温病多发生于春季气候转暖之时，但亦有发生于冬季者。因春季温暖而多风，人易感受风热病邪而发病。风热病邪从口鼻吸入，先犯于肺。因肺居于上，而风热为阳邪，故其侵袭人体亦偏于上，多以肺为主。又因肺主一身之表，故风温初起多表现为肺卫证。

风温初起，邪犯于肺，肺气不能正常宣降，则出现咳嗽、喘促等症状。同时，由于肺主气属卫，主一身之表，故邪犯于肺又可出现卫阳郁闭的症状，如发热、恶寒、头痛、鼻塞、无汗、脉浮等。若表邪入里而肺热转甚，则可见烦渴、喘咳加剧。并可出现阳明热盛的表现，如壮热、烦渴、汗出、脉洪数等，此即所谓"足经顺传"。但若温邪内陷心包，则可出现神昏、目瞑、四肢厥冷等症状，此即所谓"逆传心包络"。由此可见，肺卫之邪不解，其内传的趋势有两种情况：既可由肺顺传于胃，亦可因肺病失治而传入心包。此即叶氏所说："温邪上受，首先犯肺，逆传心包"。邪入心包后，营血分即受影响，尤其是心营有所耗伤。若病邪深入血分，可出现斑疹、出血等动血见症。本病后期，余邪未净，阴伤未复，则可出现肺胃阴分耗伤而致的低热不退、干咳少痰、口干、舌红等症状。以上为风温病常见的临床证候表现。

对于本病的治疗，文中不仅指出了病变各阶段的治疗大法，还列举了许多具体药物。风温初起，以辛凉清肃上焦为治疗大法。叶氏所举的药物以辛凉疏散之品为主，如薄荷、栀子、牛蒡、连翘、桑叶等，同时也佐以清化痰热之品，如象贝、沙参、桑皮、花粉等。若表解而里热转盛，一般应先用辛寒之品，如石膏、竹叶之类，不可骤投苦寒。若热势不解，邪毒更甚，则可选用芩、连、凉膈散等苦寒方药。从对药物的选择来看，叶氏十分重视透热外达。若热邪逆传心包，应急投清心化痰开窍之剂，如至宝丹、紫雪丹、牛黄清心丸之类。病邪传入营血分，则需用清营凉血法。病变后期，肺胃阴伤者，则应予清养肺胃阴液之剂。

【自注】此证风温肺病，治在上焦。夫风温、春温忌汗，初病投剂，宜用辛凉。若杂入消导发散，不但与肺病无涉，劫尽胃汁，肺乏津液上供，头目清窍徒为热气熏蒸，鼻干如煤，目暝，或上窜无泪，或热深肢厥，狂躁溺涩，胸高气促，皆是肺气不宣化之征。斯时若以肺药少加一味清降，使药力不致直趋肠中，而上痹可开，诸窍自爽。无如城市庸医，金云结胸，皆用连、蒌、柴、枳，苦寒直降，致寒闭塞愈甚，告毙甚多。

此证初因发热喘嗽，首用辛凉清肃上焦，如薄荷、连翘、牛蒡、象贝、桑叶、沙参、栀子、蒌皮、花粉。若色苍热胜烦渴，用石膏、竹叶辛寒清散，痧症亦当宗此。若日数渐多，邪不得解，芩、连、凉膈亦可选用。至热邪逆传入包中，神昏目暝，鼻窍无涕泪，诸窍欲闭，其势危急，必用至宝丹，或牛黄清心丸，病减后余热，只甘寒清养胃阴足矣。

备用方苇茎汤、清心凉膈散、凉膈散、泻白散、葶苈大枣汤、白虎汤、至宝丹、清心牛黄丸、竹叶石膏汤、喻氏清躁救肺汤。

风温乃肺先受邪，遂逆传心包，治在上焦，不与清胃攻下同法。吾乡幼科当此，初投发散消食，不应，改用柴、芩、瓜姜、枳实、川连，再下夺，不应，多致危殆，皆因不明手经之病耳。

若寒痰阻闭，亦有喘急胸高，不可与前法，用三白吐之，或妙香丸。

【语译】这些自注是叶氏进一步阐明自己观点而写的，无非是补充解释原文，进一步指出风温病的具体治疗方法和先后顺序，以及错用辛温、消导、苦寒所产生的变证，以帮助我们更好地理解原文宗旨。

原文自注中强调风温不可投发散消导，这只是一般规律，如果是内热外寒，就应稍投辛温发散之品，以解外寒。叶氏在《幼科要略》中有这样的观点。叶氏所言"风温、春温忌汗"是指辛温发汗，而不是指辛凉清解，风温初起使用辛凉是对的。至于春温，辛温辛凉均不能用。因无表证，初起即是里热证。

【原文】夏为热病，然夏至以前，时令未为大热，《经》以先夏至病温，后夏至病暑。温邪前已申明。暑热一证，幼医易眩。夏暑发自阳明，古人以白虎汤为主方，后贤刘河间创议迥出诸家，谓温热时邪，当分三焦投药，以苦辛寒为主，若拘六经分证，仍是伤寒治法，致误多矣。盖伤寒外受之寒，必先从汗解，辛温散邪是矣。口鼻吸入之寒，即为中寒阴病，治当温里，分三阴见证施治。若夫暑病，专方甚少，皆因前人略于暑详于寒耳。考古如《金匮》暑、暍、痉之因，而洁古以动静分中暑中热，各具至理，兹不概述。论幼科病暑热，夹杂别病有诸，而时下不外发散消导，加入香薷一味，或六一散一服。考本草香薷辛温发汗，能泄宿水。夏热气闭无汗，渴饮停水，香薷必佐杏仁。以杏仁苦降泄气，大顺散取义若此。长夏湿令，暑必兼湿。暑伤气分，湿亦伤气，汗则耗气伤阳，胃汁大受劫烁，变病由此甚多。发泄司令，里真自虚。张凤逵云：暑病首用辛凉，继用甘寒，再用酸泄酸敛，不必用下，可称要言不烦矣。然幼科因暑热蔓延，变生他病，兹摘其概。

暑邪必挟湿，状如外感风寒。忌用柴、葛、羌、防，如肌表热无汗，辛凉轻剂无误。香薷辛温气升，热伏易吐，佐苦降如杏仁、川连、黄芩则不吐。宣通上焦，如杏仁、连翘、薄荷、竹叶。暑热深入，伏热烦渴，白虎汤、六一散。暑病头胀如蒙，皆湿盛生热，白虎、竹叶。酒湿食滞者加辛温通里。

【语译】本节主要论述暑邪为病的病因、病机以及治疗等。其内容较为复杂，这里只选择一些有关暑病的内容加以分析。

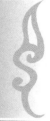

暑病亦称热病，狭义来说，亦即现在所称的暑温。夏日酷热，炎威逼人，病毒侵袭人体，多径入阳明气分，这是本病的发病特点，与其他温病初起邪在上焦肺卫者有所不同，古人以白虎汤作为本病初起的治疗主方，就是取其辛寒清气、泻热生津的作用，这是根据其发自阳明的病机特点而确定的。夏月虽暑热司令，但由于天暑下逼，地湿上蒸，故湿邪亦胜，以致暑邪每易兼湿邪为病，此即叶氏所说"长夏湿令，暑必兼湿"之意。无论暑热或暑兼湿邪为病，其发病初起，邪必在气分，因为"暑伤气分，湿亦伤气"。但暑热多发于阳明气分，而湿多伤足太阴气分，此为不同之处。然均与其他温病邪在上焦手太阴卫分者，迥然不同。故临床施治，不仅不可予辛温发散，"辛凉清肃上焦"亦在所不宜。暑热证是这样，夹湿者亦复如此。这固然是因为其病机均不在卫分。此外，还由于暑易发泄，津气易耗；夹湿者中阳亦微，而透表发汗之剂，不无有耗并气伤阳、损耗津液之弊，故亦当禁忌。但于暑兼寒湿束表的时候，又当用辛温发汗之香薷等品，此与暑温夹湿之治不能相提并论。至于暑热伤气典型病候的治疗，当如张凤逵所说，"首用辛凉，继用甘寒，再用酸泄酸敛，不必用下"。这是根据暑热病一般发展过程的病机变化，而制订的治疗原则，甚有指导意义。

【选注】王孟英：暑令湿盛，必多兼感，故曰挟，犹之寒邪挟食，湿证兼风，俱是二病相兼，非谓暑中必有湿也。故论暑者，须知为天上烈日之炎威，不可误以湿热二气并作一气始为暑也，而治暑者，须知其挟湿为多焉。

【按语】王氏之注，对"暑必兼湿"的论点，作了澄清，立论谨严，说服力强，实能刚发原文旨意。

历代医家对暑病的认识不尽一致，就本节原文所述，后世注家也有各种看法，现择其要归纳为以下几个方面。

(1) 中暑中热之分。王氏提出"暑即热"，因而不同意按动静分成中暑、中热两病。其实，中暑之病名古已有之，但其含义不一。其中有的是指夏季猝感暑邪而致突然昏倒，不省人事者，如《三因方·叙中暑论》中所述中暑即是；有的是指夏季猝感暑邪而致肝风内动，发生痉厥者，即为暑风，如《医碥》"中暑或名暑风，以与中风相似也"；有的则指暑热内郁而兼表寒外遏之阴暑，如《时病论》中说，"洁古曰：静而得之为中暑。东垣曰：避暑乘凉得之者，名曰中暑，其实二说皆是阴暑之证"。而《杂病源流犀烛》中却说，"中暑者，动而得者也，阳证也"。正好与上说相反。中热一般指感受暑热而致的暑病，又称为热病。由此可见，古人分为中暑、中热意在区别暑病的不同类型，并非不知暑为何气。

(2) 暑必兼湿。暑邪与湿邪分别属于六淫之一，自叶氏等人提出"暑必兼湿"之后，不少医家如章虚谷、雷少逸等人都把暑温和暑温兼湿混为一谈。如章虚谷认为火湿合化而为暑。王氏则独具见解，力辟此说，提出暑湿多兼感，但并非二气并作一气始为暑，从而明确了暑邪的概念及暑与湿的关系。王氏之注，对"暑必兼湿"的论点作了正确的阐述，立论严谨，说服力强，符合临床实际。

(3) 暑病不必用下。叶氏引张氏之说，提出治疗暑病"不必用下"，对此诸注家均未论及。其实对于暑热"不必用下"应有一个全面的理解。所谓"不必用下"是针对暑病多系无形之热邪炽盛，较少形成腑实而言，加之因暑病较易耗伤津气，如滥施攻下则势必更伤其津气。但这也不意味着暑病绝对不可运用攻下之法，若确有热结肠道者，亦当攻下以使邪热实结从下而泄。

又徐氏提出大顺散"非治暑之方，乃治暑月伤冷之方"。按大顺散乃《太平惠民和剂局方》之方，由甘草、干姜、杏仁、肉桂组成。叶氏之意在于说明大顺散中用杏仁亦取其"苦降泄气"之功，并非谓大顺散可治暑热，王氏之解甚是。

【原文】夏令受热，昏迷若惊，此为暑厥。即热气闭塞孔窍所致，其邪入络，与中络同法。牛黄丸、至宝丹芳香利窍可效。神苏以后用清凉血分，如连翘心、竹叶心、玄参、细生地、鲜生地、二冬之属。此证初起，大忌风药。初病暑热伤气，竹叶石膏汤，或清肺轻剂。大凡热深厥深，四肢逆冷，但看面垢齿燥、二便不通或泻不爽为是，大忌误认伤寒也。

【语译】本条主要讨论暑厥的临床表现、发病机制和治疗宜忌。

暑病范围甚广，暑热仅其中之一类，而暑热的类型亦不少，暑厥是暑热病的一种特殊类型，临床表现特点为初发病即突然神昏、抽搐及四肢厥冷，较之一般暑温发病更为急骤，病情尤其危重。

暑厥的发生，是因夏季感受暑热病邪，内犯于心包，闭塞包络孔窍，导致神明失司。同时由于病属营分热盛，故又可犯于肝经而致手足厥阴同病，出现神昏、惊厥。由于本病多出现四肢厥逆，故易误认为是感受寒邪而致病，甚至误认为是虚寒证。必须仔细鉴别。其辨证要点是本病多有面垢齿燥、二便不通或泻而不爽等热盛于里的症状，其四肢厥冷是由于暑热郁阻于里不能外达四肢而致，即所谓"热深厥深"。

暑厥的治疗首先应针对其昏厥而急予牛黄丸、至宝丹等芳香利窍之剂，待神志苏醒即清营泄热，用连翘心、竹叶心、玄参、生地、二冬等，清营汤亦可加减使用。暑热中之较轻者，初起也可先伤气分或犯于肺，此时治疗不可盲目投用清营凉血及滋腻之品，当用清热生津益气或清肺透邪之轻剂。

暑厥的治疗要注意忌用祛风升散药物，因本病系暑热病邪犯心包络所致，而非病邪在表。若用辛散温燥之风药，必致以火助火，火得风而愈炽，造成津气大伤。同时也不可寒凉太过，恐闭其邪气，造成遏伏难解。

【选注】王孟英：受热而迷，名曰暑厥，替如受冷而仆，名寒厥也。人皆知寒之即为冷矣，何以不知暑之为热乎？暑是火邪，心为火脏，邪易入之。故治中暑者，必以清心之药为君。尤忌误以暑为阴邪，或指暑中有湿而妄投温燥渗利之药也。

魏柳洲：火极似水，乃物极必反之候。凡患此为燥热温补所杀者多矣，哀哉。盖内真寒而外假热，诸家尝论之矣，内真热而外假寒，论及者罕也。

【按语】暑厥的治疗当先予开窍以促使神志苏醒。但对于如何开窍，诸家之见不尽相同。张凤逵于《伤暑全书》中曾提出暑厥属阴风而致，"不可骤用寒凉药"，主张先用"辛温药散解之"；叶氏则主张先以牛黄丸、至宝丹清心开窍；魏氏强调本证虽见手足逆冷，实属"内真热而外假寒"，其治当用寒凉。证之临床，当宗叶氏之法，不可投以辛温散解之品。但张氏所说不可骤用寒凉及用辛温之品，亦有其值得参考之处。即心包窍闭之证，过用及纯用寒凉之品并无开闭通窍之功，而必须使用辛温芳香走窜之品方可开其窍闭，叶氏所用牛黄丸、至宝丹等虽属寒凉之剂，但其中亦伍有辛温开窍之诸香等。

王氏提出暑邪易入心，甚是。至于王氏所说治中暑必以清心之药为君，则是指暑厥神苏之后还应区分邪之在气或在营血不同而施以不同治法，这也是必须注意的。

小　结

《三时伏气外感篇》主要是讨论四时温病的专著。

叶氏指出外感温热病是感受"不正之乖气"而致，并与"四时失序"有密切的关系。病邪侵犯人体多从"口鼻受气"，其中吸入之邪首先犯肺，口鼻均入之邪可侵犯肺或脾胃。

四时温病中有伏气与新感两类，前者如春温，后者如风温、暑病、秋燥。

春温系冬令收藏未固，冬寒内伏，藏于少阴，至春化热而发于少阳。初起治以黄芩汤苦寒直清里热，若兼表者，必先辛凉以解新邪，继进苦寒以清里热。治疗上忌用温散消滞。

风温系春月受风，其气已温，感而为病。其病初在肺卫，肺卫不解可顺传阳明，亦可逆传心包络，深入营血分。其治在上焦，主以辛凉疏散之法，若里热转盛，先以辛寒，不解可选用苦寒，热入心包者则予清心化痰开窍之品，邪传营血主以清解血分。后期阴伤者主以养阴清热。在治疗中应注意初起忌辛温发散，亦不可滥用消导攻下及苦寒沉降之品。

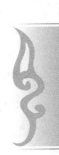

暑热发于夏至之后，初病多发自阳明，以白虎汤为主方。其治疗可遵张凤逵提出的："暑病首用辛凉，继用甘寒，再用酸泄酸敛，不必用下"的治暑大法。但若暑热之邪深入营血，"必用血药"，并适当佐清气药物。若热久入血而致蓄血者，可用桃仁承气汤。暑热易兼湿，暑伤气分，湿亦伤气分，故暑湿为患以气分证为多，但暑湿化火化燥，亦可入营入血。暑湿初起状如外感风寒，治以宣通上焦为大法，忌用辛温发散之品，但可加入香薷。

暑厥亦为暑热中之一种类型，其临床特征是昏迷若惊，四肢厥冷，面垢齿燥，二便不通或泻而不爽。治疗当先用牛黄丸、至宝丹芳香开窍之品急救，神苏后再清凉血分，若属暑热伤气，可用竹叶石膏汤或清肺轻剂。

复习思考题

1. 叶天士认为春温的发病机制是什么？简述其治疗大法。
2. 你对叶天士提出的风温忌用辛温发散及消导攻下是如何理解的？
3. 你对叶天士所说的"暑必兼湿"有什么看法？

第19章 薛生白《湿热病篇》

【学习要求】

1. 了解薛生白的主要著作、学术思想及其对温病学的贡献。

2. 掌握本章关于湿热病的病因、病机、证候、辨证规律、用药特点的论述。

薛生白，名雪，字生白，晚年自号一瓢。《湿热病篇》据传为其所著。本篇版本有多种，条文数目互有出入，舒松摩重刻李言恭《医师秘籍》只载前35条，江白仙《湿热病指南集》与吴子音《湿热赘言》于35条中仅采收20条，而又另增补11条。王孟英《温热经纬》收载46条，是根据吴人陈秋垞的传抄本。其他如《陈修园医书七十二种》《医门棒喝》《南病别鉴》都有收录，但编次互异。薛生白以湿热为题，专论湿热病的病因、病机、发病规律及各种证候类型的辨证论治。条分缕析，言简意赅，说理透彻。《湿热病篇》的问世，进一步丰富和充实了温病学的内容。该篇为温病学家所宗。被世人认为传世之作，医家必读之书。

湿热病提纲

【原文】湿热证，始恶寒，后但热不寒，汗出胸痞，舌白，口渴不引饮。

【自注】此条乃湿热证之提纲也。湿热病属阳明太阴经者居多，中气实则病在阳明，中气虚则病在太阴。病在二经之表者，多兼少阳三焦，病在二经之里者，每兼厥阴风木。以少阳厥阴同司相火，阳明太阴湿热内郁，郁甚则少火皆成壮火，而表里上下充斥肆逆，故是证最易耳聋、干呕、发痉、发厥。而提纲中不言及者，因以上诸证，皆湿热病兼见之变局，而非湿热病必见之正局也。始恶寒者，阳为湿遏而恶寒，终非若寒伤于表之恶寒，后但热不寒，则郁而成热，反恶热矣。热盛阳明则汗出，湿蔽清阳则胸痞，湿邪内盛则舌白，湿热交蒸则舌黄，热则液不升而口渴，湿则饮内留而不引饮。然所云表者，乃太阴阳明之表，而非太阳之表。太阴之表四肢也，阳明也；阳明之表肌肉也，胸中也。故胸痞为湿热必有之证，四肢倦怠，肌肉烦疼，亦必并见。其所以不干太阳者，以太阳为寒水之腑，主一身之表，风寒必自表入，故属太阳。湿热之邪，从表伤者，十之一二，由口鼻入者，十之八九。阳明为水谷之海，太阴为湿土之脏，故多阳明太阴受病。膜原者，外通肌肉，内近胃腑，即三焦之门户，实一身之半表半里也。

邪由上受，直趋中道，故病多归膜原。要之湿热之病，不独与伤寒不同，且与温病大异。温病乃少阴太阳同病，湿热乃阳明太阴同病也。而提纲中不言及脉者，以湿热之证，脉无定体，或洪或缓，或伏或细，各随证见，不拘一格，故难以一定之脉，拘定后人眼目也。

【语译】此条为湿温病的提纲，也是湿温病初起的典型症状。

湿温病多发于夏秋二季，尤以长夏季节居多。此时天暑下迫，地湿上蒸，湿热邪气弥漫于自然界之中，人之呼吸，饮食所司，都与湿热邪气相接触，故而最易发生湿温病。当湿热邪气侵犯人体后，首先伤肺卫，表现出卫分证。但由于脾主运化水湿，胃为水谷之海，因此湿邪也最易伤脾胃，造成内湿集聚。再加上水湿之季，脾胃功能多较呆滞，更加重内湿的生成。这样外界湿热就乘脾胃失健侵犯人体而发病。所以湿温初起多为内外合邪，卫气同病。由于湿邪在卫，卫气被遏，阳气不能外伸，故始恶寒，又由于湿为阴邪，易伤阳气，故恶寒较重。一般说来，伤寒恶寒最重，湿温恶寒较重，温热恶寒最轻，三者在恶寒上是有区别的。与此同时，往往还有身热不扬，头重痛，身疲困等湿郁热伏的现象。这显然和伤寒初起证候不同。湿阻胸阳则胸痞，湿邪内停则苔白腻，湿为阴邪，属水一类物质，不伤津液故口不渴，但由于热伏于内，又可见口干，所以薛氏说"口渴不引饮"。

至于"后但热不寒，汗出"，是湿温病进一步变化的表现。湿温初起，热邪不重，而湿邪重，但随着病程的发展，湿邪逐渐化热，热邪越来越重，阳气外泄则但热而汗出。此时舌苔多由白腻转黄腻。脉濡缓转为濡数。

湿温病中期往往表现为湿遏热伏，湿热互蒸，湿热胶结难解的现象，故在中期气分阶段留恋时间较长，证候变化复杂，但一般不外乎湿重于热、热重于湿、湿热并重三个证型。湿重于热者病变偏于脾，热重于湿者病变偏于胃，湿热并重者病变脾胃均等。

薛氏所言提纲，症状不够全面，应该是：湿热证，始恶寒，后但热不寒，午后热象明显，头重如裹，身重肢倦，胸痞脘闷，少汗或无汗，口不渴，苔白腻，脉濡缓。这就全面了。

【原文】湿热证，恶寒无汗，身重头痛，湿在表分，宜藿香、香薷、羌活、苍术皮、薄荷、牛蒡子等味。头不痛者去羌活。

【语译】此条为阴湿在表的证治。

寒之湿入侵，多为外感雨露之湿，或操劳于阴寒湿地，以致阴湿由皮毛而入，客于肌肤，卫阳为之所遏，不得外达，故恶寒无汗。湿为阴邪，其性黏腻重浊，最易阻塞气机，今湿客肌表，三焦不利，营卫不调，腠理为之壅塞，阳气不能达于四肢，故身重而四肢酸痛。

头为清阳之腑，诸阳之会，最恶风寒诸湿客聚，现湿阻清阳，诸阳之气不得宣通，不通则痛，故见头痛。从以上诸症看来，极似伤寒，二者应作鉴别，其鉴别关键在于伤寒恶寒甚，常伴有发热；阴湿恶寒不甚而不伴有发热；伤寒苔薄白而脉浮紧，阴湿苔白腻而脉濡而缓。

既然病为阴湿，治当芳香辛散为主。以藿香、香薷辛温芳香，疏散表湿，并存行气和中之功。羌活、苍术，疏风祛湿，寓有风能胜湿之义。薄荷、牛蒡疏风热，防过温化燥。

【自注】身重恶寒，湿遏卫阳之表证，头痛必夹风邪，故加羌活，不独胜湿，且以祛风。此条乃阴湿伤表之候。

【选注】杨照藜：湿宜淡渗不宜专用燥药。头痛属热，不必牵涉及风。

章虚谷：恶寒而不发热，故为阴湿。

【按语】自注中虽说了主要症状的病机，但症状不全，尤其没有苔、脉，则更难诊断。因此本条应加上条之胸痞、舌白、口渴不引饮。

杨氏认为"湿宜淡渗，不宜专用燥药"，此话未必尽然。巧为阴邪，亏用温药，湿为水湿，非燥而不干，故用辛苦温燥的药物最多，诸如苍术、厚朴、陈皮、半夏、蔻仁等，何言不能专用乎？至于"头痛属热，不必牵涉及风"也嫌拘执。此头痛主要是风湿遏阻清空，清阳不能外达，不通而痛的结果，治疗必然要加祛风之品，羌活、防风、牛蒡子均是。何言热呢？

【原文】湿热证，恶寒发热，身重关节疼痛，湿在肌肉，不为汗解，宜滑石、大豆黄卷、茯苓皮、苍术皮、薇香叶、鲜荷叶、白通草、桔梗等味。不恶寒者，去苍术皮。

【语译】本条是阴湿化热，客于肌表之候。

阴寒湿邪，侵犯人体，各随体质而化。如素体阳气偏旺，内热偏盛之人，感受阴寒之后，阴寒邪气就随体质之阳而化热，本条就是阴湿化热之证。

因湿邪伤表，卫阳被郁，故见恶寒。湿已作热，正邪交争，故也有发热表现。上条是阴湿而未化热，故有恶寒而无发热，本条是阴湿化热，故既有恶寒，又有发热。脾主四肢肌肉，湿客肌表，气机不达，故身重关节痛。湿已化热，湿在肌肉，黏滞重浊，发热不为汗解，方中藿、术芳香宣化以解表湿。滑石、豆卷、茯苓皮、通草淡渗之品，清热利湿。本证已由阴湿变为阳湿，故治法与上条大不相同。

【自注】此条外候与上条同，惟汗出独异。更加关节疼痛，乃湿邪初犯阳明之表。而即清胃脘之热者，不欲湿邪之郁热上蒸，而欲湿邪之淡渗下走耳。此乃阳湿伤表之候。

【选注】章虚谷：以其恶寒少而发热多，故为阳湿也。

【按语】阳湿即湿已化热之意，是与湿未化热之阴湿相对而言。

【原文】湿热证，三四日即口噤，四肢牵引拘急，甚则角弓反张，此湿热侵入经络脉隧中。宜鲜地龙、秦艽、威灵仙、滑石、苍耳子、丝瓜藤、海风藤、酒炒黄连等味。

【语译】此为湿热夹风，侵入筋脉之候，故症见口噤肢急，而用祛风清热胜湿之品，宣通筋脉，以祛其外邪。如湿热化燥，内风鼓动而发痉者，此等药物断不可用。

【自注】此条乃湿邪挟风者。风为木之气，风动则木张，乘入阳明之络则口噤，走窜太阴之经则拘挛，故药不独胜湿，重用息风，一则风药能胜湿，一则风药能疏肝也，选用地龙、诸藤者，欲其宣通脉络耳。

【原文】湿热证，壮热口渴，舌黄或焦红，发痉，神昏谵语或笑，邪灼心包，营血已耗，宜犀角、羚羊角、连翘、生地、玄参、钩藤、银花露、鲜菖蒲、至宝丹等味。

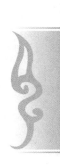

【语译】湿邪留恋气分，终必化热化燥，此为邪热由气入营之象。昏谵或笑乃邪入心包之征，发痉则肝风已动，所以药用至宝、菖蒲清心开窍，犀角、生地、玄参、连翘、花露以泻热救阴，羚角、钩藤清热息风。

【自注】上条言痉，此条言厥。温暑之邪本伤阳气，及至热极逼入营阴，则津液耗而阴亦病。心包受灼，神识昏乱，用药以清热救阴，泄邪平肝为务。

【按语】薛氏指出"上条言痉，此条言厥"本条只见昏厥，而未见肢厥。一般热陷心包者应是昏迷谵语，舌謇肢厥，薛氏未言，是自寓在言外。

从本证壮热舌黄上看，气分热未解，因此应加生石膏、知母为佳。

【原文】湿热证，发痉，神昏笑妄，脉洪数有力，开泄不效者，湿热蕴结胸膈，宜仿凉膈散；若大便数日不通者，热邪闭结肠胃，宜仿承气微下之例。

【语译】本条为湿热化燥，壅闭阳明，上灼胸膈，下结大肠之证。

湿热化燥，上条言及进入心包，本条即是热壅阳明，阳明热盛，热极生风，故发痉。阳明热炽，上灼心阴，心神被闭则神昏笑妄。俞根初说："胃之经脉，上络心脑，一有邪火壅闭，则昏不识人。"《伤寒论》"阳明病，谵语，发潮热，脉滑而疾考，小承气汤主之。"可知阳明燥热，而致神昏谵语，发痉，乃为热极生风，故脉洪数有力。因热闭阳明，上灼胸膈，故用黄芩、薄荷、连翘散上焦实热，再加竹叶清热，引药上行。下结大肠，故用大黄、芒硝，泄热下行，配甘草、白蜜缓其猛下。若阳明热闭，只结在肠，未灼胸膈，则只宜小承气汤，而不需凉膈散。因小承气有枳朴之辛苦祛湿，最适合湿温化燥者。

【自注】此条乃阳明实热，或上结或下结。清热泄邪只能散络中流走之热，而不能除肠蕴结之邪，故阳明之邪仍假阳明为出路也。

【选注】章虚谷：阳明实热，舌苔必老黄色或兼燥，若犹带白色而滑者，乃湿重为挟阴之邪，或胀满不得上下，须佐二术健脾燥湿，否则脾伤气陷，下利不止，即变危证。盖湿重属太阴证，必当扶脾也。

王孟英：苔色白滑不渴，腹虽胀满，是太阴寒湿，岂可议下，但宜厚朴、枳术等温中化湿为治，若阳明之邪，假阳明为出路一言，真治温热病之金针也。盖阳明以下行为顺，邪既犯之，虽不可孟浪攻泄，断不宜截其出路，故温热自利者，皆不可妄行提涩也。

【按语】自注："阳明之邪仍假阳明为出路"实为经验之谈，不仅大肠热结可用下法，就是肠热下利，也可下之。章氏指出实热应下，苔必老黄，确是辨证的关键。若苔黄而垢厚腻为湿热，不可大泄，否则洞泄不止。

【原文】湿热证，壮热烦渴，舌焦红或缩，斑疹，胸痞，自利，神昏，痉厥，热邪充斥表里三焦，宜大剂犀角、铃羊角、生地、玄参、银花露、紫草、方诸水、金汁、鲜菖蒲等味。

【语译】本条为湿热化燥，充斥表里上下，气营血同病证。

湿热燥，阳明气分热甚则壮热烦渴；热毒燔于血分，则舌焦红或缩而外发斑疹；里热充斥则胸痞自利；影响于手足厥阴则痉厥神昏。总起来说是属热毒充斥为患，所以取上述诸药，以大剂凉血解毒，清热生津，开窍息风为治，其他如生石膏、紫雪丹、神犀丹等亦可随证加入。

【自注】此条乃痉厥中之最重者，上为胸闷，下挟热利，斑疹痉厥，阴阳告困。独清阳明之热，救阳明之液为急务者，恐胃液不存，其人自焚而死也。

【选注】王孟英：此治温热病之真诠也，医者宜切记之。方诸水俗以蚌水代之，腥浊已甚，宜用竹沥为妙。

【按语】温热病最虑伤阴，阴液不竭，其人不死，存得一分阴液便有一分生机。本证为阳明气分邪热侵入血分所致，故治疗对策以清热救阴为主。方诸水为甘寒生津解毒之品，竹沥虽亦能甘寒生津，但以清化痰热为主，两物功用原略有不同，王氏认为本证宜用竹沥为妙，证之热闭心包而胸痞者，竹沥确为对证之药。

【原文】湿热证，寒热如疟，湿热阻遏膜原，宜柴胡、厚朴、槟榔、草果、藿香、苍术、半夏、干菖蒲、六一散等味。

【语译】寒热如疟的原因很多，有邪入少阳的，有热入血室的。本证是因邪在少阳而兼湿邪内阻，除寒热如疟之外，必有舌苔白滑而腻，脘腹满闷等湿浊内阻的表现，故用柴胡以和解少阳，厚朴、半夏、槟榔、草果等理脾燥湿，藿香、菖蒲以芳香化浊，六一散以清利湿热。

【自注】疟由暑热内伏，秋凉外束而成。若夏月腠理大开，毛窍疏通，安得成疟。而寒热有定期，如疟证发作者，以膜原为阳明之半表半里，湿热阻遏，则营卫气争，证虽如疟，不得与疟同治，故仿又可达原饮之例，盖一由外凉束，一由内湿阻也。

【选注】章虚谷：膜原在半表半里，正如少阳之在阴阳交界处相同，而营卫之气内出于脾胃，脾胃邪阻，则营卫不和，而发寒热似疟之证也。

【原文】湿热证，数日后脘中微闷，知饥不食，湿邪蒙绕三焦，宜藿香叶、薄荷叶、鲜荷叶、枇杷叶、佩兰叶、芦尖、冬瓜仁等味。

【语译】本条为湿热后期，余邪不净之证。

湿热证后期，有化燥入营血者；有湿热下注大小肠膀胱者，也有湿热邪气渐退而余邪不净者。本证就是余邪蒙蔽清阳，胃气未醒，故胃脘微闷，饥而少食，故用轻清之品治之。藿香叶、佩兰叶芳香化浊，祛除余邪；薄荷叶、鲜荷叶，芳香醒胃；枇杷叶宣降肺气，气行湿去；冬瓜仁甘淡利尿，使余邪从小便而去；芦尖清热，取其尖者，有宣畅之义。

【自注】此湿热已解，余邪蒙蔽清阳，胃气不舒。宜用极轻清之品，以宣上焦阳气。若投味重之剂，是与病情不相涉也。

【按语】薛氏自注，明彻透底，味厚质重之药，直达下焦肝肾，与本病在中上二焦，不相符合，何况湿热余邪，更不宜厚腻之品了。

【原文】湿热证，初起发热，汗出胸痞，口渴舌白，湿伏中焦，宜藿梗、蔻仁、杏仁、枳壳、桔梗、郁金、苍术、厚朴、草果、半夏、干菖蒲、佩兰叶、六一散等味。

【语译】本条为湿热郁阻中焦之证。

湿热之邪，停于中焦，湿遏热伏，热蒸湿动，故初起即见发热汗出，薛氏未

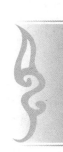

点不恶寒，但从上下文可见本条是但热而不寒。湿热交争，虽汗出而湿不去，湿不去而热不除，故汗出而热不退。湿热蒸上，迫于肺气，以致肺气不得宣化，胸阳被湿气蒙蔽，故胸痞。湿重于热则舌苔白腻，湿热内阻则津不上承，故口渴，但此种口渴，为口渴不欲饮，口中不干。治疗宜芳香化湿，健脾行气。方中用藿香、佩兰、郁金、菖蒲、草果芳香化湿。用杏仁、枳壳、桔梗宣肺行气，气行则湿动。苍术、厚朴、草果、半夏，健脾燥湿，宽中行气。六一散清热利湿，使湿从小便而去。诸药相合达到祛除湿热之功。本方所用药物，多伴辛苦温，故切中湿重于热的病机。

【选注】自注：浊邪上干则胸闷，胃液不升则口渴。病在中焦气分，故多开中焦气分之药。此条多有挟食者，其舌根见黄色，宜加瓜蒌、楂肉、莱菔子。

【按语】从薛氏自注中看出，口渴是胃液不升，不是胃液不足，一个"升"字用得好，是因湿阻中焦，故胃液不升。故薛氏治疗只祛湿而不生津，体现了"辨证求因，审因论治"的精神。吴子音说本条应是"胸痞不知饥，口渴不喜饮，舌苔白腻"补的切当。至于薛氏说"此条多有挟食，"也有一定意义，临床上湿热食滞，确实多见，治当加佐消食，如焦三仙、莱菔子之类。

【原文】湿热证，数日后自利，溺赤，口渴，湿流下焦，宜滑石、猪苓、茯苓、泽泻、萆薢、通草等味。

【语译】本条为湿热下注小肠与膀胱之证。

湿热邪气，留恋于中焦不解，其发展变化不外三种：一是化热化燥入营血；二是湿热变成阳虚寒湿；三是仍以湿热形态进入下焦，此时下焦不是指肝肾，而是指小肠和膀胱。由于湿热入于小肠，小肠分泌清浊失职，清者不能生化为津液，上输于脾，浊者不能下注膀胱而为尿，以致清浊并走于大肠，故见下利。由于热阻于膀胱，故小便赤，并且短而涩。湿热在下，津液不得气化上升，故口渴，但此种口渴多呈口渴而不想喝水。本条未言苔脉，应当增入"苔黄腻，脉濡数或滑数"。根据上述病机，治疗要清热利湿，分利清浊。方中以滑石清热利湿，治湿热由小便而去。猪苓、茯苓、泽泻，均为甘淡之药，均有利尿之功。

【自注】下焦属阴，太阴所司。阴道虚故自利，化源滞则溺赤，脾不转津则口渴。总由太阴湿胜故也。湿滞下焦，故独以分利为治，然兼证口渴胸痞，须佐入桔梗、杏仁、大豆黄卷开泄中上，源清则流自洁，不可不知。

【选注】王孟英：据此则本条胸痞二字，当从吴本增入为是。

【按语】吴子音《温热赘言》于本条"数日后"句下，有"胸痞"二字，"溺赤"作"溺湿"。根据自注内容加用药物来看，王氏所言极是，原文当有胸痞一证。本证自利，作者牵涉太阴湿胜，似属不必。太阴湿胜之利，当以健脾化湿为主，与湿滞下焦而治当分利者本不相同。

【原文】湿热证，舌遍体白，口渴，湿滞阳明，宜用辛开，如厚朴、草果、半夏、干菖蒲等味。

【语译】此为湿邪极盛而尚未化热之候。舌遍体白，即舌苔满布白腻之意，正是湿浊极盛之象，湿邪阻遏，津液不升则口渴。若属湿邪化热之渴，苔必黄腻，而不是遍舌白腻，按本证当有脘闷欲恶等湿浊内阻症候，所以用上述诸药，辛开理气以燥中焦之湿。

【自注】此湿邪极盛之候。口渴乃液不上升，非有热也。辛泄太过即可变而为热，而此时湿邪尚未蕴热，故重用辛开，使上焦得通，津液得下也。

【选注】章虚谷：舌白者，言其苔，若苔滑而口不渴者，即属太阴证，宜温之。

王孟英：苔白不渴，须询其便溺不热者，始为宜温之证也。

【按语】此等辛开燥湿之药，只可暂用而不可常用，一见湿开化热，便转手清热，确是很为紧要，特别是素体阴虚之人，用此等药，化燥更易，每有湿邪虽化，而津伤液涸之变亦随之而起者。

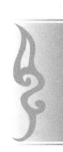

【原文】湿热证，舌根白，舌尖红，湿渐化热，余湿犹滞，宜辛泄佐清热，如蔻仁、半夏、干菖蒲、大豆黄卷、连翘、绿豆衣、六一散等味。

【语译】前条云舌遍体白，此条云舌根白，湿邪之孰轻孰重自可想见。前条仅言苔白，而未言及舌红，所以为湿邪尚未蕴热。此条既言苔白而又言及舌尖红赤，则湿邪已经化热，可不言而喻。湿未蕴热，故重用辛开，湿已化热，便不得专以辛开为务，所以用上述诸药以清化湿热，足见立法用药之井然有序。

【自注】此湿热参半之证。而燥湿之中，耶佐清热者，亦所以存阳明之液也。上二条，凭验舌以投剂，为临证时要诀，盖舌为心之外候，浊邪上熏心肺，舌苔因而转移。

【按语】热病重在救阴，而救阴之义不专指生津养液，诸凡能确保津液不受耗损之法，皆含有救阴之义。是以急下可以存阴，清热亦可以救液。此证凭验舌以知湿热参半，足证验舌之重要，所以叶氏《温热论》中辨舌、验齿之法，必须好好参究。

【原文】湿热证，初起即胸闷不知人，瞀乱大叫痛，湿热阻闭中、上二焦，宜草果、槟榔、鲜菖蒲、芫荽、六一散各重用，或加皂角，地浆水煎。

【语译】本证虽亦是湿邪为患，但非一般之湿温病变，湿温证初起绝无瞀乱叫痛之状。从证情分析，本证是湿夹秽浊，闭塞气机而然，所以病初即有胸闷、瞀乱叫痛等症状，似痧秽为患，所以药取辛开理气化湿，芳香辟秽解毒以治。

【原文】湿热证，四五日，口大渴，胸闷欲绝，干呕不止，脉细数，舌光如镜，胃液受劫，胆火上冲，宜西瓜汁、金汁、鲜生地汁、甘蔗汁磨服郁金、木香、香附、乌药等味。

【语译】本条为肝旺阴伤的证治。

湿热之邪，化热化燥，燎原之火未息，胃之津液大伤，故口大渴，这与前述之口渴不欲饮，截然不同。本条为胃津大伤，无水上承；前述为湿热内阻，津不上承。胸闷欲绝乃肝胆之气上逆的结果。干呕不止乃胃阴不足，胃失和降的象征。舌光如镜，胃阴欲竭，脉动细数，阴虚内热。故治疗要清肝胆，养胃阴。方中西瓜汁、鲜生地汁、甘蔗汁，均为甘寒之品，养阴生津，益胃止渴，又取其汁，生津更快，更适合骤亡津液者。金汁现已不用。薛氏更配郁金、木香、香附、乌药等味。观此药均为辛散疏气之品，薛氏何以甘寒与辛散同用，其义无非是补津而不壅滞，疏气而不伤津，是津伤气郁，或已气郁化火的治疗佳法。

【自注】此营阴素亏，木火素旺者。木乘阳明，耗其津液，幸无饮邪，故一清阳明之势，一散少阳之邪。不用煎者，取其气全耳。

【选注】章虚谷：舌光无苔，津枯而非浊壅，反胸闷欲绝者，肝胆气上逆也。故以诸汁滋胃液，辛香散逆气。

王孟英：凡治阴虚气滞者，可以仿用此药。

【按语】自注阐明病机，更指出不用煎汤的原因。王氏更发挥出阴虚气滞的治疗，均可仿薛氏这一立法原则，可谓善读者。

阴虚气滞证，治疗往往棘手，这是因为滋补阴虚，要用甘寒咸寒药，而甘寒咸寒之品又多壅滞气机；相反流利气机，要用行气药，而行气药又多燥烈升散，不利于阴虚，故治疗比较棘手。薛氏所提四个疏气药，其中木香欠妥，因木香辛温燥烈，醒胃升散，故应去之。我们认为加旋覆花为佳。

【原文】湿热证，呕吐清水或痰多，湿热内流，木火上逆，宜温胆汤加瓜蒌、碧玉散等味。

【语译】本条为痰热内阻的证治。

湿热之邪，在化热化燥的过程中，有的要经过一段痰热的过程，这是因为热邪煎熬湿邪，使湿化为痰，形成痰热。也可因素有痰饮，近又患湿热，痰饮湿热相结，形成痰热。

由于痰饮内阻，痰热内郁，胆胃失和，故见呕吐痰多。痰热上扰，清阳不升也可见头目眩晕。另外还可见胸痞，口苦，苔黄腻，脉滑数等症，治疗宜清化肝胆痰热。方中二陈汤燥湿祛痰，理气和胃；竹茹、枳实清胆胃之热，降胆胃之逆；瓜蒌清化痰热；碧玉散清肝胆之火，又能清热利湿。

本条和上条比较，均有呕，但上条是干呕不止，本条是呕吐清水或痰多，一为胃阴大亏，一为痰热内扰，两者截然不同。当然应补充苔和脉，上条是舌光如镜，脉细数，本条是苔黄腻，脉滑数，以此为辨。

【选注】自注：此素有痰饮而阳明少阳同病，故一以涤饮，一以降逆，与上条呕同而治异，正当合参。

章虚谷：碧玉散即六一散加青黛，以清肝胆之热。上条液枯以动肝胆之火，故干呕，此条痰饮郁其肝胆之火，故呕水。

【原文】湿热证，呕恶不止，昼夜不差，欲死者，肺胃不和，胃热移肺，肺不受邪也，宜用川连三四分，苏叶二三分，两味煎汤，呷下即止。

【语译】本条为讨论湿热余邪在胃而致呕恶的证治。

本证以呕恶不止为主症。湿热病中由于湿热余邪犯胃，致胃失和降之常而气逆于上，故呕恶不止。原文中所称"昼夜不差，欲死"，只是形容其呕恶之剧烈，并不意味着病情危重。其实此时仅为余邪在胃，病势是比较轻浅的。

至于薛氏从"肺胃不和，胃热移肺，肺不受邪"来解释本证的病机，似欠贴切，因呕恶一症的病变机制，主要是胃气上逆，与肺的关系不大，因此在阐释上可不必牵涉及肺。

本证由湿热余邪留胃，胃气上逆而致，故用川连清热燥湿，清降胃火，苏叶通降顺气。本证用药仅两味且药量特轻，但因配伍得当，故对于病邪不重者，投之每能取得良效。薛氏说："以轻剂恰治上焦之病说明了本病之病位偏上，用药宜取轻剂。"但若认定本证为病在上焦，则又欠妥，因其病是胃气上逆，实属中焦。

【自注】肺胃不和，最易致呕，盖胃热移肺，肺不受邪，还归于胃。必用川连以清湿热，苏叶以通肺胃。投之立愈者，以肺胃之气，非苏叶不能通也，分数轻者，以轻剂恰治上焦之病耳。

【选注】王孟英：此方药止二味，分不及钱，不但治上焦宜小剂，而轻药竟可以愈重病，所谓轻可去实也，合后条观之，盖气贵流通，而邪气挠之，则周行室滞，失其清虚灵动之机，反觉实矣。惟剂以轻清，则正气宣布，邪气潜消，而室滞者自通。设投重药，不但已过病所，病不能去，而无病之地，反先遭其克伐。章氏谓轻剂为吴人质薄而设，殆未明治病之理也。川连不但治湿热，乃苦以降胃火之上冲，苏叶味甘辛而气芳香，通降顺气，独擅其长，然性温散，故虽与黄连并驾，尚减用分许而节制之，可谓方成知约矣。世人不知"诸逆冲上，皆属于火"之理，治呕辄以姜、萸、丁、桂从事者，皆粗工也。余用以治胎前恶阻甚妙。

【按语】王氏对用川连、苏叶治疗本证的作用机制分析颇为精辟，可供参考。王氏又提出以此二味可治胎前恶阻，确为经验之谈。实践证明，临床上对于胆热胃火上逆之恶阻确有良效，屡试不爽；但对寒饮中停，脾胃虚弱等原因引起的恶阻则非本药所宜，因而不可以此二药统治一切胎前恶阻。

【原文】湿热证，咳嗽，昼夜不安，甚至喘不得眠者，暑邪入于脉络，宜葶苈、枇杷叶、六一散等味。

【语译】本条为暑湿郁肺的证治。

暑夏之季，暑湿最盛，人之吸入，首先犯肺，肺失宣降，上逆为咳。从药察证，喘也可用之。方用葶苈子苦寒泻肺降气，涤痰去湿；枇杷叶清肺和胃，降气化痰，六一散祛暑渗湿，诸药相合清暑热，泻肺喘，化痰止咳。

【选注】自注：人但知暑伤肺气则肺虚，而不知暑滞肺络则肺实，葶苈引滑石，直泻肺邪则病自除。

【按语】暑邪的一个致病特点是伤气，李东垣、王孟英都已阐述清楚。薛氏又提出暑滞肺络而致咳致喘，实有发明。前者耗伤津气属虚喘，后者湿热内盛属实喘。虚喘则少气不足以息，呼多而吸少，常以深吸一口气为快。实喘则胸满气憋，自觉呼不出去，常以深呼一口气为快。又有虚中夹实、实中夹虚者，自当权衡轻重，左右逢源了。

【原文】湿热证，十余日，大势已退，唯口渴汗出，骨节痛，余邪留滞经络，宜元米汤泡于术，隔一宿，去术煎饮。

【语译】本条为病后余湿未净而阴液受伤之证。

湿热病缠绵，病程较长，针余日后，才大势已退，大热已解，说明湿热邪气，大部根除。唯余邪不净，留滞经络，经络之气不通，故骨节痛。大热之后，阴分已伤，无津上潮于口，故口渴。方中以元米（糯米别名）补肺健脾，于术补脾和中，且又化湿。

【自注】病后湿邪未尽，阴液先伤，故口渴身痛。此时救液则助湿，治湿则劫阴。宗仲景麻沸汤之法，取气不取味，走阳不走阴，佐以元米汤养阴逐湿，两擅其长。

【选注】汪曰桢：此身痛一证，不用煎而用泡，既巧妙亦周致。

【按语】治湿多用辛苦温及甘淡渗之品，最易伤阴。今仅余湿，津液已伤，故用米术以救阴不助湿，祛湿不伤阴，实为经验之方。

【原文】湿热证，数日后，汗出热不除，或痉，忽头痛不止者，营液大亏，厥阴风火上升，宜羚羊角、蔓荆子、钩藤、玄参、生地、女贞子等味。

【语译】本条为湿热化燥，引动肝风之证。

湿热病后期湿去热存，化燥伤阴，入于营血，引动肝风，风阳鸱张，横窜经络则发痉，风阳上冒，气血上壅则头痛。此时已无湿邪，而火热肝阳独盛，故以羚羊、钩藤凉肝泻热，息风定痉；玄参、生地、女贞子滋水涵木，养阴生津；蔓荆子散风热，除头痛。

【自注】湿热伤营，肝风上逆，血不荣筋而痉，上升颠顶则头痛。热气已退，木气独张，故痉而不厥。投剂以息风为标，养阴为本。

【选注】王孟英：蔓荆不若以菊花、桑叶易之。

杨照藜：兹荆最无谓，所易甚佳。

汪曰桢：枸杞子亦可用，不嫌其腻。

【按语】王氏用桑菊甚是，宜加牡蛎、石决。

【原文】湿热证，胸痞发热，肌肉微痛，始终无汗者，腠理暑邪内闭，宜六一散一两，薄荷三四分，泡汤调下即汗解。

【语译】本为暑湿郁拂之候。

此为湿热之邪，郁于肌表。邪不外泄，故发热无汗，而胸闷痞满。邪郁肌表，故肌肉微疼。此与前条所述均为湿热在于肌表之候，但前证湿邪较甚，故恶寒发热而身重，关节疼痛，所以药用芳化透表，清热利湿，本证湿热甚轻，所以发热不恶寒而肌肉微疼，故药用六一散、薄荷以清泻湿热。六一散加薄荷即鸡苏散。

【自注】湿病发汗，昔贤有禁。此不微汗之，病必不除。盖既有不可汗之大戒，复有得汗始解之治法，临证者知所变通矣。

【选注】吴子音：此湿热蕴遏，气郁不宣，故宜辛凉解散。汗出灌浴之辈，最多此患。若加头痛恶寒，便宜用香薷温散矣。

章虚谷：湿病固非一概禁汗者，故仲景有麻黄加术汤等法，但寒湿在表，法当汗解，湿热在里，必当清利，今以暑湿闭于腠理，故以滑石利毛窍。若闭于经者，又当通其经络可知矣。

【按语】湿病禁汗，所指约有二端：一指湿病在表，不可以麻黄汤、桂枝汤辛温汗解；一指湿温初起，虽微有表证，但毕竟以脾湿不化为主，故不可漫用汗法解表。今湿热郁于肌表，自当以汗解为宜，但邪郁不甚，故以微汗为佳。

【原文】湿热证，按法治之，数日后，或吐下一时并至者，中气亏损，升降悖逆，宜生谷芽、莲心、扁豆、米仁、半夏、甘草、茯苓等味，甚则用理中法。

【语译】吐泻一时并至的原因颇多，但总以中焦脾胃为病变中心，脾失升运，胃失和降，则吐泻乃作。今因病后中气亏损而致升降悖逆，故用上述诸药轻补中虚，降逆和胃。他药如山药、于术等亦可酌情选用，若参、芪之辈，反嫌壅阻气机。至于吐泻而用理中法者，是为中焦虚而兼寒者设，与本证之虚而不寒者，在病情上自有区别。

【自注】升降悖逆，法当和中，犹之霍乱之用六和汤也。若太阴急甚，中气不支，非理中不可。

【选注】章虚谷：忽然吐下，更当细审脉证，有无重感别邪，或伤饮食。

【原文】湿热证，十余日后，左关弦数，腹时痛，时圊血，肛门热痛，血液内燥，热邪传入厥阴之证，宜仿白头翁法。

【语译】本条为湿热郁滞肠道而致痢证。

湿热之邪，下注肠间，郁滞不出，内迫于血，迫血妄行，与湿热相合，而致下利，这是其一；肝本郁热，横伐于土，土壅木滞，滞而成利，所谓《伤寒论》的厥阴下利，这是其二。由于以上原因而造成下利圊血。由于肝经夹热故脉弦数。由于湿热壅滞故腹时痛。由于气滞不行则里急后重。由于湿热下注则肛门灼热。治疗应凉血解毒，清热止利。仿《伤寒论》白头翁汤。方中白头翁苦寒，入血分，能清血分湿热。《神农本草经》言其能遂血止痛，陶弘景谓其能止毒痢，故能治厥阴热利。黄连苦寒，清热燥湿；黄柏泻下焦湿热；秦皮苦寒而涩，能清湿热而止后重。诸药相配，清热解毒，凉血止痢。

"利"和"痢"有别，"利"是凡指一切下泻之称，"痢"则有里急后重下脓血之义。本条应为"痢"。

【自注】热入厥阴而下利，即不圊血，亦当宗仲景治热利法，若竟逼入营阴，安得不用白头翁汤，凉血而散邪乎？设热入阳明而下利，即不圊血，又宜师仲景治下利谵语，用小承气汤之法矣。

【选注】王孟英：按章氏谓小承气汤乃治厥阴热利，若热入阳明而下利当用黄芩汤，此不知伤寒论有简误之文也。本文云，下利谵语者，有燥屎也，宜小承气汤。既有燥屎则为太阴转入阳明之证，与厥阴无涉矣。湿热入阳明而下利，原宜宗黄芩汤为法，其有燥屎而谵语者，未尝无其候也，则小承气亦可援例引用焉。

【按语】古人云："行气则后重自除，活血则便脓自愈。""无滞不成痢"故以自注中用白头翁汤应稍佐行气之品如木香，消滞之药如槟榔为佳。腹痛甚者加芍药，既能缓痛，又能活血。自注和王氏均提出小承气，岂不知小承气汤是治阳明腑实，燥屎内结之证，即使有下利，也属热结旁流，并伴有潮热、腹满、腹痛、谵语，非本证之里急后重，下痢脓血。

【原文】湿热证，十余日后，尺脉数，下利或咽痛，口渴心烦，下泉不足，热邪直犯少阴之证，宜仿猪肤汤凉润法。

【语译】本条是湿热化燥，肾阴受伤之证治。

湿热病后期，湿邪化热化燥，热伤津液，深入下焦，肾阴亏损，阴虚则火旺，虚火上炎，故咽痛、口渴、心烦。湿热病本伤脾气，脾气虚弱，下关不固，故又见下利。薛氏所言"下泉不足"是指足少阴肾，肾经起足心涌泉穴，故称肾为下泉。本证既是阴虚火旺，脾气虚弱，故以猪肤汤一味滋肾养阴，佐以白蜜甘寒润肺，清上炎之虚火。白粉，徐灵胎认为是米粉，淡渗利水，和脾止利，诸药相配，共奏滋肾阴，清虚热，补脾气，止下利之功。

本条用猪肤汤治下利，上条用白头翁汤治下利，虽均见下利，但病因病机截然不同。本条是脾虚下利，阴虚火旺，病在少阴肾；上条是湿热滞肠，肝经热毒，病在厥阴肝。故上条以里急后重下脓血为主，本条则以咽痛口渴为主。

【自注】同一下利，有厥、少之分，则药有寒、凉之异。然少阴有便脓之候，不可不细审也。

【选注】章虚谷：仲景论中厥阴有热利而无寒利，以厥阴为风木而有相火，邪入之则化热也。少阴直中风寒，则寒利厥逆，用四逆等法，回阳散寒。其由阳经传入之邪而化热，及温病伏邪将发，而咽痛下利，皆为热邪也。少阴便脓血，仲景用桃花汤，以邪热在少阴，而太阴虚寒也。

【原文】湿热证，身冷脉细，汗泄胸痞，口渴舌白，湿中少阴之阳，宜人参、白术、附子、茯苓、益智等味。

【语译】此为湿热变证。身冷脉细汗泄，乃阳气虚衰而有外亡之趋势。言身冷，则四肢厥逆自在意中。口渴为阳气虚而津液不能布化。舌白胸痞为湿寒内阻之象。总的来说，湿虽内阻而阳虚为急，故用参、附、益智以挽外亡之阳，白术、茯苓以运内阻之湿。

【自注】此条湿邪伤阳，理合扶阳逐湿。口渴为少阴证，乌得妄用寒凉耶。

【选注】章虚谷：津液出于舌下少阴经之廉泉穴，故凡少阴受邪，津液不升则渴也。然胸痞舌白，当加厚朴、半夏或干姜，恐参、术太壅气也。渴者湿遏阳气不化津液以上升，非热也。

王孟英：此湿热病之类证，乃寒湿也，故伤人之阳气，或湿热证治不如法，但与清热，失于化湿，亦有此变。但口渴而兼身冷脉细、汗泄舌白诸证者，固属阴证，宜温，还须察其二便，如溲赤且短、便热极臭者，仍是湿热蕴伏之阳证，虽露虚寒之假象，不可轻投温补也。章氏所云湿遏阳气不化津液之渴，又为太阴证而非少阴证矣。

【按语】寒湿证宜温通而不宜温补，故章氏认为当加厚朴、半夏、干姜，而参、术则太过壅气。但本证阳气外亡而湿阻不甚，故用参、术以为权宜之计。王氏补出察二便以验寒热之真假，尤为阅历有得之言，很有临床参考价值。

【原文】暑月病初起，但恶寒面黄，口不渴，神倦四肢懒，脉沉弱，腹痛下利，湿困太阴之阳，宜仿缩脾饮，甚则大顺散、来复丹等法。

【语译】暑月天气炎热，人每喜恣食生冷，因此炎夏季节亦每多寒湿为患。脾为湿土之脏，喜燥而恶湿，湿盛则脾阳受困，故见上述诸证。治疗自以温阳燥湿为主，如缩脾饮、大顺散、来复丹等，可分别选用，并应随证加减。

【自注】暑月为阳气外泄，阴气内耗之时，故热邪阴伤，阳明消烁，宜清宜凉，太阴告困，湿浊弥漫宜温宜散。古法最详，医者鉴诸。

【选注】王孟英：凡寒湿为痢，虽在暑月，忌用凉药，宜舍时从证也，昔贤虽知分别论治，惜不能界划清厘，而创阴暑等名，贻误后学不少。徐洄溪云，"天有阴暑，人间有阴热矣"，一语破的。

章虚谷：仲景谓自利不渴者属太阴，以其脏有寒故也。今湿重恶寒不发热，即为太阴证之寒湿也。如或肢冷脉细，必须姜附理中法。

【按语】自注明言暑热当清凉，寒湿当温化，其理极是。

王氏评注，符合临床。阳明为燥土，故阳明多热证燥证。太阴为湿土，故太阴多寒证湿证。前人有把暑分为阳暑和阴暑二端，是对暑邪本性不理解之故。暑为火气，本为阳邪，何能谈阴暑。其实暑月寒湿之患，已与暑热无关，称为阴暑更是不通。王氏评论正确。

【原文】湿热证，按法治之，诸症皆退，惟目瞑则惊悸梦惕，余邪内留，胆气未舒，宜酒浸郁李仁、姜汁炒枣仁、猪胆皮等味。

【语译】本条为余邪留滞肝胆之证治。

湿热病后期，不但可以余邪留于脾胃、阴分受伤、中气亏损，还可以见到余湿留滞肝胆。肝主魂，与胆为表里，主相火。今湿热病余邪不净，内扰肝胆，神魂不宁，故目瞑则惊悸梦惕。治以清余邪，定神魂之法。方用猪胆清热，苦寒泻火，但又有润燥解毒之功。郁李仁润燥通便使肝胆之邪由肠腑而去，更用酒浸，以防其滑肠之弊。酸枣仁养阴、宁心、安神，又以姜汁炒，制其苦寒滑利之气，增其健脾和中之力。通方有育阴涵阳之义。

本条证候不全，应有心烦、少寐、头晕、便干、舌红、脉弦小数等。

【自注】滑可去着，郁李仁性最滑脱，古人治惊后肝系滞而不下，始终目不瞑者，用之以下肝系而去滞。此证借用，良由湿热之邪留于胆中，胆为清虚之府，藏而不泻，是以病去而内留之邪不去，寐则阳气行于阴，胆热内扰，肝魂不安，用郁李仁以泄邪而以酒行之，酒气独归胆也。枣仁之酸，入肝安神，而以姜汁制，安神而又兼散邪也。

【选注】章虚谷：肝性喜凉散，枣仁姜汁太温，似宜酌加凉品。

王孟英：此释甚是。如黄连、山栀、竹茹、桑叶皆可佐也。

【按语】自注中有言之不妥之处，如言"胆为清虚之腑，藏而不泻"，岂不知胆为六腑之一，主通，肝胆主疏泄，怎言藏而不泻？

王、章二氏所言在理，可作临床参考。

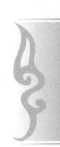

【原文】湿热证，曾开泄下夺，恶候皆平，独神思不清，倦语不思食，溺数，唇齿干，胃气不输，肺气不布，元神大亏，宜人参、麦冬、石斛、木瓜、生甘草、生谷芽、鲜莲子等味。

【语译】本条为肺胃津气大亏之证治。

湿热病经用辛开苦降法之后，湿去热平，但正气也大衰。由于元气大伤，无力振奋心神，故独神思不清。脾气不足，肺气虚弱，不能敷布于周身，故倦怠少语。脾不健运，胃失收纳，故不思饮食。元气虚惫而不下摄则溺数，津液大伤不能上润于口则唇齿干。虽症见种种，但总以津气大伤为本。治疗宜补气生津之法。方中人参味甘，大补元气，益脾助阳，振兴心神。麦冬甘寒，生津止渴，润肺养胃，并滋心液。石斛甘寒，养阴清热。

【自注】开泄下夺，恶候皆平，正亦大伤。故见证多气虚之象，理合清补元气，若用腻滞阴药，去生便远。

【选注】王孟英：此肺胃气液两虚之证，故宜清补，不但阴腻不可用，且与脾虚之宜于守补温运者亦异。

【按语】大凡肝肾之虚多属阴虚，而宜厚味滋填，若脾虚则多气虚不运，故宜健脾温运，肺胃之虚多津气两虚，故宜清补。

【原文】湿热证，四五日，忽大汗出，手足冷，脉细如丝或绝，口渴，茎痛，而起坐自如。神清语亮，乃汗出过多，卫外之阳暂亡，湿热之邪仍结，一时表里不通，脉故伏，非真阳外脱也，宜五苓散去术加滑石、酒炒川连、生地、芪皮等味。

【语译】大汗肢厥，脉细欲绝，全似阴盛阳亡之象，但阴盛者，必神倦欲寐，或有郑声现象，今起坐自如，神清语亮，则非阴盛阳亡可知，乃卫阳暂亡之象。口渴、茎痛，则为湿热阻于下焦，阴液亦伤之征。故药用四苓加滑石、川连以清湿热，生地滋阴养液，芪皮以固卫气。

【自注】此条脉证，全似亡阳之候，独于举动神气得其真情，噫！此医之所以贵识见也。

【选注】章虚谷：以口渴茎痛，知其邪结，以神清语亮，知非脱证。

王孟英：卫阳暂亡，必由误表所致。湿热仍结，阴液已伤，故以四苓加滑石导湿下行，川连、生地清火救阴，芪皮固其卫气，用法颇极周密。

【按语】章氏以口渴茎痛、神清语亮为本病辨证关键，王氏之方药解释，皆有可取。

【原文】湿热证，发痉神昏，独足冷阴缩，下体外受客寒，仍宜从湿热治，只用辛温之品煎汤熏洗。

【语译】足冷阴缩，有属阳气虚衰，阴寒盛极的，有属邪热深伏，闭郁于里的。今足冷阴缩而复发痉神昏，显为热闭手足厥阴而然。谓是下体外受客寒，恐未必乃尔，用辛温之品煎汤熏洗，虽无大害，但亦未必能获效。应以内服清心开窍，凉肝镇痉为主。作者所说"仍宜从湿热治"，或亦指此而言。

【自注】阴缩为厥阴之外候，合之足冷，全似虚寒，乃谛观本证，无一属虚，始知寒客下体，一时营气不达，不但证非虚寒，并非上热下寒之可拟也，仍从湿热治之，又何疑耶？

【选注】杨照藜：仍从湿热治是矣，辛温熏洗不愈益其湿乎？不惟治下而遗上也。

汪曰桢：熏洗似无大碍，但未必有益。

章虚谷：发痉神昏，邪犯肝心，若邪重内闭，厥阴将绝，必囊缩足冷而舌亦卷，是邪深垂死之证。本非虚寒，今云由外受客寒，临证更当详细察问为要。

【按语】章氏指出邪重内闭，厥阴将绝，于囊缩足冷同时，复有舌卷之证，颇有诊断意义。若热邪未清，即使下体外受客寒，亦只是足冷而未必有盘缩舌卷。

【原文】湿热证，初起壮热口渴，脘闷懊侬，眼欲闭，时谵语，浊邪蒙蔽上焦，宜涌泄，用枳壳、桔梗、淡豆豉、生山栀，无汗者加葛根。

【语译】本条为湿热蒙蔽上焦之证治。

湿热之邪，郁开上焦，正邪斗争，热蒸湿动则壮热不退。热重湿轻，津液有伤则口渴。湿阻于胃则脘闷，热扰胸中则懊恼，湿热欲闭心包则眼欲闭，时谵语。此与热陷心包之昏愦不语不同。前者舌黄腻脉滑数，后者舌红绛，脉细数，以此为辨。治宜轻清宣通上焦气分之湿为法。方用栀子豉汤，微辛微苦之药，微辛以宣通，微苦以轻降，正适合上焦气分郁闭之证。枳壳性凉，质轻上走，善于行胸中之气滞，气行则湿也化。桔梗苦平，宣肺行气，佐枳壳治胸闷脘痞。统观本证及用药，以热重于湿为主，药中无一味独去湿热利尿之品，故可知其为热重。

至于涌泄一法，是指吐法而言。本证用涌吐是不合适的。用葛根发汗也非可宜。

【自注】此与第九条宜看，彼属余邪，法当轻散，此则浊邪蒙蔽上焦，故懊恼脘闷，眼欲闭者，肺气不舒也。时谵语者，邪郁心包也。若投轻剂，病必不除，《经》曰："高者越之"，用栀豉汤涌泄之剂，引胃脘之阳而开心胸之表，邪从吐散。

【选注】章虚谷：若舌苔薄而滑者，邪未胶结可吐散，若舌苔厚而有根，浊邪瘀结，须重用辛开苦降，若吐之，邪结不得出，反使气逆而变他证矣。

正孟英：此释甚是，病在上焦，浊邪未结，故可越之，若已结在中焦，岂可引吐，不但湿热证吐法宜慎也，即痰饮证之宜于取吐者，亦有辨别要诀。

【按语】《内经》云："其高者，因而越之"。是指病邪本上脘，痹塞不通，可用吐法治之。如食滞、痰饮等。如果是湿热停于上脘，用吐法较少。章氏所说甚是。张锡驹说："本草并不言栀子能吐，奚仲景用为吐药，此皆不能思维经旨，以讹传讹者也，此因瓜蒂散内有香豉二合，而误传之也。"临床用栀子豉汤也很少见有涌吐的现象。

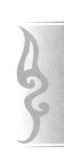

【原文】湿热证，经水适来，壮热口渴，谵语神昏，胸腹痛，或舌无苔，脉滑数，邪陷营分，宜大剂犀角、紫草、茜根、贯众、连翘、鲜菖蒲、银花露等味。

【语译】本条为热入营血之证治。

湿热之邪，化热化燥，入于营血。心主血属营，为神明之脏。热入营血，心神被闭则昏迷谵语。经水适来，热邪内陷，血行壅滞，瘀阻不通，则胸腹痛，当以少腹部疼痛为甚。热毒入于营血，津液已伤故口渴，但口渴必不甚矣。舌无苔而质必深绛，是热入血分的标志。

至于壮热口渴，似乎很像阳明气热，但阳明气热虽壮热而汗多，口渴而大饮，舌黄燥而质不深绛，这显然与本证不同。治法宜大剂清热凉血，解毒开窍。方中用犀角清心热，凉血开窍；紫草性寒，入血分，有凉血活血解毒之功；茜根，活血散瘀，通经解毒；连翘、银花，清热解毒，并有透热转气之功；方用银花露，取其芳香轻宣之义，配鲜菖蒲辟秽开窍；贯众清热解毒。诸药相伍，共奏清热凉血开窍之功。

【自注】热入血室，不独妇女，男子亦有之。不第凉血，并须解毒，然必重剂乃可奏功。

【选注】章虚谷：仲景谓阳明病下血谵语者，此为热入血室，即指男子而言，故无经水适来之语。

【按语】本证是大热之证，故用重剂，剂轻则杯水车薪，无济于事。但本方过寒，也要防其凝滞，当热渐退神已开，则可加甘寒之品，养阴生津。

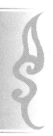

【原文】湿热证，上下失血或汗血，毒邪深入营分，走窜欲泄，宜大剂犀角、生地、赤芍、丹皮、连翘、紫草、茜根、银花等味。

【语译】热邪入侵血分，热盛动血，阳络伤则血上溢，为衄血、吐血，阴络伤则血下溢，为便血、溺血，血从肌肤而出，则为汗血，故以大剂犀角地黄汤加味，凉血解毒治之。本证与上条热入血室证，叙证虽不相同，但病机均属热入血分所致，故治疗方法亦基本一致。

【自注】热逼而上下失血、汗血，势极危而犹不即坏者，以毒从血出，生机在是，大进凉血解毒之剂，以救阴而泄邪，邪解而血自止矣，血止后，须进参、芪善后乃得。汗血即张氏所谓肌衄也。《内经》谓"热淫于内，治以咸寒"，方中当增入咸寒之味。

【选注】王孟英：丹皮虽凉血而气香走泄能发汗，惟血热而瘀者宜之，又善动呕，胃弱者勿用。

【按语】气为血之帅，血为气之母。失血者每亦易伤其气，故血止后，常用补气之药。本证血止用参、芪善后，必血分邪热全清，舌质已淡而有气虚见证者方可，否则邪热必因壅补而郁遏于里，反生他变。

【原文】湿热证，七八日，口不渴，声不出，与饮食亦不却，默默不语，神识昏迷，进辛开凉泄，芳香逐秽，俱不效，此邪入厥阴，主客浑受，宜仿吴又可三甲散，醉地鳖虫、酷炒鳖甲、土炒穿山甲、生僵蚕、柴胡、桃仁泥等味。

【语译】神昏不语，因于阳明经热亢盛的必口渴引饮，因于阳明腑实的必不欲饮食。因于热闭心包的用辛开凉泄则效，因于秽浊上蒙的用芳香逐秽则愈。今口不渴，与饮食亦不却，凉开芳化俱不见效，是知病邪虽去而气血钝滞，灵机不运，故神志呆顿若是，所以用上述诸药破滞通瘀以灵动心机。

【自注】暑热先伤阳分，然病久不解，必及于阴。阴阳两困，气钝血滞而暑湿不得外泄。遂深入厥阴，络脉凝瘀，使一阳不能萌动，生气有降无升，心主阻遏，灵气不通，所以神不清而昏迷默默也。破滞通瘀，斯络脉通而邪得解矣。

【选注】许益斋：此条即伤寒门百合病之类。赵以德、张路玉、陶原堂以为心病，徐忠可以为肺病，本论又出厥阴治法，良以百脉一宗，悉致其病。元气不布，邪气淹留，乃祖仲景法，用异类灵动之物，鳖甲入厥阴，用柴胡引之，俾阴中之邪尽达于表，䗪入血，用桃仁引之，俾血分之邪尽泄于下，山甲入络，用僵蚕引之，俾络中之邪亦经风化而散。缘病久气钝血滞，非拘于恒法所能愈也。

汪曰桢：此有神昏一证，可知其非百合病矣，故与百合病异，治百合病究宜治肺为是。

【按语】许氏方药的解释，别具一格，可以参考。汪氏认为非百合病也对。自注中阐明病机，说理也较深刻。

【原文】湿热证，口渴苔黄起刺，脉弦缓，囊缩舌硬，谵语昏不知人，两手搐搦，津枯邪滞，宜鲜生地、芦根、生首乌、鲜稻根等味，若脉有力，大便不通，大黄亦可加入。

【语译】本条为阳明经热，内迫厥阴之证。

本证以谵语、神昏不知人、两手搐搦为主要症状，类似邪热内陷手足厥阴，但同时又见口渴、苔黄起刺，则又属阳明实热内结，阴津受伤之象，即为津枯邪滞之证。由此可知，本证之昏痉为胃热波及手足厥阴所致，故与热闭心包所致的神昏谵语而见舌红绛、肢厥、脉细数者不同。从本证所见囊缩、舌硬、脉弦缓等症状来看，阳明胃热已引动肝风而劫烁阴液，筋脉拘急之象甚著。

本证主要病机为阳明实热内结，所以治疗主以通下阳明结热。但阴液已大伤，故采用滋阴通下之法，即薛氏所说"胃津劫夺，热邪内踞，非润下以泄邪，则不能达"。药用鲜生地、芦根、生首乌、鲜稻根以滋养阴液，肠道阴液得复而热结自下，即所谓"增水行舟"。若腑实较甚，脉有力而便秘者，则加大黄以通热结。以上用药系针对津枯邪滞而设，有润下泻热之作用。但从本证所述见症来看，其邪热内结颇甚，且已引动肝风内生，而其所用药物则力量较轻，似难胜任。故临床上若见此证，除了可邀薛氏滋阴攻下之大法外，还应灵活加减。如阳明腑实较甚者还可加入芒硝；阳明邪热亢盛者，可加生石膏、知母；昏谵较重，搐搦频繁者，可加牛黄丸、紫雪丹等清心开窍、凉肝息风之品。

【自注】胃津劫夺，热邪内踞，非润下以泄邪，则不能达，故仿承气之例，以甘凉易苦寒，正恐胃气受伤，胃津不复也。

【选注】章虚谷：囊缩舌硬，谵语神昏，搐搦，其邪已深入厥阴，危笃之证也。苔黄起刺，浊结阳明而热极，甘药守而不走，恐浊结难开，如不用大黄，亦当加枳、朴之类，辛开苦降以开其结。

吴锡璜：昏谵、搐搦，津枯黄刺，痉厥大端毕具，加以囊缩舌硬，已成十不救一之证，仅用生地、首乌、芦、稻根，药力轻微，何济于事。此证须以《温病条辨》护胃承气汤和安宫牛黄丸或紫雪丹服之，为死里求生之计，十中可救一二。

【按语】后世注家对本条用药多有病重药轻之议。章氏指出本证为邪热深入厥阴，属危笃之证，纯投甘药守而不走，不切病情。此说有其正确之处，即指出本证仅用甘药不妥；但薛氏所用多为甘寒养阴、润肠通便之品，而与一般甘药守而不走者有所不同。至于说用枳、朴之类，恐温燥更伤阴津，不若用咸寒的芒硝为宜。吴氏亦指出本条药力轻微不能济事，所说改用护胃承气汤合安宫牛黄丸或紫雪丹，比较妥当，可供临床参考。

【原文】湿热证，发痉撮空，神昏笑妄，舌苔干黄起刺或转黑色，大便不通者，热邪闭结胃腑，宜用承气汤下之。

【语译】本条讨论湿热化燥，热结阳明而致神昏发痉的证治。

此亦阳明腑实伤津而肝风内动之候，故用承气汤下之，然腑实而致肝风内动，则津伤已甚，仅用承气攻下虽能釜底抽薪，但亦不免转伤阴液，不若配以生津泻热之品，更为贴切。同一腑实伤津、肝风煽动之候，前者重在滋阴，本证重在攻下，若合而观之，则更为全面。

【自注】撮空一证，昔贤谓非大实即大虚，虚则神明涣散，将有脱绝之虞，实则神明被逼，故多缭乱之象。今舌苔黄刺干涩，大便闭而不通，其为热邪内结阳明，腑热显然矣。徒事清热泄邪，止能散络中流走之热，不能除胃中蕴结之邪，故假承气以通地道，然舌不干黄起刺者，不可投也。承气用硝、黄，所以逐阳明之燥火实热，原非湿邪内滞者所宜用，然胃中津液为热所耗，甚至撮空缭乱，舌苔干黄起刺，此时胃热极盛，胃津告竭，湿火转成燥火，故用承气以攻下，承气者所以承接未亡之阴气于一线也。湿温病至此，亦危矣哉。

【选注】王孟英：第二十八条有曾开泄下夺之文，则湿热病原有可下之证，惟湿未化燥，腑实未结者，不可下耳，下之则利不止，如已燥结，亟宜下夺，否则垢浊熏蒸，神明蔽塞，腐肠烁液，莫可挽回，较彼伤寒之下不厌迟，去死更速矣。

【按语】湿温忌下是指湿未化热而言，故吴鞠通说"下之则洞泄"。若湿已化热与积滞相结者，则当予导滞通下，因积滞不去，则湿热不化。若湿已化燥而腑实已结者，自当亟宜攻下以存阴液。

【原文】湿热证，壮热口渴，自汗，身重，胸痞，脉洪大而长者，此太阴之湿与阳明之热相合，宜白虎加苍术汤。

【语译】湿热病初起，往往湿重于热，病在卫气，湿热病中期往往湿热并重，或热重于湿，病在脾胃。这种转化常与人体的体质有关，素体胃热偏重，湿多从体质之阳而化热，形成热重于湿的类型。素体脾阳不足，湿多从体质之阴而化寒，形成湿重于热的类型。前者病归于胃，其次是脾；后者病归于脾，其次是胃。本条就是指前者。当然也有分不出湿热二邪孰重孰轻的问题，但这只是转化过程中的一个中间阶段。不是湿被热化，便是热被湿化。结果还是要形成上述两种类型。本条既是阳明胃热，兼有太阴脾湿，治疗当然以清阳明胃热为主，佐以健脾燥湿。方用生石膏，辛寒大清胃热，知母苦寒泻火，粳米养胃生津，生甘草清热解毒。加苍术健脾燥湿，取苍术走而不守非白术壅补可比，最适合脾有湿浊停留者。

【自注】热渴自汗，阳明之热也，胸痞身重，太阴之湿兼见矣，脉洪大而长，知湿热滞于阳明之经，故用苍术白虎汤以清热散湿，然乃热多湿少之候。白虎汤仲景用以清阳明无形之燥热也，胃汁枯涸者，加人参以生津，名曰白虎加人参汤。身中素有痹气者，加桂枝以通络，名曰桂枝白虎汤，而其实意在清胃热也。是以后人治暑热伤气身热而渴者，亦用白虎加人参汤；热渴汗泄，肢节烦疼者，亦用白虎加桂枝汤；胸痞身重兼见，则于白虎汤加入苍术以理太阴之湿，寒热往来兼集，则于白虎汤中加入柴胡，以散半表半里之邪。凡此皆热盛阳明，他证兼见，故用白虎清热，而复各随证以加减，苟非热渴汗泄，脉洪大者，白虎便不可投，辨证察脉，最宜详审也。

【选注】王孟英：余于血虚加生地，精虚加枸杞，有痰者加半夏，用之无不神效。治暑邪炽盛，热渴汗泄而痞满气滞者，以白虎加厚朴极效。

【按语】自注中还可加白虎加银翘汤，适于卫气同病者。白虎承气汤适于胃与大肠同病者。

【原文】湿热证，湿热伤气，四肢困倦，精神减少，身热气高，心烦溺黄，口渴自汗，脉虚者，用东坦清暑益气汤主治。

【语译】本条为暑湿伤气的证治。

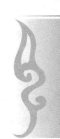

盛夏之季，暑热内蕴，又兼湿邪，形成暑温夹湿病，又称暑湿病。暑为火邪，不但伤津，而且耗气，所谓"壮火食气"。脾主四肢，脾湿不化，气虚不达，故四肢困倦。暑热内炽，上扰于心则心烦，下注于小肠则溺黄。暑邪伤津则口渴，热邪迫津外泄则汗出。脉虚者津气两伤之故。本条只写身热而未写壮热，说明邪不甚而以正气虚为主。这和上条白虎加术汤显然有别，前条是热甚湿微，本条是暑湿不重而津气两伤。故治宜清暑热，益津气。方中用白虎汤去石膏加黄连，以解暑热不甚之邪，黄连更有清热燥湿，去心火之功。东垣之清暑益气汤，方药杂乱，更有苦温提升之品，与本病不利。王孟英改其方药，较为合适。治疗此种暑湿未清，津气两伤者，应注意不可过度滋补，以防壅滞助湿，不可过度清利，以防伤津耗气。

【自注】同一热渴自汗，而脉虚神倦，便是中气受伤，而非阳明郁热。清暑益气汤乃东垣所制，方中药味烦多，学者们当于临证时斟酌去取可也。

【选注】王孟英：此脉此证，自宜清暑益气为主治，但东垣之方，虽有清暑之名而无清暑之实。现江南仲治孙子华之案、程杏轩治汪木工之案可知，故临证时须斟酌去取也。余每治此等证，辄用西洋参、石斛、麦冬、黄连、竹叶、荷杆、知母、甘草、粳米、西瓜翠衣等，以清暑热。

吴锡璜：东垣清暑益气汤药味太杂，殊不成方，且多滞邪枯液之品，精于医者自能识之。余临证三十年未尝一用，王氏方较为佳妙。

【按语】王氏、吴氏均认为东垣清暑益气汤不适合治疗暑热耗伤津气之证，甚是。因东垣清暑益气汤中多温补之品，而无清暑泻热之味，确如王氏所说："虽有清暑之名，而无清暑之实"。王氏所提出的清暑益气生津诸药，配伍严密精当，自成一方，用于本证甚为恰当，后人称之为王氏清暑益气汤。

【原文】暑月热伤元气，气短倦怠，口渴多汗，肺虚而咳者，宜人参、麦冬、五味子等味。

【语译】本条讨论暑热耗伤津气，元气大虚的证治。

本证为感受暑热后，津气大伤所致，与上条所论相似。但上条为暑热未清而津气受伤，故仍有身热、口渴、心烦等暑热症状；本证则属暑热已解而津气耗伤较甚。因肺气大虚故呼吸短促而咳，气虚卫表失固则汗多，元气不足则倦怠，汗泄过多阴津大伤则口渴。除上述表现外，还可见身热骤降，脉虚软或散大等，此与暑热内盛而见壮热、烦渴、汗多、脉洪大者不难区别。至于本证与原文十八条咳喘之虚实辨证，薛氏提出以气粗与气短为辨，可作为辨证关键。其实原文十八条所述以咳甚为主，本证则以喘为主。

本证的治疗当急予益气敛津之品，若救治不及则可导致津气外脱而有喘脱之变。所以用人参、麦冬益气生津，五味子敛津止汗。此即《千金要方》生脉散。

本证津气耗伤较甚，其重者可发展为"亡阴"证，若汗多不敛而阳气亦随之外脱，则可导致亡阳厥脱，此时当用参、附等回阳救逆剂。

【自注】此即千金生脉散也，与第十八条同一肺病，而气粗与气短有分，则肺实与肺虚各异，实则泻而虚则补，一定之理也。然方名生脉，则热伤气之脉虚欲绝可知矣。

【选注】王孟英：徐洄溪云，此伤暑之后，存其津液之方也。观方下治证，无一字治暑邪者。庸医以之治暑病，误之甚矣，其命名之意，即于生脉汤内取用参、麦二味，因止汗故加五味子，近人不论何病，每用此方，收住邪气，杀人无算。用此方者须详审其邪之有无，不可徇俗而视为治暑之剂也。

【按语】王氏指出生脉散只可补益气阴而无清暑热之功，故不可用以治暑热未清的病证。此说甚是。

【原文】暑月乘凉饮冷，阳气为阴寒所遏，皮肤蒸热，凛凛畏寒，头痛头重，汗烦渴，或腹痛吐泻者，宜香薷、厚朴、扁豆等味。

【语译】本条讨论暑月感受寒湿之邪的证治。

夏季天气炎热，每多暑热为患，但亦有因乘凉过度，露宿户外，或过食生冷而感受寒湿之邪的。寒湿束于肌表，卫阳被遏，则见凛凛恶寒、皮肤蒸热、头痛头重；寒湿犯于中焦脾胃则致腹痛吐泻。其见烦渴者，为暑湿蕴中之象，若仅为寒湿之证则不应见到烦渴。至于原文中提及"自汗"，证之临床，本证寒湿困表多呈无汗，即使有汗也属汗出不畅。

薛氏指出本证属寒湿为患，实非暑病，并提出古人所说的阴暑即为暑月感受寒湿之病证。但是，暑月亦每见暑湿内蕴而兼外寒束表的，其表证亦属"阳气为阴寒所遏"见症与本证颇相类似，外见发热恶寒，头痛，身形拘急，无汗，内见脘痞心烦或渴。然本条所述证候仅见寒湿症状而无暑湿内蕴的表现，以此为别。

本证的治疗主以散寒透表，和中化湿。用香薷辛温散寒，兼能宣化湿邪，扁豆祛暑和脾渗湿，厚朴理气燥湿和中。以上三味即《局方》三物香薷饮。

薛氏对香薷的作用和三物香薷饮的临床加减作了较详细的分析。对香薷的使用提出了"香薷之用，总为寒湿外袭而设，不可用以治不挟寒湿之暑热也"。说明香薷虽为暑天常用之药，但其本身不能治疗暑热为患的病证，而是辛温散寒解表之品。对于二物香薷饮的临床适应证，也应该是暑季感受寒湿而不夹暑热的外感病证。若属暑湿蕴中而外有表寒之证，本方则不尽适用，当用《温病条辨》中的新加香薷饮，即本方加入银连翘以清内蕴之暑邪，薛氏又举出了对内有暑热渴甚者，当加黄连以清里热；里湿盛而腹胀、泄泻者，当加茯苓、甘草；若见中气虚弱而汗出多者，可加入人参、黄芪、白术、橘皮、木瓜等。

【自注】此由避暑而感受寒湿之邪，虽病于暑月而实非暑病，昔人不曰暑月伤寒湿而曰阴暑，以致后人淆惑，贻误匪轻，今特正之。其用香薷之辛温，以散阴邪而发越阳气；厚朴之苦温，除湿邪而通行滞气，扁豆甘淡，行水和中。倘无恶寒头痛之表证，即无取香薷之辛香走窜矣。无腹痛吐利之里证，亦无取厚朴、扁豆之疏滞和中矣。故热渴甚者加黄连以清暑，名四味香薷饮；减去扁豆名黄连香薷饮；湿盛于里，腹胀泄泻者，去黄连加茯苓、甘草名五物香薷饮；若中虚气怯汗出多者，加入参、芪、白术、橘皮、木瓜名十味香薷饮。然香薷之用，总为寒湿外袭而设，不可用以治不挟寒湿之暑热也。

【选注】汪曰桢：香薷惟暑月受凉无汗者宜之，有汗者宜慎用。

【按语】前人有"夏月之用香薷，犹冬月之用麻黄"的说法，可见香薷的作用主要在于辛温发散。故汪氏所论甚是。而对薛氏原文中所说的自汗则当活用，不可拘泥。

【原文】湿热内滞太阴，郁久而为滞下，其证胸痞腹痛，下坠窘迫，脓血稠黏，里结后重，脉软数者，宜厚朴、黄芩、神曲、广皮、木香、槟榔、柴胡、煨葛根、银花炭、荆芥炭等味。

【语译】本条为湿热痢疾之证治。

痢疾的形成原因颇多，但以暑湿内滞为主。由于暑湿内蕴，素有积滞，暑湿与积滞，互阻不化，郁于肠间，发为痢疾。所谓"无滞不成痢"。由于暑湿积滞内阻，胃肠气机不通，故里结或里急后重，腹痛。由于湿阻胸阳，气机不展故胸痞。由于暑湿内蕴，血络受伤，热盛肉腐，肉腐成脓，故见便脓血。有湿阻于脉气则脉软，有热鼓动血行则脉数。治疗应清化暑湿，行气活血，消滞止痛法。方用厚朴除湿而行滞气，木香、槟榔下行而通腑气，正符合"气行则后重自除"的道理。银花、荆芥入营血清热解毒，和血宣络。葛根、柴胡，升举中气，并有疏肝胆之郁。黄芩清热燥湿。神曲消食化滞。共奏行气和血，消滞止痛之功。

【自注】古人所谓滞下，即今所谓痢疾也。由湿热之邪，内伏太阴，阻遏气机，以致太阴失健运，少阳失疏达，热郁湿蒸，传导失其常度，蒸为败浊脓血，下注肛门，故后重气壅不化，乃数至圊而不能便。伤气则便白，伤血则下赤，气血并伤，赤白兼下，湿热盛极，痢疾五色。故用厚朴除湿而行滞气，槟榔下逆而破结气，黄芩清庚金之热，木香、神曲疏中气之滞，葛根升下陷之胃气，柴胡升土中之木气，热侵血分而便血，以银花、荆芥入营清热，若热盛于里，当用黄连以清热，大实而痛，宜增大黄以逐邪。昔张洁古制芍药汤以治血痢，方用归、芍、芩、连、大黄、木香、槟榔、甘草、桂心等味，而以芍药名汤者，盖为下血，必调藏血之脏，故用之为君，不特欲其土中泻木，抑亦赖以敛肝和阴也。然芍药味酸性敛，终非湿热内蕴者所宜服。尚遇痢久中虚，而宜用芍药、甘草之化土者，恐难任芩、黄连、大黄之寒苦，木香、槟榔之破气。若其下痢初作，湿热正盛者，白芍酸敛滞邪，断不可投。此虽昔人已试之成方，不敢引为后学之楷式也。

【选注】王孟英：呕恶者忌木香，无表证者忌柴葛，盖胃以下行为顺，滞下者，垢浊欲下而气滞也。杂以升药，浊气反上冲而为呕恶矣。自洁古芍药汤之桂心，极其审用，苟热邪内盛者，虽有芩连、大黄之监制，亦恐其有跋扈之患也。若芍药之酸，不过苦中兼有酸味，考本经原主除血痹，破坚积寒热疝瘕，为敛肝气破血中气结之药。仲圣于腹中满痛之证多用之，故太阴病脉弱，其人续自便利，设当行大黄、芍药者宜减之，以胃气弱，易动故也。盖大黄开阳结，芍药开阴结，自便利者宜减，则欲下而窒滞不行之痢，正宜用矣。

汪曰桢：柴葛总嫌不妥，凡病身热脉数是其常也，唯病疾之身热脉数，其证必重。芍药、甘草乃治痢疾腹痛之圣剂，与湿热毫无所碍，不必疑虑。白芍开结，佐以甘草和中，必不有碍胃气，乃治痢必用之品，不但治血痢也。况白芍之酸，嗽证尚且不忌，则治痢用之，有何顾忌乎。

杨照藜：是极，芍药汤治湿热下痢，屡有奇效，其功全在芍药，但桂心也须除去为妥。

【按语】自注中对张洁古的芍药汤提出异议，认为"芍药味酸性敛，终非湿热内蕴者所宜服"。王氏、杨氏对此提出不同看法，我们认为王、杨二氏所说比较合理，也符合临床。若腹痛下利，里急后重，便脓血，非芍药则不可。至于痢疾初起，身有寒，无汗，此时当解表邪，古人称为逆流挽舟，葛根可用，并配以苏叶、白芷、藿香、黄芩、黄连、厚朴、木香诸药，效果奇佳。至于柴胡一般不用。

【原文】痢久伤阳，脉虚滑脱者，真人养脏汤加甘草、当归、白芍。

【语译】本条讨论痢久损伤脾阳的证治。

本证所列症状仅是脉虚与滑脱。究其缘由，多为湿热痢久久不愈，脾阳大伤而转成虚寒下痢。因脾阳大伤，中气下陷，故大便滑脱不禁而脉虚弱。与此同时必伴有痢下白胨、腹痛喜按、形冷畏寒、舌淡苔白润滑等虚寒症状。

本证的治疗主以补虚温中，涩肠固脱，方用真人养脏汤。该方出自《世医得效方》。其中人参、白术补脾益气，肉桂、肉豆蔻温中散寒止泻，粟壳、诃子固肠止泻，木香行气止痛。薛氏加入甘草、芍药可缓急止痛，加当归和血。如虚寒甚而滑脱明显是以治里结者，有清热养阴之异；治后重者，有行气升补之殊。虚实之辨，不可不明。

【自注】脾阳虚者，当补而兼温，然方中用木香，必其腹痛未止，故兼疏滞气。用归芍，必其阴分亏残，故兼和营阴。但利虽脾疾，久必传肾，以肾为胃关，司下焦而开窍于二阴也。况火为土母，欲温土中之阳，必补命门之火，若虚寒甚而滑脱者，当加附予以补阳，不得杂入阴药矣。

【原文】痢久伤阴，虚坐努责者，宜用熟地炭、炒当归、炒白芍、炙甘草、广皮之属。

【语译】本条讨论痢久伤阴的证治。

本证以虚坐努责为主症，即患者急迫欲便但又不得解出，较之里急后重其窘迫状更为严重。此系湿热痢日久不愈，营阴耗伤，虚热内生而下迫，气机阻滞所致。同时每伴见口干、舌红少苔，脉细数等阴虚症状。

薛氏提出里结和后重各有虚实的不同：里结实者属火邪有余，虚者为营阴不足；后重实者属邪实下壅，虚者为气虚下陷。如此区分虽稍觉呆板，但对说明里急后重有虚实之分，其发生机制各不相同，则有启发。本证之虚坐努责实际上就是里急后重之属虚者，为营阴不足，气虚下陷所致。

本证的治疗以和营养阴为主，佐以和中理气。所用熟地可滋阴补血，当归补血和血，白芍和营理血，另有广皮、甘草和中理气。薛氏指出本证以"补血为主"。但须注意配伍，如兼气滞者加行气之品，气虚者加升补之品，如湿热未净者更应注意加入清化之品。

【选注】王孟英：审属痢久而气虚下陷者，始可参用升补，若初痢不挟风邪，久痢不因气陷者，升柴不可轻用，故喻氏逆流挽舟之说，尧封斥为伪法也。

【按语】王氏提出痢疾当慎用升补，"初痢不挟风邪，久痢不因气陷者，升柴不可轻用"。所说甚是。由此亦可见，初痢兼风，久痢气陷者皆可用升、柴。至于逆流挽舟法亦有其适应证，不可一概斥为伪法。

【原文】暑热内袭，腹痛吐利，胸痞脉缓者，湿浊内阻太阴，宜缩脾饮。

【语译】本条为寒湿内阻脾胃之证治。

夏令暑湿侵犯人体，本应发暑湿病，以暑为主，以湿为辅。今患者素体阳气不足，脾失健运之常，暑湿之邪从体质之阴而化为寒邪，出现寒湿病。由于寒湿内停，脾阳不足，水湿不能蒸化为气，则下走肠间而为利。停于胃脘，胃失和降则见吐。寒主收引，湿阻气机，收引则凝，气阻则滞，凝滞不通，不通则痛，故腹痛。寒湿内聚，影响上焦肺气宣化故胸痞。湿主脉气，故脉缓。可见本证属寒湿克制太阴，治疗宜温中健脾，方用缩脾饮。方中砂仁醒脾和胃，温中散寒。草果，性温性燥，既温脾之寒，又燥土中湿。干葛、白扁豆升阳补土。乌梅酸敛止泻，配甘草以化阴，使阴阳调和，脾胃得健，寒湿自去。

【自注】此暑湿浊邪伤太阴之气，以致土用不宣，太阴告困，故以芳香涤秽，辛燥化湿为制也。

【选注】王孟英：暑湿内袭，其实为暑微湿盛之证。故用药如此。

汪曰桢：此有脉缓可征，故宜用温药。

【按语】自注中言暑湿邪气伤太阴，用芳香辛燥之品治之。岂不知暑湿之病，是以暑为主，暑为火邪，怎能用辛燥之品。从腹痛、吐利、脉缓，又未言发热、口渴，说明已不是暑湿，而是转化为寒湿，故用芳香辛燥就对证了。看来王、汪二氏说的在理。

【原文】暑月冷饮过多，寒湿内留，水谷不分，上吐下泻，肢冷脉伏者，宜大顺散。

【语译】本条也为寒湿内阻脾胃之证治。

炎暑之季，人体也内蕴暑热，故喜贪凉冷饮，今冷饮过多，寒湿伤脾，中阳大伤，脾失运化，胃失收纳，不能升清降浊，清浊不分，清气走于下则泻利不止，浊气停于上则呕吐频作。脾阳大伤，不能主于四肢则肢冷。阳衰无力鼓动血脉，故脉伏。治疗宜温寒化湿为主。方用大顺散，方中肉桂、干姜温中散寒，宣通阳气。甘草性温，补中益气。杏仁宣肺行气，气行则湿行。共奏温脾燥湿之功。

【自注】暑月过于贪凉，寒湿外袭者，有香薷饮；寒湿内侵者，有大顺散。夫吐泻肢冷脉伏，是脾胃之阳，为寒湿所蒙，不得升越，故宜温热之剂调脾胃，利气散寒，然广皮、茯苓似不可少，此即仲景治阴邪内侵之霍乱，而用理中汤之旨乎。

【选注】王孟英：此条明言暑月饮冷过多，寒湿内留，水谷不分之吐利，宜大顺散治之，是治暑月之寒湿病，非治暑也。读者不可草率致误。若肢冷脉伏，而有苔黄、烦渴、溲赤、便秘之兼证，即为暑热致病，误投此剂，祸不旋踵。

【按语】自注中外寒湿用香薷饮，内寒湿用大顺散，可谓至尽至理。外寒湿多因暑日冒雨乘凉所致；内寒湿多因暑日过贪凉冷所致。外寒湿的主证是恶寒发热无汗；内寒湿的主证是呕吐下利脉缓或伏。临床上应很好鉴别。

王氏所言甚是，并提出肢冷脉伏有暑热和寒湿之异，当鉴别于苔、渴、溲、便之证，更是经验之谈。

本条和上条均为寒湿内阻脾胃，但两者略有不同。上条重在腹痛吐利，胸痞脉缓上，以湿为主，寒为辅；本条重在上吐下泻，肢冷脉伏上，是以寒为主而湿为辅。故上条不用肉桂、干姜，而用砂仁、草果；本条则用肉桂、干姜以温中散寒。另外这两条应有口不渴、苔白腻质淡等症，这一点不可忽视。

【原文】暑月饮冷过多，寒湿内留，水谷不分，上吐下泻，肢冷脉伏者，宜大顺散。

【语译】本条讨论寒湿犯中而吐利的证治。

(1) 本证的临床表现和病机　本证亦为夏月贪凉饮冷寒湿内侵脾胃所致。脾胃升降悖逆而致水谷不分，清浊相干，故发生上吐下泻。由于吐泻剧烈，阳气大伤，再加上寒湿困遏脾阳，故四肢逆冷而脉沉伏。本证与上条所述病证相似，均为湿困脾阳而致吐利。但上条偏于湿浊困脾，阳气不振，故见胸痞、脉缓；本证则寒湿较甚，阳气损伤亦重。

(2) 本证的治疗用药：本证寒象较着，治疗当温脾祛寒化湿，用大顺散。但大顺散散寒行气之力较著，而化湿作用则微。如寒湿内盛者，在临床运用时可加入燥湿之品。本证与上条在治法上亦有所区别，本证以温脾散寒为主，上条则以燥湿为主。

【自注】暑月过于贪凉，寒湿外袭者，有香薷饮；寒湿内侵者，有大顺散。夫吐泻肢冷脉伏，是脾胃之阳，为寒湿所蒙，不得升越，故宜温热之剂调脾胃，利气散寒，然广皮、茯苓似不可少，此即仲景治阴邪内侵之霍乱，而用理中汤之昏乎。

【选注】王孟英：此条明言暑月饮冷过多，寒湿内留，水谷不分之吐利，宜大顺散治之，是治暑月之寒湿病，非治暑也，读者不可草率致误。若肢冷脉伏，而有苔黄、烦渴、溲赤、便秽之兼证，即为暑热致病，误投此剂，祸不旋踵。（《温热经纬·卷四》）

【按语】王氏指出夏月吐利而见肢冷脉伏之证，除了因寒湿内留外，也有因暑热内闭、阳气不能外达而致的。其鉴别之处在于：暑热内闭者必见苔黄、烦渴、溲赤、便秽等一系列里热症状。这对临床辨证颇具参考价值。

【原文】肠痛下利，胸痞，烦躁，口渴，脉数大，按之豁然空者，宜冷香饮子。
【语译】本条讨论寒湿伤脾，损伤肾阳的证治。

本证的临床表现和病机：本证既可见于湿热病湿从寒化之后，亦可见于各种寒湿为患的病证。由于寒湿内阻，脾阳大伤，运化失常，故见腹痛、下利。其腹痛必喜按喜暖，下利多为清冷稀便或完谷不化。又因湿邪阻遏气机，故又见胸痞。其烦躁、口渴、脉数大，颇似里热之象，但其脉虽数大而按之豁然中空，再结合全身其他症状分析，可知其烦渴、脉数大非阳热之证，而是属于寒湿内盛，伤及脾肾阳气，虚阳外越所致，为真寒假热之象。此时还每伴有小便清长、大便稀溏、舌苔白滑、舌质淡胖等症状，其口渴也必然不欲饮或喜热饮。本证之下利较前二条所述的吐利更为危重，不仅脾阳已伤，而且肾阳亦虚。

本证的治疗主以回阳散寒，方用冷香饮子。本方出自《张氏医通》由生附子、草果、橘红、甘草、生姜组成。方中草果辛香，祛寒湿，温脾阳；附子补阳益火，温中止痛；甘草和中。本方用于虚寒腹痛泻利，必须审其脉证，确系脾肾阳虚而伤寒湿者。

【自注】此不特湿邪伤脾，抑且寒邪伤肾。烦躁热渴，极似阳邪为病，惟数大之脉按之豁然而空，知其躁渴等证为虚阳外越，而非热邪内扰，故以此方冷服，俾下咽之后，冷气既消，热性乃发，庶药气与病气，无扞格之虞也。

小　结

《湿热病篇》是论述湿热性温病发生发展机制及其证治的专著，其内容相当丰富。

湿热病证的病因是湿热之邪，发病是由于太阴内伤，湿饮停聚，客邪再至，内外合邪而致。其病邪从表伤者十之一二，由口鼻而入者十之八九。发病部位以阳明太阴经者居多，中气实则病在阳明，中气虚则病在太阴。

湿热病证初起可见表证，但与伤寒及其他温病有别。邪在气分又有阻遏膜原、郁蒸胸膈、闭阻上中焦、困阻中焦、流滞下焦、热结肠腑之别。湿热化火化燥后，其邪可入营血分，见有营血热盛、燔灼心包、热盛动风、热入血室、气血两燔等证。

薛氏对于湿与热相合致病的特点进行了深入的论述，指出"热得湿而愈炽，湿得热而愈横"，认为"湿热两分，其病轻而缓；湿热两合，其病重而速"，并提出了湿热偏盛与病情、病势、传变有密切关系。若湿多热少，则蒙上流下；湿热俱多，则下闭上壅；湿邪化火，则动风痉厥，神昏谵语，斑疹外见，耗伤津液。

在湿热病中可出现许多症状，其中某些症状有其特定病机，如寒热如疟、懊恼等；有些症状则可出现在多种病证中。例如痉厥可由湿热夹风犯于经络而致，即属外风致痉，又可由肝风内动而致，其中包括热结胸膈或肠胃而引动肝风、腑结阴伤而动风、湿热伤阴而致肝风上升、热邪充斥表里三焦气血而动风、热闭厥阴及营明耗损而动风者等。亦如神识异常的发生有邪在气分者，如湿热浊邪蒙蔽上焦、湿热秽浊阻闭气机、阳明腑热而上扰心神等；亦有邪入营血分者，如邪热传入营血而燔灼心包、热毒充斥气血三焦、热入血室而内陷心营、邪入厥阴而气钝血滞、热闭厥阴等。

复习思考题

1. 如何理解湿热证的提纲？

2. 如何理解"中气实则病在阳明，中气虚则病在太阴。病在二经之表者，多兼少阳二焦，病在二经之里者，每兼厥阴风木"？

3. 湿热证昏迷如何治疗？为什么？

4. 湿热证动风如何治疗？为什么？

5. 湿热证发生呕吐如何治疗？怎样辨别虚实？

6. 湿热阻遏膜原与伤寒少阳证有何不同？试从病因病机、临床证治上加以鉴别。

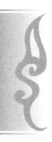

第 20 章　余师愚《疫病篇》

【学习要求】
1. 掌握热疫与伤寒的鉴别。
2. 掌握余氏对斑疹的辨识。
3. 掌握清瘟败毒饮的主证、治法、方药。
4. 了解清瘟败毒饮的加减。

余师愚，名霖，字师愚，清代乾隆年间安徽桐城人。幼年学儒，其父染疫，为医误治，激发吴氏学医之志，遂弃儒习医，熟读《本草》，言石膏性寒，大清胃热，味淡而薄，能解肌热，体沉而降，能泄实热，悟出治淫热之疫非石膏而不能制。于是用之临床，得心应手，救治无数病人，参以心得，着成《疫疹一得》。后经王孟英略加删润而成《疫病篇》，收入《温热经纬》中。

余氏成绩卓著，集中论述了烈性传染病的诊治，创立清瘟败毒饮以治热疫，王孟英曾评论说："独识淫热之疫，别开生面，洵补昔贤之未逮，堪为仲景之功臣"。

1. 论疫与伤寒似同而异

【原文】疫证初起，有似伤寒太阳、阳明证者。然太阳、阳明头痛不至如破，而疫则头痛如劈，沉不能举。伤寒无汗，而疫则下身无汗，上身有汗，惟头汗更盛。头为诸阳之首，火性炎上，毒火盘踞于内，五液受其煎熬，热气上腾，如笼上熏蒸之露，故头汗独多，此又痛虽同而汗独异也。有似少阳而呕者，有似太阴自利者。少阳之呕，胁必痛；疫证之利，腹不满，大肠为传送之官，热注大肠，有下恶垢者，有旁流清水者，有日及数十度者，此又证异而病同也。

【语译】本论从头痛、出汗、呕、利分辨热疫与伤寒的同异。头痛、出汗、呕恶、自利等症，虽是热疫、伤寒所共有症状，但热疫是热疫毒邪所致，伤寒是寒邪侵犯引起，二者病因不同，其所见四个症状的机制亦不相同。

余氏对热疫与伤寒的区别，所列头痛、出汗、呕恶和自利仅是举例示意，临床辨别时不能仅局限于此，且每个症状的具体表现，也不要绝对看待。"疫"是指温病中具有流行性的一类急性热病的泛称，并非专指某一个具体的病。除余氏指出四症的区别外，还应注意从每一具体疾病的特点出发，从病机、症状进行鉴

309

别，才能做到全面、准确。

2. 论斑疹

【原文】 余每论热疫不是伤寒，伤寒不发斑疹，或曰热疫不是伤寒，固已。至云伤寒不发斑疹，古人何以谓伤寒热未入胃，下之太早，热趁虚入胃，故发斑；热已入胃，不即下之，热不得泄，亦发斑，斯何谓欤？曰：古人以温热皆统于伤寒，故《内经》云热病者伤寒之类也，《难经》分别五种之伤寒，《伤寒论》辨别五种之治法，即云热入胃，纵非温热，亦是寒邪化热，故可用白虎、三黄、化斑、解毒等汤，以凉解也。今人不悟此理，而因以自误误人，至论大者为斑，小者为疹，赤者胃热极，五死一生，紫黑者胃烂，九死一生。余断生死，则又不在斑之大小紫黑，总以其形之松浮紧束为凭耳。如斑一出，松活浮于皮面，红如朱点纸，黑如墨涂肤，此毒之松活外见者，虽紫黑成片可生；一出虽小如粟，紧束有根，如履透针，如矢贯的，此毒之有根锢结者，纵不紫黑亦死。苟能细心审量，神明于松浮紧束之间，决生死于临证之顷，始信余言之不谬也。

【语译】 斑为热毒侵入血分所致。热迫血溢，上出于口鼻则为吐血、衄血，外迫于肌肤即为发斑。伤寒邪客于表，故病初绝无发斑之理，即使寒邪化热传里，亦多气分热盛而很少侵及血分，故伤寒邪传阳明，多阳明经腑见证而很少发斑，不若暑热疫邪充斥于表里、三焦、气血，而易于发斑。至于这里所说，"大者为斑，小者为疹"，是从形态大小而别其为斑为疹，此与章虚谷所说"疹从血络而出属经，斑从肌肉而出属胃"的意义不同。前者所说的斑疹，形态虽有大小，而其病机都属血分热毒外迫肌肤所致，所以斑疹均隐于皮里而不高出皮面，而后者所说的斑疹不仅形态有所不同，而病机亦有区别，斑属阳明血分热毒而外发于肌肉，并不高出皮面，疹属肺经邪热波及营分而外发于血络，故高出于皮肤表面，而有碍手之质。

3. 论治疫

【原文】 仲景之书，原有十六卷，今世只传十卷，岂疫疹一门，亦在遗亡之数欤？以致后世立说纷纷，至河间清热解毒之论出，有高人之见，异人之识，其旨既微，其意甚远，后人未广其说而反以为偏。《冯氏锦囊》亦云：斑疹不可发表，此所谓大中至正之论，惜未畅明其旨，后人何所适从？又可辨疫甚析，如头痛、发热、恶寒，不可认为伤寒表证，强发其汗，徒伤表气，热不退又不可下，徒伤胃气，斯语已得奥妙，奈何以疫气从口鼻而入，不传于胃而传于膜原，此论似有语病，至用达原饮、三消、诸承气犹有附会表里之意。惟熊凭昭《热疫志验》首用败毒散去其爪牙，继用桔梗汤①同为舟楫之剂②，治胸膈手六经邪热，以手足少阳俱下膈络胸中，三焦之气为火，同相火游行一身之表，膈与六经乃至高之分，此药浮载亦至高之剂，施于无形之中，随高下而退胸膈及六经之热，确系妙方。余今采用其法，减去硝、黄，以热疫乃无形之毒，难以当其猛烈，重用石膏直入肺胃，先捣其窝巢之害，而十二经之患，自易平矣，无不屡试屡验，明者察之。

【词解】①桔梗汤：为王海藏方，即凉膈散去硝、黄，加桔梗（一方有石膏）。

②同为舟楫之剂：《本草》认为桔梗像舟楫一样，能载其他药物上行，直达病所，宣通肺气，解郁开胸，此处即针对该作用而言。

【语译】仲景原书是否论及疫疹，这是无从考证的问题。不论是湿热之疫还是暑热之疫，初起均为邪不在表而在于里，故解表之法皆为所忌，而辛温发汗尤当禁用。

余氏根据熊凭昭《热疫志验》认为疫病初起，首用败毒散去其爪牙，继用桔梗汤加减以捣其窝巢之害，尚有商榷之处。按败毒散用于治疫，喻嘉言言其功效之神，然该方中之羌活、独活、柴胡、川芎诸药类属辛温升散之品，用于暑热疫证，恐犹助其邪热为害，必外兼风寒湿之表邪者，用之始为合拍，至于用桔梗汤加减以治本病，尚属符合。桔梗汤即清心凉膈散，其方即凉膈散去硝、黄加桔梗，以连翘、竹叶、薄荷、桔梗、甘草升散上焦气分邪热，山栀、黄芩苦寒泻火，再加石膏以直清肺胃之热。

余氏认为，吴又可论邪"不传于胃而传于膜原"一句，有语病，我们认为不然。余、吴二氏所言温疫不同，余氏是指暑燥之疫，无湿浊相混，所以病邪从口鼻而入，直入肺胃，肺主一身之气，而朝百脉，胃为十二经脉气血禀受之场所，故肺胃热淫，十二经脉俱热。吴氏是指湿热疫，无暑燥相杂，所以病邪由口鼻而入，客居膜原，故用达原饮，透达膜原之邪。因此吴氏所言是正确的，不能批评说有语病。

余氏很赞同熊凭昭的《热疫志验》一书，熊氏首用败毒散宣达表邪，继用桔梗汤，重用石膏以清里热。但败毒散偏于辛温，如有风寒外束时，用之一时还可以，不能作为治热疫的常用方剂。至于余氏依法加减使用于肺、胃、胸膈热，也是比较合适的。

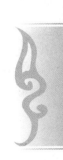

4. 论治疹

【原文】疹出于胃，古人言热未入胃而下之，热乘虚入胃，故发斑。热已入胃，不即下之，热不得泄，亦发斑。此指寒邪化热，误下失下而言。若疫疹未经表下，有热不一日而即发者。故余谓热疫有斑疹，伤寒无斑疹也。热疫之斑疹，发之愈迟，其毒愈重。一病即发，以其胃本不虚，偶染疫邪，不能入胃，犹之墙垣高大，门户紧密，虽有小人，无从而入，此又可所谓达于膜原者也。有迟至四五日而仍不透者，非胃虚受毒已深，即发表攻里过当。胃为十二经之海，上下十二经，都朝宗于胃，胃能敷布十二经，荣养百骸，毫发之间，靡所不贯^①，毒既入胃，势必敷布于十二经，戕^②害百骸，使不有以杀其炎炎之势，则百骸受其煎熬，不危何待？疫既曰毒，其为火也明矣。火之为病，其害甚大，土遇之而焦，金遇之而熔，木遇之而焚，水不能胜则涸，故《易》曰："燥万物者莫熯乎火^③"，古人所谓元气之贼也。以是知火者疹之根，疹者火之苗也。如欲其苗之外透，非滋润其根何能畅茂？　一经表散，燔灼火焰，如火得风，其焰不愈炽乎？焰愈炽，苗越遏矣。疹之因表而死者，比比然也。其有表而不死者，乃麻疹、风疹之类。有谓疹可治而斑难治者，殆指疫疹为斑耳！夫疫疹亦何难治哉？但人不知用此法也。

【词解】① 靡所不贯：靡当无讲，即无所不贯。意思是说胃能敷布十二经气血于脏腑、组织、器官等，无处不到。

② 戕：当残害讲。

③ 燥万物者莫熯乎火："熯"是指火的热气，当干燥讲，也当燃烧讲。全句的大意是使世界上的万物发生干燥的，莫过于最热的火。

【语译】本节主要是论述热疫发斑的病机及治疗原则。"疹出于胃"，此疹是指疫疹，实质上是指热疫病发斑。斑出于足阳明胃经，由阳明温热邪气独亢而引起，故称"疹出于胃"。怎样造成阳明胃热独亢的呢？概括起来有两个原因。一是误下。温热邪气，本来在卫分，应该辛凉清解，结果采取了苦寒攻下的办法，致使胃气受伤，温热邪气就乘胃虚而侵入于胃，发生了阳明胃热独亢的现象。二是失下。温热邪气已经入胃，形成热结胃腑的现象，本应苦寒攻下，使热邪由大便而去，结果未敢攻下，形成温热在胃独亢的现象。

热疫发斑，一般多在发病后三到五天之间，但也有发热一二日即发斑疹者，也有发热多日而斑疫不外出者。这两种情况，取决于邪正的强弱。凡斑疹透发较快，多为正气不衰，邪气不盛，故很快逐邪外出，所以发热后斑疹很快外透。斑疹透后，热势渐退，脉数渐缓，神志清楚，身有微汗。若一二日斑疹大发，紫黑密布，是热毒极盛，直侵营血的结果。凡斑疹透出迟缓，不是热毒过盛，郁闭于内，便是正气虚弱，难以托透。余氏说"发之愈迟，其毒愈盛"，可谓经验之谈。

"胃为十二经之海……都朝宗于胃"，该观点来源于《内经》，认为阳明为水谷之海，是五脏六腑补给的源泉，主滋润，养宗筋。冲脉是十二经之海，同阳明会合于宗筋，再复合于"气街"，"气街"即"气冲"，属阳明胃，故称"胃为十二经之海……都朝宗于胃"。温热邪气既然入于胃，就势必敷布于十二经，残害五脏六腑。疫既为毒，其性属火，火之为病，危害甚大，脾土遇之而焦枯，肺金遇之而熔化，肝木遇之而焚烧，肾水遇之而干涸，故《易经》说："燥万物者莫过于火热之气"古人称之为"元气之贼"，这里的元气是泛指人体的一切正气而言。《内经》曾说："壮火食气"，因此在高热邪火盛时，能够消耗人体的正气，"火为元气之贼"就是这个意思。

火毒内燔是发斑的根，斑疹外出是火苗的外发，欲让斑疹外透必然先要滋润其根，即在清解阳明营血热毒方中，加入辛凉透发之药。如果误用辛温发汗之品，则如火得风，其焰愈炽，因此治疫疹不能用辛温升散，否则后果不堪设想，所以余氏说："疹之因表而死者，比比然也"。也有因表而不死者，那是麻疹、风疹一类的病，不是疫疹发斑，临床应当鉴别。

5.论疫疹之脉不能表下

【原文】疫疹之脉，未有不数者，有浮大而数者，有沉细而数者，有不浮不沉而数者，有按之若隐若现者，此《灵枢》所谓阳毒伏匿之象也。诊其脉即知其病之吉凶。浮大而数者，其毒发扬，一经凉散病自霍然；沉细而数者，其毒已深，大剂清解犹可扑灭；至于若隐若见，或全伏者，其毒重矣，其证险矣。此脉得于初起者间有，得于七八日者颇多，何也？医者初认为寒，重用发表，先伤其阳，表而不散，继之以下，又伤其阴。殊不知伤寒五六日不解，法在当下，犹必审其脉之有力者宜之。疫热乃无形之毒，病形虽似大热，而脉象细数无力，所谓壮火食气也。若以无形之火热，而当硝、黄之猛烈，热毒焉有不乘虚而深入耶？怯弱之人，不为阳脱，即为阴脱。气血稍能驾驭者，亦必脉转沉伏，变证蜂起。或四肢逆冷，或神昏谵语，或郁冒直视，或遗溺旁流，甚至舌卷囊缩，循衣摸床，种种恶候颇类伤寒。医者不悟，引邪入内，阳极似阴，而曰变成阴证，妄投参、桂，死如服毒，遍身青紫，口鼻流血。如未服热药者，即用大剂清瘟败毒饮，重加石膏，或可挽回，余因历救多人，故表而出之。

【语译】本节主要论述二点：一是热疫的脉象；二是热疫误用汗下后的变证和治法。

热疫之病，其脉均数。脉浮大而数是正气不衰，有逐邪外达的能力，这时应投以辛寒解解之剂，使热毒外泄，病即可向好的方向发展。若脉沉细而数，说明邪热内闭，正气不能抵邪外出，邪热闭伏于里，则脉见沉细而数，甚至若隐若现，邪毒郁伏愈深，则脉愈沉伏，所以暑热之疫，而见此等脉象，多属险恶之候。

暑热之疫，热象虽甚，但非邪客于表，而里亦无实结，乃无形暑热充斥表里三焦所致，故切忌表散攻下，误用之，徒伤正气而邪气愈如猖獗。邪热闭伏于

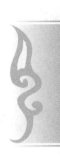

里而不外泄，则四肢逆冷，所谓"热深则厥亦深"。热甚神志受其影响，则神昏谵语，郁冒直视，或遗溺旁流。肝主筋，肝脉下抵阴器而上络于舌，热盛肝风扰动，则舌卷囊缩，循衣摸床。种种危候，皆属邪热盛极所致，所以用大剂清瘟败毒饮重加石膏以大清其热，或尚可挽救，若误认为阴寒之证，而用热药，则速其危殆。

6. 论疹形治法

【原文】松浮洒于皮面，或红或赤，或紫或黑，此毒之外见者，虽有恶证不足虑也。若紧束有根，如从皮里钻出，其色青紫，宛如浮萍之背，多见于胸背，此胃气将烂之候，即宜大清胃热兼凉其血，以清瘟败毒饮加紫草、红花、桃仁、归尾，务使松活色淡，方可挽回，稍存疑虑，即不能救。

【语译】"松浮洒于皮面"，即前"红如朱点纸，黑如墨涂肤"之意，此乃邪毒外泄之象，所以不足为虑。"如从皮里钻出"，即前"如履透钎，如矢贯的"之意，此乃邪气闭伏于里而一时不得外出之象，所以其病多危重。若其色青紫，如紫背浮萍，不仅为热毒深重之象，亦为气血不甚流畅使然，故用清瘟败毒饮加味以清热凉血、解毒活血。若稍存疑虑，不即予救治，色转晦黑无泽，邪盛正衰，便无能为力。

7. 论疹色治法

【原文】血之体本红，血得其畅，则红而活，荣而润，敷布洋溢，是疹之佳境也。淡红有美有疵，色淡而润，此色之上者也，若淡而不荣，或娇而艳、干而滞者，血之最热者。深红者，较淡红为稍重，亦血热之象，凉其血即转淡红。色艳如胭脂，此血热之极，较深红为更恶，必大用凉血，始转深红，再凉其血而淡红矣。紫赤类鸡冠花而更艳，较艳红为火更盛，不急凉之，必至变黑，须服清瘟败毒饮加紫草、桃仁。细碎宛如粟米，红者谓之红砂，白者谓之白砂。疹后多有此证，乃余毒尽透，最美之境，愈后蜕皮。若初病未认是疫，后十日半月而出者，烦躁作渴，大热不退，毒发于颔者，死不可救。

【语译】斑疹从色论治，是临证辨治发斑性疾病的一个重要方面。因为色的浓淡可反映邪的浅深与热毒的轻重。

斑疹之色，总的不外淡红、深红、紫赤。淡红有四种，"荣润"与"娇艳"虽均为气血洋溢，正气未伤，抗邪有力之象，但"荣润"是邪浅毒轻的佳象；"娇艳"则表示毒热已盛。"不荣"与"干滞"，都属"血之最热"，乃气血失畅的表现，但"不荣"是气结血伤；"干滞"是阴伤血瘀。在治法方面，虽都以清营凉血，解毒滋阴论治，但各有所侧重。娇艳者，重在清营，不荣者，重在凉血畅气；干滞者，则以化瘀滋阴为重。深红、紫赤都属深红色，只是程度有浅深之异，其热毒有轻重之分而已。由于均属热毒燔灼营血，故治则相同。

文中所谓"红砂""白砂"，是斑疹后毒邪未净，又发细小的红色或白色疹子，血分或气分余邪得以向外透泄，病证往往由此热退脉静而愈。

所谓"毒发于颐"，即"发颐"，是由于热毒不能外达而结于少阳、阳明之络所致，为疫疹的并发症。如高热、烦躁、口大渴，表示热毒极重，应急用清瘟败毒饮加减，以清解热毒，透邪外泄。若已化脓，急须切开排脓，结合外科治疗。

余氏从疹色观察毒邪的轻重浅深，这对疗法的选择有着重要的意义。其中"淡而不荣"，为正衰血虚之象，恐不堪邪毒的浸淫而转败证，对此宜用生地四物汤加葛根、蝉衣、紫草、丹参、红花以养血扶正，活血解毒透斑。

8. 论发疮

【原文】疫毒发斑，毒之散者也；疫毒发疮，毒之聚者也。初起之时，恶寒发热，红肿硬痛，此毒之发扬者；但寒不热，平扁不起，此毒之内伏者。或发于要地，发于无名，发于头面，发于四肢，种种形状，总是疮证。何以知其是疫毒所聚？寻常疮脉洪大而数，疫毒之脉沉细而数；寻常疮证头或不痛，疫毒则头痛如劈，沉而不能举，是其验也。稽其证，有目红、面赤而青惨者，有忽汗、忽呕者，有昏愦如迷者，有身热肢冷者，有腹痛不已者，有大吐干呕者，有大泄如注者，有谵语不止者，有妄闻妄见者，有大渴思水者，有烦躁如狂者，有喊叫时作，若惊若惕者。病态多端，大率类是。误认寻常疮证，温托妄施，断不能救。

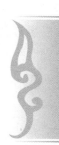

【语译】本节论述热疫发疮与一般疮疡的鉴别。余氏率先提出热疫发斑是热毒外散的现象，热疫发疮是热毒内聚的征兆。为什么会引起热疫发疮，一般说来是原病疮疡，又发生热疫，这可能是继发感染了热毒疫邪，也可能是疮疡热毒，蔓延入血所致。这种热疫发疮初起有两种情况：一是阳热证，出现恶寒发热，红肿硬痛，这是热毒结聚有外透之象。治以清热解毒、活血开结，可用清瘟败毒饮加减，只要热毒清，疮肿就会消散。二是但寒不热，平扁不起，类似阴证，这是热毒深伏于内的结果。治以清热解毒，若伴有脉沉细而数，头痛如劈，昏迷谵语，大渴冷饮，呕吐腹泻等为热疫发疮，治以大剂清瘟败毒，不可误认阴证而用温补。

9. 论妊娠病疫

【原文】母之于胎，一气相连。盖胎赖母血以养，母病热疫，毒火蕴于血中，是母之血，即毒血矣。苟不亟清其血中之毒，则胎能独无恙乎？须知胎热则动，胎凉则安。母病热疫，胎自热矣。竭力清解以凉血，使母病去而胎可无虞。若不知此而舍病以保胎，必至母子两不保也。至于产后以及病中适逢经至，当以类推。若云产后经期，禁用凉剂，则误人性命，即此言。

【语译】本节论述孕妇病热疫的治疗原则。胎儿在母腹中，母体与胎儿气血相通，胎儿全赖母体血液供应营养。如果母体患了热疫病，热疫又最易灼营动血，故母体之血乃毒血，热毒随血进入胎内，引起了胎动不安，却不积极采取清热解毒凉血的办法治疗，胎儿怎能不病呢？故对妊娠妇女来讲，病热疫而引起胎动者，应去血中热毒，这是治疗的关键。如果拘于养胎安胎，不积极治热疫，不但不能保胎，反使母体病情加重，其结果母子俱不能保。

余氏由妊娠病热疫推论，产后病热疫，也以清热凉血解毒为主，不能拘泥于"产后多虚""禁用凉剂"的说法。否则错用温补，如火上加油，津血为之大煎，病反转危。同时应用清解时要注意到产后气血大虚这个特点。吴鞠通在《产后宜补宜泻论》中说："手下所治系实证，目中、心中、意中注定是产后，识证真，对病准，一击而罢。"说明产后治疫，毫不拖延，中病即止，正是经验之谈。

10. 论闷疫

【原文】疫疹初起，六脉细数沉伏，面色青惨，昏愦如迷，四肢逆冷，头汗如雨，其痛如劈，腹内搅肠，欲吐不吐，欲泄不泄，男则仰卧，女则覆卧，摇头鼓额，百般不足，此为闷疫，毙不终朝。如欲挽回于万一，非大剂清瘟败毒不可。医即敢用，病家绝不敢服，与其束手待毙，不如含药而亡，虽然，难矣哉！

【语译】本节论述"闷疫"的证候及治疗。"闷疫"是热疫的暴发证，其病因除热毒外常兼感秽浊之邪。热毒秽浊，阻滞于内，心神被闭不能外出，故昏愦如迷。热毒内郁，不能外达，势必上迫于头，故头汗如雨。亦似阴寒内盛，逼阳外脱的阴寒证、亡阳证、内闭外脱证。实质上不是，而是热疫中的一种特殊类型"闷疫"。热毒内闭于心则神昏，热毒壅滞胃肠则腹绞痛。热毒上窜则头痛如劈，火郁不发则战栗，热甚厥深则六脉沉伏，面色青惨，故本证是火热夹秽内闭的结果，治疗非大剂清瘟败毒不可。汪曰桢认为："清瘟败毒饮有遏抑而无宣泄，故决不可用于本证。"王孟英认为"宜刺曲池、委中以泄营分之毒，再灌以紫雪，清透伏邪，使其外越，或可挽回"。以上均有一定道理，不可单纯一律给以清瘟败毒饮，一定要细加分辨。

【选注】王孟英：所谓闷者，热毒深伏于内而不发露于外也，渐伏渐深，入脏而死，不俟终日也。固已治法宜刺曲池、委中以泄营分之毒，再灌以紫雪，清

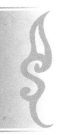

透伏邪，使其外越，或可挽回，清瘟败毒饮何可试耶？

汪曰桢：本方有遏抑而无宣透，故决不可用。

【按语】王、汪二氏均指出本证系热毒秽浊内闭，治必疏通经络、气血，开闭泄毒。可按照治痧之法，采用"刮、放"及内服辟秽开闭、清透解毒、调气活血等药，务使经络无阻，气血不逆，毒解闭开，病邪自可外达。如过用寒凉，则愈加冰伏内闭，其结果必致"含药而亡"。

11. 清瘟败毒饮方论

【原文】清瘟败毒饮，治一切火热，表里俱盛，狂躁烦心，口干咽痛，大热干呕，错语不眠，吐血衄血，热盛发斑，不论始终，以此为主，后附加减。

生石膏大剂六两至八两，中剂二两至四两，小剂八钱至一两二钱　小生地大剂六钱至一两，中剂三钱至五钱，小剂二钱至四钱　乌犀角大剂六钱至八钱，中剂三钱至四钱，小剂二钱至四钱　真川连大剂六钱至四钱，中剂二钱至四钱，小剂一钱至半钱

生栀子　桔梗　黄芩　知母　赤芍　玄参　连翘　竹叶　甘草　丹皮

疫证初起，恶寒发热；头痛如劈，烦躁谵妄，身热肢冷，舌刺唇焦，上呕下泄，六脉沉细而数，即用大剂；沉而数者用中剂；浮大而数者用小剂。如斑一出，即加大青叶，并少佐升麻四、五分，引毒外透，此内化外解，浊降清升之法。

此十二经泻火之药也。斑疹虽出于胃，亦诸经之火有以助之，重用石膏，直入胃经，使其敷布于十二经，退其淫热；佐以黄连、犀角、黄芩泄心肺火于上焦；丹皮、栀子、赤芍泄肝经之火；连翘、玄参解散浮游之火；生地、知母抑阳扶阴，泄其亢甚之火，而救欲绝之水；桔梗、竹叶载药上行；使以甘草和胃。此大寒解毒之剂。重用石膏，先平甚者，而诸经之火，自无不安矣。

【语译】本节论述了清瘟败毒饮方剂的组成及其方义。该方由余氏集中治温热病热在气、血分的四个主方组成，是治热疫及发斑的重剂，也是余氏论治热疫所定的基本方。余氏按石膏、生地、犀角、川黄连四味主药的用量，分为大、中、小三个剂型，以据证的极重、重、轻而相应选用。

12. 疫证条辨

【原文】头痛目痛，颇似伤寒，然太阳阳明头痛，不至于倾侧难举，而此则头痛如劈，两目昏瞀，势若难支，总因火毒达于二经，毒参阳位，用釜底抽薪法，彻火下降，其痛立止，其疹自透，宜清瘟败毒饮增石膏、玄参，加菊花，误用辛凉表散，燔灼火焰，必转闷证。

【语译】伤寒邪在三阳者，均有头痛证。太阳头痛以后枕部为甚，阳明头痛以前额为甚，少阳头痛以额角为甚，但均无目痛昏瞀等症相伴。今头痛如劈，且目痛、昏瞀，是因暑热疫邪上干清空所致，所以治疗以清瘟败毒饮清其暑热为主。因热甚则津液易伤，故增石膏、玄参以助清热生津之力，加菊花以清头目之火。误用辛凉表散，尚嫌发扬火焰，若误用辛温，其后患自可想见。

【原文】骨节烦疼，腰如被杖。骨与腰皆肾经所属，其痛若此，是淫热之气，已流于肾经，宜本方增石膏、玄参，加黄柏，误用温散，死不终朝矣。

【语译】肾主骨，腰为肾之府。暑热之邪，涉于肾经，故骨节、腰部疼痛若此，所以治用清瘟败毒饮加黄柏以兼清其肾经之势。

【原文】热宜和不宜若热至遍体炎炎，较之昏沉肢冷者，而此则发扬，以其气血尚堪胜毒，一经消解，而疹自透，妄肆发表，必至内伏，宜本方增石膏、生地、丹皮、黄芩、黄连。

【语译】暑热之疫，遍体壮热，是正气尚能托邪外出，较之脉沉、肢冷、暑热闭伏于里，而正气一时不能透邪外达者病情尚轻，一般以清瘟败毒饮可以胜任，若兼有发疹，自当增黄芩、黄连、石膏、生地、丹皮，以解毒凉血。

【原文】有似乎静而忽躁，有似乎躁而忽静，谓之静躁不常，较之癫狂，彼乃发扬，而此嫌郁遏，总为毒火内扰，以致坐卧不安，宜本方增石膏、犀角、黄连。

【语译】本条论述热疫神志的辨证和治疗。"似乎静而忽躁""似乎躁而忽静"是一种烦躁不安，坐卧不宁的现象。这种时而安静，时而躁扰的表现要比热病中狂躁症状轻一些，也没有到昏迷谵语，或昏愦不语的程度。造成这种"静躁不常"的原因主要是热疫毒邪侵入心营，热毒扰心，心神不能内守，故见烦乱躁扰不安，且伴有高热不退，大渴冷饮，头痛如劈等症。实乃热疫所致，可用清瘟败毒饮加重石膏用量，以大清胃热，胃热清，火不上扰，神志即可安宁。同时加重犀角、黄连之量，以直接清泄心经热毒。

【原文】寤，从阳主上；寐，从阴主下。胃为六腑之海，热毒壅遏，阻隔上下，故火扰不寐，宜本方增石膏、犀、连，加琥珀。

【语译】本条进一步论述神志病变，探讨不寐证的病机和治疗。"不寐"即失眠。热疫不寐仅是不寐的病因之一，其病位总不离乎于心，是心神不能内守的结果。正常状态下，阳出于阴则寤，阳入于阴则寐，阴阳和则安然入睡。今热毒壅遏中焦，火邪上扰心神，心神不能内守，故不寐。因此治疗应急清心火，使心火降，神志自然入内而入眠。治疗仍宜清胃泻火的清瘟败毒饮，不过要加重石膏、犀、连的用量，并加琥珀以安神镇静。

【选注】王孟英：火扰不寐，何必琥珀，若欲导下，宜用木通。

【按语】王氏意见切合病情，清心需导赤，利小便，才能泻心火。

【原文】初病周身如冰，色如蒙垢，满口如霜，头痛如劈，饮热恶冷，六脉沉细，此阳极似阴，毒之隐伏者也。重清内热，使毒热外透，身忽大热，脉转洪数，烦躁谵妄，大渴思冰，证虽枭恶，尚可为力，宜本方增石膏、丹皮、犀、连，加黄柏。若遇庸手，妄投桂、附，药不终剂，死如服毒。

【语译】本条论述热疫痉厥的辨证和治疗。热疫初起，但是全身逆冷，面色晦暗如蒙尘垢而无光泽，舌上布满白苔，甚至口腔黏膜也有白色假膜如霜，头痛如刀劈一样，口渴喜热饮，不恶热反恶寒，六脉（指寸口）沉细，这些症状很像阴寒证，甚至是像亡阳证，其实不然，这是一种真热假寒证。亡阳证四肢厥冷而大汗淋漓，此则全身如冰，但心腹灼热，也未见大汗淋漓，故知为热甚厥深的真热假寒证。这是由于暴感热毒，兼夹秽浊之邪（舌苔满布白苔），深伏于内，闭塞气机不能外达的结果。

原文指出治宜"重清内热"，使热毒外透，岂不知过度清热，可出现寒凝冰伏的弊端，倒使邪不能外透，故而应加开闭辟秽之品，如菖蒲、郁金、至宝丹之类，使闭郁开，热毒解，则邪才能外透。如果采取了上述治疗患者忽然由冷转热，脉洪数，大渴冷饮，烦躁谵妄，是热邪向外发扬的现象。此时仍须清热解毒，用清瘟败毒饮加减治疗。

【原文】四肢属脾，至于逆冷，杂证见之，是脾经虚寒，元阳将脱之象。惟疫则不然，通身大热，而四肢独冷，此烈毒郁遏脾经，邪火莫透，重清脾热，手足自温，宜本方增石膏。

【语译】本条论述肢厥的病机及治疗，同时也对热厥与脾经虚寒、元阳将脱作了鉴别。《内经》也提出脾主四肢，清阳实四肢。四肢逆冷（即四肢厥冷的意思）在内科杂证中可见，如脾阳火虚，元阳将脱；在热病中也可见，如热毒内郁，隔阴于外，阴阳不相顺接，不能以脾主四肢，就把四肢厥冷都说成是脾的病变，临床应严格鉴别。

【选注】王孟英：四肢逆冷，在杂证不仅脾经虚寒，在疫证亦非毒壅脾经，增石膏原是清胃，气行则肢自和也。亦有热伏厥阴而逆冷者，温疫证最多，不可不知也。

【原文】筋属肝，赖血以养。热毒流于肝经，斑疹不能寻窍而出，筋脉受其冲激，则抽惕若惊，宜本方增石膏、丹皮，加胆草。

【语译】肝主筋，为风木之脏，所以肝经热盛者，每致动风抽惕。治疗宜清肝经邪热以息其风，丹皮、龙胆草，皆直清肝胆之热。若抽搐甚者，羚羊角亦当用。

【原文】杂证有津液枯涸，水不上升，咽干思饮，不及半杯，而此则思冰饮水，百杯不足。缘火毒熬煎于内，非冰水不足以救其燥，非石膏不足以制其焰，庸工犹戒生冷，病家奉为至言，即温水亦不敢与，以致唇焦舌黑，宜本方增石膏加花粉。

【语译】杂病阴液亏损，一般虽感口干、渴饮，饮必不多，暑热疫为热盛伤津之候，自当渴欲引饮，而且多喜凉饮。由于饮水有助于清热生津，所以疫热伤津之候非但不宜禁止，而且应告诉患者以凉饮为宜。当然亦应注意适可而止，不能凉饮过度，以免停饮不化。

【原文】四时百病，胃气为本。至于不食，似难为也，而非所论于疫证，此乃邪火犯胃，热毒上冲，频频干呕者有之，旋食旋吐者有之，胃气一清，不必强之食，自无不食矣，宜本方增石膏，加枳壳。

【语译】凡外感病邪在肌表者，胃气未受影响，大多饮食如常，若邪热传里，胃气受困，则多不喜纳食。热疫之邪，充斥表里，自当不欲饮食。《内经》谓："诸逆冲上，皆属于火。"前人亦说："食入即吐，是有火也。"所以热疫之频频干呕，或是旋食旋吐，正是火毒上冲之象。故此种之呕吐不食，决非开胃消食、降逆止呕之药所能愈，而反有助燥助热之弊，故枳壳似不宜应用，只用清瘟败毒饮清其邪热即可，热清则诸证自愈。

【选注】王孟英：热壅于胃，杳不知饥，强进粥糜，反助邪气，虽粒米不进而病势未衰者，不可疑为胃败也。若干呕吐食，则本方之甘、桔、丹皮皆不可用，宜加竹茹、枇杷叶、半夏之类。

【原文】胸膈乃上焦心肺之地，而邪不易犯。惟火上炎，易及于心，以火济火，移热于肺，金被火灼，其燥愈甚。胸膈郁遏，而气必长吁矣。宜本方增连、桔、加枳壳、蒌仁。

【语译】本条为热疫邪气郁遏胸膈之证治。肺居胸膈之内，五脏中位居最高，其性娇嫩，风寒火热皆可伤肺。今暑燥疫疠之邪，侵犯于胃，淫热于气，火性上炎，烤炙心肺，以致心肺被灼，上焦胸膈之气机不利，故胸闷叹息，出长气。所谓以火济火是指心为君火，疫疠为邪火，以邪火济心火，同气相引，两阳相遇，故病及心。又由于心肺同居上焦，火邪最易克金，故又病及肺。治疗应在清瘟败毒的基础上增加黄连、桔梗的用量，以加强清心热，宣肺气的功能。另加枳壳、蒌仁两味，目的在于宽胸下气，化痰散结，正适用于胸闷长吁者。蒌仁性寒，有清热涤痰之功，并有润肠通便之力，故暑燥疫中，兼有痰热上壅，舌苔黄腻者为宜。

【选注】王孟英：邪火上炎，固能郁遏肺气而为膈满。第平素有停痰伏饮者，或起病之先兼有食滞者。本方地、芍未可浪投，临证须辨别施治。惟莱菔汁，既清燥火之闭郁，亦开痰食之停留，用得其宜，取效甚捷。

【按语】王氏所注，切合临床。素有痰热食滞，当然生地、芍药甘寒滋阴之品不能用。应验之于舌，舌干燥红绛可用；舌黄腻则不可用。至于莱菔子，王氏评论妙哉。

【原文】昏闷无声者，心之气出于肺而为声，窍因气闭，气因毒滞，心迷而神不清，窍闭而声不出，宜本方增石膏、犀角、芩、连，加羚羊角、桑皮。

【语译】本条为热疫昏闷不语的证治。暑燥疫邪，逆窜于心，心神被闭，不能开窍于舌，故昏闷无声。至于余氏用"心之气出于肺而为声"来解释，未免有些牵强。用清瘟败毒饮加重石膏、犀角、芩、连的用量（指大剂）是正确的，而加羚羊角、桑皮似觉于证不合，应以牛黄清心开窍为宜。

【选注】王孟英：桑皮虽走肺，而无通气宣窍之能。宜用马兜铃、射干、通草之类，清神化毒，当参紫雪之类。

【按语】王氏之注也不恰当，马、射、通草均为宣肺通利之品，本证无肺气郁闭，何需此药。紫雪散当以动风便秘者为佳，今主要是昏愦不语，仍以牛黄之类为好。

【原文】胃气弱者，偏寒偏热，水停食积，皆与真气相搏而痛，此言寻常受病之源也。至于疫证腹痛，或左或右，或痛引小肠，乃毒火冲突，发泄无门。若按寻常腹痛分经络而治之，必死，如初起只用败毒散或凉膈散加黄连，其痛立止。

【语译】本条为热疫引起腹痛的证治。温疫病可以引起剧烈腹痛，乃火毒之邪闭伏于内，气机不通，无发泄之门的结果。这和内科中胃气虚的停水停食而引起的腹痛截然不同。前者有高热、昏谵、吐衄，起病急剧，发展快的特点。后者则无高热，而有吐水伤食、脉弱的表现。疫证腹痛仍以清泻火毒为法，清瘟败毒饮治之，或凉膈散加黄连治之。

【选注】王孟英：疫证腹痛，固与杂证迥殊，然挟食、挟瘀、挟疝，因病疫而宿疾兼发者，亦正多也，临证处方，岂可不为顾及。

【按语】王氏言之有理，确有夹杂之邪者，治疗仍以新病旧疾之法，先治以新病，后治旧疾。若新病加重旧疾则治新为主，兼顾旧疾。

【原文】筋肉瞤动，在伤寒则为亡阳，而此则不然。盖汗者心之液，血之生化也，血生于心，藏于肝，统于脾。血被煎熬，筋失其养，故筋肉为之瞤动，宜本方增石膏、生地、玄参，加黄柏。

【语译】本条为热疫引起动风的证治。筋肉瞤动总的来说是津血耗损，不能柔养筋脉的结果。但引起筋肉瞤动的原因各有不同。在伤寒病中，多为过汗亡阳，阳亡不能温照筋脉，所病筋肉瞤动，大多属于热盛动风，故治宜清热息风。生地、玄参等清热养阴，似缓不济急。

【选注】王孟英：亡阳瞤动，宜补土制水，淫热瞤动，宜泻火息风。本方尚少镇静息风之品，宜去丹、桔，加菊花、胆草。

【按语】升散之药，不适于肝风内动之候，故桔梗宜去而不用。若丹皮之苦寒凉血，能清肝经之热，用于动风，尚属有益无害，应不去为是，观前者因暑热入肝而抽惕若惊者，增重丹皮用量，可为佐证。

【原文】病人自言胃出冷气，非真冷也，乃上升之气，自肝而出，中挟相火，自下而上，其热尤甚，此火极似水，热极之征，阳亢逼阴，故有冷气，宜本方增石膏、犀、地、丹、连，加胆草。

【语译】患者自言胃出冷气，素有寒饮内伏之人，抑或可有此种感觉，与此同时，必有脘闷欲恶、苔滑等证可据，如属火极似水者，必然亦有暑热疫一系列的里热症状可据。疫热夹肝火上冲，所以治用清瘟败毒饮增味，以清暑热之邪，泄肝胆之火。

【原文】口中臭气，令人难近，使非毒火熏蒸于内，何以口秽喷人乃尔耶，宜本方增石膏、犀、连。

【语译】口秽喷人，多因于里热熏蒸，在内有痈脓者，亦能出现此种情况，然必有吐脓之症可凭，暑热疫之口秽喷人，亦必有暑热疫之症可据，所以治疗仍以清解里热为主。

【选注】王孟英：宜加兰草、竹茹、枇杷叶、金银花、蔷薇露、莹白、金汁之类，以导秽浊下行。

【按语】王氏所注，甚合病机，单纯清瘟败毒饮无芳化秽浊之力，上述药物均有芳香辟秽，导浊下行的功能。

【原文】舌苔满口如霜，在伤寒为寒证的据，故当温散。而疫证见此，舌必厚大，为火极水化，宜本方增石膏、犀、地、翘、连，加黄柏，误用温散，旋即变黑。

【语译】本条论述白苔在热疫中的辨证与治疗。白苔满布，色白如霜，在伤寒中有之，在温病中有之。伤寒白苔，虽白而不满布，更不厚浊，舌津不干，舌质不红。温病苔白，见之甚多，卫分证可见，白而薄，舌红而欠润；湿热蕴郁可见，白而腻，舌红而润滑；胃燥津伤可见，白而干，如砂皮；湿热疫可见，白如积粉，舌质深绛；热疫也可见，白如霜，满布舌，舌体大，舌质红。都应加以鉴别。

治疗伤寒当辛温发汗，如麻黄汤。卫分证当辛凉清解，如银翘散。湿热内郁当辛温芳化，如加减正气散。胃燥津伤当清胃润燥，如白虎汤加麦冬、花粉、玉竹。湿热疫当宣透膜原，如达原饮。热疫当清热解毒，如清瘟败毒饮加藿香、佩兰、蔻仁、杏仁等，余氏加黄柏欠妥，因黄柏苦寒，虽有清热之功，而无芳化之力。

【选注】王孟英：凡热证疫证见此苔者，固不可误指为寒，良由兼痰挟湿，遏伏热毒使然，清解方中，宜佐开泄之品为治。

【按语】王氏所言虽是，但未尽全貌，所言开泄，宜选用枳壳、桔梗、藿香、佩兰、半夏等，但用温热药要量轻，以防助热。

【原文】咽喉者，水谷之道路，呼吸之出入，毒火熏蒸，至于肿痛，亟当清解以开闭塞，宜本方增石膏、玄、桔，加牛蒡、射干、山豆根。

【语译】本条论述热疫咽喉肿痛的辨证治疗。喉与鼻通，为气体出入的通路，咽与口通，为水谷进入的要塞。肺主鼻，胃主口，咽喉为肺胃之门户，故咽喉有病，多责之于肺胃。在温病中咽喉红肿疼痛是最常见的症状，如烂喉痧、白喉、喉蛾等。本证为热疫所见的咽喉红肿疼痛，因肺胃淫热独盛，邪热上攻，气血夹邪壅滞咽喉，以致红肿热痛。治以大清气血之热毒，仍用清瘟败毒饮，所加之药均有清热利咽，消肿止痛的功能，且直切病机。

【选注】王孟英：加莹白金汁最妙。药汁碍咽者，亟以锡类散吹之。

【按语】王氏认为应加金汁，此药极其寒凉，清热解毒最好，但目前缺此药品，故用板蓝根代之。至于外用药选锡类散甚合。

【原文】唇者脾之华，唇焮肿，火炎土燥也，宜本方增石膏、翘、连，加天花粉。

【语译】本条论述热疫唇肿的病机及治疗。在热疫发病的过程中，可出现口唇肿胀，灼热疼痛，色红焦干的现象，这是热毒之邪，内伏脾经的结果。因脾主口唇，与胃为表里，故脾热应清泄胃热，也宜清瘟败毒饮，加重石膏、翘、连，加天花粉。花粉甘寒，生津益胃，清热止渴，以治火炎土燥。

【原文】头为诸阳之首，头面肿大，此毒火上攻，宜本方增石膏、玄参，加银花、马勃、僵蚕、板蓝根、紫花地丁、归尾，脉实者，量加酒洗生大黄。

【语译】毒火上攻之头面肿大，定必焮赤，故用清瘟败毒饮加大剂清热解毒药。脉实者加酒洗生大黄，是取其折炎上之火而使之下行，并非欲其攻下。

【原文】面上燎疱，宛如火烫，大小不一，有红有白，有紫黑相间，痛不可忍，破流清水，亦有流血水者，治同上条。

【原文】腮者肝肾所属，有左肿者，有右肿者，有右及左、左及右者，名曰疟腮。不亟清解，必成大头，治同上条。

【语译】面上燎疱、腮肿与头面肿大，均属毒火上攻，所以均可用上法治疗。如因感受风热而引起的疟腮，本方则过于凉遏而不宜使用，以普济消毒饮清解为宜。

【原文】颈属足太阳膀胱经，热毒入于太阳则颈肿，宜本方增石膏、玄参、翘、桔，加银花、夏枯草、牛蒡、紫花地丁、山豆根。

【语译】项属足太阳膀胱经，颈乃少阳阳明经脉所过之地，故颈部并不只属于足太阳膀胱经，其实暑热疫而致颈部肿大，亦由毒火上攻使然，故治疗以清热解毒为主。牵连太阳或少阳、阳明，并无意义。

【原文】耳后肾经所属，此处硬肿，其病甚恶，宜本方增石膏、玄、地、丹、翘，加银花、花粉、板蓝根、紫花地丁。耳中出血者，不治。

【语译】肾为先天之本，凡肾经之病，不是邪气太甚，即是肾气大虚。暑热疫，耳后硬肿，是疫邪太甚而结于肾经，故其病甚恶。若耳中出血为肾气已败，故不治。

【选注】王孟英：坎为耳，故耳为肾水之外候，然肺经之结穴在耳中，名曰龙葱，专主乎听，金受火烁则耳聋。凡温热暑疫等证，耳聋者，职是故也，不可泥于伤寒少阳之文，而妄用柴胡以煽其焰。古云耳聋治肺，旨哉言乎。

【按语】王氏所说也有理，耳聋治肺，也是其中一法，耳聋不专主乎肾。少阳耳聋以柴胡剂治之，热疫耳聋则绝不能用，因柴胡提升故也。

【原文】舌乃心之苗，心属火。毒火冲突，二火相并，心苗乃动，而嗒舌弄舌，宜本方增石膏、犀、连、玄参，加黄柏。

【语译】本条论述热疫弄舌的病机与治疗。"嗒舌"指舌尖抵于上腭时，下颚随即向下而舌也同时弹动，发出了"嗒"的声音，俗称"弹舌头"。"弄舌"是指舌伸出口外上下左右玩弄舌头。在热疫过程中出现这两种舌象是热疫火毒入心，心火独亢，上扰其窍的结果。虽然心开窍于舌，但舌与五脏六腑都有关系，因此"嗒舌""弄舌"的治疗不能只考虑心，不过以心火独亢多见罢了。仍用清热解毒的清瘟败毒饮增加石膏、犀、连、玄参的用量，再加黄柏。

【选注】王孟英：宜加木通、莲子心、朱砂、童溺之类。

【按语】王氏所言极是。清心利小便是清心火的重要一法。但是如果心火独亢，心阴被灼，津液大大减少，口烦渴，小便少，则不可利尿，否则更伤其阴，而火更炽。

【原文】红丝绕目，清其浮僭之火而红自退，误以眼科治之，为害不浅，宜本方加菊花、红花、蝉蜕、归尾、谷精。

【语译】本条主要论述热疫目赤的病机与治疗。肝开窍于目，白睛为肺所主，今在热疫过程中出现白睛满布血丝，粗细不等，纵横交错，这是胃中热毒上冲，肝火上炎的结果。由于肝火上炎，血壅其窍，壅而不行，发为瘀阻，出现血丝满布的现象。又由于肝火上炎，木火刑金，熏灼于肺，故病从白睛开始，一般不见于黑睛。热疫出现红眼病，和一般的眼科疾患不同，必具备热疫的特征，如壮热不退，大渴冷饮，起病急剧，甚则昏谵斑疹等。见到白睛血丝就用清瘟败毒饮是不正确的。余氏治热疫目赤在清瘟败毒中加菊花、红花、蝉衣、归尾、谷精草，这些药虽有消肝散风之力，但对热疫目赤未免力薄，只对一般风热上扰引起的眼睛红肿疼痛有效。故王孟英提出："加羚羊角、龙胆草二味"，实属精当。不过羚羊角太贵，如病未见抽风红眼，也可不用。

【原文】头为一身之元首，最轻清而邪不易干。通身焦燥，独头汗涌出，此烈毒鼎沸于内，热气上腾，故汗出如淋，宜本方增石膏、玄参。

【语译】本条论述热疫但头汗出的病机和治法。但头汗出一症，临床颇为多见，有因阳明腑实者，有因瘀热内郁者，有因湿热熏蒸者，有因阳脱上浮者，有因阴竭液泄者，也有热疫上迫者。由于热疫火毒内盛，不得外泄，火性炎上，蒸腾上迫，故见但头汗出而全身灼热，干烫无汗，治疗仍宜清瘟败饮加重石膏、玄参用量。玄参咸寒，滋阴以清热，正合病机。

头汗出的病因不同，治疗也各异，因腑实内结，火热不得下泄而上迫者，应通腑实，增液承气可选；因瘀热内郁，迫津上涌者，应清热祛瘀通络，犀地清络饮可选；因湿热熏蒸，热蒸湿动，上迫于头者，应清化湿热，三仁汤可选用；因阳虚上浮，津随气脱者，多见冷汗，应回阳益气，参附汤可选；因阴竭液泄者，多见额头油汗渗出，生脉散可选。临床应鉴别使用。

【原文】齿者骨之余，杂证齘齿为血虚，疫证见之为肝热，宜本方增石膏、生地、丹、栀，加胆草。

【语译】杂证血虚齘齿，临床很少见，热病后期而致阴虚动风，则可出现齘齿。肝热齘齿，多属热盛动风。所增丹、栀、胆草等均有清肝经邪热作用。此外腑实者亦可出现齘齿，当以承气汤攻下。

【原文】疫证，鼻衄如泉，乃阳明郁热上冲于脑，脑通于鼻，故衄如涌泉，宜本方增石膏、玄、地、芩、连，加羚羊角、生桑皮、棕榈灰。

【语译】热疫鼻衄如泉，总因热伤阳络所致，不必牵涉于脑。因阳热盛，故宜加用石膏、芩、连等以清热。所加羚羊角、桑皮，不如易大黄以折其炎上之威，且可引火下行。

【选注】王孟英：本方宜去桔梗，加白茅根。

【按语】桔梗嫌其升提助衄，白茅根可以凉血止衄。一去一加，便觉恰当甚多。

【原文】舌上白点如珍珠，乃水化之象，较之紫赤黄黑，古人谓之芒刺者更重，宜本方增石膏、犀、连、玄、翘，加花粉、银花。

【语译】舌上白点如珍珠，亦为火毒上蒸之象，加大剂清热解毒药甚为恰当。王孟英认为蔷薇根、莹白金汁亦可加入。

【原文】疫证初起，苔如腻粉，此火极水化，设误认为寒，妄投温燥，其病反剧，其苔愈厚，精液愈耗，水不上升，二火煎熬，变白为黑，其坚如铁，其厚如甲，敲之戛戛有声，言语不清，非舌卷也，治之得法，其甲整脱，宜本方增石膏、玄参、犀、连、知、翘，加花粉、黄柏。

【语译】苔如腻粉，以湿盛为多，其舌面必潮润。热疫火极似水之苔如腻粉，必舌面干燥无津，当以此为辨，若误认为湿而重用温燥，必致邪热愈盛，津液愈伤，所以苔色由白转黑，而坚厚如甲壳，因之影响言语。治疗大法，自应以清热解毒生津为主。

【选注】王孟英：此证专宜甘寒以充津液，不当参用苦燥。余如梨汁、蔗浆、竹沥、西瓜汁、藕汁皆可频灌，如得蕉花上露更良。若邪火已衰，津不能回者，宜用鲜猪肉数斤，切大块，急火煮清汤，吹净浮油，恣意凉饮，乃急救津液之无上妙品。

【按语】热疫而致津液大伤，生津之品，自宜多多选用。不仅温燥忌用，即苦寒之品，亦嫌化燥伤阴当不用为是。王氏所说不当参用苦燥，理即在此。但热盛而津伤者，是热盛为伤津之因，不清其热而徒用生津，则津液终不得复。王氏谓"此证专宜甘寒以充津液"似欠全面。用鲜猪肉煮清汤凉饮，亦是救津液之一法。

【原文】舌上发丁，或红或紫，大如马乳，小如樱桃，三五不等，流脓出血，重清心火，宜本方增石膏、犀角、翘、连，加银花。舌上成坑，愈后自平。

【语译】此亦火毒上炎使然。似宜重加紫花地丁、板蓝根等解毒之品。王孟英认为宜加蔷薇根、金汁之类，外以锡类散或珍珠、牛黄研细掺之，可以采取。

【原文】舌衄乃血热上溢心苗，宜本方增石膏、黄连、犀、地、栀、丹，加败棕灰。

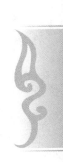

【原文】齿衄乃阳明少阴二经之热相并，宜本方增石齐、玄参、芩、连、犀、地、丹、栀，加黄柏。

【语译】鼻衄、舌衄、齿衄，在热疫总属热伤阳络所致。治疗总以清热凉血为主，三者选用药品，可相互通用，不必过于机械。

【原文】心主神，心静则神爽，心为烈火所燔，则神不清而谵语，宜本方增石膏、犀、连、丹、栀，加黄柏、胆草。

【语译】因热盛神昏谵语，治当如是。若舌绛鲜泽，舌蹇肢厥而神昏谵语者，便属热入心包，当用清开，方为对证。

【原文】呃逆有因胃热上冲者，有因肝胆之火上逆者，有因肺气不能下降者，宜本方增石膏，加竹茹、枇杷叶、柿蒂、铃羊角、银杏仁，如不止，用沉香、槟榔、乌药、枳壳各磨数分，名四磨饮，仍以本方调服。

【语译】本条论述热疫呃逆的辨证与治疗。呃逆一证，原因甚多，有因胃热上冲，胃气不降而引起的；有因肝胆火热，木火犯胃而引起者；有因肺热炽盛，肺气不降，上逆而呃者，这些都是实证的范畴。虚证也可见呃逆，如胃气已败，或胃阴大伤等。本条是因热疫火毒之邪同时侵犯三脏，故热疫呃逆、呕吐、不食多见。治疗仍以清瘟败毒饮为主，加入相应入三脏的药物即可。若胃热盛而呃逆者增石膏，加竹茹清胃降逆。若肝热上冲而呃逆者加羚羊、代赭石平肝降逆。若肺热壅而呃逆者加枇杷、银杏清肺降气。柿蒂为热药，在热疫中不用为好。银杏也偏温，可换成旋覆花。

温病后期，出现呃逆，声小频作，是胃气败的征兆，速用独参汤补胃气，若气阴两竭而呃逆可用生脉散。

【选注】王孟英：此三候固皆实证，尚有痰阻于中者，便秘于下者，另有治法，银杏仁温涩气分，但可以治虚呃，不宜加入此方。

【按语】王氏所言也对，实证中还有一种，乃痰阻中焦，热疫病中也常见之。这是因为热疫病为火热毒邪，火热可炼津成痰，痰热阻中焦而成；或中焦素有痰饮，近日又患热疫而致，不论哪种都应加瓜蒌。

【原文】邪入于胃则吐，毒犹因吐而得发越，至于干呕则重矣。总由内有伏毒，清解不容少缓，宜本方增石膏、甘、连，加滑石、伏龙肝。

【语译】本条论述热疫呕吐干呕的病机与治疗。呕吐一证，总与胃气不降有关。一般来说，得吐则快为轻者，邪热随吐涌出，故病见轻，此时比干呕好。若越吐越重，以吐为主又说明病情重。干呕在正常情况比吐要轻，但在热疫中干呕不出，热毒闭郁于内，邪气不能得吐而出，又说明干呕重于吐，所以余氏说："毒犹因吐而得发越，至于干呕则重矣"，就是这个道理。治疗急宜清热解毒，仍用清瘟败毒饮，所增加之药，值得商榷。

【选注】王孟英：甘草宜去，伏龙肝温燥之品，但可以治虚寒呕吐，不宜加入此方。本方桔梗、丹、芍亦当去之，可加旋覆花、竹茹、半夏、枇杷叶，如用反佐，则生姜汁为妥。

【按语】王氏评论正确，所选之药也当。

【原文】疫毒移于大肠，里急后重，赤白相兼，或下恶垢，或下紫血，虽似痢实非痢也。其人必恶寒发热，小水短赤，但当清热利水，宜本方增石膏、黄连，加滑石、猪苓、泽泻、木通，其痢自止，误用通利止涩之剂不救。

【语译】本条论述热疫大便赤白的病机及治法。痢疾致痢，虽也见里急后重，大便赤白，但是由于暑湿夹滞，互阻肠道而致。本条所论大便赤白，里急后重，乃是由于热疫火毒之邪，下移大肠的结果。其鉴别的要点是热疫初起发热恶寒，所下恶垢紫血，小便短赤，但一般不腹痛，便急而量多，次数并不多，一日几次，不会十数次，或数十次，并且伴有热疫的特征。而一般痢疾则不同，腹痛阵作，里急后重，日夜无度，每痛即要大便，也有壮热不退，大渴冷饮，头痛如劈，昏迷谵语等症。热疫所致的大便赤白，可用清瘟败毒饮加味治之，余氏加滑石、猪苓、泽泻、木通，淡渗利水以止泄，其实淡渗伤阴，本证已伤阴，岂能再伤乎？

【选注】王孟英：热移大肠，恶垢即下，病有出路，化毒为宜。既知不可通

利，何以仍加芩、泽等利水，毋乃疏乎，惟滑石用得对证，他如金银花、槐蕊、黄柏、青蒿、白头翁、苦参、莱菔之类，皆可采也。

【按语】王氏言理虽妥，也较深刻，但用药不够全面，如黄柏、苦参均为苦寒燥湿之品，有伤阴化燥之嫌，用之欠当。可考虑加银花、白头翁、秦皮、红藤等。

【原文】毒火注于大肠，有下恶垢者，有利清水者，有倾肠直注者，有完谷不化者，此邪热不杀谷，非脾虚也，较之似痢者稍轻。考其证，身必大热，气必粗壮，小溲必短，唇必焦紫，大渴喜冷，腹痛不已，四肢时而厥逆，宜因其势而清利之，治同上条。

【语译】本条主要论述热疫下利的病机及证治。《内经》病机十九条指出："暴注下迫皆属于热"，本证就是热疫火毒，下移大肠，迫津下泄而形成的下利证。这种下利所下恶臭，秽浊不堪，或热结旁流，纯利稀水，或暴泻如注完谷不化，这些证候，不能当成脾虚，而是热疫。其鉴别的关键在于热疫下利必见热疫的特点，如壮热大渴、唇焦溺短、气粗腹痛，脉洪数等症。而脾虚则截然不同，可见无热畏寒，乏力肢倦，口不渴，四肢凉，腹痛喜暖，所下不恶臭等症，临床不难鉴别。

本条与上条相较，病因虽都是热疫火毒下移大肠，但两者主症不同。上条是里急后重，大便赤白；本条是暴泻不已，秽浊恶臭。前者是邪气滞塞，由气及血；后者是邪气得下，而有出路，主病在气，故前者重而后者轻。

治疗仍以大清气血，泻火解毒的清瘟败毒饮为主，淡渗利尿药仍当慎用。

本证如下利无度，最后可造成脱水亡阴或亡阳的危候，因此还应及时口服补液。

【原文】疫证大便不通，因毒火煎熬，大肠枯燥，不能润下，不可徒攻其闭结，而速其死也，宜本方加生大黄，或外用蜜煎导法。

【语译】热疫因毒火煎熬而致大便不通者，不宜专用攻下，仍当清其邪热，但大便不通，则邪热亦不易清除，所以热疫而兼便闭者，虽以清热为主，亦须以通下为辅。

【原文】邪犯五脏，则三阴脉络不和，血乖行度，渗入大肠而便血，宜本方增生地，加槐花、柏叶、棕灰。

【语译】热伤阴络而便血者，当清其邪热而兼以凉血，则血自止。王孟英认为棕灰性温涩，宜易地榆灰。此说甚是。

【原文】膀胱热极，小溲短赤而涩，热毒甚，则溲色如油，宜本方加滑石、泽泻、猪苓、木通、通草、扁蓄。

【语译】凡邪热在里而津液受伤者，小便多短赤而涩，邪热清，津液复，则小便亦自正常。所加诸药皆为通淋利水之品，本证绝不可用，若欲泻热下行，可用芦根、淡竹叶之类。

【选注】王孟英：苓、泽等药皆渗利之品，溺阻膀胱者，借以通导。此证既云热毒内炽，则水已耗夺，小溲自然浑赤短涩，但宜治其所以然，则源清而流洁，岂可强投分利，而为砻糠打油之事乎？或量证少佐一二味，慎毋忽视而泛施也。

【按语】凡用渗利皆为水湿内停而设，非然者，耶不可漫用。"源清则流洁"，指出治小便浑赤应探本求因，实际治其他病证亦如此。一切套法、套方、套药，皆与辨证施治的精神不相符合。

【原文】溺血，小便出血而不痛；血淋，则小腹阴茎必兼胀痛。在疫证总由血因热迫，宜本方增生地，加滑石、桃仁、茅根、琥珀、牛膝、棕灰。

【语译】从小便时尿道之痛与不痛为血淋与溺血之辨证要点，甚为确当。

尿血不痛不胀，血淋则尿时涩痛而胀。尿血，湿热、火毒、阴亏都可见，血淋则以湿热、火毒为多，而阴亏少见。本证既为热毒，治疗仍以清热解毒为主，清瘟败毒饮尚属合拍，所加药物也较合病机。唯棕灰温涩欠妥。

【原文】发狂骂詈，不避亲疏，甚则登高而歌，弃衣而走，逾垣上屋，力倍常时，或语生平未有之事，未见之人，如有邪附者，此阳明邪热上扰神明，病人亦不自知，僧道巫尼，徒乱人意，宜本方增石膏、犀、连、丹、栀、加黄柏。

【语译】本条论述热疫发狂的病机及证治。发狂一证在外感病中有阳明腑实发狂，有下焦蓄血发狂，有热入营血发狂，有痰热扰心发狂。本证即是热疫发狂。热疫发狂多因阳明热毒过盛，入侵营血所致。由于心主血属营，为神明出入之所，故热在营血，心不主神，神明内乱，出现发狂、谵妄、幻觉等症。治疗应以清热解毒，清心醒窍为主，仍以清瘟败毒饮加味。

【选注】王孟英：宜加朱砂，青黛，挟痰加石菖蒲、竹沥之类。

【按语】热疫发狂，和其他温病发狂一样，多有夹痰浊的现象。这是温热内炽，炼津成痰，痰热内壅，上扰心神的结果。王氏所加药物，正合病机。若兼腑实，非攻下邪热不可。否则神志狂乱不能止。应加生大黄末三钱。

【原文】疫证之痰，皆属于热，痰中带血，热极之征，宜本方增石膏、芩、地、加蒌仁、羚羊角、桑皮、棕灰。

【语译】本条论述热疫痰中带血的病机及证治。痰中带血一证，有内伤外感之分。就外感而论，有伤寒温病之异。就温病而论，有卫气营血之别。一般卫分是风热犯肺，肺热郁闭，损伤阳铬，而见痰中带血。气分是肺热壅盛，损伤肺络，血不归经，痰中也带血。营血证本身就热在血中，迫血妄行，痰中更易带血。热疫痰中带血，是因热毒内燔，灼液成痰，痰热内阻，损坏肺络所致。治疗应大清气血，清热解毒，仍用清瘟败毒饮。至于所加药物，除蒌仁清化痰热对症外，其余都欠妥帖。应加鲜芦茅根、鲜藕节为佳。

【原文】疫证遗溺，非虚不能约，乃热不自持，其人必昏沉谵语，遗不自知；宜本方增石膏、犀、连、加滑石。

【语译】本条论述热疫遗溺的病机及证治。遗溺总由膀胱约束无力所致，但造成膀胱约束无力原因很多。热疫遗溺是火热毒邪，上炎其心，心不主神，神昏而不能控制膀胱，以致约束无力，发生遗溺。故治疗仍用清瘟败毒饮，加滑石清热利尿。不过神昏重者，还需清心开窍，如安宫牛黄丸，或至宝丹。

【原文】诸病喘满，皆属于热，况疫证乎，宜本方增石膏、黄芩，加桑白皮、羚羊角。

【语译】本条论述热疫喘满的病机及证治。热疫出现喘憋、胸满，是热毒壅滞上焦，肺气不得宣降而致。必具有壮热不退，大渴冷饮等热疫的特征。这和内科中的喘满大不相同，应加以鉴别。治疗宜清瘟败毒饮，加重石膏、黄芩以清肺热，再加桑皮以泻肺喘，唯羚羊角用之欠当。

【选注】王孟英：杏仁、厚朴、半夏、旋覆花、枇杷叶、蒌仁、莱菔、海蜇、芦根之类，皆可随证采用。

【按语】王氏所举之药，均非合适，唯蒌仁、芦根还可采用。其余温燥之药较多，不宜用。

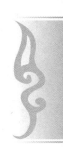

【原文】淫热熏蒸，湿浊壅遏，则周身发黄，宜本方增石膏、栀子，加茵陈、滑石、猪苓、泽泻、木通。

【语译】湿热郁蒸为黄，于清热剂中加渗利之药甚为恰当。唯原方中之地、芍、丹皮等阴柔药物宜减去，以免湿邪恋滞不去。

【选注】王孟英：此证亦有宜下者。

汪曰桢：青壳鸭蛋敲小孔，纳朴硝于孔中，纸封炖熟，日日服之。义取一补一消，治黄疸甚效。余尝亲试之，初时便溏不爽，服朴硝而便反干畅矣。

【按语】发黄宜下，是指湿热发黄而兼腑实者。如茵陈蒿汤所治之发黄，即属此等类型。

【原文】疫证循衣摸床撮空，此肝经淫热也。肝属木，木动风摇，风自火出。《左传》云："风淫末疾"，四末四肢也，肢动即风淫之疾也，宜本方增石膏、犀、连、栀、丹，加胆草。

【语译】循衣摸床撮空，显系动风之象，在疫证多属热盛动风，所以治宜清热凉肝息风。栀、丹、胆草虽皆能直清肝经之热，但少息风之效，宜加羚羊角为是。

【选注】王孟英：桑枝、菊花、丝瓜络、羚羊角、白薇之类，皆可采用。实者宜兼通腑，虚者宜兼养阴。

【按语】诸药皆属清热凉肝、息风和络之品，可以取用。兼腑实宜通，兼阴虚宜滋，在热盛动风证治中，是常见的情况，临证时应考虑之。

【原文】狐蜃，宜本方增石膏、犀角，加苦参、乌梅、槐子。

以上五十证，热疫恶候，变态无恒，失治于前，多致莫救，慎之！慎之！

【语译】狐蜃即狐惑，是疾病名称。因有神志恍惚、狐疑惑乱之证，故名狐惑。《金匮要略》有谓："蚀于喉为惑，蚀于阴为狐。"故这里所称的狐惑，是指因热疫而引起咽喉或前后阴溃烂的病变，故增加清热解毒药以治之。

【原文】疫证瘥后，四肢浮肿，弗遽温补。

【语译】对疫病后脾胃受伤未复，以致水湿内留而四肢浮肿者，既不能专事渗利，也不能滥投温补。宜用冬瓜汤泡于术一宿，去术加苡米煎服，以扶助脾气，兼充津液，津液充，则肢肿自消。

以上五十一证，都是热疫中险恶的证候，由于疫病，起病急，传变快，变化多，因此治疗要及时、准确，不可有半点马虎，故余氏告诫我们要"慎之慎之。"

13. 瘥后调治

【原文】瘥后饮食渐增，而大便久不行，亦无所苦，此营液未充，若误投通利，死不终朝矣。

【语译】本条论述热疫瘥后大便干的病机及证治。温病瘥后经常出现大便难、饮食少思、低热不退、失眠惊悸、自汗盗汗、语言低微等症状。下面各条分别加以论述。本条先讲大便难。热疫瘥后大便难主要是由于在病变过程中壮热则耗气，大汗则伤津，津伤则不润肠，气伤则无力推动，故大便干而不下。又由于病邪已退，故无腹满、腹痛、潮热等症，治疗应补充气血，增益津液，可用当归润燥汤（熟地五钱，当归三钱　麻仁二钱　郁李仁三钱，肉苁蓉钱半，白蜜一匙，气虚可加西洋参）治疗。如果错误诊断为阳明腑实，采用攻下法，就会更伤津耗气，那是很危险的。

【原文】瘥后不欲饮食，食亦不化。此脾胃虚弱，宜健脾养胃。

【语译】本条论述热疫瘥后饮食少思的病机及证治。饮食少思有两种情况：一是不知饥，不想食；二是知饥不想食，食后不消化。前者病在胃，因热疫后胃津大伤，致使胃的收纳和降不顺，故不想食，亦不知饥。后者病在脾，因热疫伤脾气（壮火食气的结果），脾伤不主运化，故知饥而不想食，食后也不消化。前者治疗养胃津，如益胃汤，后者治疗健脾气，如加味异功散（四君子汤加陈皮、山楂、谷芽、砂仁等）。

【原文】瘥后惊悸，属血虚，宜养血镇惊。

【原文】瘥后怔忡，乃水衰火旺，心肾不交，宜补水养心。

【语译】以上两条均论热疫瘥后心悸的病机及证治。惊悸是因惊而悸，呈陈发性心动过速。怔忡是不惊不活动也心慌心跳，呈持续性。怔忡要比惊悸重的多。在病机上惊悸多属心肝血虚，心不主神，肝不藏魂，故见惊悸。怔忡多属肾水亏损，虚火上炎，心肾不能交泰所致。治疗要分别施治：惊悸用茯神镇惊汤；怔忡余氏用琥珀养心汤，此方只补心而不养肾，故后人改用天王补心丹，甚妙。

【原文】瘥后心神不安，乃心血亏损，宜养心。

【原文】瘥后虚烦不寐者，血虚神不守舍也。

【语译】以上两条论述热疫后失眠的病机和证治。由于在热疫过程中，津血大伤，心失所养，心神不能内守，以致神扰于外，故失眠。治疗宜黄连阿胶鸡子黄汤，以养心阴，补心血，清心余热，交泰心肾。

【原文】瘥后自汗、盗汗，虚象也，宜分阴阳而补益。

【语译】本条论述热疫瘥后自汗、盗汗的病机及证治。自汗、盗汗病机不同，自汗多为卫气虚而不固；盗汗多为阴分亏而不摄。在热疫瘥后，心肺气虚则自汗，心肾阴虚则盗汗，治疗应分阴阳，阴虚者补阴，气虚者益气。但余邪未净，不可峻补元气，这是因为补气药多温燥，小心余邪复燃，还是以清养为宜。气虚失固，余邪已净，可用归脾汤；阴虚为主，余热未清的可用西洋参、生地、黄连、麦冬、甘草、小麦、百合、茯苓、莲子、地骨皮等药加减治之。

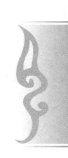

小 结

疫疹，是以皮肤出现斑疹为主要特征的一类急性疫病，多因感染热疫毒邪而致，发病剧烈，病势重险，变化迅速，并可造成广泛流行。

由于疫疹是热毒较重之病，故本篇首论热疫与伤寒的区别。对此除从每一主要症状进行比较外，还明确指出："热疫不是伤寒，伤寒不发斑疹"。言简意赅，一语判分。

斑疹是热疫的主要特征，故辨别形色就显得十分重要。本篇明确指出：斑疹有大小、疏密之分，小而疏者热毒较轻，大而密者热毒较重。色有红、紫、黑几种变化：红轻、紫重、黑险。然而在判断预后方面，则不论形之大小，色之红紫，总以松活、紧束为凭。即只要松浮荣活，按之色褪，就是热毒外泄之象，虽大而黑，预后亦佳；若紧束有根，如从肉里钻出，就是热毒锢结之征，虽小而红亦危。

热疫乃无形之毒，正为邪激，气血变动，证之吉凶，必从脉辨。论中指出：疫疹之脉未有不数者，浮大发扬，沉细毒深，若隐若现，毒重证险，伏匿内闭，变证纷起，甚至出现阳极似阴之证。因而治疫之法，概言之，余氏主张首用凉散，继用清泄，终用清瘟败毒，一般不得妄用攻下，此可说是本篇治热疫的一般原则。

"火者疹之根，疹者火之苗。"斑疹的形色变化，显示着热毒浸淫营血的程度及病变的轻重顺逆。故观察分析斑疹的变化，是治热疫的一个重要依据。论中指出：斑疹红活荣润、敷布洋溢，就是气血活畅之象。反之，就是热毒锢结，气血失畅之征。治虽均须清热凉血，但前者用清瘟败毒饮小剂即可，而后者除用大剂外，还必兼以活血化斑，方可冀其扭转危局。

对于"热疫发疮""闷疫""妊娠病疫"等问题，都从理论和脉证上进行了分析辨别，余氏指出："发疮"是疫毒聚结；"闷疫"是热毒秽浊之邪阻滞闭塞于内。至于"妊娠病疫"，论中明确指出，胎靠血养，毒随血播，治必清热凉血解毒，病去而胎始得安，"若不知此，而舍病以保胎，必至母子两不保也"。说明妊娠病疫，必先治疫，慎不可妄投补剂养保，以火上加油，误人性命。此说很有道理。

本篇在概括分述了热疫的主要诊治方法之后，对热疫病变过程中所见症状，分列五十一条，并析其病机和治法。这五十一条，按证归为：疼痛、发热、出汗、神识、痉厥、诸肿、喘满、目赤、弄舌、咬牙、口气、渴饮、呕呃、二便、出血、发黄、狐惑等十七类。其间症状虽异，但主因都是疫邪热毒，因而都以清瘟败毒饮一方为主，随其邪的浅深，病的轻重及并见症状的不同，进行加减。该方是直折火势、气营两清的降热解毒要方，对热毒性的疫病，用之确有卓效。

此外，本篇对疫病后遗留的症状，分别列举了二十条，并逐一论述了原因、病机和治法。如津伤未复之脾虚肢肿者，用冬瓜、苡米；便久不行者，服黑芝麻以滋肾润肠；脾胃虚而消化不良者，用加味异功散；胃虚喜唾者，用梅枣嚼化丸；此外还有语言失常、病后多言、昏睡不醒、有声不能言和郑声等。治法是：有余热者清余热，夹痰者涤痰，阴亏者养阴，气衰者益气，心悸用安神丸，怔忡用补心丹。睡眠不安者，多因阴液耗伤，余热扰动，治以清热养神。出汗则多与气阴虚衰有关，一般治以清养甘敛。至于复证之食复用保和丸加减以清消食，劳复用麦冬汤以补气液、调阴阳。还有腰膝痛、阴阳易等都提出了辨治方法。

总之，本篇是从实践观察中总结出的论治热疫病的专著。它既具有高度的理论概括，又具有精详实际的辨证内容，且针对主因之热毒，以一方(清瘟败毒饮)主治而随证加减。这种抓住主因，突出对因施治与辨证论治相结合的治疗方法，是有独到之处的。这对我们今后辨治急性热病，有很大启示。

复习思考题

1. 热疫与伤寒有何同异？

2. 为什么说"火为元气之贼"？

3. 出疹性疾病为什么要重视对斑疹形色变化的观察？

4. 什么是闷疫？简述其病因病机、临床表现和治法。

5. 清瘟败毒饮由哪些药、方组成？四味主药相配有何意义？此方总的作用是什么？

第21章 雷少逸《时病论》

《时病论》系晚清医家雷丰（字少逸，浙江衢县人）所著，成书于1882年。

时病又称时令病，即四时不同季节中所发生的各种常见外感病，因其发生与时令密切相关，故称为时病。《备急千金要方》中已有时病之名，历代医家对时病的论述内容极其丰富，但系统论述时病的专著当推《时病论》。全书共8卷，以《素问·阴阳应象大论》"冬伤于寒，春必病温；春伤于风，夏生飧泄；夏伤于暑，秋必阂疟；秋伤于湿，冬生咳嗽"之论，作为全书的纲领，论述四时外感病共70余种。每一病种均列有病因、症状、治法和作者心得，并附有"拟用诸法""备用成方""临症治案"，内容切合临床实际，正如雷氏所说："首先论病，论其常也；其次治案，治其变也"。尤其是书中所设治疗六十法，用药简洁，以法作名，别具一格，为后世医家所习用。

1. 冬伤于寒，春必病温大意

【原文】经谓："冬伤于寒，春必病温"，是训人有伏气之为病也。夫冬伤与寒，甚者即病则为伤寒，微者不即病，其气伏藏于肌肤，或伏藏于少阴，至春阳气开泄，忽因外邪乘之，触动伏气乃发，又不因外邪而触发者，偶亦有之。其藏肌肤者，都是冬令劳苦动作汗出之人；其藏少阴者，都是冬不藏精肾脏内亏之辈。此即古人所谓最虚之处，便是容邪之处。何刘松锋[①]、陈平伯诸公皆谓并无伏气，悖经之罪，其何逭[②]乎！据丰论春时之伏气有五：日春温也、风温也、温病也、温毒也、晚发也。

【词解】① 刘松峰：名奎，清代诸城县人，著有《说疫》及《温疫论类编》。
② 逭（huàn 换）：逃避。

2. 春伤于风大意

【原文】《内经》云：春伤于风，谓当春厥阴行令，风木司权之候，伤乎风也。夫风邪之为病，有轻重之分焉，轻则日冒，重则日伤，又重则日中。如寒热有汗，是风伤卫分，名曰伤风病也；鼻塞咳嗽，是风冒于表，名曰冒风病也；突然昏倒，不省人事，是风中于里，名曰中风病也，当分轻重浅深而治之。且风为六气之领袖，能统诸气，如当春尚有余寒，则风中遂夹寒气，有感之者是为风寒；其或天气暴热，则风中遂夹热气，有感之者是为风热；其或春雨连绵，地中潮湿上泛，则风中遂夹湿气，有感之者是为风湿；倘春应温而反寒，非其时而有其气，有患寒热如伤寒者，是为寒疫。此七者皆春令所伤之新邪，感之即病，与不即病之伏气相去天渊，当细辨之。

【语译】本节论述了春季几种新感时病的概念。

3. 夏伤于暑大意

【原文】夏伤于暑者，谓季夏、小暑、大暑之令，伤于暑也。其时天暑地热，人在其中，感之皆称暑病。夫暑邪袭人，有伤暑、冒暑、中暑之分，且有暑风、暑温、暑咳、暑瘵之异。伤暑者，静而得之为伤阴暑，动而得之为伤阳暑。冒暑者，较伤暑为轻，不过邪冒肌表而已。中暑者，即中暍也，忽然卒倒，如中风状。暑风者，须臾昏倒，手足遂抽。暑温者，较阳暑略为轻可。暑咳者，暑热袭肺而咳逆。暑瘵者，暑劫络而吐血。又有霍乱之证，因暑气夹风、寒、湿、食扰乱于中。痧气之证，因南方体弱，偶犯沙秽之气。秽浊之证，因暑气夹秽而袭人，即俗称为龌龊也。此皆季夏由暑气所伤之证也。更有春末夏初之疰夏，孟夏之热病，仲夏之霉湿，亦当论治。盖疰夏者，因时令之火为病。热病者，因冬时之伏气为病。霉湿者，入霉之后，梅雨淫淋，感其雨湿之气为病。斯三者，附论于兹，则夏令之病皆全备矣。

【语译】本节论述了夏季各种暑病的病因及特点。

本节中各种暑病皆为感受夏令之暑邪而发病，故可统称为暑病。其具体又可分为多种疾病，其区分的依据一是感受暑邪的轻重；二是夏季发病的迟早；三是兼夹病邪的不同；四是疾病的主要特征。如按感受暑邪的轻重分为伤暑、冒暑、中暑；按发病时节把发于春末夏初者作疰夏，发于孟夏者作热病，发于仲夏者作霉湿，发于季夏者则有多种暑病；按兼夹病邪则把暑气夹风、寒、湿、食而病者作霍乱，夹痧秽之气者作痧气，夹秽者作秽浊；按疾病的主要特征则把突然昏倒、手足抽搐者作暑风，咳逆者作暑咳，吐血者作暑瘵等。这样，雷氏把暑病共分为十三种，统称为暑病，确是一大发展。但其中部分确立病种的方法不够严谨，如按发病之在春末夏初、孟夏、仲夏、季夏而区分多种暑病缺乏实际意义。此外，文中所说"热病者，因冬时之伏气为病"，仍从《内经》"凡病伤寒而成温者，先夏至日者为病温，后夏至日者为病暑"之论而来。但本节所论皆为夏时感暑而即病的新感时病，仅此热病为伏气亦有不协调之处，可见本书过分拘泥于《内经》所论，在疾病的区分方面不免有顾此失彼之感。其实，热病之特征符合暑热为患的性质，一般均将其归于新感之类。

4. 夏伤于暑，秋必痎疟大意

【原文】经云：夏伤于暑，秋必痎疟。谓夏令伤于暑邪，甚者即患暑病；微者则舍于营，复感秋气凉风，与卫并居，则暑与风凉合邪，遂成痎疟矣。景岳云：痎者皆也，总疟之称也；疟者虐也，凌虐之义也。疟之为病，非止一端，当分析而治之。考古有暑疟、风疟、寒疟、湿疟、温疟、瘴疟、瘅疟、牝疟、痰疟、食疟、疫疟、鬼疟、虚疟、劳疟、疟母、三日疟之名，临证之时不可不辨治也。暑疟者，恶寒壮热，烦渴引饮也。风疟者，寒少热多，头疼自汗也。寒疟者，寒长热短，头疼无汗也。湿疟者，寒重热轻，一身尽痛也。温疟则先热后寒，因于冬令伏气。瘴疟则发时昏闷，因感山岚瘴气。瘅疟则独热无寒。牝疟则寒多热少。又有头痛而眩，疟发昏迷为痰疟。寒热交并，噫气恶食为食疟。沿门合境，证皆相似为疫疟。寒热日作，多生恐怖为鬼疟。元气本虚，感邪患疟为虚疟。疟疾患久，遇劳即发为劳疟。经年不愈，结成痞块，藏于胁腹为疟母。正气本虚，邪客于腑，间两日而作者为三日疟。更有似疟非疾之伏暑，亦因伏天受暑而发于秋，最难速愈。倘秋时炎蒸于夏，而内并无伏气，其见证一与暑相似者，名曰秋暑。此二证皆在乎秋，今附论于斯，盖恐误为疟治耳。

【语译】本节论述了秋季各种疟疾及伏暑、秋暑的病因与特征。

雷氏据《内经》"夏伤于暑，秋必痎疟"之论提出疟疾为秋季的伏气时病。其发病机制是：夏令感受暑邪之微者舍于营，至秋季复感秋凉，与卫相并而发为疟。但疟疾的种类甚多，本节中即列有16种疟名，每一种疟疾的发病都有其各自特定的病因，而文中所列的疟疾，有的是兼夹病邪各别，如伏暑于内又感秋凉者发为暑疟、风疟，兼寒伏肌腠者为寒疟，兼湿伏太阴者为湿疟，夹痰者为痰疟，夹食者为食疟；有的是有其独特的临床表现，如温疟先热后寒，瘅疟独热无寒，牝疟寒多热少，疫疟则沿门合境证多相似，鬼疟发则恐怖，劳疟则患久遇劳即发，疟母为患久有痞块于胁腹，三日疟为间两日而作。文中对温疟病因的论述，是根据《素问·刺疟篇》"温疟者，得之冬中于风，寒气藏于骨髓之中，至春则阳气大发，邪气不能自出，因遇大暑，脑髓烁，肌肉消，腠理发泄，或有所用力，邪气与汗皆出……"而定为冬令伏气的，与其他因感夏暑而伏于秋者之疟疾有所不同。

5. 秋伤于湿大意

【原文】土寄于四季之末，四时皆有湿气，何独经谓"秋伤于湿"乎？盖一岁之六气者，风、君、相、湿、燥、寒也。推四之气，大暑至白露，正值湿土司权，是故谓之"秋伤于湿"。鞠通先生列湿温于夏末秋初，诚有高见。丰谓因湿为病者有六：一曰伤湿，一曰中湿，一曰冒湿，一曰湿热，一曰寒湿，一曰湿温。盖伤湿者，有表里之分焉：在表由于居湿踄水，雨露沾衣，从外而受者也；在里由于喜饮茶酒，多食瓜果，从内而生者也。中湿者，卒然昏倒，颇与中风相似。冒湿者，因冒早晨雾露，或冒云瘴山岚。湿热者，夏末秋初感受为多，他时为少。寒湿者，先伤于湿，后伤生冷。湿温者，湿酿成温，温未化热，最难速愈，非寒湿之证，辛散可化，湿热之证，清利可平之比也。此六者，皆湿邪之为病耳。喻嘉言先生又谓秋伤于燥，发出秋燥之论，其说未尝有谬。据按六气而论，其实湿气在于秋分之前，燥气在于秋分之后，理固然矣。姑附秋燥一条，以备参考。

6. 秋伤于湿，冬生咳嗽大意

【原文】考六气之中，湿气在乎秋令，故经谓"秋伤于湿"。湿土之气内应乎脾，脾土受湿，不司运化，内湿酿成痰饮，上袭于肺，遂为咳嗽病矣。夫六气之邪；皆能令人咳嗽，又不独乎湿也。斯言湿者，是为伏气咳嗽，有西昌喻嘉言先生疑湿字之讹，改作秋伤于燥，发明秋燥之论，虽有悖经之罪，然亦因乎六气起见也。盖《内经》论湿，殆在乎立秋、处暑、白露湿土主气之时；喻氏论燥，殆在乎秋分、寒露、霜降燥金主气之候。据愚意更有界限分焉：窃谓秋初伤湿不即发者，湿气内酿成痰，痰袭于肺而作嗽，名曰痰嗽，治宜理脾为主，渗湿为佐。如秋末伤燥不即发者，燥气内侵乎肺，肺失清降而作咳，名曰干咳，治宜理肺为主，润燥为佐。总之不越两太阴之治也。斯言伤湿伤燥而咳嗽者，皆由秋令之伏气而发于冬。其即发者，仍归伤湿秋燥门中治之。

【语译】本节论述了因秋伤于湿而冬季发生的各种咳嗽的病机和特点。

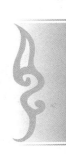

7. 冬伤于寒大意

【原文】经曰：冬伤于寒，谓交立冬之后，寒气伤人。其能固密者，何伤之有？一有不谨，则寒遂伤于寒水之经，即病寒热无汗，脉来浮紧，名曰伤寒是也。一交春令，便不可以伤寒名之。然冬令受寒有浅深之别焉，深者为中，浅者为冒。盖中寒者，寒邪直中于三阴之里，故有吐泻腹痛，急宜热剂祛寒。冒寒者，寒邪冒于躯壳之外，则有寒热身疼，不难一汗而愈。伤寒、中寒、冒寒，略述其概。

犹有冬温之证，不可不详。冬温者，冬应寒而反温，非其时而有其气，人感之而即病者是也。宜用辛凉之法，慎勿误用麻、桂、青龙，若误用之，必变证百出矣。此四者，乃冬时即病之新感也。倘受微寒微温之气，当时未发，必待来春而发者，便是伏气之病，须别诸温而治之。

小 结

《时病论》论述的时病，又称时令病，也就是四季之中因为感受六气（风、寒、暑、湿、燥、火）之邪所得的疾病。它虽然也有外感病的发热等症，但却不同于时疫，不至于流行传染。因此本书论述的时病，实际上是介绍瘟疫类疾病之外的季节性疾病。雷氏首开时病研究之先河，对近代医学影响极大。

复习思考题

1. 简述《时病论》的成书纲领。
2. 简述你对"夏伤于暑，秋必痎疟"的理解。

附　录

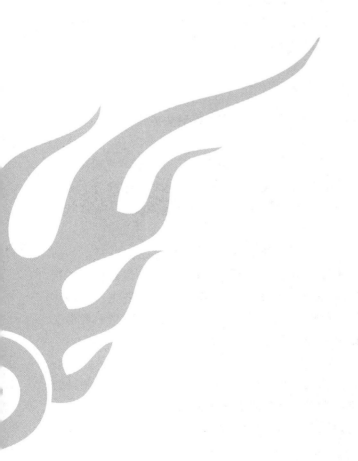

温病学的现代应用

温病学的现代应用广泛，下面主要介绍温病学在流行性感冒、肺炎、流行性脑脊髓膜炎、流行性乙型脑炎、流行性出血热、伤寒、钩端螺旋体病方面的应用。

流行性感冒

一、概述

流行性感冒是由流感病毒引起的急性呼吸道传染病，主要通过飞沫传播。临床特点为起病急，中毒症状明显，表现为高热、头痛、全身酸痛等，而呼吸道症状较轻。本病一年四季都可以发生，以冬、春季为多，人群普遍易感，易引起暴发、流行，可参考温病"风温""春温""暑温""秋燥"等辨证治疗。

二、诊断要点

1. 发病史

本病在流行期间（主要为冬、春季）多有流感病毒接触史或集体发病史。

2. 临床特点

起病急，典型表现有畏寒、高热、头痛、全身酸痛、乏力，咽干及咽痛。部分患者有鼻塞、流涕、喷嚏等，亦可表现为腹泻、水样便、恶心、呕吐等。查体有面颊潮红、结膜充血、咽部充血等。发热于 1～2 日后消退，但乏力等症状恢复较慢，可持续 1～2 周。

轻型流行性感冒患者发热多在 39℃ 以下，全身和呼吸道症状较轻，一般 2～3 日后恢复。肺炎型流行性感冒多发生于幼儿、老年人及素有慢性疾病的患者，病情传变快，症状重，可出现高热、烦躁不安、剧烈咳嗽、咯血、咳痰等症状，并可继发咽炎、鼻窦炎、气管炎、支气管炎、肺炎等，病情严重者可于 5～10 日内因呼吸及循环衰竭而死亡。

3. 实验室检查

血常规示白细胞计数减少，淋巴细胞相对增多。有继发感染时，白细胞计数及中性粒细胞增多。起病 3 日内取咽部含漱液或咽拭子做鸡胚接种或组织培养分离病毒。免疫荧光技术或酶联免疫吸附试验（ELISA）法检测抗原有助于疾病的早期诊断。

4. 鉴别诊断

(1) 普通感冒起病较缓慢，症状较轻，无明显中毒症状，确诊主要依赖病毒分离与血清学检查。

(2) 支原体肺炎与肺炎型流行性感冒 X 射线表现相似，但前者病情较轻，冷凝集试验和 MG 型链球菌凝集试验可呈阳性，支原体培养和血清补体结合试验可确诊。

(3) 流行性脑脊髓膜炎早期症状与流行性感冒相似，前者有明显季节性，儿童多见，早期有剧烈头痛、脑膜刺激征及皮肤瘀点。脑脊液检查及细菌培养可确诊。

三、辨证治疗

流感是由于感受时令不正之气所致。由于邪正相争在肺卫肌表，治疗以祛除表证，解除表邪为主，兼以解毒，同时要注意人体体质的强弱和邪气的兼夹等。

1. 风热袭表

【症状】发热，微恶风寒，头痛，身痛，鼻塞，咳嗽，咽痛，舌边尖红，脉浮数。

【治法】辛凉解表。

【方药】银翘散加减。

【加减】若咽痛较甚，加大青叶、板蓝根、玄参，以增加清热解毒之力；若夹湿而见胸脘痞满者，加藿香、佩兰、郁金化湿开郁；若咳嗽痰多，去荆芥，加瓜蒌皮、浙贝母止咳化痰；若目赤流涕，大便秘结，加黄芩、知母、瓜蒌，以加强清热之功。

2. 风寒束表

【症状】恶寒发热，无汗，头痛身痛，鼻塞声重，喷嚏，流清涕，喉痒，咳嗽痰白，口不渴，疲乏无力，舌苔白，脉浮或浮紧。

【治法】辛温解表。

【方药】荆防败毒散加减。

【加减】咳嗽痰白较重加半夏、陈皮、杏仁；头痛甚加白芷、川芎；项背强痛加葛根。

3. 风寒化热

【症状】恶寒渐轻，身热无汗，头痛肢痛，目痛，心烦不眠，舌苔薄黄，脉浮微洪。

【治法】解肌清热。

【方药】柴葛解肌汤加减。

【加减】恶寒、无汗明显去黄芩，加豆豉、荆芥或香薷；热盛而心烦较重加知母。

4. 暑湿袭表

【症状】夏日发热，头晕胀痛，鼻塞流涕，面赤无汗，心烦口渴，胸闷欲呕，身困腰痛，小便短黄，舌红苔白腻，脉浮或濡数。

【治法】祛暑解表。

【方药】新加香薷饮加减。

【加减】若脘痞、食欲不振加荷叶、佩兰；呕吐者加半夏、竹茹；肢体重痛甚者加木瓜、薏苡仁。

5. 燥热袭表

【症状】发热，微恶风寒，头痛，无汗或少汗，咽干口渴，鼻塞，干咳少痰或无痰，舌红少津，脉略数。

【治法】解表润燥。

【方药】桑杏汤加减。

【加减】口鼻咽干燥甚者加玉竹、天花粉；咳嗽甚者加枇杷叶、炙百部；咽部红肿、干痛较甚加牛蒡子、桔梗、生甘草、板蓝根；发热甚者加金银花、连翘。

6. 寒湿阻滞

【症状】恶寒发热，寒重热轻，头痛无汗，身体困重疼痛，倦怠嗜睡，恶心欲呕，腹痛腹泻，舌苔微腻，脉濡缓。

【治法】散寒除湿。

【方药】藿香正气散加减。

【加减】寒重无汗加香薷；脘腹胀痛甚加木香、延胡索。

四、预防

1. 空气消毒

室内可用食醋熏蒸进行空气消毒，或用硫黄、石菖蒲、艾叶等烟熏空气消毒。

2. 接种疫苗

流感疫苗有灭活疫苗和减毒活疫苗两种，选用当时流行的毒株制备而成。灭活疫苗为皮下注射，副作用小，免疫效果好，保护期可达 6 个月至 1 年。减毒活疫苗可鼻腔喷雾接种，接种后可发生轻型流行性感冒症状，个别患者有发热，但免疫效果好。一般在流行季节前 1～3 月内接种。

3. 中草药

可用板蓝根、贯众、大青叶煎水代茶饮，起预防作用。

肺 炎

一、概述

肺炎是由各种原因引起的肺脏组织炎症性病变的呼吸系统疾病，多见于冬春季节。其按病因分类有细菌性肺炎、病毒性肺炎、支原体肺炎、真菌性肺炎、军团菌肺炎、过敏性肺炎、化学性肺炎和其他病原体所致的肺炎等；按解剖部位分类有大叶性肺炎、小叶性肺炎、间质性肺炎等。本章主要介绍由病原体感染引起的肺炎，其临床表现以发热、咳嗽、胸痛等为主要特点。

肺炎球菌肺炎往往起病急，表现为突发寒战，高热，咳嗽，胸痛，咯铁锈色痰。多见于风热病邪致病，风性善行数变，故起病急，突发寒战，高热，咳嗽，胸痛，一般伴见汗出面赤，口干口渴，舌红苔黄，脉数。病毒性肺炎起病或急或缓，病程较长，常见发热，恶寒，头痛，咳嗽。多为风热夹湿或湿热病邪致病，除发热、恶寒、头痛、咳嗽外，还伴有胸闷或脘痞，痰多欲呕或干咳日久不愈，口干不欲多饮，汗出而低热持续，舌红苔黄腻或白腻，脉濡数或滑数。肺炎支原体肺炎起病缓慢，低热或高热，或有恶寒、咳嗽，咯痰少，或有头痛、耳痛。也因风热夹湿或湿热病邪致病，起病较缓慢，病程较长，初起低热或高热，时伴恶寒汗出，胸闷困倦，干咳少痰而难愈，或头痛耳痛，舌红苔腻，脉濡数或滑数。军团菌肺炎表现为持续高热，肌肉酸痛，精神萎靡，咳嗽，腹泻，脉缓。多因湿热或暑湿致病，起病即有发热或高热，汗出而热持续不退，身重肢痛，神疲困倦，咳嗽咯痰，胸闷胸痛，大便泄泻，舌红苔黄腻或白腻，脉缓或滑数。葡萄球菌肺炎起病即寒战高热，咳嗽频而咯脓血痰，呼吸急促，全身中毒症状明显。多为风热或湿热化火成毒，热毒炽盛，起病即寒战高热，面赤头痛，汗出，口渴，气促，咯痰带脓血，大便干结，舌红苔黄干，脉洪数等。

根据肺炎的发病情况及临床特征，本病可归属于"风温""暑温""湿温""秋燥""咳嗽""胸痛"等范畴。

二、诊断要点

1. 多见有上呼吸道感染的病史，如感冒、咽喉炎、气管炎、支气管炎等。

2. 临床多表现为发热、咳嗽、胸痛、气促或发绀等。肺部听诊，早期呼吸音减弱，若有大片实变时，可闻支气管肺泡呼吸音或细小湿性啰音；触诊语颤增强；叩诊呈浊音。其症状表现和体征，是各种病原微生物所致肺部炎症病变的典型表现。

3. 实验室、X 线检查细菌感染时，白细胞及中性粒细胞增高。年老体弱者有时白细胞总数正常或降低，但中性粒细胞增高；病毒感染时，白细胞总数正常或降低，但淋巴细胞增高。X 线检查，在病变初期无异常改变或可见局限于一个肺段的淡薄、均匀阴影；实变期可见大片均匀致密阴影，分布于肺叶、肺段，大多呈片状；病变消散时为不规则阴影。

三、辨证治疗

1. 邪袭肺卫

【症状】发热，微恶风寒，头痛，身痛，无汗或少汗，咳嗽，咽痛，无痰或少痰，口干或口微渴，舌边尖红，苔薄黄或薄白而干，脉浮滑数。

【治法】辛凉解表，宣肺泄热。

【方药】银翘散加减。

【加减】发热较重，面赤，汗多者，加生石膏、青蒿；咳嗽较甚，咯痰黄稠者，加瓜蒌、浙贝母、前胡止咳化痰；若咽痛较甚，加大青叶、板蓝根、玄参以增强清热解毒功效。

2. 邪热壅肺

【症状】高热，不恶寒，汗出，烦渴，咳喘气促，鼻翼煽动，咯痰黄稠，或痰带血丝，或痰呈铁锈色，胸闷胸痛，舌红苔黄，脉滑数或洪数。

【治法】清热化痰，宣肺平喘。

【方药】清金化痰汤加减。

桑白皮 15g　黄芩 10g　栀子 6g　知母 10g　川贝母 10g　瓜蒌 10g　陈皮 6g

【加减】壮热，加石膏 30g、知母 12g；痰黄稠难咳者，加浙贝母 10g、金荞麦根各 10g；胸满咳逆，痰涌，加葶苈子、苏子各 12g，以泻肺平喘；大便干结难解，加芒硝 6g、大黄 9g，以通腑；痰中带血者，加侧柏叶 12g、白茅根 15g，以凉血止血。

3. 热陷心包

【症状】身热，烦躁不安，甚者神昏谵语，咳喘气促，喉间痰鸣，渴不欲饮，舌红绛，脉细数或弦滑数。

【治法】清营解毒，豁痰开窍。

【方药】清营汤加味。

水牛角 30g　丹参 12g　桃仁 6g　竹叶心 10g　连翘 12g　金银花 12g　黄连

6g　麦冬 12g　生地黄 12g

【加减】痰鸣甚，苔腻，脉滑，加竹沥、天竺黄各 10g，以化痰开窍；神昏谵语，合安宫牛黄丸或至宝丹，以清热解毒开窍；热甚动风，伴肢体抽搐，合紫雪丹，以清热开窍，息风止痉；若身热骤降，大汗肢冷，面色苍白，呼吸急促，神志昏愦，四肢厥冷，脉微细欲绝，为热毒消耗阴液，阳气外脱，急发回阳固脱，宜口服参附汤或参附注射液静脉滴注。

4. 正虚邪恋

【症状】身热渐退，或低热不退，咳嗽减而未尽，痰少黏稠难咳，咽燥，神疲乏力，气短懒言，自汗，纳差，口渴烦躁，舌淡红而干，少津，脉细数或无力。

【治法】益气养阴，兼消余邪。

【方药】沙参麦冬汤或竹叶石膏汤加减。

沙参麦冬汤加减

桑叶 15g　北沙参 15g　麦冬 12g　梨皮 12g　天花粉 10g　玉竹 10g　法半夏 6g　芦根 10g　生甘草 6g

竹叶石膏汤加减

竹叶 15g　生石膏 20g　麦冬 12g　西洋参 12g　法半夏 6g　芦根 10g　甘草 6g

【加减】低热不退者，可加牡丹皮、青蒿、鳖甲各 12g，以入络透邪；纳差，加生谷芽、生麦芽各 15g，以健运脾胃。

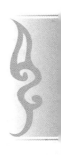

四、预防

应防止病原微生物的感染，注意做好个人卫生和环境卫生，增强体质，锻炼身体。

流行性脑脊髓膜炎

一、概述

流行性脑脊髓膜炎，简称"流脑"，是由脑膜炎双球菌所致的化脓性脑膜炎。致病菌由呼吸道进入人体，经鼻咽部侵入血循环，最后局限在脑膜与脊髓膜，形成化脓性炎症。主要临床表现为发热，头痛，呕吐，皮肤和黏膜瘀斑、瘀点，颈项强直，甚或神昏谵语，痉厥抽搐等。本病在任何年龄均可发生，以 4 岁以下儿童为多，发病季节自入冬开始，春季达高峰，发病急，变化快，有一定病死率（约 10%），是一种严重危害人民健康的急性传染病。

根据本病的临床表现，一般可分为普通型、暴发型和慢性脑膜炎球菌败血症三种类型。

(1) 普通型。该类型约占全部病例的 90%。按其发展过程可分为上呼吸道感染期、败血症期和脑膜炎期三个阶段，但临床上常难于明确划分，病情亦轻重不一。

(2) 暴发型。少数患者起病凶猛，病势险恶，临床表现特殊，称为暴发型，若不及时抢救常于 24 小时内死亡。

(3) 慢性脑膜炎球菌败血症。病程可长达数周至数月，有反复出现的寒战、高热、斑疹、病斑、膝腕关节疼痛等，需多次血培养及瘀斑涂片检查方能找到致病菌，常被误诊为拒疾或风湿病。

中医学中虽无流脑之病名，但从本病的临床表现和发病季节来看，似应属于冬温、风温、春温、温疫等范畴。

二、辨证治疗

本病以清热解毒为基本治则。初起卫气同病，宜卫气同治；邪入气分，宜清气解毒；邪热内陷营血，为本病极期，宜凉营（血）解毒；若休克，内闭外脱，宜开闭固脱。

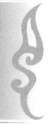

1. 卫气同病

【症状】发热恶寒，头痛项强，恶心呕吐，口渴烦躁，或嗜睡，精神不振，或见皮肤瘀点，舌质红，苔薄白或薄黄，脉浮数或滑数。

【治法】清热解毒，疏表达邪。

【方药】银翘散合白虎汤加减。

【加减】头痛剧烈者加龙胆草、钩藤、菊花；呕吐频繁者加竹茹、半夏，或用玉枢丹冲服；皮肤有出血点者，酌加大青叶、牡丹皮、赤芍；口渴甚，加芦根、石斛、生地黄、玄参。

2. 气营（血）两燔

【症状】持续高热，头痛剧烈，其势如劈，频频呕吐，呈喷射状，烦躁不安，并可出现神昏谵语，颈项强直，手足抽搐，甚则角弓反张，全身斑疹密布，口渴唇干，尿黄而少，大便干燥或秘结不通，舌红绛，苔黄燥，脉滑数或细数。婴儿还可见前囟凸起，指纹红紫。

【治法】清气凉营（血），泻热解毒。

【方药】清瘟败毒饮。

【加减】若呕吐频剧，影响服药者，宜先冲服或鼻饲玉枢丹，或鲜竹沥，以降逆止呕。头痛剧烈，加龙胆草、珍珠母、生石决明，以平肝泻火。斑疹成片，其色红紫，加大黄、紫草、大青叶、人中黄等泻热凉血，解毒化斑。热闭心包，高热，神昏，谵妄者，加郁金、石菖蒲，重用连翘、黄连，以清心开窍，同时可配合紫雪丹内服。热盛动风，手足抽搐剧烈，甚至角弓反张者，当配合羚羊角、钩藤、广地龙、全蝎、蜈蚣等以凉肝息风止痉。若见大便秘结，腹满硬痛兼有阳明腑实者，可加大黄、芒硝以通下泄热，釜底抽薪。

本证多为流脑败血症期之重证或脑膜炎期。

3. 热入营血

【症状】肌肤灼热，神识昏迷，躁扰不语，时有谵语，频频抽搐，角弓反张，皮肤大片斑疹，色紫红，或鼻衄吐血，唇燥口干，舌紫绛少苔，脉细弦而数。

【治法】清营泻热，凉血解毒。

【方药】清营汤合犀角地黄汤。

【加减】若出血倾向严重，可用化斑汤合犀角地黄汤加仙鹤草、侧柏炭、蒲黄炭等以凉血止血；不效者，可加用大剂乌梅、五味子、白芍、甘草酸甘化阴，酸敛止血。热邪重而热势高者，可加大青叶、知母以增强清热解毒之力。若斑色紫赤，加紫草、桃仁、红花、大青叶等，以增强凉血解毒、活血化瘀之效。若神昏较重者，加安宫牛黄丸以清心醒神。痉厥抽搐者，加僵蚕、地龙、全蝎、生石决明等以息风凉肝。

本证多见于流脑败血症期之重证。

4. 热陷厥阴

【症状】高热，头痛剧烈，呕吐频繁呈喷射状，躁扰不安，四肢抽搐，甚则角弓反张，神志昏迷，谵语妄言。病情严重者可见气息微弱，呼吸不匀，以至呼吸停止。舌质红绛，苔黄腻或黄燥，脉弦数。

【治法】清热解毒，息风开窍。

【方药】羚角钩藤汤合安宫牛黄丸或紫雪丹加减。

【加减】本证既可发生于气营（血）两燔证中，亦可由邪袭肺卫或卫气同病证迅速演变而成，故临证治疗时，除应息风开窍外，尚须注意清泻气营（血）分热毒。气分热盛者，当重用石膏、板蓝根、龙胆草等以清气泻热解毒。若大便秘结，可加大黄、芒硝以通腑泄热。营血分热盛者，须以犀角、生地黄、牡丹皮等清营凉血解毒。若兼痰热蒙蔽，喉间痰声辘辘，痰涎壅盛者，可加鲜竹沥、天竺黄、猴枣散以清热豁痰。若牙关紧闭，可用通关散吹鼻引嚏，或用红灵丹灌服。抽搐痉厥甚者，当配合全蝎、地龙、蜈蚣等搜络息风以助止痉。若见气息微弱，呼吸不匀，以至呼吸停止者，急用独参汤大补元气，固脱回阳，待元气来复，再随证施治。

本证多为暴发型流脑之重证，病势极为凶险。

5. 毒陷正脱

【症状】起病急暴，高热，神昏，惊厥，皮下瘀斑紫暗，迅速融合成片，突然体温骤降，大汗淋漓，面色苍白，四肢厥冷，唇指发绀，呼吸不匀，血压下降，或初起神志尚清，旋即神迷而昏，烦扰躁动无力，舌质淡暗，苔灰黑而滑，脉伏而数，或散乱无根，或脉微欲绝。

【治法】急予扶正固脱，继进开窍息风。

【方药】扶正固脱用生脉散或参附汤。开窍息风用羚角钩藤汤合安宫牛黄丸或紫雪丹。

【加减】本证属邪陷正脱，由于正气外脱属危急之候，故治当扶正固脱为先。具体运用时应区别其属阴脱抑或阳脱，阴脱者，可用大剂生脉散益气敛阴固脱，目前临床上可运用生脉注射液静脉滴注，疗效更佳；阳脱者，可用参附汤回阳救逆，敛汗固脱。若阳气外脱严重，可酌加干姜、肉桂，并重用参、附；汗出淋漓者可加龙骨、牡蛎收敛固摄；若见肌肤斑疹成片，皮肤发花，指、趾端青紫者，可加丹参、红花、赤芍等以散血化斑。

若投用扶正固脱剂后，正气得复，脱象已除，则应立即转手开窍息风，并注意祛其邪热，若营血热毒仍炽者，可予犀角地黄汤清热凉血解毒；气分余邪未清者，酌予白虎汤等清气泻热。此外，若内闭与外脱之证同时出现者，亦可固脱与开闭并用。

本证多见于暴发型流脑之休克型，若不及时抢救，每因正气脱绝而亡。

三、预防

早期发现，及时隔离和治疗。注意环境和个人卫生，保持室内通风，流行期间不带儿童到公共场所。

流行性乙型脑炎

一、概述

流行性乙型脑炎，简称"乙脑"，是由乙型脑炎病毒引起的以中枢神经系统病变为主的一种急性传染病。本病以儿童为多见，临床急性起病，表现为高热、头痛，呕吐，以后逐渐加重，出现意识障碍、抽搐、锥体外症状、瘫痪等，脑膜刺激征阳性。本病的潜伏期为 1～2 周。临床一般分为初热期、极期、恢复期、后遗症期。

(1) 初热期为发病后 3～4 日，骤然起病，发热，头痛，呕吐，嗜睡，烦躁不安，面颊发红，咽黏膜及眼结膜充血，脑膜刺激征阳性。意识障碍较轻，无明显局限性神经系统体征。

(2) 极期持续时间约 7 日。主要表现为高热稽留不退，惊厥抽搐，意识障碍。轻者嗜睡昏蒙，重者体温升高，惊厥反复发作，强直，痉挛。

二、辨证治疗

本病起病急，病情重，宜中西医结合治疗。中医学以解毒逐邪为基本治则，同时应内外同治，迅速控制高热。针对昏迷、痉厥、呼吸衰竭、阳气暴脱等，辅以开窍、息风、固脱等治法。急性期，初起卫气同病，宜表里双解；阳明热盛，宜辛寒清气；暑湿熏蒸，宜清暑化湿；热邪炼液为痰，内闭心包，宜清热涤痰开窍；气营（血）两燔，宜气营（血）两清，解毒化斑；热盛动风，宜清热解毒，凉肝息风；津气外脱，宜益气敛津固脱。恢复期，邪热渐退，正气大伤，宜以补虚扶正为治疗法则。肾精亏虚，宜填补真阴；气阴两虚，宜益气生津；余邪留滞，宜化痰祛瘀，搜除余邪。

（一）急性期

1. 卫气同病

【症状】发热，不恶寒，头痛项强，烦躁，恶心呕吐，口渴，尿赤，舌尖红，苔薄白或微黄，脉浮数。

【治法】辛凉透表，清气泻热。

【方药】银翘散合白虎汤加减。

荆芥 10g　薄荷 12g　金银花 15g　连翘 15g　生石膏 30g　知母 12g　板蓝根 15g　芦根 20g　甘草 6g

2. 气营两燔

【症状】壮热不退，头痛，呕吐频繁，汗多气粗，口渴引饮，烦躁不安，嗜睡或神昏谵语，颈项强直，或有四肢抽搐，喉中痰声辘辘，大便秘结，小便短赤，舌质红绛，苔黄糙，脉洪数或弦数。

【治法】清气凉营，滋养阴液。

【方药】白虎汤合清营汤。

本证为暑热病邪犯于气分致气分热炽，又深入营分而热灼营阴，多见于乙脑极期或重型病例。

3. 热盛动风

【症状】壮热灼手，神昏谵语，反复惊厥，甚者全身强直，角弓反张，抽搐频作，舌质红绛，苔黄，脉弦数。

【治法】清热息风止痉。

【方药】羚角钩藤汤加减，可合用紫雪丹。

【加减】便秘者，加生大黄9g，以泄热通腑。若痰声辘辘，呼吸急促者，加猴枣散或紫金锭，儿童用量酌减，宜磨或捣碎冲服。

4. 津气欲脱

【症状】突然呼吸浅促，张口抬肩，汗出淋漓，舌质淡，脉微细欲绝。

【治法】益气敛阴固脱。

【方药】生脉散。

（二）恢复期

1. 肾精亏损

【症状】身热不甚，久留不退，手足心热甚于手足背，咽干齿黑，舌质干绛，甚则紫晦，或神倦耳聋，脉虚软，或结代。

【治法】填补真阴。

【方药】加减复脉汤。

阿胶（另包，烊化）12g　火麻仁10g　白芍12g　熟地黄15g　山萸肉12g
山药12g　炙甘草6g　麦冬12g　枸杞子12g　女贞子10g

2. 阴虚风动

【症状】低热，手足瘛疭或拘急，或肢体震颤，口干舌燥，大便干，舌红绛，脉细数。

【治法】育阴息风，通络止痉。

【方药】三甲复脉汤加减。

生龟板15g　生鳖甲15g　生牡蛎15g　阿胶（另包，烊化）12g　火麻仁10g　白芍12g　熟地黄12g　山茱萸12g　山药12g　炙甘草6g

【加减】若神情呆滞，为痰蒙心包，加石菖蒲、远志、郁金各10g，以豁痰开窍。若抽搐较明显，可加全蝎6g以平息肝风。

3. 余邪留伏包络，瘀滞经络

【症状】神情呆钝或痴呆，失语流涎，口眼㖞斜，肢体偏瘫，舌质暗红，脉细。

【治法】化痰祛瘀搜络。

【方药】仿吴氏三甲散加减。

地鳖虫（醉）15g　鳖甲15g　穿山甲（土炒）15g　生僵蚕10g　柴胡10g
桃仁泥10g　当归尾10g　地龙10g　红花10g

三、预防

本病传染源主要是家畜、家禽，故应用乙脑疫苗对猪等家禽进行预防接种，可降低动物的病毒携带率，从而降低地区乙脑发病率。人疫苗注射效果良好，可对易感人群，如10岁以下儿童和从非流行区进入流行区的成人，接种流行性乙型脑炎灭活疫苗。

防蚊、灭蚊是预防本病的有效途径。可用青蒿、苦艾等在家畜、家禽居住地烟熏驱蚊，做好环境卫生工作。同时注意消除蚊虫滋生地，如除杂草、消灭积水和洼地等。此外，应使用蚊帐、搽用防蚊剂及蚊香、灭蚊器等防蚊措施。

中草药预防可用大青叶、板蓝根各30g煎水代茶饮服。

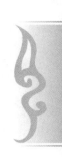

流行性出血热

一、概述

流行性出血热，简称"出血热"，因感染出血热病毒而引起，是一种以鼠类为主要传染源的自然疫源性急性传染病。其流行形式，有散发性和暴发性，发病有明显的季节性，流行曲线为双峰型（即冬为大高峰，夏为小高峰）或单峰型。其基本病变为全身广泛性小血管损害，以高热、出血、低血压及急性肾功能不全为主要临床表现。

出血热潜伏期为8～36天，平均为2周，临床上一般分为发热期、低血压期、少尿期、多尿期、恢复期五期。轻型、非典型病例，可以不经过低血压和少尿期，而重型病例则又不易明显划分，往往发热期与低血压期重叠，或低血压期与少尿期重叠。因此，按病情轻重又分为轻型、中等型和重型三型，以轻型为多，重型较少。

出血热病，在我国虽是1935年才被现代医学学者所发现，但从其传染流行及病势发展的特点看，当属中医学温病学中之疫病范围。古代对疫病的记载，自《内经》论"厉为疫病"之后，晋代王叔和谓：外感之因为"异气""时行"；葛洪吟：疫是"厉气夹毒"；而隋唐诸家则有"时气""天行"之说。延及明末，吴又可论疫之因为"杂气"（戾气、疫气、毒气），并指出："所谓杂气者，虽曰天地之气，实由方土之气也。盖其气从地而起，有是气则有是病。"此说虽非专指"出血热"，但也是关于"自然疫源性病"论说的最早记载。叶天士《温热论》辨"温热"的病因为"温邪"，并有"上受""犯肺"之述。吴鞠通《温病条辨》虽把温疫与风温、温热同论，但亦指出温疫起因是"厉气流行，多兼秽浊"，其流行是"家家如是，若役使然"。这些论著，考其实，都是总论温病、疫病，而非专论"出血热"之书。余师愚的《疫疹一得》则是论发疹性传染病的专著，其中把所论之病命名为"热疫"，所见的斑疹命名为"疫疹"，其论病因为"火毒"（热毒、疫毒、疫邪），论传染流行，则谓是渐而达高峰。余氏说："疫病之来，有其渐也，流行传染，病如一辙"，对于发病季节，从该书所附医案看，既有四五月之间者，更有冬月而发者，而二三月与七八月则有一例。各案所载病势发展，都具有发病急，来势猛，变化快，恶候多，易反复的特点。再从其高热、疼痛、斑疹、出血、痉厥、闭脱诸症状看，虽概括有各种发疹疾患，如斑疹伤寒、猩红热等，但也可能包括"出血热"这一疾病。

任何温病、疫病的发生，不外内外两个因素。本病既属疫病，从中医理论和辨证论治的角度来说，外因之主因应为热疫毒邪。吴又可说："疫气者，亦杂气中之一，但有甚于他气，其为病颇重，因名之疫气""所谓杂气者，虽曰天地之气，实由方土之气……"。其气种种不同，为病各异，疫气乃杂气中之为病较重者。对于出血热而言，即属于此种方土之杂气，故其性暴戾，为病较重。

至于古人所谓非时之气——"六淫"，是外感病致病因素的传统病因学说。就疫病而论，吴又可早已指出："温暖清凉，未必为病，又乌可以言疫？"故"六淫"只能是疫病的诱发因素。因为不同季节气候的变化，对疫邪的产生、传播及毒力激活有着一定的影响，同时也影响人体的适应与防卫能力，以起诱发作用。参考流行性出血热流行区域的地貌特征，每属低洼多水，杂草荒芜；临床常兼见呕恶厌食、倦怠身重等表现，可见"湿"在诱发因素中也起着不容忽视的作用。出血热的病因为阳热毒邪，《内经》云："阴虚者，阳必凑之。"据此，邪着虚处，则因发知受。而从出血热的发生，普遍出现毒伤营阴的病理反应，可知其素体阴虚，导致机体防邪抗病能力低下，是受染发病的内在因素。

二、辨证治疗

目前尚无特异性治法，治疗强调三早一就（早发现、早休息、早治疗，就近医治），把好五关（休克关、尿毒症关、高血容量关、大出血关、继发感染关），早期合理治疗可减少并发症，降低病死率。

中医认为本病是外感温热疫毒之邪，病理变化以营、血分为重点，心、肝、肾三脏为病变关键。传变迅速，临床上极易出现表里俱热、虚实重叠的复杂局面。

（一）发热期

1. 卫气同病

【症状】恶寒，发热，身痛，心烦，口渴，纳差，舌红薄白，脉数。

【治法】辛凉解表，透邪外达。

【方药】银翘散合白虎汤加减。

金银花 15g　连翘 15g　板蓝根 15g　淡竹叶 10g　芦根 12g　葛根 15g　生石膏 2g　知母 10g　甘草 6g

【加减】心烦、口渴甚，加竹叶 12g、栀子 10g、白茅根 20g。脘痞泛呕者，加藿香 15g、滑石（包煎）12g，以增强利湿之力。小便短少者，加薏苡仁 20g、白通草 12g。

2. 气营同病

【症状】高热，口渴引饮，目赤，小便短赤，烦躁不安，斑疹隐隐，甚或鼻衄、咯血、便血，舌质绛，苔黄燥、焦黑，脉数。

【治法】气营两清，解毒泻热。

【方药】清瘟败毒饮加减。

黄芩 12g　连翘 12g　生石膏 30g　生地黄 15g　水牛角（先煎）20g　黄连 10g　大青叶 10g　板蓝根 12g　知母 10g　玄参 12g　牡丹皮 12g　赤芍 10g　甘草 6g

【加减】神昏者，合安宫牛黄丸 1 丸以清热开窍。热甚动风出现肢体抽搐，加山羊角 30g、钩藤 12g、桑叶 12g、菊花 12g，以凉肝心风。斑疹紫赤成片，加桃仁 10g、紫草 15g、大青叶 15g，以凉血活血化斑。出血量多，加白茅根 20g、小蓟 15g，以凉血止血。

（二）低血压（休克）期

1. 热厥

【症状】上述气、营分症状加重，出现手足厥冷，脐腹灼热，不恶寒反恶热，烦躁不安，神情恍惚，口渴，或呕恶，便秘，尿赤，或汗出而热不退，舌绛苔黄黑而干，脉弦数或沉细而数。

【治法】清气凉营，益气生津，开闭解毒。

【方药】白虎汤合生脉散加减或三参犀地饮。

白虎汤合生脉散方

生石膏（先煎）30g　知母 9g　板蓝根 15g　党参 15g　麦冬 12g　五味子 6g　丹参 15g　石菖蒲 9g　甘草 6g

三参犀地饮

党参 20g　丹参 20g　玄参 12g　犀角（水磨兑服）6g　生地黄 15g　牡丹皮 9g 麦冬 9g　五味子 5g　红花 9g　枳实 9g　茅根 15g　甘草 4g

【加减】神昏者，加安宫牛黄丸 1 ～ 2 丸，化服；或加紫雪丹，每次 1.5 ～ 3g，凉开水送服。腹痛便结，或旁流浊臭者，加大黄（后下）9g、桃仁9g。

2. 寒厥

【症状】畏寒厥冷，汗出气凉，蜷卧不渴，气微神疲，面白唇青，脉沉迟而细。

【治法】回阳救逆。

【方药】参附汤加味。

红参9g　熟附子9g　麦冬9g　五味子6g　熟地黄15g　炙甘草6g

【加减】汗出不止者，加煅龙骨20g、煅牡蛎20g。昏谵显著者，加至宝丹，每次1粒，化服。

（三）少尿期

1. 热瘀阻闭

【症状】尿少尿闭，头晕痛，全身痿软无力，嗜睡，烦躁，谵妄，甚则神昏，唇舌干燥，色赤而枯萎，苔黄黑厚，脉沉细而数。

【治法】凉血化瘀，通下利尿。

【方药】犀地猪苓汤加减。

犀角（水磨兑入）6g　生地黄30g　牡丹皮15g　赤芍15g　三七粉（分冲）6g　猪苓16g　泽泻16g　滑石12g　大黄（后下）12g　桃仁9g　枳实6g

【加减】若迫血而斑密、吐衄、便血，表现急重者，去桃仁、枳实，加仙鹤草12g、阿胶8g、白茅根20g，大黄改为粉剂，每次冲服1.5g。神昏者，加安宫牛黄丸1丸，化服，并见痉厥者，加羚角（水磨兑入）4g、钩藤12g，紫雪丹1.5g冲服。

2. 肾阴衰竭

【症状】极度衰竭，精神萎靡，腰酸痛，小便短少，甚至完全无尿，口干咽燥，心烦不眠，舌赤而枯萎，脉细数无力。

【治法】补益气阴，滋肾利水。

【方药】加味知柏地黄汤。

生地黄18g　山药9g　山萸肉9g　茯苓9g　牡丹皮9g　泽泻6g　知母9g　黄柏6g　西洋参15g　丹参15g　益母草12g　枳实6g

【加减】气化不行，加桂枝4g；肺胃津伤亦盛者，加沙参15g、玉竹12g、麦冬12g。

三、预防

疫区在流行季节到来之前，应注意食品卫生和个人卫生，防止鼠类排泄物污染环境及食物；保护皮肤，防止破损；同时注意灭螨虫。

伤　寒

一、概述

伤寒是由伤寒杆菌引起的急性肠道传染病，病变部位主要在小肠内的淋巴组织，典型的临床表现有持续发热、肝脾肿大和白细胞减少等。最常见的并发症是肠出血、肠穿孔。病程一般为五周，可分为初期、极期、缓解期和恢复期四期。初期为病程第 1 周，起病缓，多表现为发热、头痛、腹部不适、腹痛等，可有全身不适，肌肉酸痛，厌食，畏寒或寒战，腹胀，便秘，病程第 1 周末常可触及肿大的肝、脾。极期为病程第 2～3 周，中毒症状明显，有伤寒面容（面色苍白，表情淡漠，对周围事物反应迟钝），腹胀，便秘，胸、腹、腰、背部可见玫瑰疹，肝脾肿大，相对缓脉，严重的昏谵、发黄。缓解期为病程第 3～4 周，体温下降，全身情况逐步改善，此时应注意并发症的出现。第 5 周进入恢复期。

伤寒杆菌随患者或带菌者的粪、尿排出后，通过污水、食物、日常生活接触或苍蝇、蟑螂等媒介而传播。本病常年均可发生，以夏、秋季多见，可散在流行，亦可呈水源型或食物型暴发流行。在普遍易感的人群中，最多见于青壮年，病后可获得强而持久的免疫力。本病潜伏期平均为 10 日，食物型短至 48 小时，水源型长至 30 日。

本病之治疗禁忌与湿温基本相同，初起卫气同病时，不可辛温发汗，以免湿热随辛温升散蒸腾上逆而蒙蔽清窍和心包；亦不可早用攻下，使中气受伤，脾气下陷，洞泄不止；湿邪未燥化，不可妄用滋补，以免恋邪为患。

二、辨证治疗

1.湿遏卫气，表里同病

【症状】起病徐缓，凛凛恶寒，身热不扬，午后热势较甚，头目昏重，如裹如蒙，身重乏力，难于转侧，胸闷脘痞，纳呆，渴不引饮，或不渴，大便溏泄，或大便不爽，口中黏腻不爽，舌苔白腻，脉濡缓。

【治法】宣表化湿。

【方药】藿朴夏苓汤。

【加减】本方以轻开肺气为主，肺主一身之气，肺气化则脾湿自化，即有兼邪，亦与之俱化。黏痞纳呆，口中乏味，涎沫黏腻者，加佩兰叶、郁金、胆南星各 9g；兼呕恶，嗳气，厌食，加生萝卜汁 1 杯、生姜汁 3 滴；兼大便不爽利，腹胀不适，去藿香、厚朴、豆豉，加瓜蒌仁、苏子、枳实各 9g；兼口渴心烦，加焦山楂 9g、竹茹 12g；兼小便不利，加清水豆卷、芦根各 15g。

2. 三焦湿郁，升降失司

【症状】身热不扬，恶心呕吐，脘痞腹胀，大便不爽，口不渴，舌苔白而厚腻，脉缓。

【治法】运脾化湿，升降三焦。

【方药】一加减正气散。

藿香梗三钱　厚朴三钱　杏仁三钱　茯苓皮四钱　神曲三钱　麦芽三钱　茵陈五钱　大腹皮三钱

【加减】呕吐者，加半夏 9g、姜汁 3 滴；腹胀难忍，可配合针刺气海、艾条悬灸神阙、芒硝包敷脐部等；大便不爽忌用泻下之品，可加瓜蒌实 9g。

3. 湿热互结，困阻中焦

【症状】高热汗出，稽留不退，汗出热减，继而复热，面垢如烟熏，恶心呕吐，脘腹满胀，口渴不欲饮，小便短赤色黄，舌苔黄腻，舌质红，脉滑数。

【治法】辛开苦降，清化湿热。

【方药】连朴饮加减。

黄连 9g　厚朴 9g　石菖蒲 6g　制半夏 9g　焦山栀 9g　黄芩 6g　芦根 l5g

【加减】高热持续不退，可针刺大椎、曲池、合谷；若兼腹满，大便不通，舌苔由黄腻转燥，可加大黄 3g、枳实 6g；口渴欲饮，舌苔化燥，可加知母 9g、天花粉 6g；兼口苦口渴，呕恶目眩，可加胆草 6g、竹茹 9g、牡丹皮 6g。

4. 湿热蒸郁，蒙蔽心神

【症状】身热，神志昏蒙，时清时寐，表情淡漠，反应迟钝，耳聋，时有谵语，舌苔垢腻，脉数。

【治法】清热化湿，开窍苏神。

【方药】藿朴夏苓汤或昌阳泻心汤加减。

藿朴夏苓汤

藿香三钱　姜半夏二钱　杏仁三钱　生苡仁六钱　带皮苓四钱　猪苓二钱泽泻二钱　细辛二分　白芥子一钱　鲜石菖蒲根叶一钱半　鲜芦根二两

水煎，送服苏合香丸 1 粒，每日 2 粒。

昌阳泻心汤

鲜石菖蒲一钱半　黄芩一钱　半夏一钱　川连六分　紫苏叶三分　川朴八分鲜竹茹三钱　淡竹沥一羹瓢　生姜汁四滴　枇杷叶一两　鲜芦根二两

枇杷叶、芦根煎汤代水，入上药，送服玉枢丹，每次五分，每日再服。

《湿温时疫疗法·选录急性时疫方》云:"按菖蒲一名昌阳,辛香不燥,善能扫涤浊邪,昌发清阳之气,合诸药以为剂,共奏蠲痰泄热、展气通津之绩,凡治湿热秽浊之邪,内蒙清窍,已历试不爽矣。"

本证湿热化燥,由湿蒙转变为内闭心包者,宜转手清心开窍。

5. 胆胃热炽,入营发斑

【症状】壮热而渴,不恶寒反恶热,目眩耳聋,口苦干呕,胸腹热甚,按之灼手,热汗时出,神多烦躁,甚至如醉如狂,扰乱撮空,胸腹斑疹,小便短赤灼热,舌深红苔薄黄。

【治法】清胆救胃,凉营化斑。

【方药】犀地桑丹汤。

白犀角八分　鲜生地八钱　冬桑叶三钱　牡丹皮二钱　生山栀三钱　青连翘三钱　老紫草三钱　黄芩一钱半　青蒿一钱半　玄参二钱　菊花三钱　知母三钱

先用鲜芦根二两,鲜茅根二两,嫩桑枝一两,鲜竹叶五十片,煎汤代水。

【加减】若兼气分湿热郁阻,胸痞自利,可加白蔻仁9g、生苡仁15g、大黄豆卷15g。

6. 化燥入血,伤络便血

【症状】灼热烦躁,大便下血,色泽鲜红,舌绛少津。

【治法】清热解毒,凉血止血。

【方药】犀角地黄汤加银花、连翘、地榆炭、紫草等。

【加减】若气随血脱,症见体温骤降,面色苍白,烦躁不安,脉细数,甚则冷汗淋漓,应及时改用益气摄血法,用独参汤。若患者忽然右下腹剧痛难忍,四肢厥逆,系湿浊偏盛,浊阴凝聚,阳伤腹痛。此时须详细检查,若系肠穿孔,应及时手术治疗。

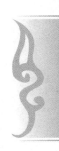

三、预防

发现患者应及早隔离;带菌者不宜从事饮食业、幼儿园等工作;做好对患者食具、用品、粪便的消毒工作;注意水源、饮食的清洁卫生,防止"病从口入";消灭苍蝇,切断传播途径;在伤寒流行地区,对易感人群可注射伤寒、副伤寒甲乙三联疫苗,但预防效果不够理想。

附　副伤寒

副伤寒由甲、乙、丙三种副伤寒沙门菌引起,发病原理和病理变化均与伤寒相似。甲型副伤寒的临床表现近似伤寒,但潜伏期短,病情轻,并发症少,复发率低。乙型副伤寒临床以急性胃肠炎多见,部分病例表现为原因不明的发热。而丙型副伤寒则病情重而复杂，临床可有伤寒型、急性胃肠炎型和败血症型，败血症型病情重，可在身体任何部位形成局部脓肿，如骨、关节、脑膜、心包、软组织等。本病肠道病变较少，故肠出血或穿孔的机会少，但胃肠炎型肠道炎症病变较广泛，可侵及大肠。

辨证治疗同伤寒。

钩端螺旋体病

一、概述

钩端螺旋体病是由各种有致病力的钩端螺旋体所引起的一种自然疫源性急性传染病，主要通过疫水传染给人。临床主要表现为发热，头痛，结膜充血，浅表淋巴结肿大，腓肠肌压痛，出血倾向及肝、肾损害的症状等。其流行几乎遍及世界各地，东南亚一带最为严重。我国有二十多个省、市、自治区都有程度不同的流行，尤以两广、浙江、四川、云南等地流行较甚，是一种严重危害人民健康的疾病。

钩端螺旋体病在我国存在已久，南方民间多称为"打谷黄""稻热病"等。从钩端螺旋体病的临床表现和流行特点看，属于温病中的暑温、湿温范围。明代张凤逵在《伤暑全书·暑瘵》中写道："盛暑之月，火能灼金""令人咳嗽气喘，骤吐血衄血，头目不清，胸膈烦渴不宁"，此颇似钩端螺旋体病肺弥漫性出血型的表现。又如吴鞠通《温病条辨》、雷少逸《时病论》所描述的暑痉、暑风等，亦类似钩端螺旋体病脑膜脑炎型。

由于钩端螺旋体病的临床表现多样复杂，为便于早期诊断、早期治疗和评估预后，遂按照本病的临床特点进行分类。临床上分型的方法较多，目前多倾向于将本病分为五种临床类型，现分述之。

1. 流感伤寒型

常急起发热，伴有头痛、全身肌肉疼痛、结膜充血及上呼吸道感染的症状。病程1周左右。实验室检查白细胞正常或增高，多核细胞上升，血沉加快。本型患者脏器受损较少，因此病情轻，病程短，预后好，此型分属于中医学湿温之湿遏卫气证，或暑温之暑伤气分证。

2. 黄疸出血型

肝、肾实质损害较严重，以肝脏病变为主。临床表现除前述全身症状外，伴有黄疸、出血、肝脏肿大与肾功能损害等。病程经过分为发热期、黄疸期、恢复期三个阶段。发热期又称为败血症期，临床表现除与前述全身症状一致外，还

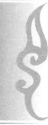

可出现黄疸。此期持续 5～6 日，体温逐渐下降，转入黄疸期。黄疸期除原有症状外，黄疸逐渐加深，肝脏明显肿大、压痛。出血是本期的主要症状，常有多处黏膜出血，如鼻衄、咯血、胃肠道及泌尿生殖系统出血。由于肝、肾功能严重损害，常出现谵妄，甚至昏迷，血压下降，脉搏缓慢，并见尿量减少，尿内出现红细胞、蛋白尿、管型等。严重者可致尿闭，发生尿毒症和酸中毒。此期持续 7～10 日。约在起病的第 3 周时进入恢复期，持续 3～4 周至 2～3 月不等。本型病程长，病情严重，病死率高，属中医学湿热发黄范畴。

3. 肺弥漫性出血型

以肺脏弥漫而广泛出血为特征。除全身症状外，还可见咳嗽及咯血，重者面色苍白、气急、呼吸迫促、鼻翼煽动、发绀、胸闷、胸痛、心慌，肺部湿啰音、第一心音减弱，或有奔马律，甚至可出现烦躁、紧张、大咯血而致死亡。X 线示肺纹理增加，分散点状阴影，小片状或片状阴影，病灶分布以中下肺外野较为多见。本型属中医学暑温之暑瘵。

4. 脑膜脑炎型

以脑膜炎表现为特征。除全身症状外，尚有头痛、恶心、呕吐、烦躁不安、颈强直、凯尔尼格征阳性等脑膜刺激症状及体征。重症患者可出现嗜睡、昏迷、高热、凉厥等。腰椎穿刺脑脊液压力轻度或中度升高，蛋白轻度或中度增加。本型多预后良好，个别患者可因中枢神经严重损害而死于呼吸、循环衰竭，属中医学温病暑痉范围。

5. 肾功能衰竭型

以肾脏损害为主，临床表现除全身症状外，尚可见少尿、无尿、尿毒症、酸中毒等。实验室检查尿内出现红、白细胞，蛋白尿及管型，血非蛋白氮增高，二氧化碳结合力降低，以及其他肾功能损害等。本型属中医学湿热下注证。此外，临床上尚有胃肠型表现者，除具有前述全身症状外，还可见恶心、呕吐、腹痛、腹泻、便血及失水等症状。

中医学认为本病的病因是暑湿（湿热）病邪。病邪多从肌表侵入人体，初现卫受邪郁，气受邪阻的病理变化，表现为发热，微恶寒，头身重痛，目赤，咽红，或胸脘痞满，苔微腻，舌红，脉濡数等。若暑热亢盛，径犯阳明，邪正剧争，则以里热蒸迫为主，如壮热，气粗，面目俱赤，大汗出，口烦渴等。然土润辱暑，故必兼湿邪阻滞，使周身气阻，故兼见肢体疼重，脘痞等。阳明里热亢盛，上灼肺金，肺络受损，迫血循清窍上溢，则兼现咯血、衄血，甚则口满喷血，面唇青紫，气息急促。肺络瘀阻者，清气不入，浊气不出，生气之源告竭，可致化源速绝而死亡，此即《温病条辨·上焦篇》所说："若吐粉红血水者，死不治；血从上溢，脉七八至以上，面反黑者，死不治"。吴鞠通称化源绝乃第一死法。阳明热盛，湿热化燥化火，循胃络而熏蒸包络，厥阴受邪，木火相煽，引动肝风，出现颈项强直，头痛，烦躁不安，或时有谵语等。肝风内动，冲逆犯胃，胃气上逆，则出现频繁呕吐。湿邪偏盛者，则多侵犯足太阴脾，脾受湿困，升运失司，症见身热不扬，脘腹痞胀，恶心，呕吐，腹痛，腹泻等。若湿热俱盛，困阻中焦，湿蕴热蒸，上不得越，外不得泄，迫其胆汁外溢，则致面目、皮肤出现黄疸，鲜明如橘子色，小便短黄，心烦，口渴不欲多饮。此时，湿热化火，可深入血分，迫血上下外溢，表现为多部位出血，可因气随血脱而死亡。此外，中焦湿热下注，使小肠不能分清泌浊，出现无尿或少尿。

中医药对本病的治疗有一定疗效，特别是对流感伤寒型可单用中医药方法治疗，但对肺弥漫性出血型、黄疸出血型，必须中西医结合积极救治。此外，中医药能明显缓解本病中的某些症状，例如化湿法可缓解腹胀、呕吐、纳呆等。养阴生津方药有利于后期伤阴症状的缓解，促进健康的恢复。

分型论治要与卫气营血辨证治疗相结合。不同类型的钩端螺旋体病皆有卫气营血的演变过程。感邪轻者，邪气可局限于卫气营血某一病变部位，或病邪因治疗及时而外解。感邪盛者，病邪传变迅速，病变层次不易分辨，有时可见邪热充斥卫气营血者。本病以清热解毒为总的治疗原则，但兼夹湿邪者，一定不能轻视祛湿法的应用。

二、辨证治疗

1. 湿阻上焦

【症状】发热，恶寒，头身疼痛，脘腹痞满，泛恶呕吐，厌食，口不渴，或渴不欲饮，大便溏，或腹泻稀水，苔白腻，脉濡数。

【治法】宣肺运脾，清热化湿。

【方药】三仁汤加减。

薄荷 10g　杏仁 15g　滑石（包煎）12g　通草 12g　白豆蔻 15g　金银花 12g　连翘 12g　黄芩 10g　厚朴 10g　薏苡仁 15g　半夏 10g

【加减】身痛，尤其是腓肠肌疼痛及压痛明显者，宜加秦艽 12g、苍术 12g、桑枝各 12g。脘腹痞满，恶心呕吐，可加紫苏梗 12g、藿梗 12g，黄连 6g，竹茹 10g，姜汁少许。腹泻者去杏仁，加茯苓、泽泻、猪苓各 12g，以淡渗利水而实大便。若腹泻严重应输液，以纠正电解质紊乱。

湿伤脾阳，症见面色苍白，体温下降，精神萎靡，食欲不振，口淡无味，苔白润，脉弱等，治宜健脾益气，改用六君子汤加减。

2. 气分邪热壅盛

【症状】高热，汗出，心烦口渴，气粗，目赤，肢体疼痛，尿黄少，舌红苔黄腻，脉洪数。

【治法】清热解毒，佐以化湿。

【方药】清温败毒饮加减。

生石膏60g　生地黄15g　犀角9g　黄连9g　栀子15g　黄芩15g　知母15g　赤芍12g　连翘30g　牡丹皮15g　鲜竹叶15g　白茅根30g　茜草根15g　京墨9g　三七粉9g　地榆30g

若出现骤然胸闷心慌，面色由潮红突然转变成苍白色，气息急促，脉细躁疾，为肺大出血先兆，医生应密切观察，早期发现。一旦出现肺大出血先兆症，肺内实有量出血，旋即血液循清窍上涌，至此势难控制，预后极差。一则因肺之化源速绝；二则因气随血脱，均易致命。故凡出现肺出血先兆，应立即中西医结合，急急救治。中医治疗以益气摄血、解毒化瘀为原则，可改用生脉注射液静脉推注，并视病情吞服云南白药，若患者已昏迷，呼吸室滞，切忌经口灌服，可采用直肠给药。凡见咯血，即令患者绝对静卧，若躁动不宁，会加重肺出血。

3. 热盛动风

【症状】高热，剧烈头痛，面红目赤，颈项强直，恶心呕吐，烦躁不安，甚或神志恍惚，嗜睡，昏迷，舌绛苔黄，脉弦细而数。

【治法】清心凉营，平肝息风。

【方药】清营汤加减。

犀角9g　生地黄15g　玄参9g　竹叶心6g　麦冬9g　丹参9g　金银花15g　连翘15g　黄连6g　僵蚕9g　菊花15g　桑枝9g　地龙9g　龙胆草9g

【加减】烦躁，时有谵语，或嗜睡者，加服紫雪丹。

4. 泌别失职

【症状】发热，面红目赤，身疼体重，恶心呕吐，烦躁不安，尿短少而赤，或无尿，舌质红，苔黄，脉数。

【治法】清心利尿，化瘀宣窍。

【方药】导赤散合加味虎杖散。

鲜生地一两　淡竹叶二钱　生甘草梢八分　杜牛膝一两　芜蔚子三钱　琥珀末五分　麝香一分

观察二日仍然无尿者，可用倒换散，以导湿浊尿毒从肠道而泄。

三、预防

1. 消灭传染源

人体主要通过接触带菌动物（鼠、家畜）的尿液及其污染物感染钩端螺旋体病。鼠和猪为本致病菌的主要贮存宿主，带菌率高，带菌时间长，排尿污染水源频繁，因此应把灭鼠放在重要位置。同时还要加强猪粪水的处理，避免污染水源。有条件的地区，可于每年春季给猪做预防注射，以预防和消灭猪群中的钩端螺旋体。此外还要改造疫源地，如开垦沼泽地，对山垄田、冷水田、烂泥田等开沟排水，收割水稻时应尽可能排干田水，晒干田面，以消除钩端螺旋体生存环境。对患者的尿和血痰进行消毒处理，防止健康人群接触受染。

2. 疫苗注射

宜在钩端螺旋体病流行季节前的一个月注射完毕。预防注射可使人体产生抗体，达到预防效果。但是要注意，一种菌型的疫苗只对同一种菌型的钩端螺旋体有作用，因此预防注射的疫苗必须与当地致病的菌型相一致。

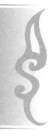

3. 中草药预防

土茯苓 50g，水煎服，每周连服 3 日，共服 2 周。金银花合剂，金银花、连翘各 50g，白茅根 100g，黄芩 30g，每日 1 剂，分 3 次服。